高等教育医药院校信息技术类系列教材

医学信息技术与人工智能基础教程

（第三版）

周　毅　蔡永铭　主编

科学出版社

北　京

内 容 简 介

本书是高等医药院校医学及相关专业的信息技术与人工智能基础课程教材，以培养医学生的信息技术能力、计算思维能力、人工智能应用能力为核心目标，系统介绍医学信息技术与人工智能的基础理论和实践应用。全书基于 Windows 操作系统、WPS Office 办公软件与 AI 应用，以及 Python 编程环境，结合医学领域典型案例展开教学，主要内容包括医学信息与智能医学概论、计算机原理与互联网技术、医学文档编辑与多媒体展示、医学电子表格处理与数据分析、Python 语言基础、Python 医学数据智能分析和医学人工智能基础。本书配套《医学信息技术与人工智能基础实验指导（第三版）》（傅蓉 周毅主编，科学出版社出版），提供丰富的实验内容和操作指导，帮助读者巩固理论知识并提升实践能力。

本书内容设计兼顾基础性与 AI 编程及应用的前沿性，既能满足课程教学需求，又能为读者进一步探索数字医学与智能医学提供方向。

本书适用于高等医药院校本科、职业教育和成人教育各层次的教学，也可作为医学从业人员继续教育和职称考试的参考用书。

图书在版编目（CIP）数据

医学信息技术与人工智能基础教程 / 周毅，蔡永铭主编. -- 3 版. 北京 : 科学出版社，2025. 8. --（高等教育医药院校信息技术类系列教材）. ISBN 978-7-03-082756-2

Ⅰ. R-058

中国国家版本馆 CIP 数据核字第 2025MS4992 号

责任编辑：吕燕新　杨　昕 / 责任校对：王万红
责任印制：吕春珉 / 封面设计：东方人华平面设计部

科学出版社 出版
北京东黄城根北街 16 号
邮政编码：100717
http://www.sciencep.com
三河市骏杰印刷有限公司印刷
科学出版社发行　各地新华书店经销
*
2013 年 2 月第 一 版　2025 年 8 月第二十五次印刷
2020 年 9 月第 二 版　开本：787×1092 1/16
2025 年 8 月第 三 版　印张：22
字数：549 000

定价：75.00 元

（如有印装质量问题，我社负责调换）

销售部电话 010-62136230　编辑部电话 010-62135319-8032

本书编委会

主　审： 邹赛德　周　怡　李小华

主　编： 周　毅　蔡永铭

副主编： 傅　蓉　练　伟　森　干　叶　辉　黄海平

编　委： 蔡永铭（广东药科大学）
何永玲（广东药科大学）
黄展鹏（广东药科大学）
熊　伟（广东药科大学）
彭柳芬（广东药科大学）
叶　辉（广州中医药大学）
张贵英（广州医科大学）
周　毅（中山大学）
练　伟（中山大学）
胡　珊（中山大学）
方　立（中山大学）
刘甘强（中山大学）
陈　锋（中山大学）
赵　霞（中国人民解放军南部战区总医院）
傅　蓉（南方医科大学）
郝立巍（南方医科大学）
森　干（新疆医科大学）
李　琳（新疆医科大学）
吴　淼（新疆医科大学）
孟祥娟（新疆医科大学）
李丰军（新疆医科大学）
周　挺（肇庆医学院）
黄海平（肇庆医学院）

秘　书： 王　哲（中山大学）

前　言

随着信息技术的快速发展，云计算、大数据、物联网、人工智能、5G 通信等新一代信息技术与医疗健康的深度融合，正在深刻改变医疗卫生行业的格局。在“互联网+医疗健康”政策的推动下，医院的诊疗模式和卫生管理方式不断创新，为居民提供更加便捷、精准和高效的数字健康服务。这一变革对医学人才培养提出了全新要求，培养数字化医生和智能医生已成为医学教育的重要方向。

为适应这一发展趋势，本书以培养具备全面信息素养、计算思维和人工智能应用思维的新型医学人才为目标，旨在帮助医学生掌握医学信息学的基础知识，培养计算思维，把握数字经济时代下信息技术与医学融合的创新路径，从而更深入地认识信息技术在医学实践中的应用价值。本书由多所医药院校长期从事医学信息教学与科研的专家团队精心编写，内容涵盖了医学信息与智能医学概论、计算机原理与互联网技术、医学文档编辑与多媒体展示、医学电子表格处理与数据分析及 AI 应用、Python 语言基础、Python 医学数据智能分析和医学人工智能基础，具体如下。

第 1 章系统介绍医学信息学的基本概念、新一代信息技术与医学的结合、智能医学、生物信息学、医学信息标准及信息安全等内容。

第 2 章介绍计算机原理与互联网技术的基础知识，强调理论与实践的结合，为后续学习奠定基础。

第 3 章以医学案例为导向，详细讲解 WPS 文字和 WPS 演示在医学文档编辑与多媒体展示中的应用，以及 AI 智能化跃升。

第 4 章通过 WPS 表格介绍医学数据的处理与分析技术，包括公式函数、数据库管理、图表制作、生物医学数据分析等内容，以及人工智能在电子表格中的应用。

第 5 章讲解 Python 语法、控制结构、函数和代码复用、序列数据类型和文件操作等人工智能编程基础知识。

第 6 章结合真实医学案例，涵盖数据预处理、统计分析、可视化及回归分析等内容，帮助读者掌握医学数据的智能分析的实用技能。

第 7 章深入探讨医学人工智能技术，包括机器学习、深度学习的原理及其在医学影像分析、临床决策支持、生物信息学等领域的应用，通过案例解析帮助读者理解人工智能技术的实际运用。

在编写过程中，我们力求做到以下几点。

1）内容科学全面：系统阐述医学信息学的理论框架，确保读者对学科有清晰、准确的认识。

2）理论与实践结合：通过丰富的操作实例和真实医学案例，强化动手能力。

3）适应多元需求：兼顾不同医学专业和层次学生的学习特点，内容设计由浅入深。

4）面向未来发展：紧跟技术前沿，新增人工智能、大数据分析等前沿热点内容，为读者进一步学习和研究拓展未来空间。

本书在第一版和第二版的基础上进行了全面更新，软件工具采用 Windows、WPS Office

及 Python 3.13 编程环境，并特别增设了医学人工智能技术章节，通过案例分析帮助读者掌握相关技术的实际应用。

为辅助教学，本书配套出版《医学信息技术与人工智能基础实验指导（第三版）》（傅蓉、周毅主编，科学出版社出版），提供丰富的实验案例和操作指导。

本书由周毅、蔡永铭负责全书的总体策划、统稿与定稿，本书编写者对相关章节内容进行了交叉审稿，邹赛德、周怡和李小华负责主审。各章节编写分工如下：第 1 章由周毅、陈锋、李琳、黄海平编写，第 2 章由练伟、胡珊、何永玲、周挺编写，第 3 章由森干、孟祥娟、吴淼、郝立巍编写，第 4 章由傅蓉、郝立巍、叶辉编写，第 5 章由张贵英、黄展鹏、熊伟、李丰军、彭柳芬编写，第 6 章由森干、刘甘强、傅蓉、李丰军编写，第 7 章由蔡永铭、方立、赵霞等编写。本书编写秘书为王哲。

在此，对于所有给予我们帮助和启迪的专家、学者和同行，以及所有关心、支持和帮助本书编写与出版的领导、同事表示衷心的感谢！

尽管在编写过程中力求完善，但书中难免存在不足之处，恳请广大读者提出宝贵意见和建议，以便我们不断改进和完善。

目　　录

第 1 章
医学信息与智能医学概论

本章将系统介绍医学信息学（medical informatics）、人工智能和智能医学、生物信息学等相关理论与技术。同时，结合信息技术最新发展，阐述新一代信息技术与医学的深度融合与应用，并介绍医学信息标准、信息安全与隐私保护在医学领域的重要性和应用。通过本章的学习，医学生能够掌握医学信息学的基础知识，熟悉现代信息新技术与医学的结合与创新应用，形成数字医学与智能医学的新思维模式和方法论，并能够从更高的视角和更广阔的视野认识未来医学信息学在医学中的发展方向、模式和路径。

1.1 信息与医学信息

医学信息学是伴随着计算机技术在医学领域的广泛应用而诞生并逐渐发展壮大的交叉学科，该学科于 20 世纪 70 年代被正式提出。美国医学信息学学会（American Medical Informatics Association，AMIA）前主席爱德华·肖特利夫（Edward Shortliffe）认为，医学信息学是一门新兴且快速发展的交叉学科，其研究对象涵盖医学中的数据、信息和知识，旨在通过收集、存储、展现及探索其内在规律，以用于在临床诊疗、卫生健康管理和知识分析中做出决策和解决问题的科学。运用计算机、数学、管理学等多学科知识，挖掘医学数据背后的规律和价值，是医学信息学学科发展的主要目标之一。

1.1.1 信息论基础

1. 信息的概念

现代社会中“信息”一词使用频率很高，人们可以通过阅读书籍、报刊、信件等提取所需的信息，通过参加培训班、交流会、研讨会等获取各类信息，还可以通过电话、电视、互联网等手段获取信息。

信息论的创始人克劳德·埃尔伍德·香农（Claude Elwood Shannon）将“信息”定义如下：信息是用来消除某种不确定性的东西。现代控制论创始人诺伯特·维纳（Norbert Wiener）认为：信息就是信息，既不是物质，也不是能量。他同时指出：信息是我们在适应外部世界，并使这种适应反作用于外部世界的过程中，同外部世界进行交换的内容的名称。

在维纳之后，人们把物质、能量、信息的一些特征做了比较，认为信息与物质和能量有区别。信息与物质的区别有以下两条理由。第一，任何具体的物质，一旦被转移到别处，原处就不再存在这一物体。信息则不同，当人们将自己的知识（即关于某事物的信息）传递给他人时，他本人并未丢失自己原有的知识。因此，对他本人来说，知识（信息）并未发生减少或丢失；相反，由于在传递过程中反复使用，知识反而更加巩固和充实。第二，任何物质的实体都具有一定的质量。信息则不同，它虽然离不开一定的物质载体，需要通过信号、文字、语言、图像等具体物质形式表现出来，但是它本身没有质量，并不依赖某一特定的物质载体。

严格来说，在医学信息学中，数据与信息的定义是不同的。存储在计算机中的只是数据，原始的数据不表示任何信息。数据获取了量纲成为物理量之后，在与特定的环境结合时，数据就能够反映一定的信息。一个经典的例子是“38”这个数字本身没有什么信息，但如果变成了“38℃”，甚至是“38℃的体温”，就可以反映一定的信息了（图 1-1），通常我们并不需要明确区分它们。在信息的基础上可以形成知识，有了足够的知识，再加以组织利用，就形成了对事物做出判断与预测的智慧。

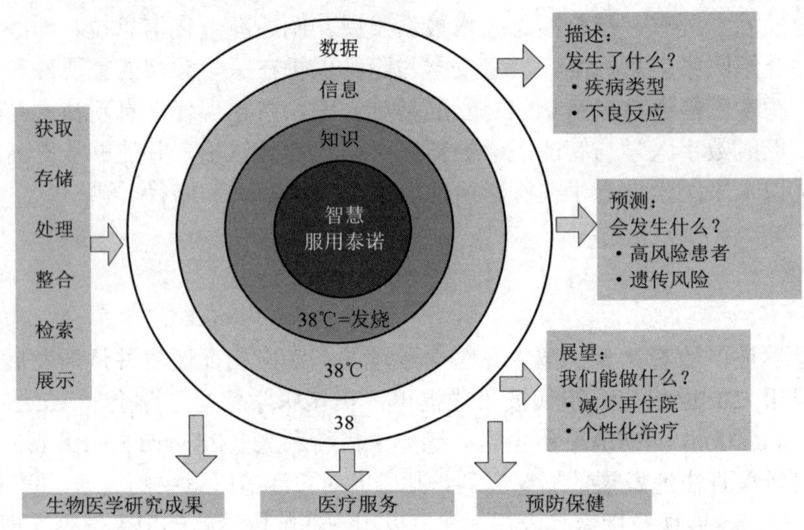

图 1-1 数据-信息-知识-智慧的关系

信息学作为一门学科，可以追溯至 1746 年英国一位工程师威廉・沃森（William Watson）在两英里（1 英里=1.60934 千米）电线上传递电信号。信息学将信息作为研究对象，是研究信息的特点及其活动过程和规律的科学。人的基本信息活动包括信息获取、信息传递、信息处理与再加工、信息使用等过程。进一步分解，信息获取又可分为信息感知、信息识别、信息提取等子过程，信息传递又可分为信息变换、信息传输、信息交换等子过程，信息处理与再加工也可分为信息存储、信息检索、信息分析、信息加工、信息再生等子过程，信息使用又可分为信息转换、信息显示、信息调控等子过程。

2. 信息的基本特征

信息的表现形式可以是数值、文字、图形、声音、图像及动画等。不管信息以何种表现形式出现，其都包含以下基本特征。

1）客观性。信息反映的是客观事物的属性。信息必须真实、准确，必须如实地反映客观实际。

2）抽象性。信息是对客观事物的抽象，信息通常需要通过一定的物质载体来表示，而它的内容与作为其载体的实体有本质区别。

3）整体性，即系统性。信息必须作为表达客观事物（或系统）的完整描述中的一环，脱离了全局，零碎的信息将毫无意义。

4）时效性。客观事物（或系统）都是在不断发展变化的，信息只有及时、新颖，才能发挥巨大的作用，才有价值。

5）层次性。信息及其处理与客观事物（或系统）的层次密切相关，只有合理地确定层次，才能正确地确定信息需求的范围和信息的价值，并有效地进行信息处理。

6）不完全性。信息与不确定性是对立统一的整体，客观事物的无限复杂与动态变化决定了信息的无限性。因此，信息的完全性只能是相对的，而其不完全性是绝对的。

1.1.2　医学信息学的定义及发展

1. 医学信息学的定义

随着信息技术的快速发展，医学信息学的研究内容不断衍生和变化，学科内涵也在不断深化，并逐渐拓展到新的领域。尽管医学信息学作为一门学科的地位已获得公认，但是出于对学科内涵和外延的不同理解，尚未形成广泛认可的医学信息学学科定义。

不同的机构和学者分别就各自的研究产生了不同的理解，如美国医学信息学学会（AMIA）的教育委员会认为医学信息学是“研究信息管理和信息科学在生物医学和医疗保健中应用的学科”；英国医学信息学会（British Medical Informatics Society）指出医学信息学研究通过对概念的理解、运用一定的技能和方法促进信息的使用和共享，提供卫生保健服务，提高人们的健康水平；德国医学信息学、生物计量和流行病学协会（German Association For Medical Informatics, Biometry and Epidemiology）认为医学信息学是利用现代信息技术服务于卫生保健的各个方面的学科。

以上定义从不同方面反映了医学信息学的内涵和外延。综上所述，医学信息学是一门以医学信息为主要研究对象，以医学信息的运动规律及应用方法为主要内容，以现代计算机科学及相关信息技术为主要工具，以解决人类在处理医学信息过程中的各种问题为主要目标的一门新兴学科，是一门融合医学与信息学的交叉学科。

此外，医学信息学的交叉学科特性也非常明显，除了与计算机科学、情报学有交叉以外，还涉及数学、生物医学工程、管理学、分子生物学等。这些学科领域与医学信息学共享知识、方法和技术。

2. 医学信息学的分类

医学信息学里常见的领域包括临床信息学（clinical linformatics）、护理信息学（nursing informatics）、医学影像信息学（medical imaging informatics）、生物信息学（bioinformatics）、公共卫生信息学（public health informatics）等。

临床信息学是研究如何通过现代信息技术有效地收集、存储、检索、分析和利用患者医疗信息、临床研究信息和医学教育信息，从而提高医疗卫生管理与决策、医疗质量和医学教育效果的一门学科。

护理信息学是一门整合护理学、计算机科学以及信息科学的新兴交叉学科，通过运用信息化手段实现临床护理数据的信息化管理，促进护理人员的临床实践技能，是未来护理领域的重要研究方向之一。护理信息学研究领域主要集中在护理教育、护理信息化管理、护士信息素养培训等方面。

医学影像信息学是把传统意义上的医学成像、医学图像处理和医学影像存储与传输系统（picture archiving and communication system，PACS）等内容有机地集成到一起的一门学科，涉及医学图像的形成、图像获取、图像通信、图像管理、图像存档、图像处理、图像分析、图像显示（可视化）和图像解释等各个方面。

生物信息学是存储、修复、分析和整合生物数据的一门学科。狭义的生物信息学是应用信息技术对分子生物学数据进行管理、分析和利用的一门学科；广义的生物信息学是应用信息技术研究生物体系和生物过程中的信息存储、传递和表达的一门学科。生物信息学的研究方向包括生物信息数据库、序列比对、蛋白质结构预测、生物芯片等。

公共卫生信息学是信息和计算机科学与技术在公共卫生实践、研究和学习中的系统应用。

3. 医学信息学的发展

医学信息学的出现可以追溯至 20 世纪 50 年代，其成熟发展阶段大致从 20 世纪 70 年代中期到 80 年代中期。其工作主要体现在以下四个方面。

1）国际医学信息学组织机构和学术活动日趋完善。自国际医学信息学会（International Medical Informatics Association，IMIA）成立以来，世界各地相继组建了地区性的组织，如欧洲医学信息学联盟（European Federation for Medical Informatics，EFMI）。我国于 1980 年成立了中国医学信息学会（Chinese Medical Informatics Association，CMIA）。

2）医学信息学的教育和人才培养。很多国家尤其是欧美发达国家的多所大学开设了医学信息学专业或医学信息课程，培养了大批医学信息学专业人才。

3）大量实用医学信息系统的问世。医学信息系统的广泛应用，大幅促进了医院的信息化进程，并逐步向全数字化医院迈进。

4）开始重视医学信息标准的研究和应用（详细情况将在 1.2 节介绍）。

医学信息学的提高变革阶段大致从 20 世纪 80 年代中期至 21 世纪 00 年代。其工作主要体现在以下几个方面。

1）医学信息学教育向着更深层次和更高水平迈进。

2）开发了很多高水平的大型综合医学信息系统。

3）在医学信息学领域实施了一些重大的前沿课题。

蓬勃发展阶段大致从 2000 年至今，其工作主要体现在如下几方面。

1）计算机技术的发展。随着个人计算机的普及和新一代信息技术的发展，医学信息向着多极化、网络化、智能化等方向快速发展。

2）不断完善的医学信息标准。国际疾病分类（International Classification of Diseases，ICD）、健康信息交换标准第七层（Health Level Seven International，HL7）、逻辑观察标识符名称和代码（Logical Observation Identifiers Names and Codes，LOINC）、整合医疗企业（Integrating the Healthcare Enterprise，IHE）、医学数字成像和通信（Digital Imaging and Communications in Medicine，DICOM）、系统化医学名词（Systematized Nomenclature of Medicine，SNOMED）等一些国际标准都相继有了中译版本和本地化的工作。我国也将医疗卫生信息标准的研究和应用作为人口健康信息化建设的重要任务。

3）新一代信息技术与互联网+健康推动医学信息学向着创新和变革的方向发展，元宇宙医疗初现端倪，如数字孪生技术构建虚拟器官模型，5G+全息影像实现远程手术指导。区块链技术在医疗数据确权、药品溯源等领域加速落地。

4）生成式AI与大模型技术突破，2022年Chat Generative Pre-trained Transformer（简称ChatGPT，一种基于生成式预训练Transformer模型的聊天机器人）的横空出世标志着生成式人工智能进入新纪元。医学领域涌现出Med-PaLM、BioGPT、ClinicalGPT等专业大模型，展现出强大的医学知识推理、病历自动生成、影像报告解读能力。基于Transformer架构的多模态模型已实现“文本-影像-基因组”数据的联合分析，推动精准医学向纵深发展。

1.1.3　医学信息学的研究内容和方法

1. 医学信息学的研究内容

医学信息学研究对象的特点在于不确定性、难以度量，以及复杂成分之间存在复杂的相互作用。以医学信息为主要研究对象，这是医学信息学区别于其他学科的首要特点。这既有别于一般的医学科学，也有别于计算机科学。

医学信息学的研究范围几乎覆盖了医药卫生领域的所有对象，包括医院管理信息、临床信息、医疗护理信息、医学图像信息、中医药信息、医学教育信息、医学科研信息、医学文献信息、医疗决策支持与医药专家系统、流行病学信息、医学遗传工程学信息、医学生物模型信息、人类基因信息、数字化虚拟人体、远程医学等。

具体来说，医学信息学研究主要包括五个方面的内容。①研究医学信息的概念、属性、本质、表征和度量。这属于基础理论研究，甚至包括哲学意义上的探讨。②研究医学信息系统的概念、构成、功能、原理、方法和手段。在一般信息论的指导下，研究医学信息的产生、提取、检测、变换、传递、存储、处理和识别。③研究利用医学信息进行控制的原理和方法。在控制论的指导下，研制各种信息化、智能化的诊疗设备。④研究实现医学信息系统最佳组织的原理和方法。在系统论的指导下，运用系统工程的技术，以及硬件工程、软件工程和知识工程的方法，研制最有效的医学信息系统。⑤前沿技术创新，关注新兴技术的应用与发展，如大规模医学模型与生成式AI、医疗元宇宙与数字孪生技术，以及生物传感器和可穿戴设备的研发等。这些前沿技术正在重新定义健康管理的模式，为个性化医疗和远程监控提供了新的可能性。

上述①②是关于医学信息运动规律的认识，③④⑤是关于医学信息的应用。认识是基础，应用是目的。

2. 医学信息学的研究方法

医学信息学是一门多学科交叉的新兴学科，它的研究方法既有各门学科通用的一般方法，更有医学信息学特有的研究方法。医学信息学可看作医学与信息学等学科交叉融合的产物，医学信息系统涉及人的复杂生命系统。在这些系统中，信息的产生、获取、加工、存储和使用等十分复杂。因此，不仅要研究信源发出多少信息、信宿接收了多少信息、信道上的信息流量，更要研究信息的语义和信息的效用。医学信息学相关技术可概括为计算机与网络技术，信息的采集、加工、传输、存储、分析和利用，信号处理和医学成像技术、信息计量与引文分析方法及医学决策分析与人工智能技术等。

1.1.4　医学信息的应用

医学信息学伴随着计算机技术的发展快速发展。从医学信息的数据层次来说，包括从微观到组织器官、从个体到群体的各类信息。这些应用涉及医疗卫生的各个领域。

1. 医院信息系统

按照2002年国家卫生部公布的《医院信息系统基本功能规范》的定义，医院信息系统（hospital information system，HIS）是指利用计算机软硬件技术、网络通信技术等现代化手段，对医院及其所属各部门的人流、物流、资金流进行综合管理，对医疗活动各阶段产生的数据进行采集、存储、处理、提取、传输、汇总、加工，生成各种信息，从而为医院的整体运行提供全面的、自动化的管理及各种服务的信息系统。

一个完整的医院信息系统包括面向管理信息的医院管理信息系统（hospital management information system，HMIS）和面向诊疗信息的临床信息系统（clinical information system，CIS）两大部分，每部分又包括各类子系统，如图1-2所示。

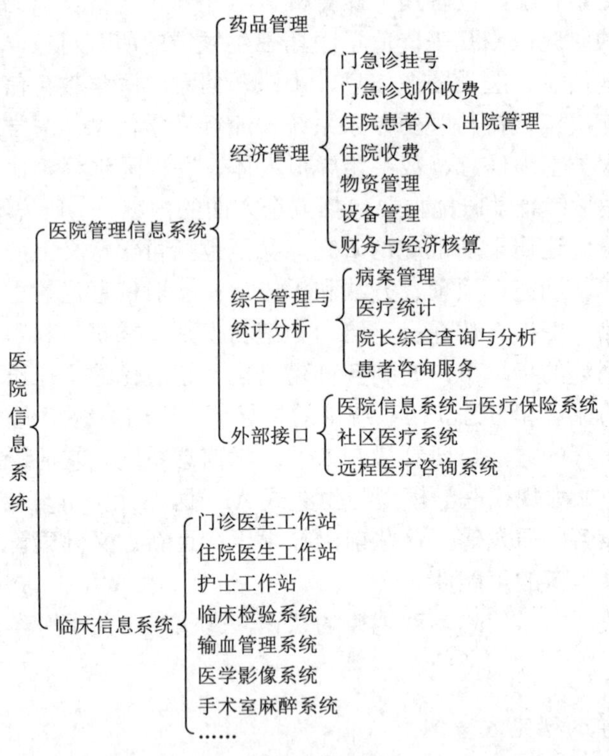

图1-2 医院信息系统的组成

图1-3所示为是医院信息系统设计的概念模型。建设医院信息系统的首要问题就是理解和确立以管理决策支持和临床决策支持为塔尖的“双金字塔概念模型”。该模型将医院信息系统对信息流的处理抽象为四个基本层次，即系统设备层、业务系统层、知识管理层和决策支持层。

双金字塔模型表示，业务系统产生的数据按照临床业务需要和管理需要分别流向了面向临床业务部门和面向管理业务部门。这两类部门在业务系统层和知识管理层共同存在并存在信息共享的交叉需求，但在决策支持层，这两类数据所提取的信息和提升的知识各为其主。

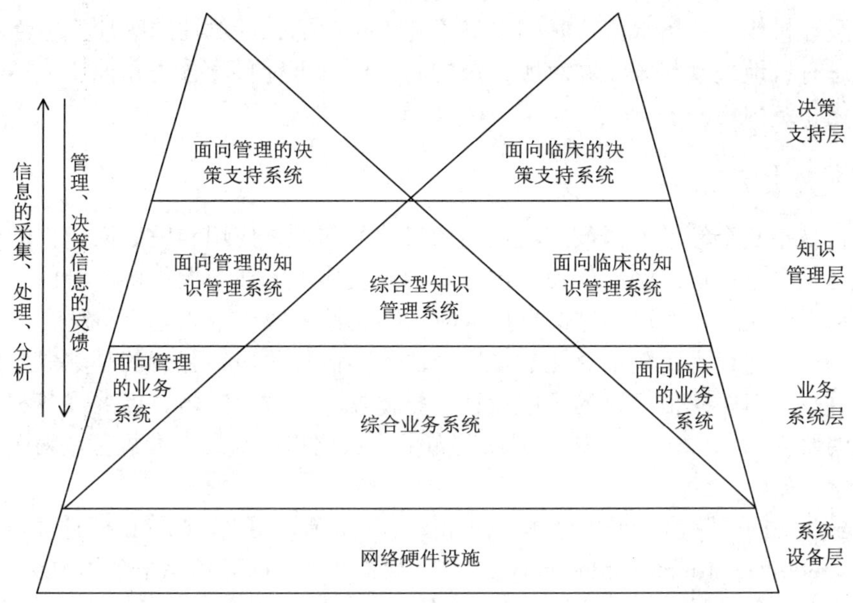

图 1-3　医院信息化建设层次结构双金字塔模型

2. 电子病历

电子病历（electronic medical record，EMR）是医疗工作的全面记录，由医院电子病历系统（electronic medical record system，EMRS）生成并整合，客观地反映疾病病情检查、诊断、治疗及其转归的全过程，是医务人员在医疗活动过程中形成的所有文字、数据、图表、影像等资料的有机整合。电子病历改变了传统纸质病历的应用模式，建立了一个以患者为中心的信息资源库，为各医疗机构的医护人员提供患者信息的实时访问和共享，以及基于电子病历的应用服务。

电子病历是健康档案在医疗服务领域的具体体现，其架构遵循健康档案架构的时序三维概念模型（图 1-4），即生命阶段、健康和疾病问题、卫生服务活动（或干预措施）。电子病历中分别体现了就诊时间、就诊问题、医疗服务活动。电子病历以居民个人为主线，将

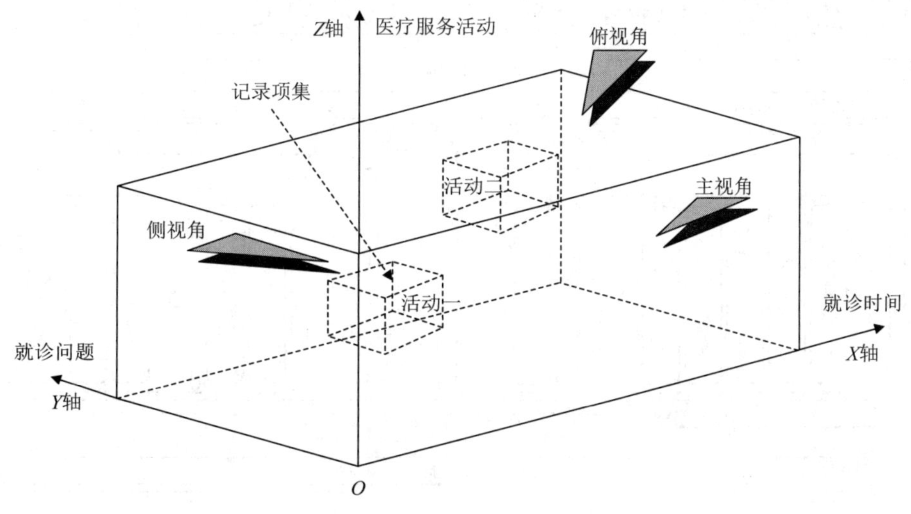

图 1-4　电子病历的三维架构

居民个人在医疗机构中的历次就诊时间、健康和疾病问题、针对性的医疗服务活动及所记录的相关信息有机地关联起来，并对所记录的海量信息进行科学分类和抽象描述，使其系统化、条理化和结构化。

3. 医院信息平台

信息平台是指某个领域、区域或机构为信息化的建设、应用和发展而建立的信息系统（环境）。信息平台包括信息网络建设、信息资源开发应用、业务操作协同等内容。通过建立和应用信息平台系统，可以推进信息技术应用，支撑领域或企业运营和发展。

医院信息平台建设是医院信息化建设发展的一个高级阶段，强调的是集成整合、互联互通和资源共享，对医院信息化的顶层设计、整体规划、技术实施、标准规范和安全保障提出了更高的要求。“十二五”以来，国家发布了一系列相关信息标准规范，为医院信息平台建设奠定了基础。

基于电子病历的医院信息平台总体架构如图 1-5 所示。图中，CPOE 即计算机化医嘱录入系统（computerized provider order entry）。这一架构体现了医院信息平台的顶层设计思想，信息平台被分为九个层面，每个层面提供相应的服务，实现相应的功能。其中，服务层、信息资源层、信息交换层、信息标准体系和安全体系构成平台的核心部分，业务应用层和基础设施层是原医院信息系统部分，门户层和应用层则是在平台基础上的扩展应用。

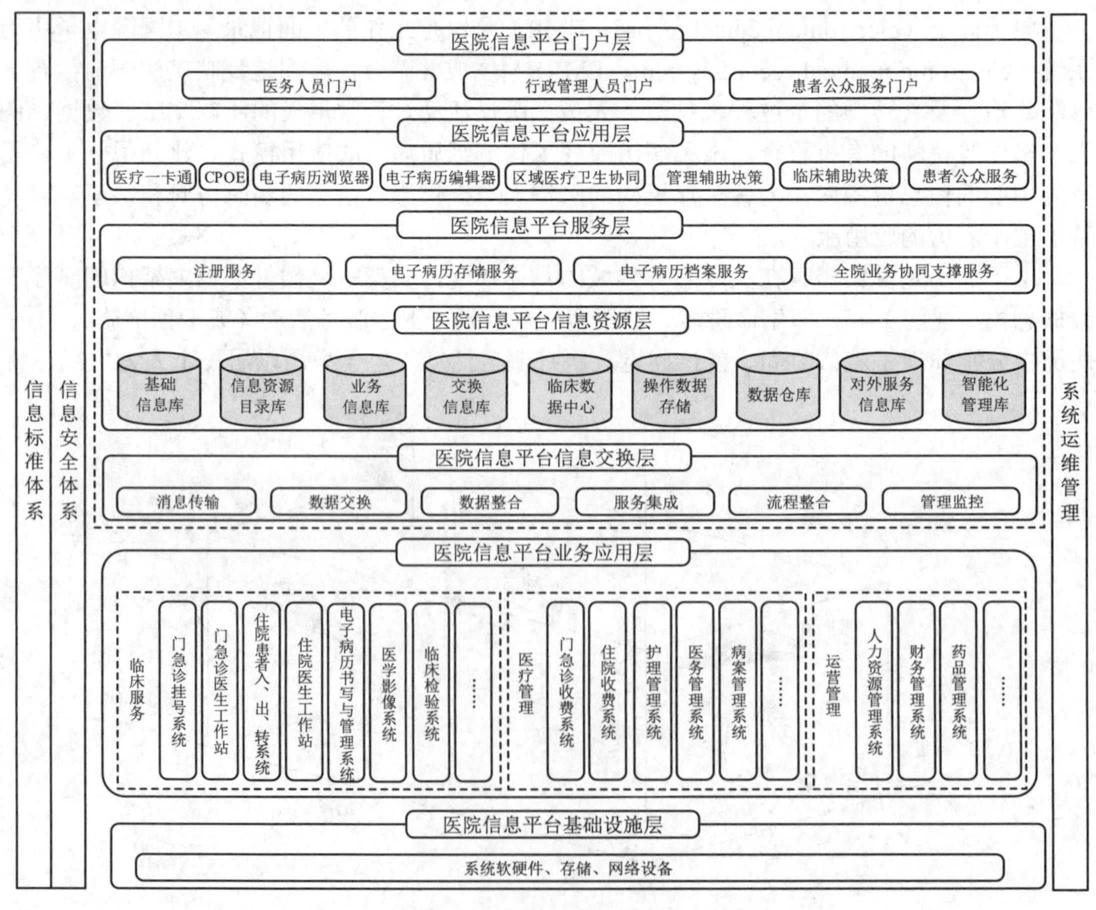

图 1-5 基于电子病历的医院信息平台总体架构

信息资源层处于架构中心，为其他层面提供信息服务，包括基础信息库、信息资源目录库、业务信息库、交换信息库、临床数据中心（clinical data repository，CDR）、操作数据存储（operational data store，ODS）、数据仓库（data warehouse，DW）等信息数据资源。其中基础信息库、信息资源目录库和交换信息库等为平台的服务层和交换层提供基础服务。

临床数据中心是医院为支持临床诊疗和教学、科研活动，以患者为中心重新构建的新的一层数据存储结构，是信息平台的核心部件，也是电子病历系统的核心，其数据来自医院内各个业务系统。它不是通常意义上的数据仓库，其内容实时地随着医院业务活动的发展而动态变化，并且直接支持临床工作的实时应用。临床数据中心以患者为中心，以患者主索引为基础组织所有数据，并基于这些数据为患者提供各类医疗服务。

4. 医学决策支持

医学决策支持就是通过计算机为临床治疗方案、医学处置和公共卫生政策等提供辅助决策的过程，一般包括临床决策支持系统（clinical decision support system，CDSS）和卫生决策支持系统（health decision support system，HDSS）。

临床决策支持系统是一种用来协助医生进行医疗诊断的交互式专家系统。大部分决策支持系统基于知识库，由三部分组成：知识库、推理引擎和通信模块。知识库中包含了大量专业医学知识；推理引擎根据知识库中相应的推理规则，以及患者的相关资料进行自动分析；通信模块将分析结果发送给医生。同时，医生也可以修改知识库中的相关规则，以提高推理部分的准确率。通过大数据技术平台生成临床辅助决策数据（图1-6），通过将算法集成在数据云处理平台上实现辅助分诊、问诊、诊断与治疗，构成新型就医服务模式。

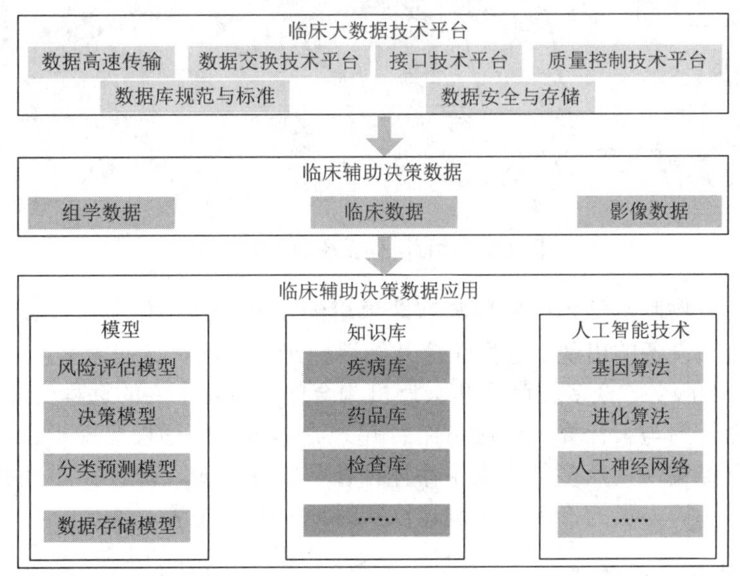

图1-6 临床辅助决策数据的生成

卫生决策支持系统是决策支持技术在医疗卫生领域的具体应用，是面向医疗卫生领域的半结构化和非结构化决策问题，支持医疗卫生人员决策活动具有智能作用的人机交互式信息系统。其对卫生管理活动过程中产生的知识进行深度挖掘，提供更加科学、定量的政策分析模式，有效解决制定战略决策及发展规划中的复杂问题，实现对既定政策的量化指标评估及效果预测，提高决策科学化水平。

5. 远程医疗

远程医疗也称远程医学，是现代通信技术及多媒体信息技术与现代医疗技术相结合的产物。通过远程医疗系统可以交换分隔两地患者的临床信息、专家的诊断意见，以及提供其他相关的医疗、教学和科研资料。自从 1988 年提出远程医疗系统的概念后，许多研究和实践结果都表明了远程医疗系统的可行性和实用性。

国内的远程医疗系统是以远程医疗中心平台为核心建设的三级网络架构（有的延伸为四级）。以区域内的远程医疗系统为例，远程医疗以中心平台为核心，以区域内的大医院为依托，通过网络服务提供商（电信、联通、移动）提供的物理网络连接辖区内的县乡级医院，并实现与区域外的省部级大医院的远程医疗平台连接，最终实现远程医疗的四级架构（到乡镇级）（图 1-7）。

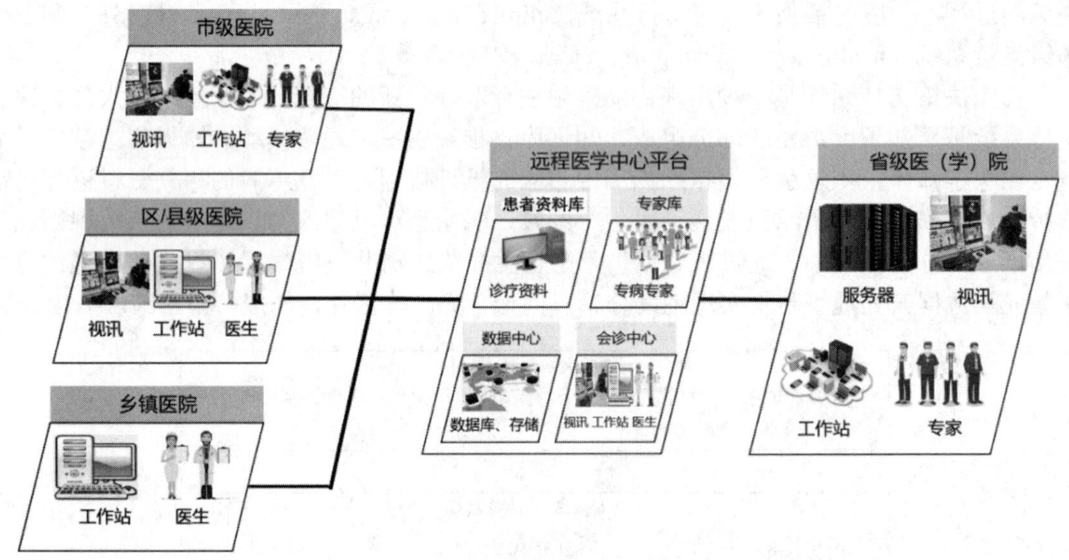

图 1-7 远程医疗系统的四级架构

近年来，随着物联网技术的发展与智能手机的普及，数字化血压计、血糖仪、心电仪等便携式体征监测设备的出现，远程医疗开始逐步走进社区，走向家庭，更多地面向个人，提供定向、个性的服务。众多的商家和医疗机构合作，面向个人的远程健康平台越来越多，同时远程医疗也开始与云计算、云服务结合起来。通过这些远程监控平台，面向个人的远程监护与指导已经实现，众多的个人生命体征参数能够实时、连续、不间断地向远程监护平台传送，并将医护人员的诊断与保健建议实时地回传给患者。

6. 区域卫生信息平台

区域卫生信息平台在一定区域范围内，为卫生机构、卫生管理机构、居民、支付方及医药产品供应商等机构提供数字化形式的搜索、传输、存储、处理卫生行业数据业务和技术平台，以支持高质量的医疗服务；帮助公共卫生工作者全面掌握人群和环境卫生信息，做好疾病预防、控制和健康促进工作；让居民掌握自己完整的健康资料，参与健康管理，享受连续的、跨机构甚至跨地区的医疗卫生服务；为卫生管理者提供及时、准确的卫生服务资源和利用信息，实现科学管理和决策，从而达到有效地控制医疗费用的不合理增长、监控医疗质量、提高医疗服务水平的目的。

为实现以上目标，需要建立以居民健康档案为核心的区域信息平台作为支撑。通过区域卫生信息网络，将分散在不同机构的以人为核心的健康数据整合为一个逻辑完整并有生命力的信息整体，以满足与其相关的各种机构和人员的需要。

电子健康档案（electronic health record，HER）也称为电子健康记录，是居民健康管理（疾病防治、健康保护、健康促进等）过程的规范、科学记录，是以居民个人健康为核心，贯穿整个生命过程，涵盖各种健康相关因素，实现多渠道信息动态收集，满足居民自我保健和健康管理、健康决策需要的信息资源。

7. 精准医学

精准医学（precision medicine）是以个体化医疗为基础，依据患者生物学信息及临床症状和体征，对患者实施关于健康医疗和临床决策的新型医学概念与医疗模式。2015 年 1 月 20 日，奥巴马在国情咨文演讲中提出了“精准医学”计划，呼吁美国增加医学研究经费，推动个体化基因组学研究，依据个人基因信息为癌症及其他疾病患者制订个体医疗方案，推动个性化医疗的发展。精准医学的短期目标是癌症和重大慢性病的精准治疗，长期目标是实现精准健康管理。

精准医学收集的信息是围绕个体展开的，每个信息层通过中心节点与其他层以多对多方式相连，形成生物信息通向疾病与健康层面的知识网络，从而获得有意义的联系（图 1-8）。知识网络的每一层次都涉及大量的生物医学研究结果，而最终的大数据分析结果将有助于定义新型疾病，帮助揭示疾病的复杂机制，获取对个人健康具有决定性的复杂影响因子。在临床方面，产生更精确的疾病临床路径，尤其是推进诊断和预警上产生新模式，并最终提高疾病的诊断和治疗水平乃至健康水平。

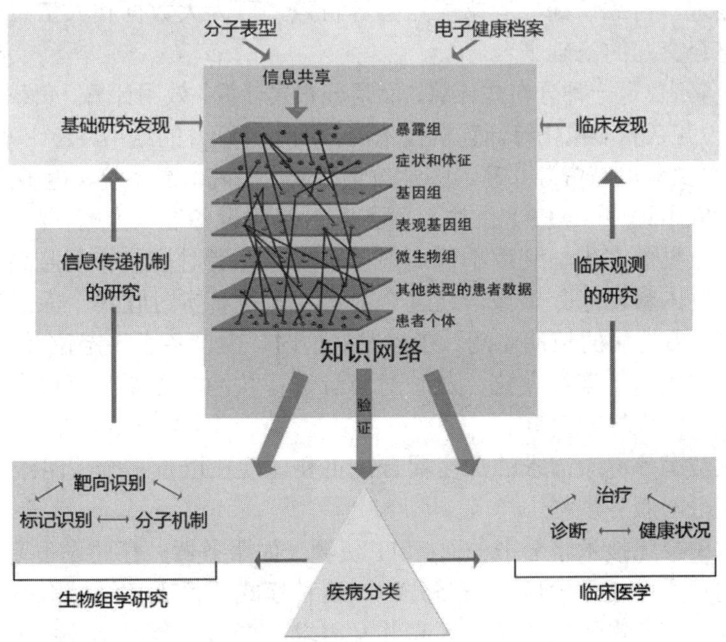

图 1-8　精准医学的知识网络

1.2 新一代信息技术与医学

在21世纪全球科技革命浪潮中，我国以前瞻性战略布局推动信息技术与实体经济的深度融合。2010年《国务院关于加快培育和发展战略性新兴产业》首次将新一代信息技术确立为国家重点发展的七大战略性新兴产业之一，标志着我国正式进入数字化转型升级的快车道。2022年党的二十大报告明确提出“构建新一代信息技术、人工智能等新的增长引擎”，这一战略定位已从产业培育阶段演进为现代化产业体系的核心支撑。

新一代信息技术以“数字化、网络化、智能化”的深度协同为核心特征，通过大数据、物联网、云计算（cloud computing）、区块链、人工智能（详见1.3.1节人工智能与智能医学）、虚拟现实技术、第五代移动通信技术（5th-Generation，5G）等前沿技术与多学科深度交叉融合，已成为推动社会生产变革的重要动力。

1.2.1 云计算

云计算作为新一代信息技术的核心枢纽，通过分布式计算框架与虚拟化资源的动态调度，为医疗卫生信息化构建弹性可扩展的算力基座。云计算是分布式计算的一种，通过网络“云”将巨大的数据计算处理程序分解为无数个小程序，然后利用多部服务器组成的系统处理和分析这些小程序，将得到的结果返回给用户。在云计算早期阶段，其核心概念可以简单概括为分布式计算，主要功能是将复杂的计算任务分解为多个子任务，分发到不同的计算节点上进行处理，然后将这些计算结果合并。因此，云计算又称网格计算。通过这项技术，可以在很短的时间内（几秒钟）完成对海量数据的处理，从而实现强大的网络服务。

计算主要的共性技术包括虚拟化技术、分布式技术、计算管理技术、云平台技术和云安全技术，具有实现资源快速部署和服务获取、进行动态可伸缩扩展及供给、面向海量信息快速有序化处理、可靠性高、容错能力强等特点，可为大数据和人工智能技术的应用与发展提供资源整合交互的基础平台。

目前，云服务不仅是一种分布式计算，而是分布式计算、效用计算、负载均衡、并行计算、网络存储、热备份冗杂和虚拟化等计算机技术混合演进并跃升的结果。云计算在医学中已广泛应用，主要有医学文献区域资源共享、医学教学、云上医院信息系统、电子健康与移动医疗。大量医疗科普类应用程序（APP）上线，便携式可穿戴设备进入家庭，移动医疗发展迅猛。因此，医疗健康数据的产生与利用不再局限于医院，患者对病情长期监测和个性化治疗的需求促使“云”进入移动医疗领域。通过个人可穿戴设备实时收集个人医疗健康数据，上传云端存储，实现慢性病的长期监测。在突发病情时，由设备直接定位并传输至120系统，使医生能准确掌握病情的连续变化，及时对患者进行救治。必要时可以在患者授权下利用云端数据进行疾病的大样本研究。

其技术特性与医疗健康需求的深度耦合，主要体现在以下三个战略维度。

（1）资源整合与服务重构

云计算通过虚拟化技术将分散的医疗IT资源（如服务器、存储设备）抽象为逻辑资源池，实现跨机构算力的统一调度与按需分配。这种模式不仅支撑区域医疗云平台建设，满足医联体内影像共享、电子病历调阅等高并发需求，更通过容器化技术实现医疗应用的快速部署与迭代，显著降低了基层医疗机构的信息化门槛。

（2）数据治理能力跃迁

在数据爆炸式增长的医疗场景下，云计算提供海量异构数据的并行处理能力：分布式文件系统（distributed file system，DFS），如HDFS能够实现PB级健康数据存储，流式计算框架（如 Apache Flink）处理实时生命体征监测数据，图计算引擎支撑疾病传播网络建模。结合区块链的不可篡改特性，云平台构建起医疗数据的可信存证体系，既保障数据主权明晰，又通过联邦学习实现多中心研究的隐私保护协同。

（3）智能服务生态培育

云计算为医疗AI提供从训练到推理的全栈支持——图形处理单元（graphics processing unit，GPU）集群加速深度学习模型训练，边缘云节点实现诊断算法的近端部署，Serverless架构支撑突发性公共卫生事件的数据分析。这种“云边端”协同架构使得电子健康档案分析、基因组学大数据挖掘等计算密集型任务得以普惠化，推动精准医疗从实验室向临床端下沉。

未来，随着混合云架构与医疗专有云的普及，云计算将深度融入医疗信息化全生命周期——在基础设施层构建弹性算力网络，在数据层实现智能治理，在应用层催生服务创新，最终形成“资源全局优化、能力持续进化、生态开放共生”的智慧医疗新图景。

1.2.2 物联网

物联网是互联网发展的全新领域，其通过信息技术将各种物体与网络栢连，实现了虚拟网络世界和现实物理世界的连接，帮助人们获取物体相关信息。物联网通过使用射频识别（radio frequency identification，RFID）、传感器、红外感应器、视频监控、全球定位系统（global positioning system，GPS）、激光扫描器等信息采集设备，利用无线传感网络、无线通信网络将物体与互联网连接，实现物与物、人与物之间实时的信息交换和通信，以达到智能化识别、定位、跟踪、监控和管理的目的。物联网的核心技术包括传感器技术、射频识别技术、无线传输技术、嵌入式系统技术、GPS和地理信息系统（geographic information system，GIS）技术，以及海量数据分析处理技术、上层业务解决方案、安全技术等。

物联网在医学领域中的应用是将患者与医务人员、医疗机构、医疗设备连接，建立互动，以实现智慧医疗。其主要包括以下内容。

1）人员管理智能化。基于物联网技术实现对患者的监护跟踪安全系统，患者流动管理、出入控制与安全、婴儿安全管理系统、医护人员管理系统。

2）医疗过程智能化。基于物联网技术通信和应用平台，实现实时付费及网上诊断、网上病理切片分析、设备的互通等，以及挂号、诊疗、查验、住院、手术、护理、出院、结算等智能服务。

3）供应链管理智能化。基于物联网技术，实现药品、耗材、器械设备等医疗相关产品在供应、分拣、配送等各个环节的供应链和医院资产、血液、医院消毒物品等产品的智能化管理，以及在产品物流和药品生产过程中，对生产流程、市场的流动及患者使用的全方位的检测。

4）医疗废弃物管理智能化。基于物联网技术，用户可以通过采集数据、提炼数据、获得管理功能等方式追溯医疗废弃物并进行分析、统计，以做出管理决策，这也为废弃物处理企业提供了数据输入、导入和上载平台。

5）健康管理智能化。基于物联网技术，实现家庭安全监护，实时获取患者的全面医疗

（包括远程医疗和自助医疗）信息，信息的及时采集和高度共享可缓解资源短缺、资源分配不均的窘境，降低公众医疗成本。

未来随着物联网在医学领域应用的不断深入，物联网可能改变社会的就医模式。在整合超大智能型网络中，存在计算能力超级强大的中心计算机集群，对整个网络内的医生、患者、设备进行实时的管理和调控，将产生一个新的、智能智慧的医疗服务模式。

1.2.3 健康医疗大数据

在当前信息时代，信息化的高速发展带来海量数据和信息爆炸，人类正在步入大数据时代。医学信息包括从微观到组织器官、从个体到机构再到社会群体的各类信息，涉及医疗卫生的各个应用领域，以及生物和医学多个方面的信息管理、数据处理与分析等方面（图 1-9）。现在的技术发展可以从人类的基因、蛋白质和细胞中获取生物信息，从各种医疗影像设备中获取人类各种组织和器官的医学图像信息，从医院信息系统和个人健康档案中获取临床信息，从社区医疗服务和各种公共卫生服务机构中获取公共卫生信息等。健康医疗领域是产生大数据的富矿，也是应用大数据的广阔天地。

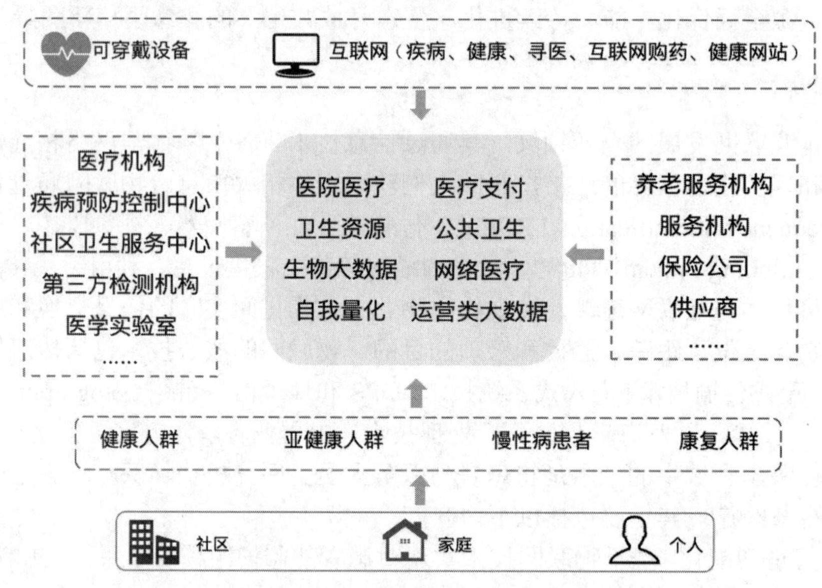

图 1-9 医学信息学领域的数据构成

大数据背后有着巨大价值，利用已有的海量数据，分析和挖掘其中规律，预测未来的发展趋势，是大数据蕴藏的最大宝藏。大数据的价值主要通过大数据技术来实现。大数据技术包括统计学方法、计算机技术、人工智能技术等，作为获取、处理与利用信息的一项核心技术，大数据技术正逐渐成为一种新型的重要战略资源，对各国的国防建设、经济发展、科技进步和健康医疗产生了重要影响。

在当前信息时代，信息系统、移动设备及物联网设备的普及使用，为医疗提供了应用基础和条件，同时产生了多维度、多模态、异构的生命组学、队列资源、临床诊疗等海量的健康医疗数据，这些健康医疗大数据对改进健康医疗服务模式，以及社会发展有着重要的促进作用。健康医疗大数据的发展与应用将带来健康医疗模式的深刻变革。

1.2.4　第五代移动通信技术

5G 技术是最新一代蜂窝移动通信技术，其性能目标是高数据速率、低延迟、低能耗、低成本、大容量和大规模设备连接。5G 作为第五代移动通信技术的候选技术，已被提交给国际电信联盟（international telecommunication union，ITU）。ITU IMT-2020 规范要求其数据速率应达 20Gbit/s，可以实现宽信道带宽和大容量多输入多输出（multiple-input multiple-output，MIMO）。2019 年 11 月 1 日 5G 商用套餐正式上线。5G 技术除了能够提升网络设备的数据传输速度之外，还将为关乎人类生存和健康的医疗领域带来深刻的变革。随着 5G 技术在医疗领域的广泛应用，未来从排队挂号到诊断再到治疗，整个流程都可以通过线上预约实现，甚至可以延伸到患者家中，实现快速挂号、远程诊断和快速治疗等服务，如图 1-10 所示。

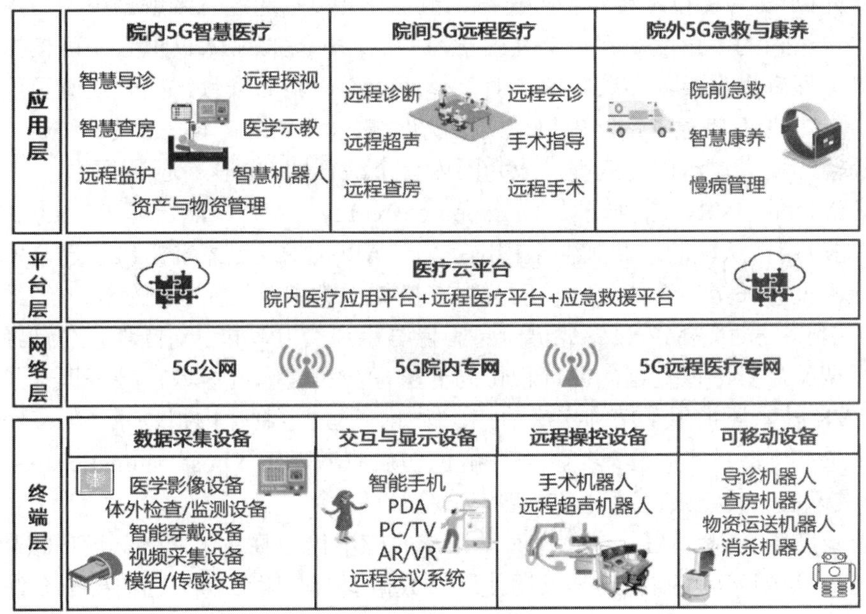

图 1-10　5G 医疗技术架构图

5G 在医疗方面的应用如下。

1）在 5G 时代，可以将配备高清晰度视频通信的救护车变为现实。现在需要将患者送达医院后才能做的医疗监测和数据采集，未来在 5G 网络的支持下在救护车上即可完成。5G 的高数据速率传输节省了急救时间，不仅可以被运用到救护车的院前急救中，还可以搭载高数据速率传输的人工智能系统，辅助医生判断患者病情，在一定程度上缓解急救压力。

2）5G 通信的稳定连接有望解决跨地域就诊难的问题。远程医疗运用了通信、计算机及网络技术，克服了地域限制，被行业一致认为是解决以上难点的最佳途径。5G 通信技术的升级，将时延从 4G 条件下的 50ms 缩短到 5G 条件下的 1ms，几乎可以做到完全同步。偏远地区的医院可以与三甲医院的医生进行实时视频，进行远程病理诊断、远程医学影像诊断、远程监护、远程会诊、远程门诊、远程病例讨论等。

3）5G 让智慧医疗更进一步。5G 网络技术的提升，不仅提高了数据速率，缩短了地理上的距离，更重要的是降低了就医成本，进一步解决了目前医疗行业中资源分配不均衡、医疗费用高等问题，让更多的人能共享优质的医疗资源，获得更好的医疗服务。应用5G网络，以云计算、大数据、人工智能、智能硬件等信息技术打造的智能医疗正在为传统医疗卫生行业带来新的变化和发展动力，信息通信业与医疗行业的融合创新也将迎来更大的发展机遇。

1.2.5 虚拟现实技术

虚拟现实（virtual reality，VR）技术通过模拟现实世界或构建完全虚拟的环境，为用户提供沉浸式体验。这种技术的引入，为医疗服务提供了新的维度，尤其是在教育训练、手术模拟、疼痛管理、康复治疗等方面显示出巨大潜力。其核心技术依托双目视觉原理——使左右两眼接收到不同的图像，让用户获得视觉深度，从而产生立体感。

医学教育是VR技术最早渗透的领域之一。自1985年美国国立医学图书馆启动人体解剖数字化研究以来，VR技术逐步替代传统二维教学模式，通过三维解剖模型与虚拟手术平台，实现器官结构的多角度观察与交互式学习。例如，虚拟手术模拟系统可模拟真实手术触感，提供高保真力反馈，显著降低了对尸体或动物实验的依赖，同时规避了伦理风险。2016年广州市正骨医院建立的“虚拟现实医院”，进一步将VR与3D技术结合，覆盖医疗教学、远程会诊及康复治疗全流程，成为国内首个综合性VR医疗应用平台。

在临床治疗中，VR、增强现实（augmented reality，AR）、混合现实（mixed reality，MR）技术的应用已从辅助诊断延伸至精准手术。AR技术通过术前三维重建与术中实时配准，将病灶模型叠加至患者体表，辅助医生在微创手术中精准定位血管或神经结构。微软公司开发的HoloLens等MR设备凭借全息影像与手势交互功能，支持骨科与神经外科医生在术中实时调阅患者影像数据，并远程协同专家标注关键解剖区域，显著提升了手术安全性。此外，VR技术还被用于精神疾病治疗。例如，通过定制化虚拟场景（如高空或战争环境）结合多感官刺激，实施暴露疗法以缓解创伤后应激障碍（post traumatic stress disorder，PTSD）与焦虑症，其疗效已通过多项临床试验验证。

尽管前景广阔，VR、AR、MR在医学领域的应用仍面临技术瓶颈。设备眩晕感、配准精度不足、渲染延迟等问题制约其长期使用；数据安全与隐私保护也需要配套法规完善。未来，随着6G网络普及与边缘计算技术的发展，动态配准与实时交互能力将大幅提升，推动远程手术与个性化康复方案的落地。与此同时，跨学科协作与临床数据积累将成为技术优化的关键，最终实现从“工具赋能”到“生态重构”的医疗体系升级。

1.2.6 区块链

区块链最初是为比特币设计的一种特殊的数据库技术，基于密码学中的椭圆曲线数字签名算法（eliptic curve digitai signature algorithm，ECDSA）来实现去中心化的点对点（point-to-point，P2P）系统设计。区块链技术通过数字签名、非对称加密、安全多方计算等技术来防止数据泄露和保护个人隐私。发展至今，区块链技术的内涵早已不再局限于比特币本身，而是指一种互联网数据库技术，其特点是去中心化、公开透明，每个人均可参与数据库记录。

区块链是一种分布式数据库（distributed database），不仅表现为数据的分布式存储，也呈现为数据的分布式记录，即系统参与者集体维护。如图1-11所示，区块链可以生成一套去中心化、记录时间先后、不可篡改的可信任数据库。其基础结构是把一段时间内生成的

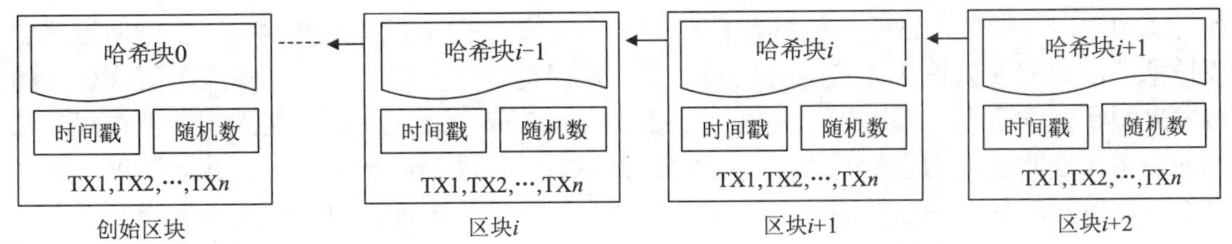

图 1-11　区块链的基本结构

信息（包括数据与代码）打包成一个区块，盖上时间戳，与前驱区块衔接在一起，每个后继区块的首页都包含了上一个区块的索引数据，然后在本页中写入新的信息，从而形成新的区块，首尾相连，最终形成区块链。这样可以解决信任问题，降低成本，提高效率。

基于区块链的技术特征，其在医学领域可应用于医疗数据管理、药物供应链管理、医疗费用管理、临床医学研究和临床药物测试效率等方面。其典型应用如下。

1. 分布式电子病历平台

在区块链的基础上，将患者病史的索引信息上链，数据标准基于卫生行业信息标准。提供基础的区块链安全机制，实现数据基础的加解密、认证、授权、访问及审计。实现基于区块链的分布式电子病历数据的访问和服务，保障数据的安全性与隐私保密性，可解决缺乏中心权威机构进行协调的问题，并实现数据不可篡改。

2. 电子处方流转平台

在区块链的基础上，将医院外配电子处方数据上链，为第三方实现基于区块链的处方外配及药品信息的追溯提供支撑。基于互联网处方应用的场景，实现院内线下业务处方院外配药，开展院内线上业务的院内药房互联网处方配药和院外药房互联网处方配药。通过基于区块链的互联网处方支撑服务技术接入，保证了电子处方流转和药物运输过程的安全性和可追溯性。

3. 商保审核结算平台

不可篡改的区块链平台可以为医保理赔提供更好、更安全的数据服务。区块链技术把有关数据记录分布式存储在区块链上，实现了保险数据保全，数据不可篡改，避免合同争议。保险公司和医院之间搭建的区块链平台可提高该流程效率，降低支付耗时。医院职员可以通过与保险公司共享的账本核对投保人保险信息。保险公司接收医院自动发送的相关文件，并向投保人支付赔偿。

1.3　智 能 医 学

1.3.1　人工智能与智能医学

1. 人工智能的概念与特点

人工智能（artificial intelligence，AI）是研究如何使计算机模拟人类的思维过程和智能行为（如学习、推理、思考、规划等），并处理与知识相关的问题的科学。医学是通过科学或技术手段研究并处理人体疾病与病变，促进病患健康恢复的科学。许多人工智能技术的启发来源于医学研究。医学人工智能（medical artificial intelligence）是人工智能在医学领域的应用，通常被视为医学与人工智能的交叉学科。在实际应用中，人工智能不仅能实现高效的任务自动化，还能够通过对复杂数据的分析，为临床提供智能辅助与决策支持。

人工智能技术在医学领域的应用创新多样化，主要体现在医学影像识别、临床医疗智能决策、智慧医院、“互联网+”医疗等方面，具体包括：①人工智能技术在医学影像识别中的应用主要是智能诊断，通过图像识别帮助医生定位病灶、分析病情，并辅助做出诊断，以提高诊断效率和准确性；②人工智能在临床医疗智能决策中的应用主要表现在医疗大数据分析、建立智能共享的医疗数据库、提供有力的临床决策支持等；③人工智能在智慧医院中的应用主要体现在医疗机器人、语音电子病历、智能导诊、智能问诊、推荐用药、院内导航、智能输血、智能病房等；④人工智能在“互联网+”医疗中的应用主要体现在预约挂号、在线问诊、远程会诊、慢病管理、健康消费、医疗保险、远程医疗等。

2. 智能医学的内涵与特征

智能医学（intelligent medicine）是指将人工智能技术应用于医学领域，旨在通过智能化手段提高疾病诊断、治疗、预防以及患者管理的效率和准确性。智能医学不仅关注医疗过程的自动化，还强调通过数据驱动和算法优化提升临床决策和患者管理的质量。它融合了人工智能、大数据、云计算、物联网等先进技术，并对医疗诊疗、个性化治疗、疾病预防、智能健康管理等方面有着深远影响。

智能医学的核心内涵是将人工智能技术深度融合到医学领域，致力于通过数据驱动、算法优化及智能化手段，提高疾病的诊断精度、治疗效果、预防能力以及患者的长期健康管理效率。智能医学的特征表现为以下多个层面的深度融合和创新应用。

1）智能医学高度依赖海量的医疗数据，这些数据包括但不限于患者的临床数据、基因组信息、医学影像、电子病历等，利用这些数据，智能系统能够快速精准地进行分析和预测。

2）智能医学的高效性和自动化特征通过智能算法的应用，显著提高了医疗过程中的诊断、治疗、管理等环节的工作效率，从而减轻了医生和医护人员的工作负担。智能决策支持系统作为其关键特征之一，通过深度学习和模式识别技术，可以帮助医生做出更加准确的诊断和治疗决策，提供智能辅助，优化治疗过程。个性化与精准治疗是智能医学的又一大特点，基于个体的基因特征、病史、生活习惯等信息，制定个性化的治疗计划，显著提高了治疗效果，减少了不必要的治疗和副作用。

3）智能医学集成了多学科的技术成果，医学、计算机科学、数据科学等领域的交叉合作，使得智能医学的发展充满创新活力。

4）智能化健康管理通过智能设备、可穿戴设备以及人工智能系统的结合，对患者健康进行长期监控和管理，不仅帮助患者维持健康状态，还在疾病初期实现干预，降低健康风险。这些特征共同推动了医学向更加智能化、精确化、个性化的方向发展，为患者提供更加全面、高效和精准的医疗服务。

智能医学代表了医学领域的新兴发展方向，随着人工智能技术的不断进步，智能医学将越来越广泛地应用于临床医疗、健康管理、公共卫生等领域。它不仅提升了医疗服务的质量和效率，还通过精准化、个性化的治疗模式改善了患者的整体健康状况。随着技术的不断发展和普及，智能医学将在未来的医疗体系中扮演越来越重要的角色，推动医学向更加智能化、精确化的方向发展。

1.3.2　智能医学的发展

1. 智能医学的发展历程

智能医学作为一个多学科交叉的研究领域，其发展历程可以追溯到20世纪50年代的早期探索。最初，智能医学的核心研究集中在计算机辅助诊断（computer aided diagnosis，CAD）系统和医学专家系统上。早期的医学人工智能主要是通过符号主义方法和基于规则的专家系统，模拟医学专家的知识和推理过程。这些系统通常依赖于大量的医学规则和知识库来帮助医生进行诊断和决策。20世纪70年代，专家系统如MYCIN开始应用于临床，推动了智能医学的初步发展。

进入21世纪后，随着计算能力的提升和数据资源的丰富，尤其是医学数据的电子化与数字化，智能医学逐步转向基于大数据和机器学习的研究方法。机器学习，尤其是深度学习的应用，使得智能医学在处理复杂的医疗数据，如医学影像、基因组数据和电子病历等方面，取得了突破性进展。21世纪初期，随着深度学习在图像识别、自然语言处理等领域的成功应用，智能医学进入了一个新的发展阶段。深度神经网络（deep neural network，DNN）和卷积神经网络（convolutional neural network，CNN）在医学影像学中的应用，显著提高了诊断精度和效率，尤其是在肿瘤检测、脑部疾病的识别等领域。

在此基础上，智能医学逐渐发展为综合运用人工智能、大数据、物联网、云计算等技术的复杂系统，推动了精准医学、个性化医疗和智能决策支持系统的应用。当前，智能医学不仅关注疾病的预防与诊断，还延伸至治疗方案的个性化、手术辅助、药物研发以及健康管理等领域。

2. 国内外智能医学发展现状

在全球范围内，智能医学的研究与应用已经进入快速发展的阶段。美国是智能医学发展的先行者，凭借其强大的科技创新能力和丰富的医疗资源，智能医学的研究和实践应用早在20世纪末便已起步。目前，美国的医疗系统已广泛采用人工智能技术，特别是在医学影像、电子病历分析和个性化治疗方面，取得了显著成果。例如，国际商业机器（IBM）公司的沃森健康（Watson Health）就运用自然语言处理技术与机器学习来帮助医生进行癌症诊断、个性化治疗等决策支持。谷歌（Google）公司的深度思维（DeepMind）也在医疗领域展现出巨大的潜力，其开发的AI系统在眼科疾病检测和皮肤癌诊断中已表现出高于人类医生的准确性。

欧洲与日本等国家也在智能医学领域取得了较为显著的进展。例如，欧洲的许多国家已经在医学影像学领域应用AI辅助诊断技术，尤其是在乳腺癌、肺癌的早期筛查中得到了推广。日本在智能机器人和机器人辅助手术技术上取得了许多突破，其中，直觉外科（Intuitive Surgical）公司的达芬奇手术机器人已经广泛应用于各类手术。

中国在智能医学领域的研究与应用起步较晚，但随着近年来科技和信息技术的飞速发展，国内的智能医学逐渐迎头赶上。中国政府在“十三五”规划及后续政策中明确提出要加强智能医疗建设，并出台了一系列支持政策，推动医疗行业的数字化和智能化。

目前，国内许多企业和研究机构已经在智能医学领域取得了显著成果。阿里健康、腾讯云医疗等企业在AI辅助诊断、健康管理平台、远程医疗等方面有所突破。中国科学院、华大基因等科研机构在基因组学与AI结合、精准医学研究方面走在国际前列。智能医学的应用已覆盖医学影像、诊断支持、个性化治疗等多个领域，特别是在医学影像诊断、心电图分析等方面，AI系统的准确性逐步接近或超过人类医生。

随着AI技术的普及与发展，智能医学在中国的应用场景将持续扩展，尤其是在基层医疗机构和偏远地区，AI技术的普及将帮助解决医疗资源不足和医疗服务不均衡的问题。

3. 智能医学发展存在的问题和挑战

尽管智能医学在各个领域展现出巨大的潜力，但是在实际应用过程中，仍面临许多问题和挑战，主要体现在以下几个方面。

（1）数据质量和隐私问题

智能医学的核心是数据驱动，然而，医疗数据的质量、完整性和标准化仍是一个重大问题。医疗数据存在缺失、不一致、噪声等问题，且不同医疗机构间的电子病历格式、数据标准不统一，造成数据共享和互操作性问题。同时，患者的隐私保护问题尤为突出。医疗数据包含大量个人隐私信息，如何确保数据的安全性、隐私保护以及合规性，是智能医学面临的一项重要挑战。

（2）健康医疗大数据资产化

我国健康医疗大数据资产化实现路径尚未形成一致标准。尽管先进技术的应用为健康医疗大数据资产化提供了坚实的技术支撑，但是数据多源异构特性日益复杂，亟需具体价值实现路径指导技术路径持续优化。这涉及整合多源数据、开发高效精确的数据分析技术、构建可靠的管理系统以及结合不同场景的应用。同时需要改进数据确权机制，完善相关政策体系，为我国健康医疗大数据资产的创新应用提供坚实基础，推动医疗健康产业高质量发展。

（3）模型的可解释性和透明性

尽管深度学习和其他AI技术在许多领域取得了优异的成绩，但是在医学领域，AI模型的“黑箱”问题依然严重。许多AI系统在做出决策时，往往缺乏足够的解释性，使得医生和患者难以理解模型是如何得出诊断结论的。在临床应用中，医生通常需要对治疗方案进行解释，而AI系统的决策过程往往无法充分透明，限制了其在实际诊疗中的应用。

（4）法律和伦理问题

智能医学的应用涉及多个法律和伦理问题。首先，AI辅助诊断和治疗是否应当承担医疗责任问题尚无明确法律规定。如果AI系统出现错误，造成患者伤害，责任应由谁承担？此外，如何平衡AI在医疗决策中的作用与医生的专业判断，如何处理患者的知情权、同意权等伦理问题，都是智能医学在发展过程中亟待解决的问题。

（5）技术的普及与教育

尽管智能医学在一些发达地区取得了较大进展，但是在全球范围内，特别是在发展中国家和偏远地区，智能医学的普及程度仍然较低。医疗从业者的AI知识和技术接受度、应用能力参差不齐，亟需加强相关的培训和教育。与此同时，智能医学技术的推广也需要医疗基础设施的支撑，尤其是在基层医疗机构的技术和设备建设上，还需要大量的投入。

（6）跨学科协作和标准化问题

智能医学的实现需要医学、计算机科学、数据科学、人工智能等多门学科的紧密协作，然而，目前各学科之间的协作尚未完全顺畅，缺乏统一的标准和规范，导致各类技术方案和模型在实际应用中出现整合性差、效率低等问题。此外，智能医学的标准化体系尚不完备，导致不同AI系统之间的互操作性较差，制约了其在不同医疗场景下的推广应用。

1.3.3 智能医学理论与技术

数据驱动理论是智能医学的重要理论基础。现代医学积累了海量的患者数据，包括电子病历、医学影像、生物特征数据等。通过高效的数据处理和分析，智能医学能够发现潜在的规律，为疾病预测、诊断、治疗决策等提供可靠依据。

智能医学的关键技术包括机器学习、自然语言处理、深度学习、医学影像分析等。机器学习技术使得系统能够通过训练自动学习并调整预测模型，用于疾病的分类、风险预测和个性化治疗方案的生成。深度学习技术，尤其在医学影像分析中的应用，已成为智能医学中的重要支柱。深度神经网络通过对医学影像的自动识别与特征提取，能够实现早期病变的检测和诊断，提高了疾病筛查的效率和准确度。

此外，自然语言处理（natural language processing，NLP）在智能医学中的应用主要体现在电子病历的文本分析和结构化处理。通过NLP技术，AI系统能够从医学文献、病历记录等非结构化数据中提取有价值的信息，帮助医生在繁杂的临床资料中快速做出决策。同时，医学影像分析技术通过将医学图像与深度学习技术相结合，可以自动识别影像中的病变区域，如肿瘤、结节等，辅助医生进行早期筛查和准确诊断。

智能医学还依赖于大数据与云计算技术的支持。医疗数据的高维度、多样性要求强大的数据存储和处理能力，云计算为智能医学提供了灵活的计算资源和存储能力，实现了跨机构的数据共享和协同分析。联邦学习作为一种分布式学习方法，能够在保护数据隐私的前提下，通过多个医疗机构的联合学习，提升医学AI模型的性能，为患者提供更加精准和个性化的治疗方案。

1.3.4 医学大模型及其应用

1. 医学大模型理论基础

随着2022年底OpenAI公司推出ChatGPT产品，大语言模型（large language model，LLM，简称大模型）的人工智能商业化进程迅速发展，标志着大模型时代的到来。大模型作为一种基础模型（foundation model），采用深度神经网络架构，具有参数量大、训练数据量大、计算能力要求高、泛化能力强及应用场景广泛等特点。与传统AI模型相比，大模型的参数规模可达到十亿级、百亿级、千亿级，远远超过传统AI模型的百万级、千万级参数规模。此外，大模型的训练依赖于海量的高质量标注数据和多样化的内容，而传统AI模型通常依赖有限的标注数据进行训练。由于大模型的复杂性和庞大的计算需求，通常无法在单一的GPU上进行预训练，需要使用DeepSpeed、Megatron-LM等分布式训练优化技术，在集群环境中进行大规模并行训练。

医学大模型（medical large model）是指利用深度学习、机器学习和自然语言处理等技术，基于海量医疗数据进行训练，构建能够实现疾病预测、诊断、治疗建议等任务的人工智能模型。医学大模型的理论基础主要涵盖以下三个方面。

1）数据驱动模型：医学大模型依赖于大规模、多样化的医疗数据，包括电子病历、医学影像、基因组数据等，这些数据为模型提供了丰富的信息来源。通过对这些海量数据的深入分析，模型能够识别潜在的规律和趋势，从而实现疾病的早期预测和个性化诊疗。

2）深度学习框架：深度学习是医学大模型的核心技术之一，基于多层神经网络，能够从原始数据中自动提取特征并进行复杂模式识别。深度学习框架，特别是卷积神经网络、循环神经网络（recurrent neural network，RNN）、Transformer 等模型架构，在医学影像分析、语音识别、自然语言处理等任务中取得了显著的成果。

3）大规模并行计算：医学大模型的训练通常需要强大的计算能力。为了高效处理海量数据并训练复杂模型，采用分布式计算框架和高性能计算硬件，如 GPU、张量处理单元（tensor processing unit，TPU）和超级计算集群，成为训练医学大模型的必要条件。分布式并行计算不仅能够加速模型训练，还能够提升模型的泛化能力和处理速度。

这些理论基础为医学大模型的构建和应用提供了坚实的支撑，推动了医学人工智能的发展，并在疾病预测、个性化治疗、临床决策支持等领域展现出巨大的潜力。

2. 医学大模型典型案例分析

医学大模型的应用正在迅速发展，多个领域中的典型案例展示了大模型在疾病诊断、预测、治疗建议和健康管理等方面的巨大潜力。以下是几个典型案例，它们通过对海量医疗数据的分析与学习，展示了医学大模型如何在实际应用中取得突破性进展。

DeepMind 是 Google 母公司阿尔法特（Alphabet）旗下的人工智能公司，其开发的眼科诊断大模型在医学影像分析领域取得了显著成就。该模型基于深度学习技术，能够从眼底图像中准确地诊断多种眼部疾病，包括糖尿病视网膜病变、黄斑变性等。通过对数十万张眼底图像的训练，DeepMind 的模型能够与经验丰富的眼科医生相媲美，甚至在某些情况下提供更高的诊断准确性。该模型的应用不仅提高了诊断效率，还能够在资源匮乏的地区提供远程医疗支持，为全球范围内的眼科疾病检测带来了新的可能性。

IBM 沃森肿瘤解决方案（IBM Watson for Oncology）是 IBM 公司开发的人工智能平台，专注于癌症诊断和治疗的辅助决策。通过对大量肿瘤学文献、临床病例和治疗结果的学习，Watson for Oncology 能够为肿瘤科医生提供个性化的癌症治疗方案。该平台可以分析患者的病历和基因组数据，提供准确的癌症类型和分期预测，并推荐最合适的治疗方案。Watson for Oncology 已在多个国家和地区的癌症医院得到应用，特别是在肿瘤治疗决策中发挥了关键作用，为医生提供了更加全面和高效的决策支持。

深基因组学（Deep Genomics）是一家致力于将人工智能应用于基因组学研究的公司，其开发的医学大模型通过深度学习技术分析基因数据，预测与疾病相关的基因变异。该模型能够自动识别基因变异与各种遗传疾病之间的关系，为个体化基因治疗提供科学依据。通过对海量基因组数据的学习，Deep Genomics 公司的模型不仅提高了遗传病的早期诊断能力，而且推动了精准医学的发展，特别是在遗传疾病的个性化治疗中展现出广泛的应用前景。

艾多克（Aidoc）是一个基于人工智能的医学影像分析平台，专注于为医院提供放射科诊断支持。该平台利用深度学习算法，对计算机断层扫描（computer tomography，CT）图像进行自动分析，能够迅速检测到潜在的危急情况，如脑出血、肺栓塞、骨折等。Aidoc

的 AI 系统不仅能够在常规检查中识别疾病，还能在紧急情况下实时提供诊断支持。通过与医生的合作，Aidoc 极大地提高了诊断效率，帮助医生在有限的时间内做出更准确的判断，尤其在急诊和重症监护中发挥了重要作用。

泰普斯（Tempus）是一家专注于癌症治疗的医疗科技公司，其开发的 AI 平台通过分析患者的基因组数据、临床信息和治疗历史，帮助医生制定个性化的癌症治疗方案。Tempus 公司的医学大模型结合大数据分析与人工智能算法，提供了对癌症患者的精准诊断和治疗预测。通过对大量患者数据的训练，该医学大模型不仅可以帮助医生选择最合适的靶向治疗药物，还能够提供预测患者反应的依据，从而提高癌症治疗的效果和患者的生存率。

1.3.5　智能医学与智慧医院建设

智能医学与智慧医院建设是现代医疗体系发展的关键方向。随着信息技术和人工智能的快速发展，智能医学将医疗服务从传统的经验驱动模式转变为基于数据和智能算法的精准医学模式。智慧医院通过应用先进的智能技术，提高医院管理效率、优化医疗流程、提升患者体验，是现代化医疗服务的核心组成部分。智能医学不仅应用于医疗决策，还在健康管理、个性化治疗、疾病预测等方面展现了巨大的潜力，逐步实现了从“治疗为主”到“预防与健康管理并重”的转变，如图 1-12 所示。

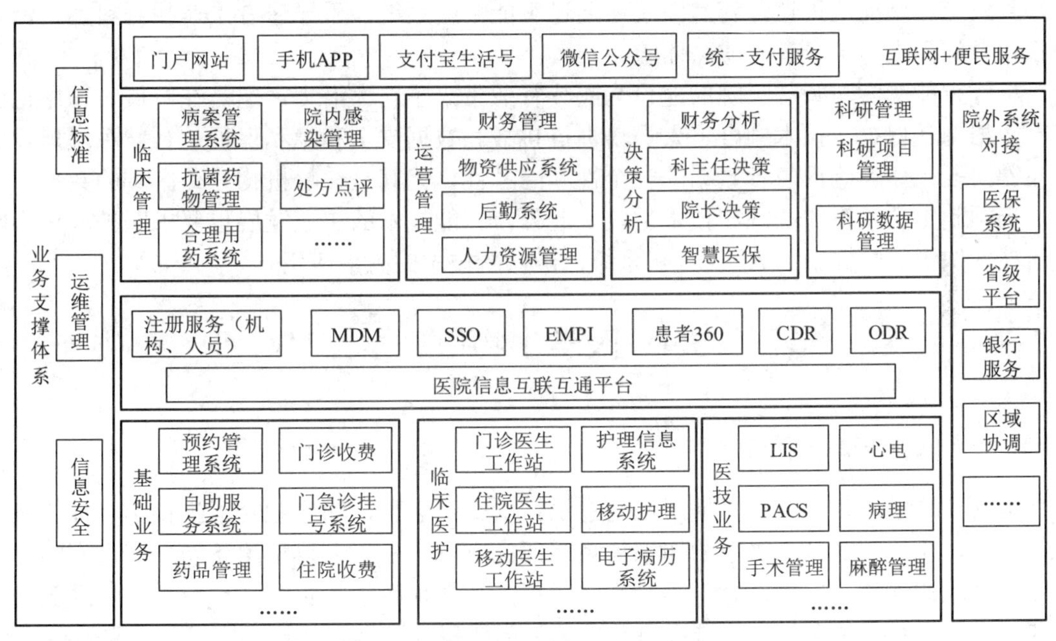

图 1-12　智慧医院建设整体应用架构

注：MDM—主数据管理（master data management）；SSO—单点登录（single sign-on）；EMPI—企业级患者主索引（enterprise master patient index）；CDR—临床数据仓库（clinical data repository）；ODR—操作数据存储（operational data repository）；LIS—实验室信息系统（laboratory information system）；PACS—医学影像存档与通信系统（picture archiving and communication systems）。

智慧医院不仅是医疗服务智能化的体现，也是医院运营管理智能化的必然趋势。通过将大数据、AI、物联网、云计算等技术整合应用，智慧医院实现了全方位的数字化管理与服务创新，提升了医院资源利用效率，优化了患者的就医流程。智慧医院的建设包括多个方面：从智能诊疗、智慧管理到智能患者服务，均体现了技术对传统医疗体系的革新。

在智能诊疗方面，智慧医院通过引入AI辅助诊断系统，优化疾病诊断过程。例如，基于深度学习的医学影像分析系统能够自动识别影像中的病变区域，帮助医生提高早期筛查的精度。同时，AI驱动的临床决策支持系统（CDSS）可以根据患者的历史病历、生命体征及检查数据，为医生提供个性化的诊疗建议，提高了诊疗效率和准确性。在个性化治疗方面，智慧医院能够结合患者的基因组学信息和临床数据，提供量身定制的治疗方案，从而提高治疗的精准性。

智慧管理是智慧医院的另一重要组成部分。智慧医院通过信息化手段对医院内部的资源进行高效管理，提升运营效率。例如，医院通过智能排班系统，利用大数据和AI技术预测各科室的就诊需求，合理安排医生、护士的排班，减少患者的等待时间。同时，医院的资源调度系统可以实时监控医疗设备的使用情况，避免设备闲置或过度使用，实现设备资源的最大化利用。在药品管理方面，智能系统通过RFID标签和自动化药品发放系统，确保药品配送的精确性和及时性，避免药品的浪费和过期。

智慧患者服务的提升是智慧医院建设的重要目标。智慧医院通过智能终端设备、移动健康管理平台等技术手段，提供全方位的患者服务。患者可以通过智能手机预约挂号、缴费、查询检查报告等，减少在医院的排队和等待时间。此外，智能病房系统通过传感器实时监控患者的生命体征、床位状态、环境条件等数据，及时向医护人员反馈信息，确保患者得到快速、精准的护理。智慧医院还通过智能导航系统，引导患者快速找到科室、诊室和相关设施，提升了患者的就医体验。

尽管智能医学与智慧医院的建设为医疗行业带来了巨大潜力，但是在发展过程中也面临着数据隐私保护、技术融合、人员培训等挑战。数据安全和隐私保护是智慧医院建设中的关键问题，如何确保患者数据的安全性和隐私性，尤其是在跨机构、跨区域的数据共享中，仍须制定更严格的法规和技术手段。此外，智能技术的快速发展也要求医护人员不断更新技术知识，掌握新的AI工具和系统，确保新技术的有效应用。

1.4 医学生物信息学

1.4.1 医学生物信息学简介

生物信息学作为一门极具创新性与前沿性的交叉学科，深度融合了生物学、计算机科学、数学、统计学等多个领域的知识体系与研究方法，在生命科学的蓬勃发展进程中占据着无可替代的地位。生物信息学的诞生和发展，是现代科学从实验驱动转变为数据驱动的重要标志，为解决生命科学领域中日益复杂的问题提供了强大的技术支撑与理论基础。

生物信息学和医学的交叉，产生了医学生物信息学。对于医学本科学生而言，医学生物信息学具有极为重要的意义。在疾病机制研究方面，医学生物信息学能够助力深入洞察疾病的分子病理机制。例如，通过患者家系基因数据的分析，发现乳腺癌1号基因（BRCA1）和乳腺癌2号（BRCA2）基因的突变与乳腺癌的发生风险密切相关。在药物研发领域，医学生物信息学亦发挥着不可替代的重要作用。例如，通过构建蛋白质结构模型，利用分子对接算法模拟药物分子与靶点蛋白的相互作用，能够快速预测哪些化合物具有潜在的药物活性，从而大幅提高药物研发的成功率。此外，医学生物信息学在疾病诊断、预防和个性化医疗等方面也具有广阔的应用前景。例如，利用心血管患者的基因数据、临床指标以及生活方式等数据，构建多因素预测模型，能够提前预测正常人发生心血管事件的风险，为疾病的预防和早期干预提供依据。在未来，随着大数据、AI等新兴技术的不断发展，医学生物信息学将在医学现代化领域发挥更加重要的作用，为人类健康事业的发展做出更大的贡献。

1.4.2　医学生物信息学研究方向

1. 人类基因组学研究

作为医学生物信息学的核心研究领域之一，基因组学致力于解读生物体基因组中碱基对的排列顺序及其所承载的遗传信息。以人类基因组为例，其包含约30亿个碱基对。这些碱基序列在不同人之间存在着广泛的变异，包括单核苷酸多态性（single nucleotide polymorphism，SNP）、插入/缺失（insertion-deletion，InDel）和拷贝数变异（copy number variation，CNV）等。这些广泛存在的基因组变异是生命密码的基本字符，决定了个体独特的遗传特征与生物学性状。

早期的基因组学研究依赖于一代测序技术，通量低和成本高的特点使得人类基因组计划耗时十年，并花费数十亿美元。新一代测序技术的快速发展，尤其是罗氏、因美纳（Illumina）、华大基因等高通量测序仪的出现，完成一个人类基因组测序的消耗大幅降低。在此基础上，着重于注释基因组序列差异与个体表型差异之间联系的比较基因组学，逐渐成为基因组学研究的主流方法。例如，通过对比肿瘤组织与正常组织的基因组差异，能够识别出肿瘤特异性的基因突变。这些突变不仅可作为肿瘤诊断的分子标志物，还可能成为肿瘤靶向治疗的潜在靶点。与传统基因组学不同，单细胞基因组学能够对单个细胞的基因组进行测序和分析，揭示细胞间的遗传差异。例如，在乳腺癌研究中，通过单细胞基因组测序发现，肿瘤组织中存在多个具有不同基因突变谱的亚克隆，这些亚克隆在肿瘤的发生、发展、转移以及对治疗的响应等方面可能具有不同的作用。

2. 人类转录组学研究

转录组学聚焦于研究细胞在特定生理或病理状态下所有核糖核酸（ribonucleic acid，RNA）的集合。RNA种类繁多且丰度差异极大。例如，高丰度的核糖体RNA（rRNA），相对低丰度的信使RNA（mRNA），长链非编码RNA（lncRNA），微小RNA（miRNA）等。在不同细胞类型、发育阶段以及环境刺激下，RNA的表达水平和种类均有较大差异。此外，可变剪接现象使得一个基因会产生多种不同的转录本序列，这进一步增加了转录组的复杂性，使得全面准确地解析转录组变得困难重重。

在转录组学发展的早期阶段，研究人员主要借助微阵列技术来应对这些挑战。微阵列技术是将大量已知序列探针固定在芯片上，这些探针能够和细胞中的RNA分子按照碱基互补配对的原则进行杂交，最后通过检测杂交信号的强度来定量基因的表达水平。与微阵列技术不同，批量RNA测序（Bulk RNA-seq）基于新一代测序技术，直接对细胞内的所有RNA分子进行高通量测序。该技术基于边合成边测序的标准流程，能实现对高丰度和低丰度RNA分子，以及可变剪切事件的同时检测。此外，基于reads数的定量标准，相较于荧光强度的定量标准，具有更高的稳健性和准确性。Bulk RNA-seq技术的快速发展，使得人们对样品量的要求越来越低。在此基础上，一部分研究人员依据激光显微切割技术将肿瘤样品中不同细胞状态的区域切割下来，并分别做 Bulk RNA-seq。研究结果发现，即使是同一个人的同一个肿瘤样品，基因的表达量和可变剪切种类也存在较大差异。这说明肿瘤组织内部存在较大的异质性，Bulk RNA-seq 得到的是所有肿瘤细胞转录本事件的平均值，而不能获得每种亚克隆的转录本研究结果。面对这种困境，研究人员开始尝试与从单个细胞的层次解析转录组学。科研人员尝试了不同的方法进行单细胞分选，包括显微操作、流式分选、激光显微切割、微液滴、微流控等。浙江大学郭国骥团队在 Microwell-seq[一种高通量、低成本的单细胞 RNA 测序（scRNA-seq）技术，利用微孔阵列和条形码珠子进行单细胞分离和标记]的基础上，进一步开发了能同时测定染色质可及性和基因表达的单细胞测序平台 Microwell-seq3（图 1-13）。与国际主流标准（10x Genomics 公司开发的一系列单细胞测序技术及其配套的实验和数据分析流程，这些技术和流程在行业内被广泛认可和应用，具有较高的标准性和规范性）相比，该技术能以更低的成本获得更高通量的单细胞数据。

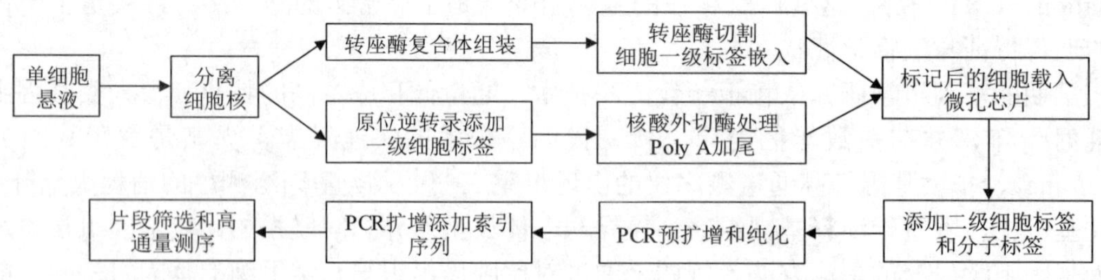

图 1-13 国产单细胞测序平台 Mircowell-seq3 的测序过程

3. 人类蛋白质组学研究

蛋白质组学聚焦于细胞、组织或生物体中全部蛋白质的组成、结构、功能及其相互作用网络的研究。细胞内有维持基础生命活动的高丰度管家蛋白，也有仅在特定生理或病理条件下短暂且微量表达的调节蛋白。巨大的表达量差异，使得对每一种蛋白质的精准检测与定量变得极为困难。蛋白质翻译后修饰极大地增加了其复杂性，如磷酸化、糖基化、乙酰化、泛素化等。此外，一个蛋白质往往能与多个不同蛋白质相互作用，参与多种细胞过程。以上因素极大地增加了蛋白质组学的复杂性，蛋白质解析过程面临重重障碍。

在蛋白质组学发展的早期阶段，双向凝胶电泳技术是研究人员探索蛋白质组的重要工具。该技术首先依据蛋白质的等电点在第一向进行分离，随后根据其分子量大小在第二向展开分离，借此将复杂的蛋白质混合物在二维平面上有效分离。通过对凝胶上蛋白质点进行染色和分析，能够初步实现对蛋白质的分离与定量。之后，结合质谱技术对蛋白质点进行鉴定，确定蛋白质的氨基酸序列。这为蛋白质组学研究奠定了初步的数据基础，推动了对细胞内蛋白质表达谱在不同生理病理状态下变化的初步探索。与转录组学研究类似，早期的蛋白质组学研究获得的是细胞群体的平均信息，忽略了细胞之间的异质性。单细胞蛋白质组学能够针对单个细胞内的蛋白质进行分析，揭示细胞间的蛋白质表达差异。我国首个全自动单细胞蛋白质组分析平台（图 1-14）负责人、浙江大学杭州国际科创中心教授方群介绍，其团队研发的单细胞蛋白质组分析平台可自动完成细胞捕获、样品前处理、色谱分离、质谱检测、数据处理等一系列复杂操作，为癌症等疾病的诊疗提供了全新的视角和工具。

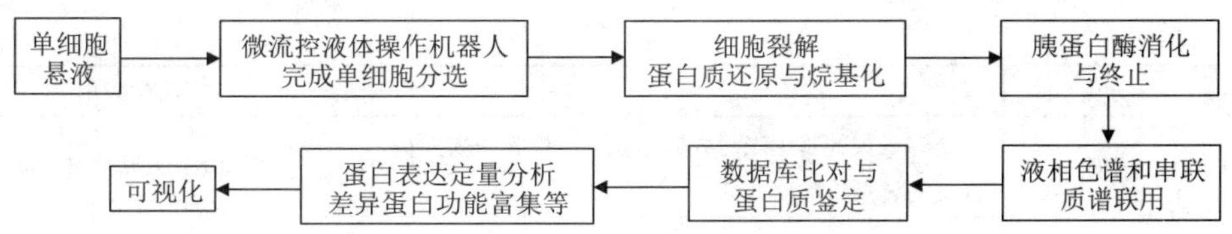

图 1-14　国产单细胞蛋白质组分析平台蛋白质分析过程

4. 人类代谢组学研究

代谢组学旨在全面分析细胞、组织、生物体液或生物体中所有小分子代谢物的集合，以此揭示生命活动在代谢层面的规律与特征。代谢物种类涵盖了氨基酸、糖类、脂质、核苷酸、维生素等各类化合物。生物体内同时存在高丰度的基础代谢物和痕量的信号分子，要实现对所有代谢物的精准检测与定量十分困难。此外，代谢物的稳定性较差，易受环境因素、样本处理过程以及生物自身生理状态波动的影响。代谢网络极为复杂，要理清这些复杂的代谢通路和调控机制绝非易事。

在代谢组学发展的早期阶段，气相色谱-质谱联用（gas chromatography-mass spectrometry，GC-MS）和液相色谱-质谱联用（liquid chromatography-mass spectrometry，LC-MS）技术是代谢组学研究的重要手段。GC-MS 技术通过气相色谱将挥发性代谢物分离，再利用质谱进行鉴定和定量。它对挥发性较强、热稳定性好的代谢物（如脂肪酸、氨基酸、糖类等小分子代谢物）具有较高的分离效率和检测灵敏度。LC-MS 技术适用于分析极性强、热不稳定的代谢物。液相色谱的高效分离，结合质谱的高分辨率检测，能够对多种代谢物进行定性和定量分析。随着单细胞组学时代的来临，代谢组学研究的分辨率也发展到了单细胞级别。单细胞代谢组学针对单个细胞内的代谢物进行分析，揭示细胞间的代谢差异。在乳腺癌研究中，科研人员通过单细胞代谢组学发现，不同亚克隆的肿瘤细胞在葡萄糖代谢、脂肪酸代谢等方面存在明显差异。部分具有高侵袭性的亚克隆细胞，其糖酵解途径关键代谢物水平显著升高，为肿瘤细胞的快速增殖和迁移提供能量支持；一些处于休眠状态的肿瘤干细胞样亚克隆，则在脂质代谢方面表现出独特特征，以维持细胞的长期存活和自我更新能力，这为乳腺癌的精准治疗提供了全新的靶点和思路。

1.4.3　医学生物信息学公共数据库

在医学生物信息学领域，各类专业数据库发挥着关键作用。它们或具备强大的数据整合与处理能力，能高效汇聚和分析多源组学数据；或专注于特定领域，如药用物种数据、基因表达信息、生物大分子结构等，为研究人员提供丰富且针对性的数据资源。这些数据库（表 1-1）通过标准化注释与便捷查询系统，支撑疾病机制探索、药物研发、生物标志物发现等多方面的医学研究工作，推动医学生物信息学的发展与应用。

表 1-1　医学生物信息学常用数据库介绍

名称	分类	特点	医学应用
NGDC	基因组学	国内最重要的基因组学数据库，构建中国人群基因组遗传变异图谱	用于精准医疗、群体遗传学等研究
GPGD	基因组学	收集全球八大药典中药用物种的多组学数据	药用植物鉴定、活性成分挖掘、药理研究
GenBank	基因组学	数据更新及时、查询便捷	各类基因组研究

续表

名称	分类	特点	医学应用
GEO	转录组学	全球最大的基因表达数据库之一，接收研究人员提交的转录组数据	探索基因表达和疾病的相关性
Ensembl	多组学	整合基因组、转录组和蛋白质组数据，能精准提供基因结构注释	转录调控、疾病相关转录本变异
UniProt	蛋白质组学	整合多物种蛋白质的序列、功能、结构域、翻译后修饰等标准化注释信息	蛋白质功能预测、同源性分析
HMDB	人类代谢组学	人体小分子代谢物信息，涵盖化学、临床、分子生物学及生物化学数据	疾病标志物发现、药物代谢机制研究

1.4.4 医学生物信息经典分析工具

医学生物信息学的主要工作包括序列分析、变异检测、基因差异表达分析、数据注释及病原微生物进化研究。核酸和蛋白质序列的同源比对，有利于初步解释基因的功能变化；高通量测序数据的比对分析，有利于发现癌症与遗传病相关的基因突变；基因差异表达分析，能为肿瘤研究和药物开发提供数据支持；代谢通路解析，整合多源数据构建生物分子互作网络，探索疾病辅助治疗方案；多序列比对、进化树构建、分子进化参数估计，有利于推测病原物种进化关系，为传染病防控提供新的策略。表 1-2 所示为医学生物信息学常用工具。

表 1-2 医学生物信息学常用工具介绍

名称	分类	特点	医学应用
BLAST	序列比对	快速比对基因序列，识别同源片段	基因功能预测
GATK	变异检测	高通量测序数据变异检测（单核苷酸多态性、插入缺失突变、结构变异等）	癌症、遗传病基因组学
DESeq2	差异表达分析	基因差异表达分析，支持多因素实验设计及交互效应分析	肿瘤基因表达谱、药物响应研究
STRING	蛋白质互作网络	整合实验数据、文本挖掘及预测结果，构建蛋白质功能关联网络，支持通路富集分析	信号通路、疾病机制研究
KEGG	代谢网络分析	整合基因、通路、代谢网络信息，提供代谢途径可视化解析工具	代谢通路富集、药物靶点筛选
MEGA	物种进化	多序列比对、进化树构建、遗传距离计算	病原微生物的进化关系
PAML	分子进化速率	祖先序列重建，基于最大似然法的选择压力分析（如非同义替换和同义替换率的比值）	病原基因的进化速率

1.5 医学信息标准

信息标准是医疗卫生信息化的基础，也是以信息化推动健康医疗现代化的关键之一。在大数据时代，面对众多的异构信息平台、海量的各类数据，如何实现信息平台间互操作性，消除信息的“孤岛”和“烟囱”现象，实现业务互通协同、数据交换共享，医学信息标准的研究和应用，成为亟待解决的问题。

1.5.1　医学信息标准基础

1. 标准

标准（standard）是指由一个公认的机构制定和批准的文件。《标准化工作指南 第 1 部分：标准化和相关活动的通用术语》（GB/T 20000.1—2014）标准定义如下：通过标准化活动，按照规定的程序经协商一致制定，为各种活动或其结果提供规则、指南或特性，供共同使用和重复使用的文件。

按照不同的划分原则，可将标准分为不同的类型。

1）根据标准的适用范围划分，可将标准分为国际标准、区域标准、国家标准、行业标准、地方标准、团体标准和企业标准。标准的编号规则由国务院标准化行政主管部门制定并公布，通常由标准代号、标准发布顺序和标准发布年号三个部分构成（表 1-3）。

表 1-3　各类标准的标准代号

标准类型	标准代号
国家强制性标准	GB
国家推荐性标准	GB/T
行业标准	由汉语拼音大写字母组成
地方标准	DB××
团体标准	T/×××
企业标准	Q/×××

2）根据标准的主题划分，可将标准分为基础标准、产品标准和方法标准。

3）根据标准履行的职责划分，可将标准分为强制性标准和推荐性标准。

2. 标准化

GB/T 20000.1—2014 对标准化（standardization）的定义如下：为了在既定范围内获得最佳秩序，促进共同效益，对现实问题或潜在问题确立共同使用和重复使用的条款以及编制、发布和应用文件的活动。

医学信息标准化是指围绕医学信息技术的开发、信息产品的研制和信息系统建设、运行与管理而开展的一系列标准化工作。医学信息标准化活动是在一定范围内，对医学信息的表达、采集、传输、交换和利用等进行规范和统一的过程。通过制定、发布和实施相关标准，能够确保医学信息的准确、高效、科学的处理。

3. 医学信息标准的组织管理

ISO 于 1947 年 2 月 23 日在瑞士日内瓦成立，是世界上最大的国际标准化机构。中国是 ISO 的创始成员国之一。ISO 先后发布多项医药卫生行业标准，涉及卫生信息、药品器械等诸多领域。目前 ISO 有 174 个成员国、225 个技术委员会（technical committee，TC），具体负责 ISO 的技术工作，其中与卫生标准具有直接关系的技术委员会有 TC106（牙科技术委员会）、TC150（外科移植技术委员会）、TC170（外科器械技术委员会）、TC215（健康信息学技术委员会）等 12 个委员会。

世界卫生组织（World Health Organization，WHO）成立于 1948 年 4 月 7 日，总部位于瑞士日内瓦，中国是 WHO 的创始成员国之一。WHO 作为国际上最大的政府间卫生组织，制定了国际疾病分类（international classification of diseases，ICD）代码、国际药典（international pharmacopoeia，IP）、国际卫生条例（international health regulations，IHR）等与卫生医疗信息相关的标准，同时促进和监测标准的实施。

美国国家标准局（National Bureau of Standards，NBS）成立于1901年，1988年更名为美国国家标准与技术研究院（National Institute of Standards and Technology，NIST）。NIST是美国商务部下属的非监管科研机构，核心使命包括建立并维护国家计量基准；开发面向工业、国防及公共安全的测试技术与标准；通过校准、比对、认证等公共服务保障量值溯源；牵头或参与制定自愿性技术标准，推动创新与经济竞争力。美国国家标准学会（American National Standards Institute，ANSI）成立于1918年，是一个非营利性的民间标准化团体。它协调并指导美国全国的标准化活动，给标准制定、研究和使用单位以帮助，提供国内外标准化情报，并起着联邦政府和民间标准化系统之间的桥梁作用。ANSI是ISO在美国的成员，美国是ISO的创始成员国之一。

HL7于1987年在美国成立，是ANSI认可的标准制定组织之一。HL7致力于为电子健康信息的交换、整合和共享提供完整的标准体系，以支持临床实践和管理，以及提供和评估卫生服务。HL7标准被广泛应用于全球的医疗信息系统，促进了不同医疗系统之间的互操作性和数据共享。

1.5.2 医学信息标准分类

医学信息标准是指在医学信息处理过程中，信息采集、传输、交换和利用时所采用的统一的规则、概念、名词、术语、代码和技术。广义的医学信息标准包括处理医学信息的各种标准，如信息技术标准、信息安全标准、信息流程标准、硬件（介质）的参数标准、接口标准、管理标准等；狭义的医学信息标准即医学信息表达的标准，如医学信息概念、名词、术语和代码等标准。

国家卫生计生委统计信息中心与国家卫生标准委员会信息标准专业委员会提出的卫生信息标准体系架构（征求意见稿）中，将医学信息标准分为基础类标准、数据类标准、技术类标准和管理类标准四大类，大类标准下又包括若干标准。之后，信息安全规范从技术类中独立出来，列为信息安全与隐私保护类标准，形成五大类标准，如图1-15所示。该标准体系架构为卫生信息标准的综合化应用方法提供了指引。这是目前国内通常引用的卫生信息标准分类。可以按照图1-16给出的标准分类属性，对国内目前常用的医疗卫生信息标准进行分类。

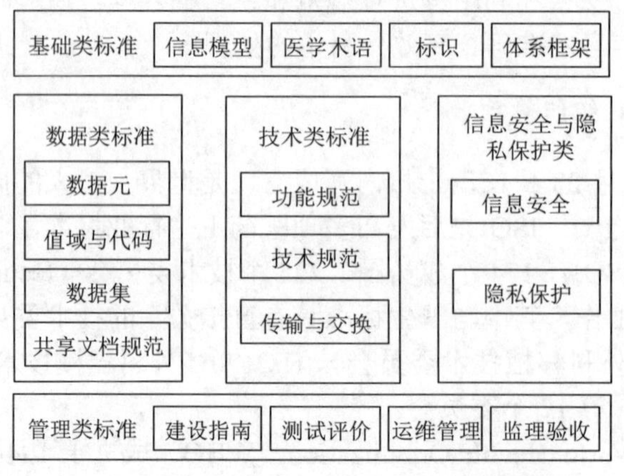

图1-15 医疗卫生信息标准体系概念模型

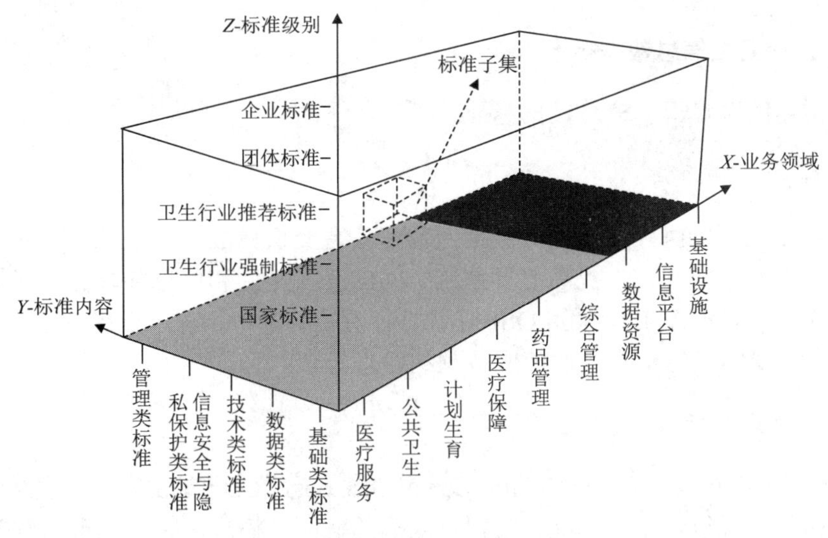

图 1-16　新型医疗卫生信息标准体系框架

1）基础类标准属性是指规范标准化对象的通则、共性因素，是其他标准的依据和基础。基础类标准用于规范卫生信息标准体系中所有的标准元素，尤其是数据和信息的元素，在整个卫生信息标准体系中作为“标准的标准”。

2）数据类标准属性是指信息的分类、编码、规范、表示、整合等标准。卫生信息主要包括健康档案数据、电子病历数据、卫生统计数据等，但在大数据和人工智能等新一代信息技术广泛应用的时代，还包括知识、图谱、模板等数据。数据类标准的描述对象非常庞杂，为了表示各项数据之间的相互关系，避免数据标准之间的矛盾、冲突或交叉、重叠，从而使数据类标准得到恰当的应用，通常需要建立概念数据模型（术语标准），通过明确数据所描述的对象类及其属性，给每个数据标准一个准确的定位。

3）技术类标准属性是指标准化对象的技术事项的共同规格、指标、参数。技术类标准包括应用信息技术对信息的传输、交换，信息系统功能，以及信息平台和信息系统等相关信息技术标准，即以卫生信息为处理对象的技术的相关标准。

4）信息安全与隐私保护类标准属性是指信息安全的规则、技术、控制、加密、管理标准。其涉及卫生信息网络和信息安全的各类标准，以及患者隐私保护的相关标准。

5）管理类标准属性是指标准化对象的协调统一管理事项的规范。管理类标准是卫生信息应用和管理层面上的标准，用于规范卫生信息和卫生信息系统的使用、管理、实施、验收和测评等。

2022 年 1 月 11 日，国家卫生健康委员会印发了《“十四五”卫生健康标准化工作规划》。该规划进一步完善了卫生健康信息标准体系，新增了应用类标准，形成了由基础类、数据类、应用类、技术类、管理类、安全与隐私类六类信息标准构成的卫生信息标准体系。这六类信息标准的制定聚焦于以居民电子健康档案为核心的区域全民健康信息化和以电子病历为核心的医院信息化两大重点业务标准。同时，规划还强调推进互联网、大数据、人工智能、区块链、5G、物联网、IPv6 等新兴信息技术与卫生健康行业的融合性标准供给，加强卫生健康信息标准应用效果评价，促进信息共享互认和互联互通。

1.5.3 常用医疗卫生信息数据标准

以下是常用的医疗卫生信息数据标准。

1. 卫生信息交换标准

HL7 是国际通用的医疗卫生领域数据通信和信息交换标准。HL7 的主要目的是开发卫生信息传输标准及技术规范，提高信息系统之间的互操作性和信息共享性，降低信息系统互联成本。HL7 标准基于 ISO 采用 OSI 模型的应用层制定，可应用于患者个人信息管理、各类医疗服务、财务管理信息、医疗服务预约管理等。

2. 国际疾病分类标准

国际疾病分类（International Classification of Diseases，ICD）是由世界卫生组织制定的有关疾病和健康的国际统计分类标准。它根据疾病的病因、病理、临床表现和解剖位置等特性，将疾病分门别类并用编码的方法来表示。ICD 包括一般流行病学、健康管理和临床中所有的疾病诊断分类，也包括人群健康状况分析、发病率和患病率监测等内容。迄今为止，ICD-10 已有 43 种语言译本，被 117 个国家采用进行死因数据报告，全球约 70%的卫生费用支出依据 ICD 进行医疗支付和卫生资源配置。目前 ICD 常用的版本为 ICD-10 和 ICD-11。ICD-11 是数字、多语言和可互操作的健康信息分类系统，不仅用于统计目的，还用于临床环境。ICD-11 引入了创新，如与 WHO 术语的整合、与其他术语的链接、多语言数据收集等。

3. 系统医学命名法-临床术语

系统医学命名法-临床术语（Systematized Nomenclature of Medicine-Clinical Terms，SNOMED CT）采用多轴编码的命名方法，形成了完整的医学术语体系，目的是精确表达医学概念，可用来编码、提取和分析临床数据，支持医学数据的一致性索引、存储、调用和跨专业、跨机构集成，促进电子健康档案（HER）系统的语义互操作。

SNOMED CT 本身作为一种术语集，核心是一些逻辑化概念的定义，涵盖了现代医学过程和医疗卫生保健领域的术语。在 SNOMED CT 中，概念表、描述表和关系表是核心组成单元，其逻辑模型结构如图 1-17 所示。

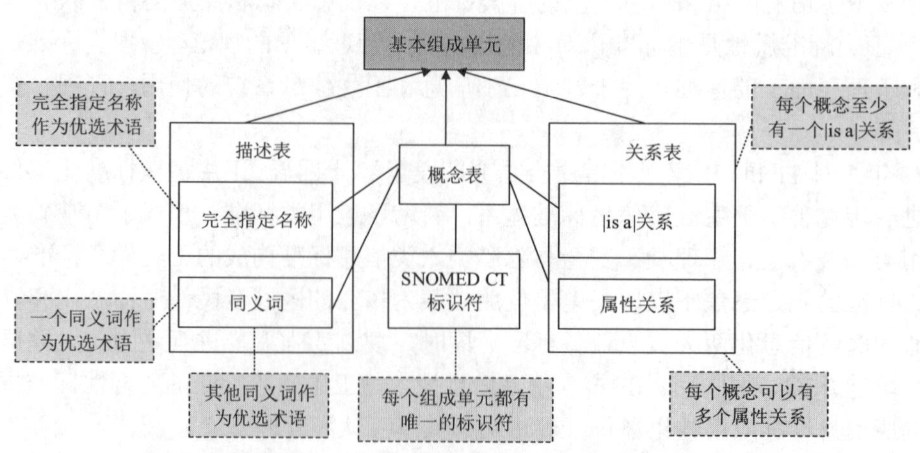

图 1-17 SNOMED CT 逻辑模型结构

4. 医学电子成像与通信标准

医学数字成像与通信(DICOM)标准是由美国放射学会(American College of Radiology, ACR)和国家电子制造商协会(National Electrical Manufacturers Association, NEMA)共同制订的。DICOM 标准专门用于数字化医学影像的传送、显示与存储,是医学影像领域的重要标准。当前版本为 DICOM 3.0,该版本自 1993 年发布以来,已成为全球医学影像业界广泛接受的标准,实际上已成为全世界影像存储和传输系统(PACS)系统普遍遵循的医学影像结构化表达的唯一标准。

DICOM 标准的推出与实现,大幅简化了医学影像信息交换的实现,推动了远程放射学系统、PACS 的研究与发展。由于 DICOM 的开放性与互联性,使得与其他医学应用系统,如医院信息系统(HIS)、放射科信息系统(radiology information system, RIS)等的集成成为可能,促进了医疗信息系统的整体互操作性。

5. 观测指标标识符逻辑命名与编码系统

观测指标标识符逻辑命名与编码系统(Logical Observation Identifiers Names and Codes, LOINC)既是一个数据库,也是一个通用标准,用于标志检验医学及临床观测指标,促进临床观测指标结果的交换与共享。其中,LOINC 术语涉及用于临床医疗护理、结局管理和临床研究等目的的各种临床观测指标,如血红蛋白、血清钾、各种生命体征等。

6. 我国制定发布的标准

我国医学信息标准化起步较晚,但从国家卫生行政管理部门到各级医疗卫生机构对信息化建设越来越重视,使得我国医学信息标准化工作取得了不少成果。近年来,国务院标准化主管部门、国家卫生健康委员会、独立的标准化发展组织陆续发布了一系列卫生信息标准规范,以电子健康档案、电子病历、卫生信息平台及主要业务系统为重点,以规范信息互联互通为目标。

(1)《卫生健康信息数据元目录》(WS/T 363—2023)和《卫生健康信息数据元值域代码》(WS/T 364—2023)系列

2023 年发布的《卫生健康信息数据元目录》(WS/T 363—2023)、《卫生健康信息数据元值域代码》(WS/T 364—2023),是对 2011 年颁布的《卫生信息数据元目录》(WS 363—2011)和《卫生信息数据元值域代码》(WS 364—2011)的修订和更新。这些标准旨在进一步规范卫生健康信息数据元的管理和使用,提高数据的标准化和互操作性。

《卫生健康信息数据元目录》(WS/T 363—2023)由 17 个部分组成,数据元总数 2200 个。其中,总则部分规定了卫生信息数据元目录的内容结构、属性与描述规则、目录格式和索引的编制规则,适用于医药卫生领域卫生信息数据元目录的编制工作;其他部分分别规定了医疗卫生机构相关信息数据元目录,以及数据元标识符、名称、定义、数据元值的数据类型、表示格式和数据元允许值,适用于卫生领域相关信息数据信息交换与共享。

《卫生健康信息数据元值域代码》(WS/T 364—2023)是与 WS/T 363—2023 配套的标准,规定了与 WS/T 363—2023 对应部分的信息数据元值域代码。

(2)《电子病历基本数据集》(WS 445—2014)

《电子病历基本数据集》(WS 445—2014)是基于原国家卫生部 2009 年发布的《电子

病历基本架构与数据标准（试行）》，参照近年来医疗卫生行业发布的相关信息标准修订而成的。该标准包括 17 个基本数据集，涵盖了电子病历的各个方面，如患者基本信息、病历摘要、住院记录、手术记录、检验检查报告等。WS 445—2014 规定了电子病历基本数据集的数据元及其属性，包括数据元的名称、定义、数据类型、数据格式、允许值等，用于指导医疗机构相关信息的采集、存储、共享及信息系统开发。

（3）《城乡居民健康档案基本数据集》（WS 365—2011）

《城乡居民健康档案基本数据集》（WS 365—2011）规定了城乡居民健康档案基本数据集的数据元及其属性。数据元目录包括城乡居民健康档案个人基本信息、健康体检信息、重点人群健康管理记录和其他医疗卫生服务记录的相关数据元。该标准适用于城乡居民健康档案的信息收集、存储与共享，以及城乡居民健康档案管理信息系统建设。

1.5.4 医学人工智能相关标准

1. 人工智能相关标准顶层设计

近年来，我国在人工智能标准化方面取得了显著进展，逐步形成了覆盖基础、平台支撑、关键技术、产品与服务、应用、安全与伦理等多层次的标准体系。2024 年 6 月 5 日，工业和信息化部、中央网络安全和信息化委员会办公室（简称“中央网信办”）、国家发展和改革委员会和国家标准化管理委员会颁布《关于印发国家人工智能产业综合标准化体系建设指南（2024 版）》，提出了人工智能标准体系结构，包括基础共性、基础支撑、关键技术、智能产品与服务、赋能新型工业化、行业应用、安全/治理七个部分，如图 1-18 所示。

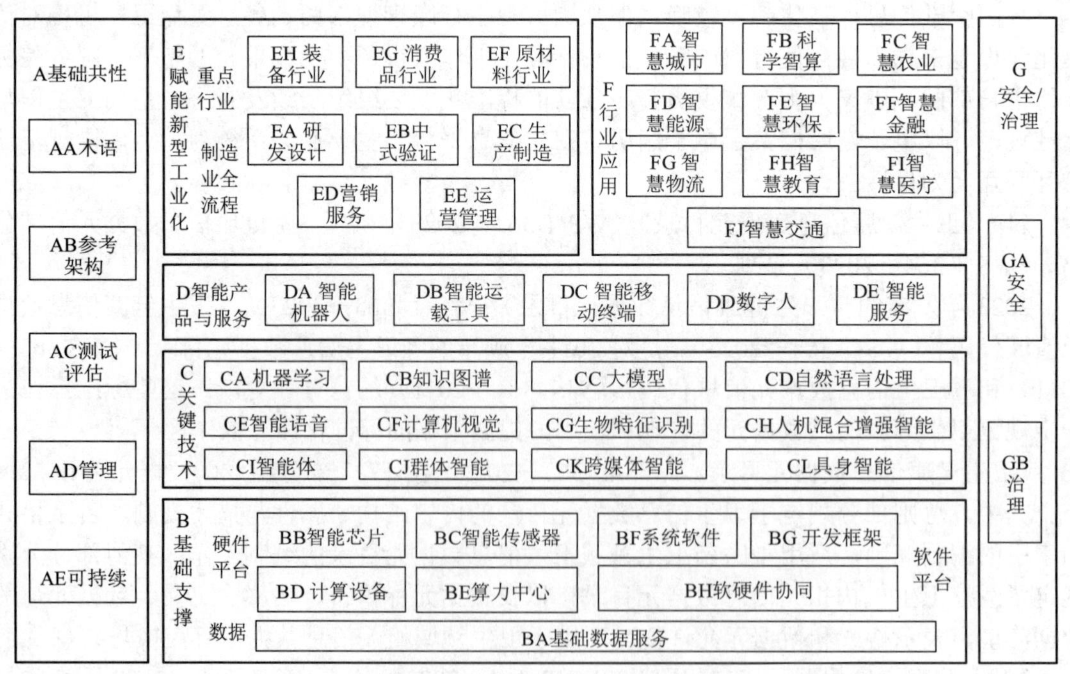

图 1-18 人工智能标准体系结构图

其中，基础共性标准是人工智能的基础性、框架性、总体性标准。基础支撑标准主要规范数据、算力、算法等技术要求，为人工智能产业发展夯实技术底座。关键技术标准主要规范人工智能文本、语音、图像，以及人机混合增强智能、智能体、跨媒体智能、具身智能等的技术要求，推动人工智能技术创新和应用。智能产品与服务标准主要规范由人工智能技术形成的智能产品和服务模式。赋能新型工业化标准主要规范人工智能技术赋能制造业全流程智能化以及重点行业智能升级的技术要求。行业应用标准主要规范人工智能赋能各行业的技术要求，为人工智能赋能行业应用，推动产业智能化发展提供技术保障。安全/治理标准主要规范人工智能安全、治理等要求，为人工智能产业发展提供安全保障。

2. 人工智能领域技术标准

除此之外，近年来国家和各地政府也积极促进人工智能相关标准的研究和制定，表 1-4 为整理的近年来相关的部分国家标准。

表 1-4　部分人工智能领域技术标准

发布时间	发布单位	名称
2020 年 7 月 27 日	国家标准化管理委员会、中央网信办、国家发展和改革委员会、中华人民共和国科学技术部（简称“科技部”）、工业和信息化部	《国家新一代人工智能标准体系建设指南》
2021 年 9 月 25 日	国家新一代人工智能治理专业委员会	《新一代人工智能伦理规范》
2022 年 7 月 1 日	国家药品监督管理局	《人工智能医疗器械 质量要求和评价》系列标准（YY/T 1833—2022）
2022 年 10 月 12 日	全国信息技术标准化技术委员会	《信息技术 人工智能 术语》（GB/T 41867—2022）
2022 年 10 月 12 日	全国信息技术标准化技术委员会	《信息技术 人工智能 平台计算资源规范》（GB/T 42018—2022）
2023 年 5 月 23 日	全国信息技术标准化技术委员会	《人工智能 面向机器学习的数据标注规程》（GB/T 42755—2023）
2023 年 7 月 28 日	中国通信标准化协会	《人工智能开发平台通用能力要求 第 1 部分：功能要求》（YD/T 4392.1—2023）
2024 年 3 月 15 日	全国信息技术标准化技术委员会	《人工智能 机器学习系统技术要求》（GB/T 43782—2024）
2024 年 5 月 29 日	中央网信办、国家市场监督管理总局、工业和信息化部	《信息化标准建设行动计划（2024—2027 年）》
2024 年 6 月 5 日	工业和信息化部、中央网信办、国家发展和改革委员会、国家标准化管理委员会	《国家人工智能产业综合标准化体系建设指南（2024 版）》
2024 年 7 月 5 日	上海市市场监督管理局	《人工智能标准化工作导则》（DB31/T 1490—2024）
2025 年 2 月 28 日	全国信息技术标准化技术委员会	《人工智能 大模型 第 1 部分：通用要求》（GB/T 45288.1—2025） 《人工智能 大模型 第 2 部分：评测指标与方法》（GB/T 45288.2—2025） 《人工智能 大模型 第 3 部分：服务能力成熟度评估》（GB/T 45288.3—2025）

1.6　医学信息安全与隐私保护

信息新技术的快速发展推动医学数据激增，随之而来的信息安全、隐私保护和伦理学等方面的问题日显突出，有效应对这些挑战，可以更好地推动医学信息持续应用和发展。

1.6.1 计算机网络安全及病毒防范

1. 计算机网络安全

在网络环境下使用计算机，信息安全是一个非常突出的问题。这是因为信息在传输过程中，其安全有可能受到多种威胁，如传输中断（通信线路切断、文件系统瘫痪等）会影响数据的可用性，信息被窃听（包括文件或程序的非法复制）将危及数据的机密性，信息被篡改将破坏数据的完整性，而伪造信息则失去了数据（包括用户身份）的真实性。

1）网络安全就是用规则约束网络活动，只有被允许的活动才能正常进行，所有不允许的活动都被禁止。简单地说，网络安全就是保护用户在网络上的程序、设备及数据免遭他人在非授权的情况下使用或访问，保证其保密性、完整性和可用性。

2）网络安全的具体内容包括如下几个方面。

① 运行系统的安全：保证信息处理和传输系统的安全。

② 网络上系统信息的安全：包括用户口令鉴别、用户存取权限控制、数据存取权限方式控制、安全审计、安全问题跟踪、计算机病毒防治、数据加密。

③ 网络上信息传播的安全：信息传播后果的安全，包括信息过滤等。

④ 网络上信息内容的安全：侧重于保护信息的保密性、真实性和完整性。

为了保证网络信息安全，首先需要精准评估系统信息的价值，明确其安全要求与措施；其次所制定的安全措施必须能够覆盖数据在计算机网络中的存储、传输和处理等各个环节。由于没有绝对安全的网络，因此考虑安全问题时必须在安全性和实用性（成本）之间采取一个折中的方案，在系统设计与实施时着重考虑如下的一种、几种或全部安全措施：真实性鉴别、访问控制、数据加密、数据完整性、数据可用性、防止否认、审计管理。

3）网络安全技术。网络安全技术主要有两类，即主动防御技术和被动防御技术。主动防御技术包括数据加密技术、身份验证、访问控制、访问授权、虚拟网络技术等，被动防御技术包括网络防火墙、安全扫描器、密码检查器、审计、路由过滤、物理及管理安全等。

2. 计算机病毒的基本知识

计算机病毒（以下简称“病毒”）是人为制造的能够侵入计算机系统并破坏计算机软件的程序。它像生物界的病毒一样可以潜伏和寄生在存储介质上，具有自我复制能力，一旦触发，计算机系统内的信息将受到不同程度的破坏，甚至摧毁计算机系统或整个计算机网络。

病毒具有传染性、隐蔽性、潜伏性、可触发性、破坏性等特征。根据病毒存在的媒体可以划分为网络病毒、文件病毒、引导型病毒；根据病毒传染的方法可分为驻留型病毒和非驻留型病毒；根据病毒破坏的能力可分为无害型病毒、无危险型病毒、危险型病毒和高危险型病毒；根据病毒的算法可分为伴随型病毒、“蠕虫”病毒、寄生型病毒等。

计算机病毒随时都有可能入侵计算机系统。因此，首先应提高用户对计算机病毒的防范意识，不给病毒以可乘之机；其次在计算机的具体使用中应做到定期备份重要的用户文件、定期升级杀毒软件、经常性地对操作系统打补丁、从外部获取数据前先进行检查、综合使用各种杀毒技术。

1.6.2　医学信息安全

医学信息在数据收集、传输、存储、管理、分析、发布、使用、销毁的大数据生命周期全过程面临众多的安全威胁，包括数据的可信性安全威胁、隐私泄露安全威胁、数据存储安全威胁、数据网络安全威胁、大数据基础设施安全威胁等。

1. 网络信息安全等级保护

网络信息安全等级保护需要考虑以下两个维度。

（1）应用领域

安全通用要求是所有系统都需要满足的。在此基础上，基于系统性质的不同，需要满足云计算安全扩展要求、移动互联安全扩展要求、物联网安全扩展要求、工业控制安全扩展要求、大数据安全扩展要求中相应的部分。

（2）安全定级

信息安全等级保护是国家信息安全保障工作的基本制度、基本策略和基本方法。确定了具体应用领域之后，对于具体的系统，需要考虑对应的安全级别，从而决定需要满足的安全要求。

信息安全等级保护对象主要包括网络基础设施、信息系统、大数据、云计算平台、物联网、工控系统等。信息安全等级保护对象根据其在国家安全、经济建设、社会生活中的重要程度，遭到破坏后对国家安全、社会秩序、公共利益及公民、法人和其他组织的合法权益的危害程度等，由低到高划分为五级。信息系统的安全保护等级由两个定级要素决定：等级保护对象受到破坏时所侵害的客体和对客体造成侵害的程度，具体分级如表 1-5 所示。

表 1-5　信息安全保护等级

受侵害的客体	对客体的侵害程度		
	一般损害	严重损害	特别严重损害
公民、法人和其他组织的合法权益	第一级	第二级	第三级
社会秩序、公共利益	第二级	第三级	第四级
国家安全	第三级	第四级	第五级

在医疗卫生领域，原卫生部印发的《卫生行业信息安全等级保护工作的指导意见》明确了卫生信息系统安全定级的基本原则。以下重要卫生信息系统安全保护等级原则上不低于第三级：①卫生统计网络直报系统、传染性疾病报告系统、卫生监督信息报告系统、突发公共卫生事件应急指挥信息系统等跨省全国联网运行的信息系统；②国家、省、地市三级卫生信息平台，以及新农合、卫生监督、妇幼保健等国家级数据中心；③三级甲等医院的核心业务信息系统；④卫生健康委员会网站系统；⑤其他经过信息安全技术专家委员会评定为三级以上（含第三级）的信息系统。

另外，《卫生行业信息安全等级保护工作的指导意见》规定，三级及以上的卫生信息系统需要进行等级测评。等级测评的机构从全国信息安全等级保护测评机构推荐目录中选择。测评合格后，需要报属地公安机关及卫生行政部门备案，并每年进行等级测评。

等级测评实施的基本方法是针对特定的测评对象，采用相关的测评手段，遵从一定的测评规程，获取需要的证据数据，给出是否达到特定级别安全保护能力的评判。安全等级保护测评分为单项测评和整体测评。单项测评是针对各安全要求项的测评，支持测评结果的可重复性和可再现性。单项测评由测评指标、测评对象、测评实施和单元判定结果构成。整体测评是在单项测评基础上对等级保护对象整体安全保护能力的评判。整体安全保护能力从纵深防护和措施互补两个角度评判。等级测评实施的详细流程和方法参见《信息安全技术 网络安全等级保护测评过程指南》(GB/T 28449—2018）和《信息安全技术 网络安全等级保护测评要求》(GB/T 28448—2019)。

2. 信息安全保护策略

信息安全保护可以从三个方面进行，分别是安全风险识别、安全防护、安全响应与恢复。

（1）安全风险识别

为了能让机器设备（通常指计算机，包括移动终端、可穿戴设备等用于健康医疗流程的设备）在信息系统中安全地运行，必须了解信息系统中影响机器设备安全的各项因素及安全威胁，从而对机器设备信息系统进行风险分析。信息系统的安全威胁种类繁多，大致可以分为三类：固有安全风险、意外安全风险和人为恶意安全风险。

固有安全风险是信息系统本身或组件在设计、制造和组装过程中，因人为或自然因素产生的各种隐患，包括硬件因素、软件因素和网络因素；意外安全风险是指自然灾害和无意识的人为灾害；人为恶意安全风险在目前是十分普遍的一种信息系统风险，一般来说是一些别有用心的人利用数据在介质上存储和传播时所存在的可人为操控的机会，对其进行干扰、窃取和破坏。

（2）安全防护

采用技术防控手段是保障网络信息安全的最有效措施。目前比较成熟并广泛应用的网络信息安全技术防控手段包括防火墙技术、防病毒技术、数据加密技术、入侵检测技术、网络监察技术等。

在人员管理方面，通过对工作人员的道德规范约束和工作行为管理来提高信息的安全防护，主要包括遵守网络道德与规范、严格遵守工作过程中的规范准则。

（3）安全响应与恢复

安全响应机制是一系列用于企业在遭遇了突发安全违规事件之后迅速对安全问题进行响应处理的指导方案。由于医学领域的网络系统属于大规模网络系统，因此所使用的计算机网络系统应急响应体系应具备以下四个性质。

1）信息安全应急响应体系本身与保护对象业务系统及大规模网络系统外部资源的环境有物质的交换、能量的交换和信息的交换。

2）保障处于大规模网络系统所包含的体系子系统和关联系统很多，需要管理的既有复杂的网络业务系统，又有多功能的安全设备，还有人员、流程、环境等因素与全过程的管理方式。

3）开放的大规模网络系统有许多层次。

4）信息安全所涉及的要素种类繁多，数量巨大，结构复杂，是功能综合的大型系统。同时，在该系统中，有意识地活动的人既是系统的构成客体，又是系统的操作主体，这种双重性使得它的复杂性大幅增强。

安全恢复也称为容灾恢复，是在发生了安全事件造成损失之后采取的恢复措施，旨在使信息系统重新正常运作，并通过数据丢失恢复等操作，将已发生的损失减到最小。安全恢复作为安全体系结构中最后一道防线，需要给予与其他安全层面一致的重视程度。在医学领域，数据是其体系结构中极为重要的内容之一，不仅包含医疗健康体系的信息，也包含使用者的个人健康档案、电子病历和其他个人隐私等。这些数据通常经过长时间和巨大的人力、物力才能够采集得到，尽管不可避免地会发生安全事故，也应有有力和完善的数据恢复体系来对所有数据进行恢复。

3. 信息安全现状及发展状态

我国信息安全面临三大方面的挑战：数据收集更加广泛，信息安全战略威胁日益突出；各类网络安全威胁不断增加，网络安全防范难度加大；信息安全建设缺乏规范，安全防护能力亟待提高。

针对信息安全问题和安全风险，必须加大信息安全技术的研究力度，以现有安全技术为依托，深入研究新型的大数据安全技术。确保医疗数据在存储、处理、传输等过程中的安全性，在充分挖掘数据价值的同时保护用户隐私，从而避免因信息安全问题而给用户的利益造成损失。需要进一步完善信息安全相关法律体系建设，对数据权属界定、数据流动管理、个人信息保护等各种问题给出明确规定。需要创新研制和推广大数据安全保护的产品和服务，基于大数据研制网络安全产品和服务，推动大数据安全市场发展，保障大数据时代的信息安全。

1.6.3　隐私保护与伦理要求

1. 隐私保护相关概念

（1）个人隐私

个人隐私是指公民个人生活中不愿为他人公开或知悉的秘密。隐私权是公民享有的对其个人的、与公共利益无关的个人信息、私人活动和私有领域进行支配的一种人格权。隐私涉及个人价值和社会价值，实际上存在于所有信息应用领域，而在医学信息领域更加突出。由于开源与数据共享已经成为医学研究重要的驱动力量，整合性医学数据，特别是纵向、随时间推移的数据，对于研究疾病和健康、理解社会和文化行为、预测未来资源需求、预防犯罪和其他事务等具有重要价值。

（2）患者数据隐私风险

患者数据是临床医学数据中最具有价值的部分，是患者健康和医疗相关的电子资料，也是有助于公共卫生管理、个性化治疗和医学研究的关键部分。患者数据泄露有可能对其本人造成无法预估的后果，包括伤害、歧视等。

1）数据特性的风险。数据不仅能够不受空间限制复制成无数备份，而且能够不受时间限制永久地存储。当数据规模较小、接触面较窄、存储时间较短时，该特性并不十分突出；但在大数据时代下，该特性就表现为高风险和长期风险的特点。

2）大数据技术的风险。首先，大数据的数据整合能力使既往个人保护的技术运行模式失灵；其次，小样本走向全数据，大数据具有成为监控手段的条件；最后，数据存储网络化，导致个人信息泄露可能性长期存在。

3）患者数据内容泄露的风险。患者数据含有更多敏感内容，隐私性强，因而泄露之后会造成比一般个人信息更严重的伤害，特别是患者的声誉、经济和职业损失。

4）高价值性的风险。患者数据的价值高，必然成为各种机构竞逐的目标。这种潜在的市场需求增大了保护患者数据的压力。

（3）个人身份再识别风险问题

个人身份再识别风险问题一度成为讨论的焦点。对于这一问题，传统上采取数据去识别化的技术手段，即将数据中与个人身份有明确关联的数据删除，使医疗数据与患者的身份脱钩。但在大数据技术条件下，即使大型数据库使用了匿名的个人加密数据，仍存在用户身份被重新识别的残余风险，个人身份可通过数据链接技术操作而被重新确定。

（4）隐私保护机制

法定的隐私权是指自然人享有的私人生活安宁与私人信息秘密依法受到保护，不被他人非法侵扰、知悉、收集、利用和公开的一种人格权，而且权利主体对他人在何种程度上可以介入自己的私生活、对自己是否向他人公开隐私及公开的范围和程度等具有决定权。在远程医疗网络化推进中，构建有关隐私权保护机制主要包括以下三个：保护就医用户登录的身份、保护就医用户的信用和财产状况信息、严禁介入就医用户纯个人隐私的网络活动踪迹。

各级医疗机构在远程信息化医疗过程中，应注重和强化保护就医者信息力度，特别是对患者隐私权的保护意识，应采取相应措施及问责追纠机制，重点对患者在医院就医登记过的电话、家庭住址，还有医疗费用清单等信息资源加密给予保护，严禁将患者的远程医疗网络的有关信息商品化进而被违法者所利用。

2. 伦理要求

在健康信息数据研究领域，国际伦理准则与我国最新法规共同构建起严格的伦理治理框架。2016 年，国际医学科学组织理事会（Council for International Organizations of Medical Sciences，CIOMS）发布的《涉及人的健康相关研究国际伦理准则》，确立了数据治理的核心原则，要求研究机构建立覆盖数据收集、存储与使用的全流程治理机制，强调知情同意的实质性履行与参与者权益保护。世界医学会《关于健康数据库和生物样本库的伦理考虑》进一步提出个体保护、公开透明、参与包容和责任四大原则，为数据管理提供全球参照标准。

2023 年，国家卫生健康委员会发布的《涉及人的生命科学和医学研究伦理审查办法》在此基础上作出创新：明确个人信息保护须遵循“知情—授权—监督”三阶段机制，要求研究者在知情同意书中清晰界定数据使用范围、共享对象及保密措施；建立分层知情同意模式，对前瞻性研究采用传统知情同意，对医疗记录等非研究目的数据探索“知情选择退出”机制；强化研究机构主体责任，要求通过协议明确数据所有权、使用权及处置方式，并建立全流程数据管理体系。

传统知情同意要求明确数据用途与退出机制，适用于目的明确的研究；泛知情同意则允许数据用于“特定领域”而非具体项目，但需要通过伦理治理框架约束二次利用边界。动态知情同意则通过数字化平台赋予参与者实时调整数据权限的能力，如撤回授权或限制共享范围；分层同意则提供多级选项（如允许基础研究但禁止商业用途），增强参与者对数据流向的控制力。特殊情境下，如公共卫生监测数据（传染病报告、肿瘤登记），可依法免除个体知情同意，但需要通过伦理审查评估公共利益与社会风险的平衡，必要时引入第三方审计。涉及特定人群（如遗传病群体）时，需要通过社区咨询获取群体认可，并制定成果共享机制以保障公平性。

当前挑战集中于技术伦理冲突与全球化数据流动。人工智能算法的“黑箱”特性可能导致歧视性结论，须开发可解释性模型并纳入伦理审查；跨境数据共享须协调各国隐私标准，如通用数据保护条例（General Data Protection Regulation，GDPR）与《中华人民共和国个人信息保护法》的兼容性。未来伦理治理须从“合规性审查”转向“价值引导”，通过隐私计算与数据信托等创新模式，平衡个体权益与数据价值释放，构建可持续发展的医学研究生态。

◆思政案例

在数字健康、“互联网+”和智能医学领域，政策的引导作用凸显了创新驱动发展的理念与责任担当。划定健康医疗数据安全边界，既保障了数据隐私与安全，又为医疗行业创新发展提供指引，鼓励运用大数据分析、AI辅助诊疗等新技术，推动医疗服务模式的变革与升级。

2016年，国务院办公厅印发《关于促进和规范健康医疗大数据应用发展的指导意见》，将健康医疗大数据视作国家重要的基础性战略资源，点明其应用发展会促使健康医疗模式发生深刻变革。2018年，国务院办公厅发布《关于促进“互联网+医疗健康”发展的意见》，着重健全“互联网+医疗健康”服务体系，涵盖发展“互联网+”医疗服务、创新“互联网+”公共卫生服务、优化“互联网+”家庭医生签约服务等多个层面，致力于提升医疗卫生现代化管理水平，优化资源配置，创新服务模式，以满足民众日益增长的医疗卫生健康需求。这一系列政策举措，极大地推动了医疗行业与互联网技术的深度融合，为数字健康和智能医学的发展开拓了广阔空间。

从《中共中央　国务院关于构建更加完善的要素市场化配置体制机制的意见》到《关于构建数据基础制度更好发挥数据要素作用的意见》，再到《信息安全技术　健康医疗数据安全指南》，这些政策文件清晰记录着健康医疗数据要素从概念走向实践的坚实步伐。它们既为健康医疗数据在流通与价值转化过程中划定安全边界，杜绝数据滥用与泄露风险，又为医疗行业的创新发展点亮前行明灯，指引着大数据分析、人工智能辅助诊疗等新技术在医疗领域的探索应用。

第 2 章

计算机原理与互联网技术

在信息化高速发展的时代，计算机原理与互联网技术已成为推动社会进步的重要力量。计算机原理作为信息技术的基石，揭示了计算机内部的工作机制与数据处理流程，为人们理解计算机的运作提供了理论基础。互联网技术，是将计算机连接起来的神奇纽带，让信息得以跨越时空的限制，实现全球范围内的快速传递与共享。

2.1 计算机发展概述

计算机技术自诞生以来，经历了从机械计算设备到现代高性能计算机的演进过程。这一发展不仅对人们的工作方式产生了根本性变革，也对日常生活产生了深远影响。

2.1.1 计算机的发展阶段

计算机起源于 20 世纪，目前已经历了以下四个关键发展阶段。

第一阶段：1946～1957 年，为电子管计算机时代。1946 年，世界上第一台电子数字积分计算机（electronic numerical integrator and computer，ENIAC）在美国诞生，它重 30t，占地 150m^2，装有 18800 只电子管。这一时期的计算机主要用于数据处理，体积庞大且运算速度较慢。

第二阶段：1958～1964 年，为晶体管计算机时代。晶体管的出现取代了电子管，使得计算机体积减小、运算速度提高，并且更适合用于工业控制。

第三阶段：1965～1970 年，为中小规模集成电路计算机时代。集成电路的使用进一步减小了计算机的体积，提高了运算速度，使得小型计算机得以普及。

第四阶段：自 1970 年至今，为大规模和超大规模集成电路计算机时代。特别是 1971 年 Intel 公司推出 Intel 4004 微处理器后，标志着微型计算机时代的到来。此后，微型计算机得到了广泛应用，并逐渐发展成为人们日常生活中不可或缺的工具。

中国在计算机的发展历史进程中也取得了诸多显著成就，实现了从追赶国际先进水平到超越国际前沿水平。1958 年，我国成功研制出第一台电子管计算机 103 机，为计算机技术的发展奠定了基础。1964 年，哈尔滨军事工程学院成功研制出中国第一台晶体管通用电子计算机 441-B 机，标志着中国计算机技术进入“第二代”。1973 年，北京大学与 738 厂联合研制的集成电路计算机 150 机问世，这是中国第一台自行设计的百万次集成电路计算机。此后，中国在集成电路计算机领域不断取得突破，研制出多款高性能计算机。1983 年，国防科技大学研制出银河-I 号亿次运算巨型计算机。2009 年，曙光 5000A 超级计算机问世，其峰值计算速度超过 200 万亿次。同年，“天河一号”成为我国首台运算速度超过千万亿次的超级计算机。此后，中国超级计算机技术快速发展，如天河一号 A、天河二号等多次获得全球超级计算机排行榜第一名。截至 2023 年 6 月发布的第 56 期全球超级计算机 TOP500 榜单，中国以 226 台的上榜数量继续位列世界第一，占全球总份额超过 45%。

中国在计算机技术领域所取得的成就，彰显了我国的自主创新能力和科技强国的决心。在计算机技术发展进程中，我国从依赖进口到自主研发，实现了从跟踪、超越到跨越的历史性突破。我国建立了完整的工业体系，为计算机事业的持续发展奠定了坚实基础，也推动了国防、科研、教育、经济等多领域的进步，促进了相关学科体系的完善，培养了大量专业人才，显著提升了国家的综合科技实力和国际竞争力。

2.1.2　计算机分类

计算机可以根据不同的标准进行分类。例如，按用途可分为通用计算机和专用计算机；按规模可分为巨型计算机、大型计算机、中型计算机、小型计算机和微型计算机等。

按计算机的工作原理的不同，计算机可分为以下几类。

1）模拟式电子计算机：通过连续的物理量，如电压、电流等来表示和处理数据。它使用模拟电路来模拟问题中的物理过程，适合处理连续变化的信号和系统，常用于模拟物理系统、控制系统、信号处理等，如早期的飞行模拟器、模拟控制系统等。

2）数字电子计算机：使用离散的数字信号，通常是二进制形式的 0 和 1，来表示和处理数据。它通过逻辑电路和算术运算来处理信息，具有高精度和可编程性。数字电子计算机广泛应用于科学计算、数据处理、办公自动化、互联网等领域，现代的个人计算机、服务器、智能手机等都属于数字电子计算机。

3）数字模拟混合式电子计算机：混合式计算机结合了模拟计算机和数字计算机的特点，既能处理连续的模拟信号，又能进行离散的数字运算。它通常包含模拟和数字两种处理单元，能够同时处理模拟和数字数据，常用于需要同时处理模拟信号和数字信号的复杂系统，在航空航天、工业自动化、医疗设备等领域得到广泛应用。

此外，随着技术的进步，目前更多的基于不同工作原理的新型计算机正逐步面世。

1）量子计算机：利用量子力学原理进行计算，能够在极短时间内解决传统计算机难以处理的复杂问题，如大数分解、优化问题等。量子计算机在密码学、优化问题、材料科学、药物研发等领域具有巨大潜力，目前仍处于实验和早期应用阶段。

2）生物计算机：利用生物分子，如 DNA、蛋白质进行计算。它通过生物化学反应来处理信息，具有极高的并行处理能力和存储密度。生物计算机在生物信息学、医疗诊断、基因工程等领域有潜在应用，目前仍处于研究阶段。

3）光子计算机：利用光子代替电子进行信息传输和逻辑运算，具有超高速和低能耗的特点。光子计算机在高速通信、图像处理、量子计算等领域有潜在应用，目前仍处于研究和开发阶段。

4）神经形态计算机：模仿人脑的神经网络结构，使用人工神经元和突触进行计算。它能够进行高效的模式识别、学习和自适应任务。神经形态计算机在人工智能、机器学习、机器人等领域有广泛应用前景。

这些不同的类型展示了计算机的多样性和广泛的应用领域，根据工作原理和应用场景，它们各自具有自己独特的优势。

2.1.3 计算机发展趋势

计算机的发展趋势呈现出巨型化、网络化、智能化、微型化等特点。

1）巨型化：为了适应尖端科学技术的需要，发展高速度、大存储容量和功能强大的超级计算机成为重要方向。在计算机巨型化的发展中，我国自主研发的“天河”系列超级计算机连续多年位居全球超算500强前列，2022年发布的“天河E级”原型机更以每秒百亿亿次的计算能力彰显中国算力。搭载国产申威处理器的“神威·太湖之光”曾蝉联世界超算冠军，为气象预测、量子通信等国家重大工程提供核心支撑。

2）网络化：随着互联网的普及和发展，计算机将更加紧密地连接在一起，形成庞大的网络体系，实现资源共享和信息交流。中国也正在积极构建网络强国，截至2025年3月底，我国已建成全球最大规模的5G独立组网网络，累计建成5G基站439.5万个，具备千兆网络服务能力的10G PON端口数达2925万个，实现县县通千兆、乡乡通5G，90%以上行政村实现5G网络覆盖。

3）智能化：计算机将具备更强的逻辑思维判断能力和学习能力，能够更好地模拟人类思维和行为，实现更加智能化的应用。我国已将人工智能上升为国家战略，持续推进“人工智能+”行动，推动人工智能技术在各行业的深度融合与创新应用。我国自行研发的大语言模型，如文心一言、通义千问、深度求索（DeepSeek）等凭借其技术创新和行业应用，已成为全球大模型领域的重要力量之一，为全球智能化转型贡献中国智慧和中国方案。

4）微型化：随着微型处理器技术的发展，计算机的体积将进一步缩小，成本降低，功耗减少，为人们提供更加便捷的服务。在我国，芯片技术的发展正面临着严峻的挑战，面对芯片“卡脖子”难题，华为公司推出的麒麟9000S芯片成功实现了7nm工艺的重大技术突破，中芯国际也成功实现了14nm芯片的量产，这些进展不仅展现了我国面对困难不断突破的决心和能力，也对推动中国智能终端设备走向高端化具有重要的意义。

我国计算机技术的发展历程，深刻说明了唯有坚持自立自强、开放合作，才能在第四次工业革命中抢占制高点，以“中国算力”贡献世界。

2.2 计算机系统组成

计算机系统是现代信息技术的核心，其高效运行依赖于硬件与软件的紧密协作。硬件系统是计算机的物理基础，软件系统则是计算机的灵魂。理解计算机系统的组成及其工作原理，是掌握现代信息技术的关键一步。

2.2.1 工作原理

计算机的工作原理具体如下。

（1）存储程序控制原理

1946年，美籍匈牙利数学家约翰·冯·诺依曼（John von Neumann）提出了存储程序控制原理，又称冯·诺依曼原理，它确立了现代计算机的基本组成和工作方式。

存储程序控制原理有三个特点：①采用二进制形式表示数据和指令；②将数据和指令存放在存储器中；③计算机硬件由运算器、控制器、存储器、输入设备和输出设备五大部分组成，如图2-1所示。存储程序控制原理实际上是电子计算机设计的基本思想，奠定了现代电子计算机的基本结构，开创了程序设计的时代。

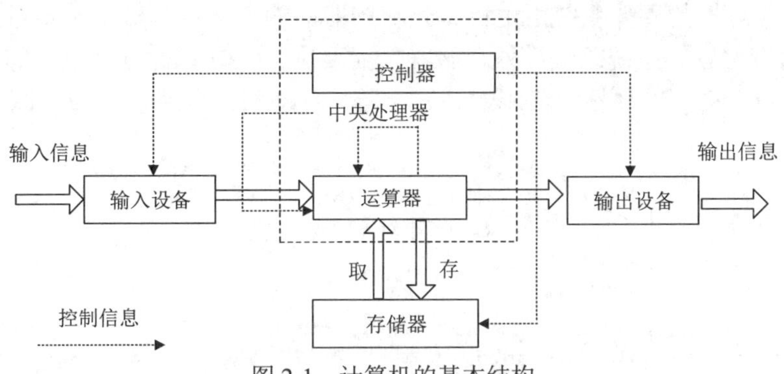

图 2-1　计算机的基本结构

中央处理器（central processing unit，CPU）是将控制器和运算器集成在一起的电子芯片。其中，控制器是计算机的控制中心，向其他部件发出控制信号，指挥所有部件协调工作。运算器是进行算术运算、逻辑运算的部件，运算器中的一个运算单元能进行一位二进制数运算，运算单元的个数表示运算器的位数，又称计算机的字长，现代计算机一般使用 16 位、32 位或 64 位运算器。存储器用来存放程序和数据，也称主存储器或内存。输入设备和输出设备由外围设备和输入/输出接口电路组成，输入设备用于输入程序或数据，输出设备用于输出结果，输入/输出设备可简称为 I/O（input/output）设备。

（2）计算机的工作原理

依照存储程序控制原理，人们首先将一个问题的求解过程编写成一段计算机可以执行的指令集合，通过输入设备将指令和数据转换为二进制代码存放到内存中。处理器根据指令顺序，由控制器发出相应的控制命令逐条从内存中取出指令并执行，如此重复取指令→执行的过程，直至结束指令才停止执行。如果需要显示或打印结果，则由控制器发出控制命令，从存储器中取出结果，经输出设备将计算机内部的二进制数转换成人们习惯的十进制数输出。计算机的工作过程就是不断地取指令和执行指令的过程。

（3）指令、算法和程序

指令是计算机能够识别和执行的基本操作命令，是计算机程序的基本组成单位。每条指令通常由操作码和操作数两部分组成，操作码指示计算机执行何种操作，如加法、减法、数据传输等；操作数是指操作的对象，可以是寄存器、内存地址或立即数等。计算机能够理解和执行的所有指令的集合，称为指令集合。

算法是使计算机完成某一问题的解题步骤，也可以认为是满足输入和输出之间关系的计算过程。

程序是一系列按照特定顺序排列的指令，用于指导计算机完成特定任务，它由编程语言编写，经过编译或解释后，由计算机执行以实现预期的功能。简单地说，程序是用计算机语言对问题对象及其解决步骤进行的一种形式化描述。

2.2.2　硬件系统

计算机硬件系统是计算机的物理组成部分，负责执行计算、存储数据以及与外部环境交互。现代计算机的硬件组成依然以冯・诺依曼结构为基础，其五大核心部件和存储程序原理构成了计算机的基本框架。尽管现代技术对其进行了许多优化和扩展，但冯・诺依曼结构仍然是计算机设计的核心思想，为计算机的高效运行提供了理论支持。

通常一台计算机的硬件系统由主机、外存储器、输入设备和输出设备组成。其中主机包括CPU、内存储器、系统总线；外存储器包括硬盘、USB闪存（U盘）等；输入设备和输出设备一般包括键盘、鼠标、显示器、音箱等。计算机硬件系统组成如图2-2所示。

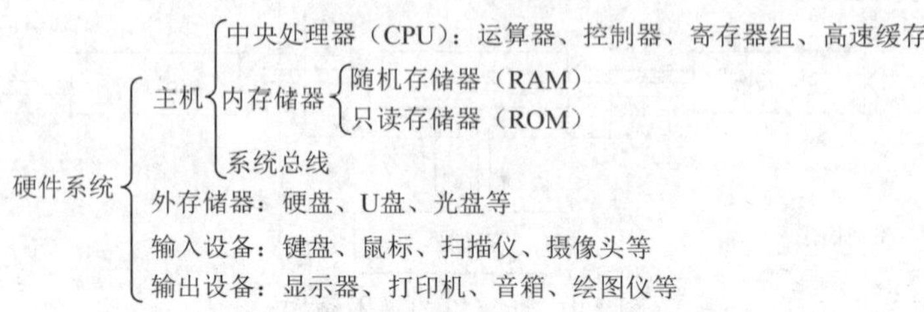

图2-2　计算机硬件系统组成

计算机硬件系统主要部件功能如下。

1）中央处理器（CPU）是计算机的核心部件，其品质直接影响整个计算机系统的性能。CPU包括运算器和控制器，其中运算器是执行算术运算和逻辑运算的部件，负责对信息进行加工处理；控制器是计算机的神经中枢，负责从内存中读取指令，解码并执行指令，协调计算机各部件的工作。现代CPU通常采用多核设计，以支持并行计算，提升性能。

2）存储器的主要功能是用于存储程序和数据。存储器分为内存储器和外存储器两大类。此外，为了提高计算机处理运算的速度，在CPU中还封装了高速缓存存储器，主要用于存储频繁访问的数据，以减少CPU访问内存储器的延迟。

① 内存储器：根据存储信息的差异，内存储器可以进一步划分为随机存取存储器（random access memory，RAM）和只读存储器（read only memory，ROM）。RAM的特点是读写速度快，但一旦断电，存储的信息就会丢失，通常用于临时数据的存储。相反，ROM则以信息不易丢失著称，适用于存储固化的程序和数据，如计算机的启动程序。随着技术的不断进步，市场上还出现了动态随机存取存储器（dynamic random access memory，DRAM）、静态随机存取存储器（static random access memory，SRAM）、Flash存储器等多种内存储器，它们各自拥有独特的性能和应用领域，共同丰富了计算机内存储器的种类。

② 外存储器：为了较长时间地存储大量的信息，就需要采用价格低廉、存储量大又便于长期保存的辅助存储器来作为内存储器的补充和后援。这些辅助存储器称为外存储器，它们设置在主机板外部。常用的外存储器有硬盘、固态硬盘、U盘和光盘等。

③ 存储器容量单位：在计算机中，无论是数值型数据还是字符（包括英文字符、汉字或其他符号），都以字节为单位进行存储。

一个二进制位称为位（bit），它代表了存储容量的最基本单位；八个二进制位构成一个字节（byte，B），这是计算机中最普遍和基础的存储单位。除此之外，存储器的容量单位还包括KB、MB、GB、TB，它们之间的换算关系遵循这样的规则：1KB等于1024字节（B）、1MB等于1024千字节（KB）、1GB等于1024兆字节（MB）、1TB等于1024吉字节（GB）。在计算机信息处理中，位是最小的处理单位，而字节则是计算机进行寻址操作的基本单位。

3）输入/输出接口电路是用于连接外部设备的电路器件，目前大多集成在计算机主机的主板上。例如，COM串行口、PS2鼠标键盘接口、LPT并行口、USB接口、声卡、显卡、调制解调器等接口卡等，少数主板上集成了 IEEE 1394 接口。按照数据传输的方式，输入/输出接口可分为并行接口和串行接口两类。

4）系统总线包括数据总线（data bus，DB）、地址总线（address bus，AB）和控制总线（control bus，CB）。它们是计算机内部传送数据的公用通道，CPU 和其他部件之间通过总线分别传输地址、数据及控制信号。现在大多数的计算机将 CPU、存储器和输入/输出接口安装在主机箱的主机板上，它们之间通过系统总线进行连接。

5）外部输入/输出设备是人或外部环境与计算机进行信息交流的部件。计算机的常用外部输入/输出设备有键盘、鼠标、显示器、打印机、扫描仪等。

随着科技的不断发展，硬件系统的性能和功能也在不断提升。例如，CPU 的运算速度越来越快，内存储器的容量越来越大，外存储器的读写速度也在不断提高。同时，新的硬件技术也在不断涌现，如固态硬盘（solid state disk，SSD）相比传统的机械硬盘（hard disk drive，HDD）具有更快的读写速度和更高的抗振性能，已经成为许多计算机的标准配置。

此外，随着物联网、云计算、大数据等新兴技术的兴起，计算机硬件系统也面临新的挑战和机遇。例如，物联网技术需要计算机硬件系统具备低功耗、小型化、无线连接等特点；云计算需要计算机硬件系统具备高性能、高可靠性、高可扩展性等特点。这些新兴技术的发展，将推动计算机硬件系统不断创新和升级，以适应未来信息社会的需求。

计算机硬件系统的发展趋势主要体现在以下几个方面。

（1）性能提升

处理器：不断向多核、异构方向发展，以提高并行计算能力，同时通过优化工艺和架构，提升单核性能。此外，人工智能处理器等专用处理器逐渐兴起，以满足人工智能领域对计算能力的特殊需求。

存储器：固态硬盘继续普及，容量不断增大，价格逐渐下降，同时非易失性存储器（non-volatile memory，NVM）技术不断发展，如闪存、相变存储器等，将使计算机的启动速度更快，数据存储更可靠。

图形处理器（GPU）：在高性能计算、机器学习和深度学习等领域的应用越来越广泛，其性能不断提升，并行计算能力和处理速度不断提高。

（2）小型化与集成化

芯片集成度提高：随着半导体工艺的不断进步，芯片上集成的晶体管数量越来越多，使得处理器、内存等硬件组件的性能不断提升，同时体积不断缩小。

系统集成化：将更多的功能集成到单个芯片或模块中，如将 CPU、GPU、内存储器等集成在一起，形成片上系统（system on chip，SoC），提高系统的集成度和性能，降低功耗和成本。

（3）智能化

人工智能技术融入：计算机硬件越来越多地支持人工智能算法和应用，如通过在处理器中集成专门的人工智能加速单元，如 TPU，可以提高人工智能任务的处理效率，使计算机能够更好地实现语音识别、图像识别、自然语言处理等智能功能。

自主学习与优化：硬件具备一定的自主学习和优化能力，能够根据应用场景和用户需求自动调整工作模式和参数，以提高性能和能效比。

（4）绿色环保与节能

节能技术应用：采用低功耗芯片、智能电源管理等技术，降低计算机硬件的能耗。例如，处理器厂商通过优化电路设计和制程工艺，降低芯片的工作电压和功耗，同时采用动态电压频率调整（dynamic voltage and frequency scaling，DVFS）等技术，根据负载情况自动调整处理器的电压和频率，以节省能源。

环保材料使用：在硬件制造过程中，使用环保材料，减少对环境的污染。同时，建立完善的废旧硬件回收机制，实现资源的再利用，降低电子垃圾对环境的影响。

（5）多样化与个性化

硬件形态多样化：除了传统的台式计算机、笔记本式计算机等外，计算机硬件的形态越来越多样化，如可穿戴设备、智能家居设备、工业控制设备等，以满足不同场景和用户的需求。

个性化定制：通过开源硬件、3D 打印等技术，用户可以根据自己的需求自由组合硬件模块，实现个性化的计算机硬件系统，或者定制具有特定外观和功能的硬件产品。

（6）网络化与互联化

高速网络连接：随着第五代移动通信技术（5G）、第六代移动通信技术（sixth generation，6G）等新一代移动通信技术以及高速以太网技术的发展，计算机硬件将具备更高速、更稳定的网络连接能力，支持更快的数据传输和实时在线应用。

物联网与边缘计算：计算机硬件在物联网和边缘计算领域的应用将不断拓展，硬件设备需要具备低功耗、小型化、智能化等特点，以满足物联网设备的大量连接和数据处理需求，同时在边缘节点实现数据的本地化处理和分析，减少对云端的依赖。

2.2.3 软件系统

计算机软件系统是指在计算机硬件设备上运行的程序及相关文档和数据，由系统软件、支撑软件和应用软件组成，如图 2-3 所示。软件是计算机的灵魂，用来扩大计算机系统的功能和提高计算机系统的效率，通常承担着计算机运行服务的全部技术支持。计算机是依靠硬件和软件的协同工作来完成某一给定任务的。

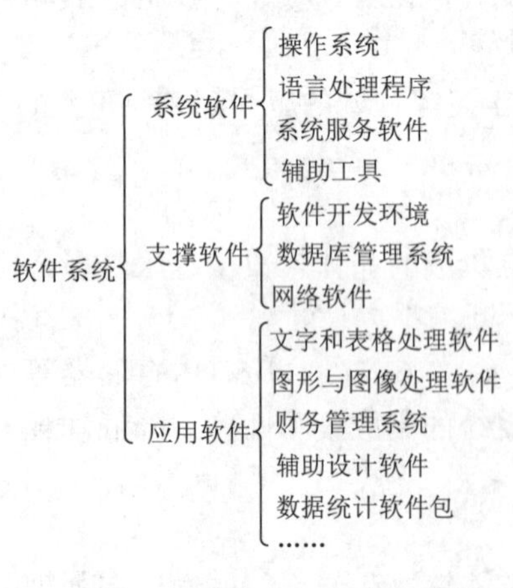

图 2-3 计算机软件系统组成

（1）系统软件

系统软件是负责指挥和协调计算机及其外围设备运作，以及促进应用软件开发和执行的软件集合体。这类软件在用户无须直接参与的情况下，执行须关键任务，如任务调度、系统监控和维护。系统软件的主要职责是确保计算机系统中各种独立硬件组件能够有效协同。它包括操作系统，编译器、解释器、链接器等语言处理程序，系统服务软件，以及各种辅助工具。

（2）支撑软件

支撑软件是指用于支持其他软件开发与维护的工具。随着计算机应用领域的不断扩展，软件的开发与维护在计算机系统整体中所占的比重已经显著超过了硬件。考虑提升软件生产效率，确保软件的正确性、可靠性和可维护性的重要性，支撑软件在软件开发过程中扮演重要角色。典型的支撑软件包括软件开发环境、数据库管理系统以及网络软件等。

（3）应用软件

应用软件和系统软件相对应，是用户可以使用的各种程序设计语言，以及用各种程序设计语言编制的应用程序的集合，分为应用软件包和用户程序。应用软件包是利用计算机为解决某类问题而设计的程序的集合，可供多用户使用。应用软件作为满足不同领域、不同问题的应用需求而提供的软件，可以拓宽计算机系统的应用领域，扩展硬件的功能。例如，文字和表格处理软件、图形与图像处理软件、财务管理系统、辅助设计软件、数据统计软件包和某些专用设备上的控制程序等都是应用软件。

2.2.4　性能指标

计算机的性能指标是衡量计算机系统整体能力和效率的重要参数，这些指标能够全面反映计算机在不同方面的表现能力，主要涉及以下指标。

1）主频。主频是指CPU的时钟频率，即CPU每秒钟发出的脉冲信号次数，单位为赫兹（Hz）。主频越高，CPU在单位时间内执行的指令数越多，计算速度越快。

2）字长。字长是指CPU一次能够处理的一组二进制数的位数，通常为32位或64位。字长越长，计算机在处理数据时的精度和效率越高，处理数据的速度也越快。

3）内存储器容量。内存储器容量（也称内存容量）是指计算机主存储器（RAM）能够存储的数据总量，通常用KB、MB、GB、TB等单位来表示。存储器容量越大，意味着计算机能够存储的信息量越多，从而能够支持更复杂的应用和更大的数据集。

4）运算速度。运算速度通常用百万条指令每秒（million instructions per second，MIPS），或者每秒所执行的每秒浮点操作数（floating-point operations per second，FLOPS）来衡量。它们反映了CPU在单位时间内执行指令的能力，是衡量计算机性能的核心指标之一，尤其在高性能计算领域具有重要意义。

5）内核数。现代CPU通常包含多个内核（core），每个内核可以独立执行任务，相当于一个独立的处理单元。内核数的增加显著提升了计算机的并行处理能力，使其能够同时处理多个任务或更高效地执行复杂的计算任务。

此外，衡量计算机性能的指标还包括如下几项：吞吐量，计算机在某一特定时间间隔内能够处理的信息总量；响应时间，计算机从接收指令到输出结果的时间，反映了系统的实时性；兼容性与可靠性，包括硬件与软件的兼容性、系统的稳定性和可维护性；总线宽度，决定了数据在计算机内部传输的速率；存储器带宽，反映了存储器与CPU之间数据交换的能力等。

计算机的性能指标是一个综合性的评价体系，主频、字长、内存储器容量、运算速度等是核心指标，而内核数、吞吐量、存储器带宽等则进一步补充了性能评估的维度。在实际应用中，须根据具体需求选择合适的性能指标进行优化。

2.3　计算机中的信息表示与编码

信息的表示与编码是计算机科学的基石。计算机中信息的表示是将各种类型的数据，如数值、字符、图像、声音等通过特定的编码规则转换为二进制形式，以便计算机能够存储、处理和传输这些信息。编码是将信息转换为计算机能够识别的二进制形式的过程，其核心在于将不同类型的数据映射为二进制代码。编码规则不仅确保了信息的准确表示，还为信息的高效使用提供了基础。可以说，信息的表示与编码是计算机能够处理多样化数据的核心机制，也是现代信息技术发展的关键支撑。

2.3.1 数制

数制是表示数值的系统，规定了数字的表示方法和运算规则。常见的数制包括以下几种。

1）二进制：基数为 2，使用数码 0 和 1 表示，是计算机内部处理数据的基础。

2）八进制：基数为 8，使用数码 0～7 表示，常用于简化二进制表示。

3）十进制：基数为 10，使用数码 0～9 表示，是人类最常用的数制。

4）十六进制：基数为 16，使用数码 0～9 和 A～F 表示，广泛用于编程和硬件描述。

不同数制之间可以相互转换，数制的选择取决于具体应用场景。

（1）计算机内部采用二进制的原因

在计算机系统中，指令与数据均以二进制形式的 0 和 1 表示。采用二进制编码的原因主要有以下几点。

1）二进制编码在物理层面易于实现且具有较高的可靠性。电子元件通常存在两种稳定状态，如门电路的高电平与低电平、晶体管的导通与截止、电容器的充电与放电等，这些状态与二进制的 0 和 1 恰好对应。

2）二进制的运算规则相对简单。例如，二进制乘法运算仅有三种情况：0×0=0、1×0=0 或 0×1=0、1×1=1，而十进制乘法运算则包含多达 55 种不同的情况。

3）二进制的 1 和 0 分别对应逻辑代数中的“真”和“假”，这种对应关系使得逻辑代数理论能够直接应用于计算机理论的研究，为计算机科学的发展提供了重要基础。

（2）进位计数制

按照一定进位规则进行计数的方法称为进位计数制，简称进制。任何一种进位计数制都可以表示为

$$N = \pm(a_{n-1} \times b^{n-1} + \cdots + a_0 \times b^0 + a_{-1} \times b^{-1} + \cdots + a_{-m} \times b^{-m}) = \sum_{i=n-1}^{-m} a_i \times b^i \quad (2\text{-}1)$$

其中，N 表示数值；b 表示基数（或称进制），如二进制的基数为 2，十进制的基数为 10；b^i 表示位权，基数的 i 次幂，幂次由该位的位置决定，表示数码在不同位置上的数值；a_i 表示第 i 位上的数字；n 表示整数部分的位数；m 表示小数部分的位数。

对于十进制数，用 0、1、2、3、4、5、6、7、8、9 共 10 个数码来表示一个数，基数是 10，它的进位规则是“逢十进一”。在使用进位计数制表示时，对于整数部分，每一位的权从右到左依次为 10^0、10^1、10^2、10^3 等，即平常所说的个、十、百、千等；对于小数部分，每一位的权从左到右依次为 10^{-1}、10^{-2}、10^{-3} 等，即平常所说的十分之一、百分之一、千分之一等。例如，十进制数 321.5 可以表示为 $321.5=3\times10^2+2\times10^1+1\times10^0+5\times10^{-1}$。

二进制数只有 0 和 1 两个数码，基数是 2，遵循“逢二进一”的进位规则。八进制数的基数为 8，有 0、1、2、3、4、5、6、7 共 8 个数码，遵循“逢八进一”的进位规则。十六进制的基数为 16，有 0、1、2、3、4、5、6、7、8、9、A、B、C、D、E、F 共 16 个数码，遵循“逢十六进一”的进位规则。常用进制的基数和所用的数字符号如表 2-1 所示。

表 2-1　常用进制的基数和所用的数字符号

二进制	八进制	十进制	十六进制	二进制	八进制	十进制	十六进制
0	0	0	0	1000	10	8	8
1	1	1	1	1001	11	9	9
10	2	2	2	1010	12	10	A
11	3	3	3	1011	13	11	B
100	4	4	4	1100	14	12	C
101	5	5	5	1101	15	13	D
110	6	6	6	1110	16	14	E
111	7	7	7	1111	17	15	F

（3）十进制与二进制之间的相互转换

1）二进制数转换为十进制数的方法是按权展开求和。其具体做法是二进制数分别在各自进位计数制的基数基础上依照式（2-1），按权展开，然后分别计算十进制数并求和，结果就是所要求的十进制数。例如，二进制数 1011 可表示为

$$(1011)_2 = 1\times2^3 + 0\times2^2 + 1\times2^1 + 1\times2^0 = 8+0+2+1$$
$$= (11)_{10}$$

2）十进制数转换为二进制数时，整数和小数的转换方法是不一样的。对于一个十进制数，若既有整数部分又有小数部分，则要分别进行转换，然后把两部分拼起来。

整数部分转换采用除 2 取余法：十进制数整数部分除以 2，余数作为相应二进制数整数部分的最低位；用上步的商再除以 2，余数作为二进制数的次低位……一直除到商为 0，最后一步的余数作为二进制数的最高位。例如，将十进制数 34 转换为二进制数，转换结果为（$100010)_2$。

小数部分转换采用乘 2 取整法：十进制数小数部分乘 2，积的整数部分为相应二进制数小数部分的最高位；用上步积的小数部分再乘 2，同样取积的整数部分作为相应二进制数小数部分的次高位……一直乘到积的小数部分为 0 或达到所要求的精度为止。例如，将十进制小数 0.625 转换为二进制小数，转换结果为（$0.101)_2$。

（4）二进制转换为八进制、十六进制

由 2^3=8 和 2^4=16 的数学等式关系可以看到，八进制和十六进制可以通过上述两个等式从二进制衍生而来，即用三位二进制表示一位八进制，用四位二进制表示一位十六进制。二进制数、八进制数、十六进制数可以采用下面的方法转换。

1）二进制数转换为八进制数的方法：分组替换法，每三位二进制数可以直接对应一位八进制数。转换步骤如下。

分组：以二进制数的小数点为起点，整数部分从右向左，小数部分从左向右，每三位分成一组。如果整数部分的位数不足三位，则在左侧补 0；如果小数部分的位数不足三位，则在右侧补 0。

替换：将每三位二进制数转换为对应的 1 位八进制数，转换方法可参考表 2-1。

组合：将转换后的八进制数按顺序组合，得到最终的八进制数。

例如，将二进制数 101110.101 转换为八进制数为（$56.5)_8$

2）二进制数转换为十六进制数的方法，与二进制转换为八进制的方法基本相同，只是在分组时，取每四位二进制数对应 1 位十六进制数。例如，将二进制数 11101001.1011 转换

为十六进制数为（E9.B）$_{16}$。

二进制转换为八进制、十六进制的方法非常简便，通常在表示一个较长的二进制数时，可以使用八进制或十六进制，从而简化二进制数的表示，提高可读性。

2.3.2 数字编码

计算机系统的数字编码是将数值转换为计算机能够处理的二进制形式的过程，这是计算机处理数值数据的基础，可以确保计算的精确性，提高计算效率。数字通常可分为无符号整数、有符号整数和浮点数三种类型，不同类型的数字采用不同的编码方式。

（1）整数编码

在计算机中，整数可分为无符号整数和有符号整数两种类型。

无符号整数仅表示非负整数，即 0 和正整数，所有二进制位都用于表示数值大小。对于 n 位二进制数，无符号整数表示的范围为 0～(2^n-1)。例如，8 位无符号整数的表示范围是 0～255，可用二进制 11111111 表示十进制 255。

有符号整数可以表示正数、负数和零，其最高位用作符号位，其余位表示数值大小。有符号整数的编码有原码、反码和补码三种形式。

原码是将最高位定义为符号位，0 表示正数，1 表示负数，其余位表示数值的绝对值。原码的表示方法简单直观，但存在“正零”和“负零”两种表示方式，此外在进行加减法运算时还需要额外处理符号位。

反码是对原码的一种变形，正数的反码与原码相同，负数的反码是除符号位外，将其原码数值按位取反，即将 0 变为 1，1 变为 0。反码的表示方法解决了原码中加减法运算的部分问题，但仍存在“正零”和“负零”的问题。

补码是计算机中最常用的有符号整数表示方法，正数的原码、反码和补码都相同，负数的补码则是其反码加 1。在补码表示法中，加减法运算可以直接进行，无须额外处理符号位，并且解决了“正零”和“负零”的问题，统一了零的表示。

以十进制数±56 和±0 的表示为例。

1）十进制数+56 的表示。

原码：00111000。

反码：00111000（正数的反码与原码相同）。

补码：00111000（正数的补码与原码相同）。

2）十进制数-56 的表示。

原码：10111000。

反码：11000111（符号位不变，其余位取反）。

补码：11001000（反码加 1）。

3）十进制数+0 的表示。

原码：00000000。

反码：00000000。

补码：00000000。

4）十进制数-0 的表示。

原码：10000000。

反码：11111111。

补码：00000000（“正零”和“负零”得到了统一）。

注意：上述示例是基于8位二进制数的。在实际计算中，根据数据的长度，如16位、32位、64位等，原码、反码和补码的表示也会相应扩展。此外，在8位二进制数中，补码的表示范围是-128～127。其中-128是一个特殊的值，它的补码直接被定义为10000000，-128没有原码和反码表示，因为它的绝对值超出了7位二进制数能表示的范围，即-127～+127。

（2）浮点数编码

在计算机系统中，浮点数用于表示包含小数部分的数值。其表示方法主要遵循《IEEE浮点数算术标准》（*IEEE Standard for Floating-Point Arithmetic*）（IEEE 754—2019）的编码方式。IEEE 754—2019是目前计算机系统中普遍采纳的浮点数表示方法，详细规定了浮点数的存储结构和运算准则。根据IEEE 754—2019，浮点数由三个基本部分构成：符号位、指数位和尾数位。符号位指示浮点数的正负性质，指数位表示的是2的幂次，用于确定小数点的位置，而尾数位则用于表示浮点数的有效数字部分。IEEE 754—2019通过改变指数位和尾数位的长度，定义了多种精度级别的浮点数，常用的有单精度浮点数和双精度浮点数。这种编码机制确保了浮点数在计算机系统中的精确表示和运算，被广泛应用于科学和工程计算等众多领域。

单精度浮点数总长度为32位，其中符号位占1位、指数部分占8位、尾数部分占23位。双精度浮点数总长度为64位，其中符号位占1位、指数部分占11位、尾数部分占52位。符号位决定了浮点数的正负性质，符号位为0代表正数，为1代表负数。指数部分采用偏移表示法，通过一个固定的偏移量来表示实际的指数值，单精度浮点数的指数偏移量是127，双精度浮点数的指数偏移量是1023，从而扩展了浮点数的表示范围。尾数部分则采用规格化表示法，意味着尾数的最高位总是1，因此在存储时无须显式存储这一位，节约了存储空间。

下面以数字3.14159为例，分析它的单精度浮点数编码形式。

1）符号位：由于3.14159是正数，因此符号位为0。

2）指数部分：3.14159的二进制近似值为11.00100100001111110110101（此处进行了截断，因浮点数精度有限）。将该二进制数规范化为科学记数法，得到$1.100100100001111110110101\times 2^1$，指数为1，加上偏移量127，得到128，转换为二进制是10000000。

3）尾数部分：取科学记数法中的尾数10010010000111111011010，共23位。

将这三部分组合，得到3.14159的单精度浮点数编码为

0　10000000　10010010000111111011010

2.3.3 字符编码

字符编码是一种将字母、数字、标点符号等字符映射为计算机可识别的二进制数字的规则，使得计算机能够存储、处理和传输文本信息。在计算机系统中常用的字符编码有ASCII编码、汉字字符编码、Unicode编码等，这些字符编码各有特点，适用于不同的语言和应用场景。

（1）ASCII

ASCII，即美国信息交换标准代码（American standard code for information interchange），是目前广泛使用的西文字符编码，由美国国家标准协会制定。ASCII采用7位或8位二进

制数表示一个字符，最多可分配256个字符的数值，涵盖字母、数字和标点符号等。ASCII有两个版本：标准ASCII和扩展ASCII。

1）标准ASCII。标准ASCII采用7位二进制数进行编码，可以表示2^7=128个不同的字符，包括26个小写英文字母，26个大写英文字母，10个数字0～9，32个专用符号（如!、#、$、%、^、*、(、)、<、>等），以及34个控制字符。当用一个字节表示标准ASCII时，最高位通常设为0。

2）扩展ASCII。扩展ASCII采用8位二进制数进行编码，可以表示2^8=256个字符。除了128个标准ASCII中的符号外，另外128个表示一些花纹、图案符号等，主要用于大型计算机。

（2）汉字字符的编码

在计算机中处理汉字，必须解决汉字的输入、汉字在计算机内的存储，以及将处理结果输出到外部设备等问题。对应汉字处理过程中的输入、内部存储和输出这三个环节，汉字的编码相应地可分为输入码、机内码和字形码三类。

1）输入码是用户通过键盘等设备输入汉字时所使用的编码。由于汉字的数量庞大，无法为每个汉字分配一个独立的键盘键位，因此需要通过特定的编码规则将汉字映射到键盘上的键位组合。常见的输入码有拼音输入法、五笔输入法、郑码输入法等。拼音输入法根据汉字的拼音进行输入，适用于不熟悉字形但熟悉拼音的用户；五笔输入法根据汉字的笔画和字形结构进行编码，输入效率较高，但需要一定的学习和练习；郑码输入法也是一种基于字形结构的输入法，其编码规则相对复杂，但输入速度较快且准确率高。这些输入码各有优劣，用户可以根据自己的需求和习惯选择合适的输入法。

2）机内码是汉字在计算机内部存储和处理的编码。由于计算机内部采用的是二进制编码，因此需要将汉字转换为二进制形式进行存储和处理。汉字的机内码通常采用两个字节来表示一个汉字，可以容纳多达65536个不同的汉字编码。机内码的设计需要考虑不同汉字之间的区分度、编码的紧凑性以及处理的便捷性等因素。在实际应用中，汉字的机内码通常遵循国家制定的相关标准，以确保不同计算机系统之间的兼容性和互操作性。

目前广泛使用的机内码有《信息交换用汉字编码字符集　基本集》(GB/T 2312—1980)、《信息技术　通用多八位编码字符集（UCS）》（GB/T 13000—2010）、GBK18030等。这些编码标准不仅详细规定了汉字在计算机内部的编码方式，还涵盖了其他各类字符的编码方法。

GB/T 2312—1980是我国最早制定的汉字编码国家标准，发布于1980年。该标准共收录了6763个汉字和682个非汉字图形符号。其中，一级汉字3755个，按汉语拼音字母顺序排列；二级汉字3008个，按部首笔画顺序排列。此外，GB/T 2312—1980还规定了汉字的区位码，用于唯一标识每一个汉字。区位码由区号和位号组成，区号和位号均为两位十进制数，共同组成一个四位的区位码，用于汉字的输入、存储和检索。这一标准的制定，为汉字在计算机中的处理奠定了重要的基础。

GB/T 13000—2010是对GB/T 2312—1980的扩展和增强，是《信息技术　通用多八位编码字符集（UCS）　第一部分：体系结构与基本多文种平面》（GB 13000.1—1993）的代替标准。它不仅兼容GB/T 2312—1980的所有汉字和符号，还大幅增加了收录的汉字数量，以满足更多领域的需求。GB/T 13000—2010共收录了10万多个字符，包括20902个汉字，以及众多的日韩汉字和其他特殊符号，极大地丰富了计算机处理汉字的能力。此外，该标准采用双字节编码方式，对于常用汉字和不常用汉字均使用固定长度的编码，从而在保证兼容性的同时提高了编码效率。这一标准的推广和应用，进一步推动了中文信息处理技术的发展。

《信息技术　中文编码字符集》（GB 18030—2022）是对 GB 18030—2000 的修订和更新。该标准收录了超过 8 万个汉字和符号，包括简体字、繁体字、日文假名、韩文谚文、希腊字母、西里尔字母等。支持更多的少数民族文字，如藏文、蒙古文、维吾尔文等。增加了对历史文字、特殊符号和表情符号的支持。此外，该标准采用变长编码方式，支持单字节、双字节和四字节编码，进一步提高了编码效率和兼容性。这一标准的推广和应用，极大地推动了中文信息处理技术的发展，特别是在处理多种语言和符号的场景下，提供了更全面的支持。

汉字编码标准的演进和发展，是我国信息技术进步的体现，也提升了中文在国际信息交流中的地位。同时，汉字编码在国家数字化战略发展中也有着举足轻重的地位，统一且高效的汉字编码标准，不仅确保了海量汉字信息在不同设备和网络环境中的准确存储、传输与交换，更有力推动了电子政务、电子商务、数字文化等领域的蓬勃发展，为构建数字中国提供了坚实支撑。

3）字形码是汉字在输出设备上显示或打印时所采用的编码方式。它详细描述了汉字的具体形状和轮廓，包括笔画粗细、字体风格、字号大小等关键信息。由于不同输出设备的显示或打印特性各异，因此可能需要采用不同的字形码以实现最佳效果。常见的字形码包括点阵字形码和矢量字形码。

点阵字形码通过将汉字划分为若干个点阵单元，每个单元用二进制位表示该点是否着墨，从而构建出汉字的形状。矢量字形码则利用数学函数精确描述汉字的轮廓和笔画，具备更高的分辨率和良好的缩放性，特别适用于高质量打印和显示需求。

在点阵字形码中，用点阵表示汉字字形时，字形码即为该汉字字形的点阵代码。根据显示或打印质量的要求，汉字字形编码可分为 16×16、24×24、32×32、64×64 等不同密度的点阵编码。点数越多，显示或打印的字体效果越美观，但相应地，编码占用的存储空间也越大。例如，图 2-4 展示了一个 64×64 的汉字点阵字形及其字形编码，该编码须占用 64×64÷8=512 字节。

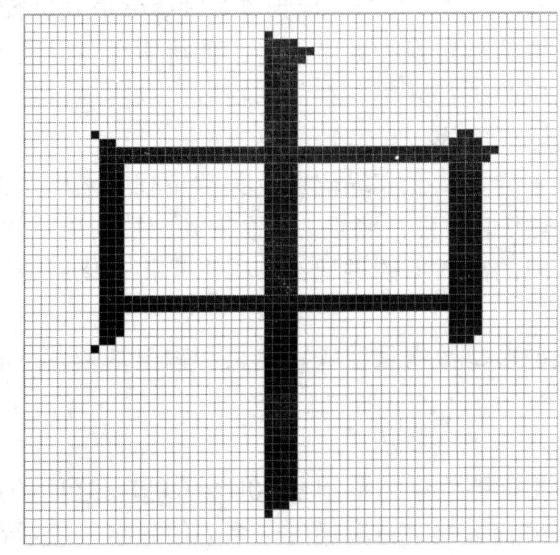

```
0000000000000000
0000000000000000
0000000400000000
0000000780000000
00000007e0000000
00000007c0000000
0000000780000000
0000000780000000
0000000780000000
0000000780000000
0000000780000000
0000000780000000
0000000780000000
0000000780000000
0080000780000c00
0060000780001e00
007fffffffffff80
007fffffffffff00
0070000780001e00
0070000780001e00
0070000780001e00
0070000780001e00
0070000780001e00
0070000780001e00
0070000780001e00
0070000780001e00
0070000780001e00
0070000780001e00
0070000780001e00
0070000780001e00
0070000780001e00
```

```
0070000780001e00
0070000780001e00
007ffffffffffe00
007ffffffffffe00
0070000780001e00
0070000780001e00
0070000780001e00
0000000780001c00
0080000780000000
0000000780000000
0000000780000000
0000000780000000
0000000780000000
0000000780000000
0000000780000000
0000000780000000
0000000780000000
0000000780000000
0000000780000000
0000000780000000
0000000780000000
0000000780000000
0000000780000000
0000000780000000
0000000780000000
0000000780000000
0000000700000000
0000000400000000
0000000000000000
0000000000000000
```

图 2-4　汉字点阵字形和编码

当一个汉字需要显示或打印时，必须将其机内码转换为字形编码，这两者之间是一一对应的。汉字的字形点阵会占用大量存储空间，因此通常将所有汉字的字形编码集中存放在计算机外存储器中，这种存储形式被称为字库。不同的字体，如宋体、黑体等对应着不同的字库。

矢量字形码是一种基于数学公式和几何图形来描述汉字形状的字形码，通过定义汉字笔画的几何形状和路径来构建汉字的形状。矢量化的字形描述与最终文字显示的大小和分辨率无关，因此在不同分辨率的显示设备上都能保持清晰和准确。

点阵字形码和矢量字形码的区别在于，点阵字形码使用像素点来表示汉字形状，在计算机系统内存储的是像素点阵，其编码和存储较为简单，但字形放大后会出现模糊或锯齿状效果；矢量字形码文件格式复杂，需要专门的软件来处理，其占用的存储空间较少，具有高可缩放性、存储效率高、编辑方便，为字体设计和排版提供了强大的灵活性和创造力。

（3）Unicode 字符集编码

Unicode 是一种国际标准字符集编码，旨在为世界上所有语言和符号提供统一的编码方案。它解决了传统编码系统，如 ASCII、GB 2312 等字符集有限、无法支持多种语言的问题，使得计算机能够更高效地处理多语言文本。

Unicode 字符集编码中包含了三套主要的编码方案，它们分别是 UTF-8、UTF-16 和 UTF-32。其中，UTF-8 编码是一种可变长的编码形式，用 1～4 字节表示一个字符。UTF-8 兼容 ASCII 字符集编码，因此在处理英文字符时非常高效，同时也能表示 Unicode 中的所有字符，是目前互联网上最常用的编码形式。UTF-16 和 UTF-32 分别是 Unicode 标准中的 16 位和 32 位编码方案，它们通过使用固定长度的编码单元，为处理更广泛的字符集提供了强有力的支持。

Unicode 编码的优势在于能够支持世界上几乎所有的语言和符号，经过统一编码，避免了传统编码系统之间的冲突和不兼容问题，使得多语言文本处理更加简单和高效。Unicode 在互联网和跨平台数据交换中扮演着重要角色，确保了文本数据在不同系统和设备之间的正确传输和显示，被广泛应用于操作系统、编程语言、网页和文档等。

2.3.4 多媒体数字化

多媒体数字化是指利用数字技术将文本、图像、音频、视频等多种媒体形式进行采集、存储、处理和传输的过程。它将传统的模拟信号转换为数字信号，使得信息可以通过各种数字媒体设备，如计算机、手机、数码相机等进行采集、存储和播放，以实现信息的高效处理和广泛传播，是现代信息技术的重要组成部分。

将模拟信号转换为数字信号，要经过采样、量化和编码三个关键步骤。采样是指按照一定的时间间隔（即采样周期）对连续的模拟信号进行测量，从而得到一系列离散的数值；量化是将采样得到的连续幅度值转换为有限的离散值的过程；编码则是将量化后的数字值转换为二进制代码形式。

在计算机中表示的多媒体信息数据类型多、数据量巨大、输入和输出复杂。下面讨论常用的几种多媒体信息的特点。

（1）音频

音频作为一种广泛存在的声音形式，特指那些频率范围在 20Hz～20kHz 之间的声波，这是人类耳朵能够感知到的频率区间内的声音。数字音频通过一系列的数字来表示音频信号，这种表示方式具有诸多优点，如保真度极高，能够忠实地还原原始声音，以及动态范围宽广，能够涵盖从极微弱到极强烈的声音变化。实现音频的数字化，需要将连续的模拟音频信号转换为由有限个数字表示的离散序列。这一转换过程通常包括以下几个步骤：①选择合适的采样频率，对模拟音频信号进行采样，以捕捉声音的瞬间变化；②选择适当的分辨率，对采样得到的信号进行量化，将其转换为数字形式；③将这些数字信号整合成声音文件，并进行保存。常见的存储音频信息的文件格式有 WAV、VOC 和 MP3 等，每种格式都有其特定的应用场景和优缺点。

脉冲编码调制（pulse code modulation，PCM）编码，是一种广泛应用于非压缩音频数字化领域的技术。其基本原理是将模拟音频信号通过采样、量化和编码三个步骤，转换为一系列数字信号。在 PCM 编码过程中，采样频率的选择至关重要，直接决定了音频信号的频率范围，影响声音的清晰度和细节表现；采样分辨率决定了音频信号的动态范围和保真度，分辨率越高，声音的层次感和细腻度越好。经过 PCM 编码后的音频数据，因其高保真度和宽动态范围，通常具有非常高的音质，广泛应用于 CD 等高质量音频的存储和传输中。PCM 编码也存在一定的局限性，由于其不进行数据压缩，编码后的音频文件数据量较大，因而在存储和传输时需要占用较多的存储空间和带宽。

（2）图像

在计算机中存储的图像可分为图像（image）和图形（graphics）两类文件。图像是由像素组成的栅格图像，记录每个像素的颜色信息，又称位图文件，常用的文件类型有 BMP、JPEG、PNG 等。图形是由数学公式描述的矢量图形，记录几何形状和属性，常用的文件类型有 SVG、AI、EPS 等。图像文件在高分辨率情况下可能会出现模糊或锯齿状，图形文件则与分辨率无关，可以无限缩放，不会出现失真。图像文件通常用于摄影、图像处理等领域，而图形文件则常用于设计、工程制图等领域。

当一幅图像输入计算机系统中进行处理和存储时，必须借助特定的输入设备，如扫描仪、摄像机等，将模拟信号转换为数字信号，才能得到位图文件。这一转换过程主要包括采样、量化和编码三个步骤。采样是指将连续的图像信号，如自然场景，在空间上离散化，即按照一定的分辨率对图像进行分割，形成像素点阵。量化是指将每个像素的颜色值从连续的亮度或颜色范围映射到离散的数字值。例如，将颜色值量化为 8 位（256 种颜色）或 24 位（真彩色，约 1677 万种颜色）。编码是将采样和量化后的图像信息进行组织和存储的过程，通过有效的编码算法，可以将图像数据压缩到较小的存储空间内，同时保证图像在解压缩后能够尽可能地恢复原始质量。常见的图像编码方法有 JPEG、PNG 等，它们在不同的应用场景下具有各自的优势和适用范围。这一系列步骤共同构成了图像数字化的完整流程，确保了图像信息在计算机中的准确存储和再现。

图像采样和量化是多媒体数字化中至关重要的环节。图像采样决定了图像的空间分辨率，即图像中每单位长度内包含的像素数量。采样频率越高，图像的空间分辨率就越高，细节表现也就越丰富。然而，过高的采样频率也会增加图像的存储和处理需求，因此在实际应用中需要权衡采样频率和图像质量之间的关系。图像量化的级数有 1 位、8 位、24 位等，不同的量化级数对应着不同的图像深度和颜色丰富度，量化的级数越多，图像在亮度或颜色上的层次感就越细腻，如 1 位量化只能表示黑白两种颜色，而 24 位量化则可以表示超过 1600 万种颜色。然而，过多的量化级数同样会增加图像的存储和处理复杂度，因此需要在保证图像质量的前提下尽可能减少量化级数。

图形文件是由数学公式描述生成的矢量图文件，矢量图的生成和处理不涉及采样和量化。

（3）视频编码技术

视频编码是指将动态图像序列转换为数字格式的过程，旨在降低数据量，方便存储和传输。视频编码技术的关键在于在确保图像质量的同时，尽可能减少数据体积，从而提升存储效率和传输速度。视频编码技术主要分为有损和无损两种类型。有损编码通过剔除图像中的非关键信息和视觉上不易察觉的部分，实现高效压缩，但会带来一定的图像质量下降。无损编码则力求完整保留原始图像数据，确保无质量损失，但压缩效率相对较低。在实际应用中，根据不同的使用场景和需求，合理选择视频编码方式和参数配置，对于平衡视频质量和存储传输性能具有重要作用。

视频编码格式中，H.264/AVC、HEVC（H.265）、VP9 和 AV1 较为常见。H.264/AVC 作为广泛采纳的编码标准，以其出色的压缩效率和图像品质，被广泛用于高清视频的录制、流媒体的传输以及网络视频等多个领域。作为 H.264 的接班人，HEVC（H.265）进一步增强了压缩能力，能在保持相同图像品质的同时显著降低数据大小，特别适合超高清视频的保存和传输。VP9 由谷歌研发，专注于提供高效的视频压缩技术，尤其在网页视频播放方面应用广泛。AV1 是开放多媒体联盟近期推出的免费视频编码格式，融合了多家科技领军企业的技术优势，致力于提供更优秀的压缩效率和更高的灵活性，预示着视频编码技术的未来趋势。在选择视频编码格式时，需要综合考虑应用场景、设备兼容性以及编码和解码性能等多方面因素。

视频文件类型有 AVI、MOV、MP4、MKV 等多种格式。AVI 格式由微软推出，早期被广泛用于 Windows 操作系统下的视频播放，支持多种音视频流编码。MOV 格式作为苹果公司的专属视频格式，常见于 Mac 设备和 iOS 设备上的视频存储和播放。MP4 格式以其良好的兼容性和较小的文件体积，成为网络上最流行的视频格式之一，被广泛应用于在线视频播放和移动设备存储。MKV 格式以其开源、免费和强大的封装能力，支持多种音视频编码和字幕流，受到广大高清视频爱好者的青睐。了解不同视频文件类型的特点和适用场景，有助于人们更好地管理和播放视频文件。

2.3.5 数据压缩技术

数据压缩技术是一种通过减少数据冗余或重新编码数据来减小文件大小的技术。在数字化时代，多媒体信息的数据量呈现出爆炸式增长的趋势，若不进行有效处理，这些庞大的数据将极大地占用有限的存储空间，并对数据传输效率产生显著的负面影响。因此，为了更高效地存储和传输海量信息数据，必须对数据进行必要的压缩处理。数据压缩技术被广泛应用于文件存储、网络传输、多媒体处理等领域。

数据压缩技术根据压缩后有无损失，又分为两大类：无损压缩和有损压缩。

1）无损压缩是指压缩后的数据可以完全恢复为原始数据，没有任何信息丢失，能够在不牺牲数据质量的前提下，有效减小文件体积，从而显著提高存储设备利用效率和数据传输速度的压缩技术。常见的无损压缩算法有基于字符出现频率的 Huffman 编码、基于字典的 LZ77/LZ78 算法等。目前常用的无损压缩格式有 ZIP、RAR 等，广泛应用于文本存储、电子邮件附件传输等场景。

2）有损压缩是指压缩过程中会丢失部分信息，数据无法完全恢复为原始数据的压缩技术。常见的有损算法包括 JPEG、MP3、MPEG 等。JPEG 算法可用于图像压缩，可以去除图像的高频细节。在网络环境中，通过 JPEG 算法压缩的图像，其所丢失的信息是人眼难以察觉的。MP3 算法可用于音频压缩，用于去除人耳不敏感的音频频率。MPEG 算法可用于视频压缩，通过帧间冗余和运动估计来减少视频数据。有损压缩技术可以使图像、音频和视频等在上传、下载的过程中更加迅速，从而极大地提升用户体验。

数据压缩技术是现代信息技术中不可或缺的部分，通过减少数据量来实现数据的高效存储和传输。无损压缩技术适用于需要精确还原数据的场景，而有损压缩技术则在多媒体领域中得到广泛应用，通过牺牲部分数据质量来实现更高的压缩率。在实际应用中，根据不同需求和场景灵活选择合适的压缩技术，能够更好地平衡数据质量与存储传输效率之间的关系。

2.4　计算机网络技术基础

计算机网络是信息时代的核心基础设施，通过物理或无线介质将分散的计算设备、终端系统及服务资源互联，实现数据的高效传输、资源共享与协同处理。其核心目标是以标准化协议为基础，构建可靠、安全且可扩展的通信架构，以满足从个人通信到全球互联网的多层次需求。现代网络技术不仅涵盖硬件设备、传输介质、拓扑结构和软件协议，还涉及网络安全、云计算、边缘计算等新兴领域，是支撑数字化社会运转的底层技术支柱，已渗透至经济、教育、医疗等社会各个领域。

2.4.1　网络定义与分类

1. 计算机网络及其发展

计算机网络是利用通信设备和通信线路将地理上分散的、具有独立功能的计算机系统按不同的拓扑结构形式连接起来，在网络操作系统、网络管理软件及网络通信协议的管理和协调下，实现资源共享和信息传递的系统。

计算机网络由若干节点（node）和连接这些节点的链路（link）以及通信协议组成。图 2-5 所示为计算机网络基本结构，其中的计算机、路由器、服务器、智能手机和家电、共享打

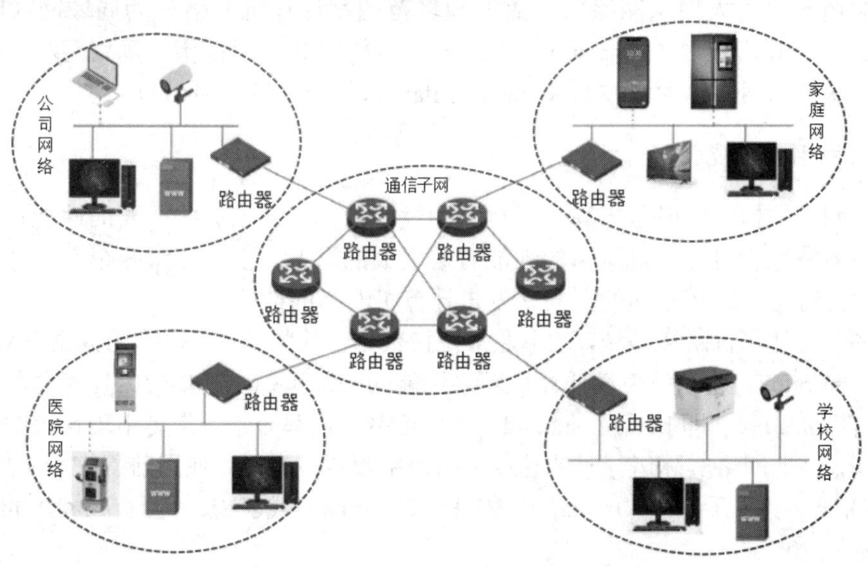

图 2-5　计算机网络基本结构

印机等节点向用户提供信息服务；链路可以是有线链路和无线链路，用于确保数据的可靠传输和连接不同网络设备；通信子网由一些通信链路和路由器组成，用于进行数据通信；通信协议是确保计算机之间进行互联和交换信息而制定的一组规则或标准，实现这些通信协议的软件和硬件是计算机网络不可缺少的组成部分。图 2-5 中的公司网络、家庭网络、医院网络和学校网络等都是典型的计算机网络。多个网络通过路由器和通信子网相互连接起来，构成了一个覆盖范围更大的计算机网络，称为互连网。

计算机网络基本功能包括资源共享、数据通信和分布式处理。资源共享是计算机网络的主要目的，涉及硬件、软件和信息资源的共享。数据通信提供强大的通信手段，支持不同地理位置的计算机用户进行信息交流。分布式处理则利用网络中的多台计算机协同工作，提高处理效率和系统性能。

20 世纪 50 年代中期至 60 年代末期，计算机技术与通信技术初步结合，形成面向终端的计算机网络。随后由于通信技术的发展需求，发展出了初级计算机网络，其以通信子网为中心，用户共享的资源子网作为通信子网的外围网。到 20 世纪 70 年代初期，ISO 提出了开放系统互连（open system interconnection，OSI）参考模型，发展了开放式的标准化计算机网络。到了 20 世纪 90 年代中期至 21 世纪初期，计算机网络与互联网开始向着全面互连、高速、智能化发展，形成综合性、智能化和宽带化且融入有线和无线连接的高速网络。

2. 计算机网络的分类

计算机网络的分类方法有很多，可按网络规模、距离远近、连接方式等分类。按使用的传输介质，计算机网络可分为有线网和无线网；按网络的拓扑结构，可分为星形网、环形网、总线网、树形网、网状网、混合网（如总线、星形混合网）等；按使用的协议，可分为 TCP/IP 网，系统网络体系结构（system network architecture，SNA）网，互联网分组交换协议（Internet packet exchange，IPX）网等；按网络使用的性质，可分为公用网和专用网；按网络使用的对象，可分为政府网、企业网、金融网、校园网等。

更多的情况下，人们从网络所覆盖的地域范围将计算机网络分为局域网（local area network，LAN）和广域网（wide area network，WAN）。将作用范围在局域网和广域网之间的，如一个城市的网络称为城域网（metropolitan area network，MAN）。

3. 计算机网络性能指标

计算机网络的性能一般是指其几个重要的性能指标。除了这些重要的性能指标外，还有一些非性能特征也对计算机网络的性能有着很大的影响。以下介绍四个常用性能指标以及一些非性能特征，并从不同的方向来度量计算机网络的性能。

1）速率。在计算机网络领域，速率通常是指数据传输的速率，也称为数据率（data rate）或比特率（bit rate）。速率是衡量计算机网络性能的关键指标，其单位为比特每秒（bit/s 或 b/s），有时简写为 bps，即 bits per second。当讨论网络速率时，通常是指理论上的额定速率或标称速率，并非网络实际运行时的速率。当速率数值较高时，使用前缀来表示单位 bit/s。例如，K（kilo）代表千，M（mega）代表兆，G（giga）代表吉。因此，4×10^9bit/s 的数据率可以表示为 40Gbit/s。

2）带宽（bandwidth）。在计算机网络中，带宽表示网络中某通道传送数据的能力，表示在单位时间内网络中的某信道所能通过的“最高数据率”，单位为比特每秒（bit/s）。

3）吞吐量（throughput）。吞吐量表示在单位时间内通过某个网络的实际数据量。吞吐量受网络带宽或网络额定速率的限制。例如，对于一个 1Gbit/s 的以太网，其额定速率是 1Gbit/s，这个数值是该以太网的吞吐量的上限值，其实际的吞吐量可能只有 100Mbit/s，甚至更低。有时吞吐量还可用每秒传送的字节数或帧数来表示。

4）时延（dela 或 latency）。时延是指数据从网络的一端传送到另一端所需的时间，也称为延迟或迟延。网络中的时延是由发送时延、传播时延、处理时延和排队时延等几个不同的部分组成。一般而言，小时延的网络性能要优于大时延的网络。

5）计算机网络非性能特征。

① 价格。网络的价格包括设计和实现的费用，网络的性能与其价格密切相关。一般而言，网络的速率越高，其价格也越高。

② 质量。网络的质量取决于网络中所有构件的质量，包括构件组网方案。网络的质量能影响很多方面，如网络的可靠性、网络管理的简易性，以及网络的一些性能。高质量的网络往往价格也较高。

③ 标准化。网络硬件和软件的设计既可以按照通用的国际标准，也可以遵循特定的专用网络标准。采用国际标准的设计，有更好的互操作性，更易于升级换代和维修以及获得技术支持。

④ 可扩展性和可升级性。在构造网络时应考虑今后可能会需要扩大网络规模和升级网络性能等，网络的性能越好，其扩展费用往往也越高，难度也会相应增加。

2.4.2　网络传输介质

网络传输介质是指用于在计算机网络中传输数据的物理媒介或通道，其核心功能是将编码后的数据从发送设备传递到接收设备。传输介质的选择直接影响网络的性能、覆盖范围及成本。

根据物理形态与传输原理，网络传输介质可分为有线传输介质和无线传输介质两大类。有线传输介质通过实体线路传输数据，具有高可靠性、抗干扰性强等特点，但受限于物理连接。无线传输介质通过电磁波传输数据，摆脱物理线路限制，但易受环境干扰。网络传输介质具体分类如图 2-6 所示。

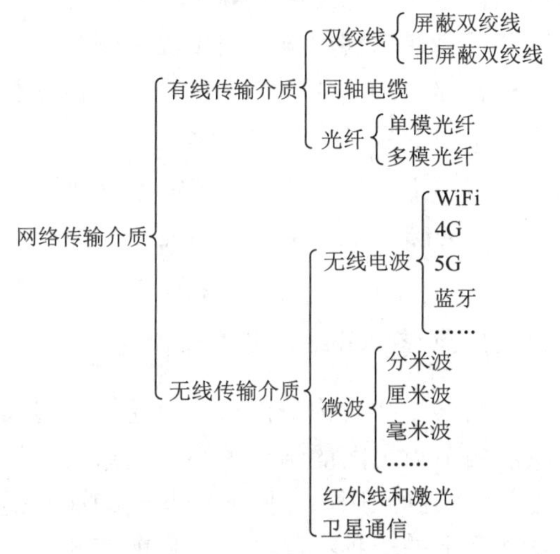

图 2-6　网络传输介质分类

（1）有线传输介质

有线传输介质是指在两个通信设备之间实现的物理连接部分。它能将数据信号从一方传输到另一方。有线传输介质主要有双绞线、同轴电缆和光纤。双绞线和同轴电缆传输电信号，光纤传输光信号。

双绞线由两根采用一定规则并排绞合的、相互绝缘的铜导线组成，又分为屏蔽双绞线和非屏蔽双绞线。屏蔽双绞线抗干扰能力较好，具有更高的传输速度，但价格相对较贵。非屏蔽双绞线价格便宜，传输速度偏低，抗干扰能力较差。双绞线价格便宜，被广泛用于局域网和传统电话网。

同轴电缆由导体铜质芯线、绝缘层、网络编织屏蔽层和塑料外层构成，按特性阻抗数值的不同，分为 50Ω 和 75Ω 同轴电缆两类。其中 50Ω 同轴电缆主要用于传送基带数字信息，在局域网中得到广泛应用；75Ω 同轴电缆主要用于传输宽带信号，在有线电视系统中应用广泛。同轴电缆具有良好的抗干扰特性，被广泛用于传输较高速率的数据，价格较双绞线高。

光纤通信就是利用光导纤维（简称光纤）传递光脉冲来进行通信。光纤又分为单模光纤和多模光纤，其中单模光纤的光源为激光二极管，传输损耗较小，适合远距离数据传输；多模光纤的光源为发光二极管，传输距离变长时存在失真，适合近距离数据传输。

（2）无线传输介质

无线传输介质是指人们周围的自由空间。在自由空间传输的电磁波根据频谱可将其分为无线电波、微波、红外线、激光、卫星通信等，信息被加载在电磁波上进行传输。

无线电波频段范围为 3kHz～300GHz，包括长波、中波、短波、微波等。无线电波具有较强的穿透能力，可以传输很长的距离，因此被广泛地应用于通信领域，如无线手机通信，以及计算机网络中的无线局域网（WLAN）——无线保真（wireless fidelity，WiFi）（2.4GHz/5GHz）、4G/5G 移动通信以及物联网设备低功耗广域连接。无线电波是将信号向所有方向散播，这样在有效距离范围内的接受设备就无须面对某一个特定方向以与无线电波发射者进行通信连接，大幅简化了通信连接，这也是无线电传输的最重要优点之一。

微波通信的频率较高、频段范围也很广，载波频率通常为 2～40GHz，按波长分为分米波、厘米波和毫米波等。与通常的无线电波不同，微波通信的信号沿直线传播，在地面的传播距离有限，超过一定距离后就要用中继站来接力，适用于城市间点对点通信（如运营商骨干网备份链路）和卫星通信的上行/下行链路。

当前，高带宽无线通信主要依赖于三种技术：微波、红外线和激光。这些技术均以直线方式传播信号。红外线通信与激光通信在传输过程中会将信号转换为特定格式的红外光信号和激光信号，随后直接在空间中进行传播。这两种传输方式具有较高的安全性，不易被截获，但容易受到障碍物的干扰。其常见应用场景包括短距离设备配对，如红外遥控器、打印机连接，以及激光测距等。

卫星通信利用地球同步卫星作为中继来转发微波信号，克服了地面微波距离的限制。三颗相邻 120° 的同步卫星几乎能覆盖整个地球表面，基本能实现全球通信。卫星通信的优点是通信容量大、距离远、覆盖广，缺点是端到端的传播延迟长，一般在 250～270ms，主要应用于偏远地区网络覆盖以及航空与航海通信。

2.4.3 网络拓扑结构

1. 网络拓扑结构定义及种类

网络拓扑结构是指网络中通信线路和节点的几何形状，用以表示整个网络的结构外貌，反映各节点之间的结构关系。网络拓扑结构直接影响整个网络的设计、功能、可靠性和成本等。实际应用中，网络拓扑结构通常是网络的传输介质和连接到网络上的任意设备之间在物理上的一种布线结构。目前广泛使用的网络拓扑结构有星形拓扑、环形拓扑、树形拓扑、总线型拓扑、网状拓扑及混合型拓扑等。

1）星形拓扑结构是指位于网络中央的主站点通过点对点的连接方式与工作站通信的拓扑结构，如图 2-7（a）所示。星形拓扑结构组网简单，管理容易，可扩充性强，但是节点之间的连接需要大量的电缆，组网费用较高，当主站点发生故障时，整个网络将会瘫痪。

2）环形拓扑结构是指站点之间通过中继器的点对点连接而形成一个闭合的环形网络的拓扑结构，如图 2-7（b）所示。环形拓扑结构可以避免网络中站点之间的冲突，在实际应用中常作为高速宽带网络的基本结构，但存在建设费用比较高和网络管理复杂的缺点。

3）树形拓扑结构是星形拓扑结构的扩展，用于形成层次化的网络，如图 2-7（c）所示。树形拓扑的形状像一棵倒置的树，顶端是树根，树根以下有分支，每个分支还可再有子分支。树形拓扑一般采用全双工以太网交换机作为级联设备，易于扩展，故障隔离较容易，但各个节点对根存在强依赖。

4）总线型拓扑结构是指网络中的所有设备通过相应的硬件接口直接连接到公共总线上的拓扑结构，如图 2-7（d）所示。总线型拓扑结构各节点之间按广播方式通信，一个节点发出的信息，总线上的其他结点均可“收听”到。总线型拓扑结构简单、布线容易、可靠性较高，易于扩充，是局域网常采用的拓扑结构。总线型拓扑所有的数据都须经过总线传送，总线成为整个网络的瓶颈，一旦出现故障诊断较为困难。

5）网状拓扑结构中，网络上的每台计算机相互连接，所有设备之间建立点对点连接，如图 2-7（e）所示。网状拓扑结构提供高级别的冗余，因此即使一条链路出现故障，数据也可以通过另一条路径到达目的地。网状拓扑结构的缺点是安装和实现复杂、价格昂贵。

6）混合型拓扑结构组合了两个或多个拓扑结构，如图 2-7（f）所示，不能以一个标准拓扑结构来衡量。混合型拓扑结构提供了高效灵活的网络拓扑，可扩展性极强，但也有设计复杂实现成本高的缺点。

计算机网络应用场景丰富，其网络拓扑结构也在随着需求不断改进，在无线网络（如 5G）应用场景下，蜂窝拓扑使用较多，其节点按六边形区域分布，支持移动设备无缝切换。

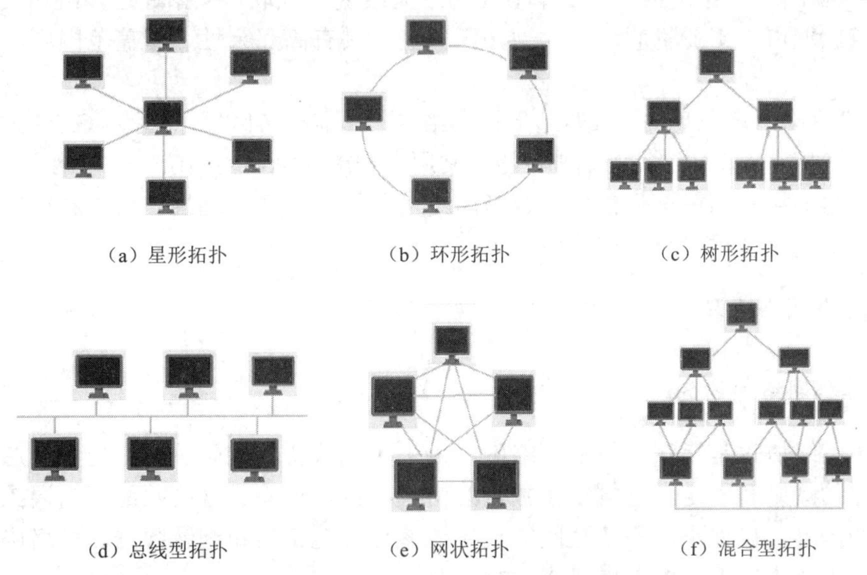

（a）星形拓扑　（b）环形拓扑　（c）树形拓扑

（d）总线型拓扑　（e）网状拓扑　（f）混合型拓扑

图 2-7　常见网络拓扑结构

2. 无线网络及其拓扑结构

无线网络（wireless network）是指通过无线电波、红外线、激光等无线传输介质实现设备间互联和数据传输的网络，支持设备在移动或固定位置下灵活接入网络。无线网络根据覆盖范围和用途可分为多种类型：无线个人域网（wireless personal area network，WPAN），如基于蓝牙（bluetooth）、ZigBee、Lora 等标准，用于耳机、智能家居等短距离设备互联；无线局域网（WLAN），如基于 IEEE 802.11-2020 标准的 WiFi 网络，覆盖家庭、办公室等小范围场景；无线城域网（wireless metropolitan area network，WMAN），如基于 IEEE 802.16-2017 标准的全球微波接入互操作性（world interoperability for microwave access，WiMax）网络，覆盖城市范围；无线广域网（wireless wide area network，WWAN），如 4G/5G 蜂窝网络，支持广域移动通信。

无线网络主要通过无线接入点（access point，AP）接入网络，其拓扑结构与有线网络有所不同，主要分为点对点（point-to-point, P2P）、点对多点（point-to-multipoint, P2MP）、自组织网络（ad-hoc network）、网状网络（mesh network）和蜂窝网络（cellular network）等。

1）在点对点拓扑结构中，两个设备直接通过无线链路通信，无须中间节点。其连接简单高效，适用于专用链路，但传输距离受信号强度限制，主要应用于连接两个建筑物的网络、无人机与地面站通信等场景。

2）在点对多点拓扑结构中，一个中心节点（如基站、AP）与多个终端设备通信，类似星形拓扑。其特点是中心节点集中控制，终端设备间通过中心节点中转数据。点对多点结构的网络覆盖范围广，适合用户密集场景，如蜂窝网络（4G/5G 基站）、卫星通信。

3）在自组织网络拓扑结构中，设备间直接互联，无须基础设施支持，即可形成动态对等网络。其主要应用在军事战场、应急通信、车载自组网等场景，是临时性网络，节点兼具终端和路由功能，灵活性高，但网络管理和扩展性较差。

4）在网状网络拓扑结构中，多个节点通过无线链路互联，数据通过多跳路径传输，主要应用于智慧城市、工业物联网、大型园区覆盖，具有高冗余性、覆盖范围广、部署成本较高等特点。

5）蜂窝网络由多个基站组成六边形蜂窝结构，覆盖连续区域，支持 4G/5G 通信的移动性管理，也需要复杂基站这类的基础设施，常用于智能手机移动通信、物联网广域连接等。

无线网络的拓扑结构选择需要综合考虑覆盖范围、设备移动性、成本和可靠性要求，实际网络中常结合多种拓扑结构使用。

2.4.4 计算机网络协议

1. 计算机网络协议的概念和组成

计算机网络协议是指在计算机网络中，为了实现数据的准确、可靠传输，通信双方必须共同遵守的规则和约定。它规定了数据的格式、传输顺序、速度匹配、错误控制以及语义等方面的内容，确保不同系统之间的设备能够正确地交换和理解数据。网络协议也可简称为协议，主要由以下三个要素组成。

1）语义：定义了需要发出何种控制信息，完成何种操作以及做出何种响应。它规定了通信双方在进行通信时所需遵循的意义和解释，确保双方对所传输的数据有共同的理解。

2）语法：规定数据与控制信息的结构或格式。它明确了数据和控制信息的排列顺序、编码方式以及数据的单位等，使得通信双方能够正确地识别和解析所接收到的信息。

3）时序：对事件的执行顺序进行说明，也称为同步。它规定了通信过程中各个操作的先后顺序和时间关系，确保双方在合适的时间进行正确的操作，避免数据冲突和混乱。

网络协议是计算机网络不可缺少的组成部分，连接在网络上的一台计算机做任何事情都需要有相应的协议。网络协议通常有两种不同的形式，一种是使用便于人阅读和理解的文字描述，另一种是使用计算机能够理解的程序代码。常见的网络协议包括 TCP/IP、超文本传送协议（hypertext transfer protocol，HTTP）、文件传送协议（file transfer protocol，FTP）、简单邮件传送协议（simple mail transfer protocol，SMTP）等，这些协议在不同的网络层次上发挥作用，共同实现了计算机网络中复杂的数据通信功能。

2. OSI 七层参考模型

为了解决计算机网络中不同系统之间互连互通的复杂性问题，国际标准化组织（ISO）于 1983 年正式颁布了“信息技术–开放系统互连参考模型（OSI）”。该模型将计算机网络的通信功能划分为七个层次，每一层都建立在下一层的基础上，并向其上一层提供服务。这种分层思想的主要目的是降低网络系统的复杂性，使网络设计更加模块化、易于实现和维护，并且有利于不同厂商设备之间的互联互通。

OSI 七层模型如图 2-8 所示，从下到上依次为物理层（physical layer）、数据链路层（data link layer）、网络层（network layer）、传输层（transport layer）、会话层（session layer）、表示层（presentation layer）和应用层（application layer）。

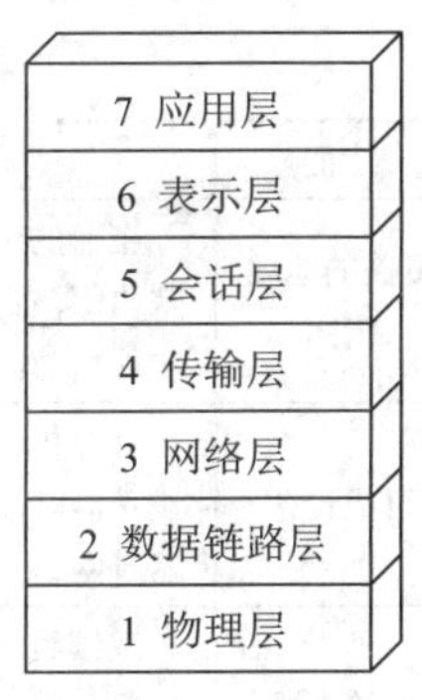

图 2-8 OSI 七层模型

1）物理层是 OSI 模型的最底层，主要负责处理物理连接的机械、电气、功能和规程特性，为数据的传输提供物理介质，实现原始的比特流传输。物理层设备包括网卡、集线器、中继器、调制解调器等。

2）数据链路层的主要功能是将物理层接收到的原始比特流组合成数据帧，并进行错误检测和纠正，以及实现介质访问控制。它负责在相邻节点之间可靠地传输数据帧，确保数据在物理链路上传输时的完整性和正确性。

3）网络层负责将数据分组从源端传输到目的端，主要解决如何在多个网络中进行路由选择和转发的问题，还负责实现拥塞控制、流量控制以及数据分组的分片与重组等功能。路由器是网络层的主要设备，根据路由表中的信息来决定分组的转发路径。

4）传输层的主要任务是向用户提供可靠的端到端数据传输服务，负责建立、维护和管理运输连接，实现流量控制、错误恢复以及多路复用等功能。

5）会话层的主要功能是建立、管理和终止会话连接，以便进行数据交换，并负责维护会话的整个生命周期。

6）表示层主要负责使通信双方能够正确地理解和处理所传输的数据，可以进行数据的压缩、解压缩、加密、解密以及数据格式的转换等操作。

7）应用层是 OSI 模型的最顶层，它直接为用户的应用程序提供服务。应用层包含了各种各样的网络应用程序和服务，如 HTTP、FTP、SMTP、邮局协议版本 3（post-office protocol，POP3）等。

OSI 七层参考模型为理解计算机网络的结构和功能提供了一个清晰的框架。每一层都有其特定的作用和功能，从物理层的比特流传输到应用层的用户服务，各层之间相互协作，共同实现了计算机网络中复杂的数据通信过程。虽然在实际的网络实现中，如 TCP/IP 模型，并没有严格遵循 OSI 七层模型的划分，但是 OSI 模型的分层思想和各层的功能定义仍然为网络的设计、开发和维护提供了重要的理论基础和指导意义。

2.4.5 局域网、广域网与互联网

局域网规模小，覆盖的地理范围也小，一般为几百米到几千米，通过高速链路实现设备间即时通信与资源共享，适用于建立校园网络、办公网络等小范围内部网络。广域网规模大，覆盖的地理范围可以从几十千米到上千千米，甚至上万千米，是跨地区的、由各种网络互联而成的大型网络，支撑跨区域机构协作与数据同步。互联网以 TCP/IP 协议为纽带，将全球网络互联为开放的信息共享平台，成为现代社会的基础设施。三者的核心差异在于覆盖范围、管理权限与技术架构，其中局域网注重效率与封闭性，广域网聚焦可靠性与扩展性，互联网则通过去中心化实现全球化服务。随着 5G、物联网、软件定义广域网等技术的普及，三类网络的界限逐渐模糊。局域网向智能化运维发展，企业广域网借助边缘计算实现本地化智能决策。下面通过一个医院网络系统来对比分析局域网、广域网和互联网的区别，如表 2-2 所示。

表 2-2 局域网、广域网和互联网在医院网络中的对比分析表

特征	局域网（LAN）	广域网（WAN）	互联网（Internet）
覆盖的地理范围	覆盖的地理范围较小，通常在医院内部，如一栋建筑、一个院区等，实现局部区域内计算机的互联	覆盖的地理范围广，可跨越城市、地区甚至国家，用于连接不同地区的医院或医疗机构	由全球范围内的计算机网络相互连接而成的庞大网络系统，实现了全球范围内的信息交换和资源共享
组成设备	计算机、服务器、打印机等终端设备，以及交换机、集线器、路由器等网络互联设备	路由器、交换机、调制解调器等网络设备，以及通信卫星、微波中继站等广域网传输设备	众多的路由器、交换机、服务器等网络设备，构成了互联网的基础设施
传输介质	双绞线、同轴电缆或光纤等有线传输介质，也可使用无线电波等无线传输介质	主要使用光纤、卫星通信、微波等长距离传输介质	综合运用了光纤、卫星通信、微波等多种传输介质
传输速度	传输速率较高，从传统的 10Mbit/s、100Mbit/s，到 1000Mbit/s 甚至 10000Mbit/s	传输速率相对较低，但随着技术发展也在不断提高	传输速率因网络接入方式和地区而异，从拨号上网的几千比特每秒到光纤接入的数百兆比特每秒甚至更高
安全性	相对较高，因为网络范围较小，易于管理和控制，但需要采取措施防止内部数据泄露和外部攻击	较低，因为网络范围广，涉及的设备和链路多，容易受到攻击，需要采取多种安全措施	复杂，需要多种安全技术和策略来保障网络安全，如防火墙、数据加密等
用途	连接医院内部的计算机、服务器、打印机等设备，实现文件共享、打印共享及内部通信，支持医院信息系统如 HIS、LIS、PACS 等的运行	连接不同地区的医院或医疗机构，实现远程医疗、远程教育等区域医疗应用及与政府管理系统的对接，支持医院之间的数据交换和协同工作	面向公众提供远程医疗服务，如医院的官方网站，主要功能是向患者提供便捷服务，包括查询医生出诊信息、预约挂号、远程问诊等
成本	相对较低，设备和线路成本较低，维护简单	较高，需要更多的设备和线路投资，维护复杂	接入成本因地区和服务提供商而异，但整体基础设施建设成本巨大

2.5 互联网技术概述

互联网是一个基于 TCP/IP 协议族的全球化网络，通过标准化协议将不同网络（如广域网、局域网）连接成逻辑上的单一网络，是全球化信息共享的基础设施。互联网技术的核心在于协议标准化与技术创新，其应用已渗透至社会各领域，并持续推动产业升级与生活方式变革。未来，随着 AI、量子计算等技术的突破，互联网将进一步成为新质生产力的核心驱动力。

2.5.1 发展历程与现状

互联网自诞生以来，其发展大致可划分为以下几个阶段。

（1）互联网的起源（20 世纪 60～70 年代）：冷战时期的科技突破

互联网的诞生并非源于商业利益的驱动，而是源于冷战时期复杂而严峻的军事战略需求。1969 年，美国国防部高级研究计划局（Defense Advanced Research Projects Agency，DARPA）创建了阿帕网（ARPANET），成为互联网的雏形。本阶段互联网技术以 ARPANET 和 TCP/IP 协议为核心，主要是政府和学术机构的专属工具。

（2）互联网商业化的起点（20 世纪 80～90 年代）：从科研工具到全球连接

到了 20 世纪 80 年代，互联网开始向商用化和大众化发展。1983 年，TCP/IP 协议标准的正式确立，使得全球计算机可以通过统一的标准进行通信，这标志着现代互联网的真正诞生。此时互联网开始进入企业和个人的生活，为未来的互联网产业奠定了基础。

（3）互联网的黄金时代（21 世纪初～10 年代）：社交网络与移动互联网崛起

进入 21 世纪，互联网进入了快速增长的黄金时代。这一时期社交网络、电子商务和移动互联网迅速崛起。互联网交流方式更加多元化，智能手机、移动支付以及 4G 网络的普及，使得移动互联网的体验大幅提升。

（4）互联网的智能化时代（21 世纪 20 年代至今）：AI、Web 3.0 与大模型的崛起

进入 21 世纪 20 年代，互联网步入智能化和去中心化的新时代，AI 大模型、Web 3.0 和物联网等技术正在重塑互联网的未来。5G 网络的普及，使得 VR、AR 等技术快速发展，为元宇宙的诞生提供了基础支撑。虚拟社交、数字身份、沉浸式体验将成为未来互联网的重要组成部分。

互联网技术从信息传输管道发展为智能生态核心，其演进史是技术、经济与社会需求交织的产物。当前，以 AI 驱动的“新质互联网”正重塑网络架构与应用模式，未来将迈向更普惠、安全与智能的全球互联时代。

2.5.2 TCP/IP 协议

1. TCP/IP 体系结构

OSI 模型的七层体系结构（图 2-8）的概念清楚，理论也较完整，但它既复杂又不实用。TCP/IP 的体系结构则不同，是一个四层的体系结构，只有应用层、传输层、网络层和网络接口层。

图 2-9 给出了 OSI 和 TCP/IP 体系结构以及各类协议的关系。在 TCP/IP 体系结构中，

应用层、表示层、会话层合并为应用层，传输层和网络层保留，数据链路层和物理层归并在网络接口层。TCP/IP 体系结构比 OSI 体系结构简单，在实际的应用中效率更高，成本更低。

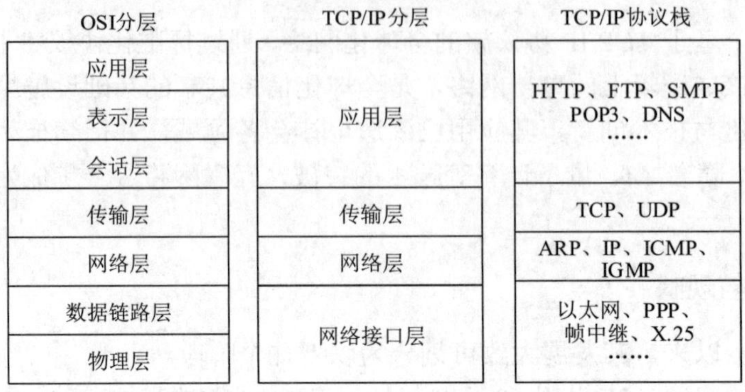

图 2-9 OSI 和 TCP/IP 模型体系结构

TCP/IP 是指能够在多个不同网络间实现信息传输的协议栈（簇），不仅包含 TCP 和 IP 两个协议，还包括 FTP、SMTP、HTTP、用户数据报协议（user datagram protocol，UDP）等协议，因为 TCP 协议和 IP 协议最具代表性，所以被称为 TCP/IP 协议。TCP/IP 四层体系结构中，最重要的是传输层和网络层，因此以在这两层中使用的主要协议 TCP 和 IP 协议的名称将其命名为 TCP/IP 模型体系结构。

2. TCP/IP 各层主要协议

下面介绍 TCP/IP 模型各层的主要协议。

1）网络接口层主要对电信号进行分组并形成具有特定意义的数据包，然后以广播的形式通过物理介质发送给目的主机，主要有以太网协议。以太网协议规定接入网络的设备都必须安装网络适配器（网卡），数据包必须是从一块网卡传送到另一块网卡。网络接口层会给每一个数据包添加源主机和目的主机的介质访问控制（medium access control，MAC）地址（网卡的编号）在包头里面，以太网采用广播形式，把数据包发送给该子网内所有主机。子网内每台主机在接收到这个数据包以后，都会读取数据包首部中的目的 MAC 地址，然后与自己的 MAC 地址进行对比，如果相同就进行下一步处理；如果不同，就丢弃这个包。

2）网络层的主要工作是定义网络地址、区分网段、子网内 MAC 寻址、对不同子网的数据包进行路由。网络层主要使用 IP 协议、地址解析协议（address resolution protocol，ARP）。

IP 协议定义了网络上信息传递的方式，用于连接多个分组交换网络。它负责将数据包从源主机传输到目的主机，并在需要时将数据包分段和重组。此外，IP 协议还规定了一套网络地址系统，即 IP 地址，用于区分两台主机是否位于同一网络。

目前，IP 协议有两个主要版本：IPv4 和 IPv6。IPv4 使用 32 位地址长度，能够提供大约 42 亿个独特的地址。然而，随着互联网的迅猛发展，IPv4 地址资源已接近耗尽。为应对这一挑战，IPv6 应运而生，它采用 128 位地址长度，能够提供约 3.4×10^{38} 个独特的地址，几乎足以给地球上每一粒沙子分配一个地址，从而极大地扩展了地址空间。IPv6 还提升了网络安全性，提高了网络传输效率，预示着它将成为未来互联网发展的主流。

在互联网中，每台主机都拥有一个独特的 IP 地址，用以标识其身份。这个地址由两部分组成：前面部分代表网络地址，后面部分标识该主机在局域网中的具体位置。如果两个

IP 地址位于同一子网内，它们的网络地址部分必定相同。

ARP 的主要功能是通过目的主机 IP 地址查询目的主机的 MAC 地址，以确保网络通信的顺利进行。ARP 的核心功能是将网络层的 IP 地址转换为网络接口层的 MAC 地址。

3）传输层的核心职责在于定义端口号，以标识不同的应用程序，确保端到端通信得以实现。这一层主要通过 UDP 和 TCP 两种协议来执行其功能。

UDP 负责端口号的定义。在同一台主机上，每个应用程序都会被分配一个独特的端口号，以确保网络传输的数据包包含端口信息。数据包抵达目的主机后，系统会根据端口号将数据包导向相应的应用程序。UDP 结构简单且易于实现，但缺乏确认机制，一旦数据包被发送，发送方无法得知接收方是否成功接收。

TCP 是在 UDP 基础上增加了确认机制。每当发送一个数据包，TCP 就要求接收方确认收到。若发送方在一定时间内未收到确认信息，则表明数据包可能丢失，此时发送方必须重新发送该数据包。

4）应用层的主要工作是定义数据格式并按照对应的格式解读数据。理论上，有了以上三层协议的支持，数据可以从一台主机的应用程序传输到另一台主机的应用程序，但此时传输的数据是字节流，应用程序识别困难。因此，应用层定义了各种各样的协议来规范数据格式，常见的有 HTTP、FTP、SMTP 等。

2.5.3　互联网技术的应用

互联网技术是以全球互联互通为核心，通过通信协议、分布式计算与智能算法构建全球数字化基础设施，当前正加速与人工智能、物联网及区块链等前沿技术深度融合。生成式人工智能驱动内容创作与决策优化，边缘计算赋能自动驾驶与智能制造，区块链保障数据可信流转，5G/6G 高速网络将支撑工业物联网、远程医疗等高实时性场景，而量子通信与网络切片技术则突破安全与效率瓶颈。这些技术协同推动智慧城市、元宇宙、数字孪生等新型应用落地，重塑生产生活模式，实现从“万物互联”到“数智共生”的跃迁，构建起支撑全球数字化转型的智能泛在化网络生态。以下是互联网技术的核心应用领域及典型实例分析。

（1）互联网技术的核心应用领域

互联网技术的核心应用领域包括基础通信和信息交互、社交媒体、电子商务、在线教育、企业云服务与物联网等。电子邮件系统和实时通信等技术应用于基础通信与信息交互，深刻改变了人们的社交模式，人们可随时随地分享生活、交流想法、拓展社交圈。超文本传输安全协议（hypertext transfer protocol secure，HTTPS）、大数据技术、区块链和加密技术等助力电子商务与在线服务，改变了传统购物方式，人们足不出户即可在平台浏览和购买商品，享受便捷配送服务。内容分发网络和网页实时通信（web real-time communication，WebRTC）等技术实现实时互动教学，丰富了教育途径，提供丰富课程资源，让学习者能够根据自身需求和节奏进行学习，提升了知识获取效率。云计算与大数据为企业提供强大计算和存储资源，支持大数据分析、人工智能等技术应用，助力企业智能决策和创新发展。物联网通过互联网将设备、物品互联，实现智能化控制和管理，在智能家居、工业自动化、环境监测等领域提高生产效率、优化资源分配、改善生活质量。随着 5G 网络、自然语言处理、知识图谱和边缘计算等新兴技术的出现，互联网技术在智能终端、远程医疗、智能交通、智能客服与自动化等方面的应用逐渐丰富。

（2）互联网技术在医疗健康领域的应用

1）远程诊疗与区域协同救治：基于5G/光纤网络实现高清视频通信，结合医学数字成像与通信（DICOM）等医疗影像传输标准确保数据无损传输，构建远程会诊系统。通过卷积神经网络等AI图像识别算法分析CT、磁共振成像（magnetic resonance imaging，MRI）影像，辅助医生快速定位病灶。采用区块链技术保障跨机构数据安全共享，确保患者隐私与数据完整性。例如，江苏急性心脑血管病救治网络覆盖20余家二级医院，通过“飞救E信”平台实时传输患者生命体征数据，上级专家远程指导抢救，年救治成功率提升约30%。

2）医疗云平台与智慧服务：整合电子病历、检验报告、健康监测数据，形成全生命周期健康档案。开发AI语音机器人自动发送体检通知等自动化流程工具，减少人工操作耗时。支持患者通过APP、智能终端等多种方式访问服务。例如，京通健康大数据平台集成260家医院数据，提供预约挂号、医保支付、药品追溯等20余项服务，节约成本约20%。

3）人工智能与疾病管理：如DeepSeek-R1大语言模型通过长思维链推理（long chain of thought，Long CoT）生成诊疗建议，结合循证医学知识库提高准确性。集成传感器的可穿戴设备实时采集心率、血氧等数据，通过边缘计算进行异常预警。基于患者健康档案与用药记录，生成定制化康复方案。结合语音、图文、视频等多种交互方式，降低老年人使用门槛。例如，平安健康AI系统覆盖3.7万种疾病，辅助诊断准确率达95%，家医服务效率提升为30%。

4）区块链与数据安全：分层权限管理划分患者、医生、科研人员等角色，动态调整数据访问范围。区块链存证为每份医疗数据生成唯一哈希值，确保其不可篡改性。建立实时监控系统，快速定位并阻断异常访问行为。例如，京通平台数据安全方案结合区块链与数据沙箱技术，实现20余万用户健康数据零泄露。

2.5.4 未来发展方向

未来，互联网技术将向以下方向发展。

（1）人工智能驱动互联网全面重构

未来十年将有一场终端形态的智能化革命。终端设备将从传统通信工具进化为“具身智能体”，通过大模型下沉至边缘计算设备，支持离线推理与云端协同。例如，手机硬件性能已接近个人计算机，能实现自然语言交互、环境感知与实时决策，成为个人数字代理。手势、眼神、语音等交互方式将取代传统APP点击模式，用户通过自然语言指令即可完成复杂任务，如通过AR眼镜透视设备内部结构并调取参数信息。人形机器人、车形机器人等将结合人工智能与物联网技术，实现自主感知与决策。例如，马斯克预测人形机器人成本将降至1万美元，数量可能超过全球人口。人工智能加速各类新技术在各行各业的应用，在医疗领域，神经链接（Neuralink）公司研发的脑机接口技术已成功帮助瘫痪患者通过意念操作游戏。

（2）量子计算应用的商业化起步

中国的“京沪干线”大尺度光纤量子通信骨干网，连接北京与上海，贯穿山东济南、安徽合肥等地，是千千米级高可信、可扩展的广域光纤量子通信网络。未来，量子互联网有望在全球范围内实现大规模部署，构建一个绝对安全的通信网络。在个性化医疗方面，量子计算能够精确分析患者的基因组数据，发现与疾病相关的基因变异和遗传风险，从而预测患者对不同药物的反应；通过对大量患者的基因组数据进行分析，量子计算可以建立起精准的疾病风险预测模型，帮助医生提前制定个性化的预防和治疗方案；对于有遗传性疾病的患者，量子计算可以根据其基因特征，筛选出最适合的治疗药物和治疗方法，提高治疗效果，减少不必要的药物副作用。在生物分子模拟领域，量子计算能够模拟生物分子的复杂结构和动态行为，揭示疾病的起因和发展机制，为药物研发提供重要的理论依据；量子计算可以精确模拟药物分子与生物靶点的相互作用，预测药物的药理作用和副作用，加速药物筛选和优化过程；研究人员可以利用量子计算模拟新型抗癌药物分子与癌细胞靶点的结合情况，评估药物的疗效和安全性，从而快速筛选出具有潜在治疗效果的药物分子，缩短药物研发周期，降低研发成本。

（3）物联网的规模化扩展和智能化升级

2025 年全球物联网连接数将超 1000 亿，其中中国占比达 21%。车联网与工业物联网成为核心增长点，中国移动 5G 专网已服务超 1.5 万家企业。未来终端设备搭载轻量化大模型，实现实时数据处理，智能化水平大大提升。中国移动“星罗算力网络”通过 5G-A 与人工智能优化算力调度，提升资源利用率达 30%以上。

（4）6G 时代的悄然来临

南京紫金山实验室已实现太赫兹 100Gbit/s 实时传输，全球首个 6G 通信与智能融合的试验网实测成功，并能兼容所有 5G 设备，为 6G 网络部署和应用奠定了基础。6G 网络聚焦太赫兹通信、星地协同网络架构、内生安全等方向，传输速度可达 5G 网络的 50～100 倍，延迟未来将降至微秒级，超低时延与超高可靠性将在全息通信、数字孪生城市、智能交通系统、远程医疗等新型场景进行应用探索。

互联网技术正从单一工具演变为驱动社会变革的生态系统。人工智能、量子计算与 6G 的融合将重塑产业形态，而安全、伦理与普惠性挑战须多方协同应对。根据中国互联网协会预测，未来互联网发展将聚焦智能化服务、技术生态融合及全球化竞争。

计算机、网络和互联网的发展极大地推动了社会进步和信息传播。要深刻理解这些技术的双刃剑特性：一方面，它们为人们的学习、工作和生活带来了极大的便利，促进了知识的共享和交流；另一方面，也要警惕网络空间的虚假信息、网络诈骗和隐私泄露等问题。因此，要树立正确的网络道德观，自觉维护网络秩序，用好网络资源，为构建和谐社会贡献力量。

第 3 章

医学文档编辑与多媒体展示

在当今高度信息化的社会中，熟练运用信息技术解决学习、工作和生活中与文档编辑、处理紧密相关的实际问题，已成为一项关键技能。掌握个人办公和科学研究所需的高级文档编辑技巧，不仅能显著提升无纸化办公效率，更是医疗卫生从业人员必备的基本业务素养之一。

WPS Office 是由北京金山办公软件股份有限公司开发的一款具有我国自主知识产权的办公自动化软件套装。它集成了文字处理（WPS 文字）、电子表格（WPS 表格）和演示文稿（WPS 演示）等多种功能模块，能够满足用户在文档编辑、数据分析和演示制作等方面的日常办公需求。其中，WPS 文字凭借其强大的图文编辑与排版功能，能够帮助用户高效地创建和编辑具有专业外观的多种文档，如论文、邀请函、简历、报表等，是文档处理的得力工具。

3.1 医学文书处理目标的规划

以下通过一位医学生准备毕业论文的案例，介绍 WPS Office 在撰写和排版毕业论文中的具体需求和实现流程。

在毕业实习阶段，小孙同学在导师的耐心指导和严格要求下，已经完成了相应课题的研究任务。接下来需要将课题的研究目的、研究数据、研究方法、实验结果等内容系统地整理成一篇毕业论文，并按照学校要求的统一格式对论文进行排版，如图 3-1 所示。同时，需要给相关教师和同学发出自己的论文答辩邀请函。

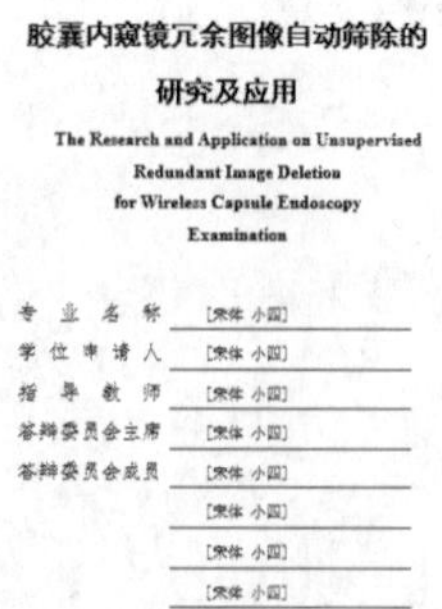
胶囊内窥镜冗余图像自动筛除的

研究及应用

The Research and Application on Unsupervised
Redundant Image Deletion
for Wireless Capsule Endoscopy
Examination

专业名称	[宋体 小四]
学位申请人	[宋体 小四]
指导教师	[宋体 小四]
答辩委员会主席	[宋体 小四]
答辩委员会成员	[宋体 小四]
	[宋体 小四]
	[宋体 小四]
	[宋体 小四]
论文评阅人	[宋体 小四]
	[宋体 小四]
	[宋体 小四]

年 月 日

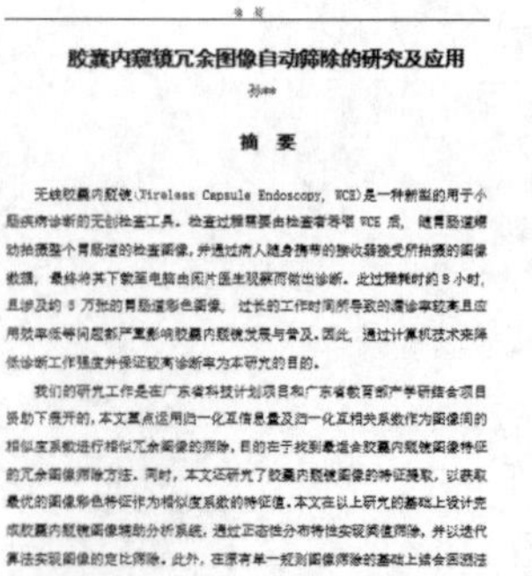
胶囊内窥镜冗余图像自动筛除的研究及应用

孙**

摘 要

无线胶囊内窥镜（Wireless Capsule Endoscopy, WCE）是一种新型的用于小肠疾病诊断的无创检查工具。

1、分析胶囊内窥镜图像特点并提取彩色图像特征值（第三章）

2. 提出一种基于归一化互信息量的冗余图像自动筛除方法（第四章）

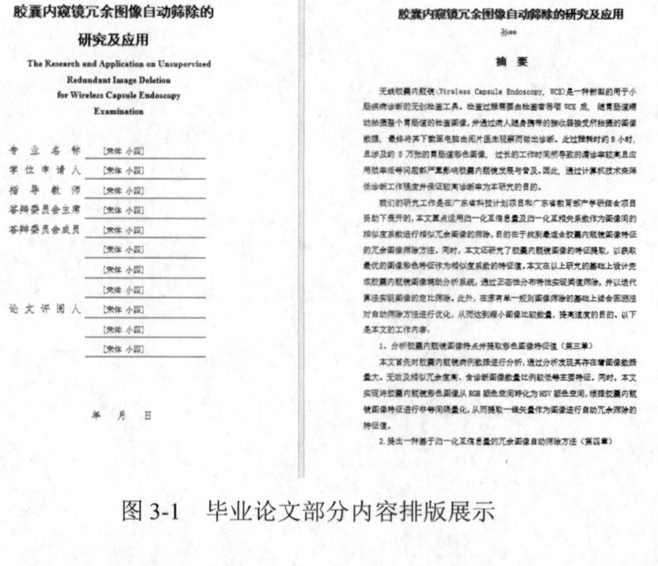

图 3-1 毕业论文部分内容排版展示

根据任务需求分析，毕业论文的基本组成部分应包含封面、中英文摘要（含中英文关键词）、目录、正文、参考文献、致谢。论文答辩会的邀请函应包含被邀请人称谓、邀请函正文内容、邀请人姓名、日期、图片、艺术字的单页文档。

小孙同学将以上工作任务分为三个部分，第一部分是毕业论文的编辑和排版，第二部分是邀请函的制作，第三部分是演示文稿的制作。每一部分又细化了具体的内容，如表 3-1 所示。

表 3-1　工作任务分解流程表

<table>
<tr><th>任务</th><th>任务分解流程</th><th>内容描述</th></tr>
<tr><td rowspan="8">任务一：毕业论文的编辑和排版</td><td>基本编辑</td><td>论文封面内容、标题、中英文摘要、关键字、正文内容、参考文献、致谢内容的输入，插入公式、图片、特殊符号</td></tr>
<tr><td>格式排版</td><td>标题字体格式：黑体、加粗、小二、居中、1.5 倍行距、段后间距 1 行；
章标题：黑体、加粗、三号、居中、大纲级别 1 级；
节标题：黑体、加粗、四号、左对齐、大纲级别 2 级；
小节标题：黑体、加粗、小四号、左对齐、大纲级别 3 级；
正文：宋体、小四号、首行缩进 2 个字符、1.5 倍行距，两端对齐；
表注和图注：黑体、加粗、小五、居中；
英文内容：Times New Roman 字体，小四号，两端对齐</td></tr>
<tr><td>表格制作</td><td>绘制三线表及表格内容输入</td></tr>
<tr><td>高级编辑</td><td>脚注、尾注、题注、交叉引用</td></tr>
<tr><td>应用样式</td><td>新建样式：章标题样式、节标题样式、小节标题样式、题注样式、表注和图注样式、正文其他部分内容默认应用正文样式</td></tr>
<tr><td>页面设置</td><td>纸张大小：A4；纸张方向：纵向；页边距：普通（上下边距 2.54 厘米，左右边距 3.18 厘米）</td></tr>
<tr><td>目录添加</td><td>根据章、节、小节标题、参考文献、致谢的内容和大纲级别自动生成三级标题目录</td></tr>
<tr><td>页眉与页脚</td><td>论文封面不需要设置页眉和页脚（首页不同）
中英文摘要、目录、正文的页脚为页码，居中，但格式不同。中英文摘要的页码为小写罗马数字，从 i 开始依次编写（i，ii，iii，…），正文页码从阿拉伯数字 1 开始，依次编写（1，2，3，…），目录页码从 I 开始，依次编写（Ⅰ，Ⅱ，Ⅲ，…）。正文中奇数页和偶数页的页眉设置要求不同，奇数页页眉为××医科大学××××届本科毕业论文（设计），宋体、小五号、居中显示；偶数页页眉为各章节的名称</td></tr>
<tr><td rowspan="2">任务二：邀请函的制作</td><td>编辑模板和数据源</td><td>编辑并排版邀请函模板内容，保存为邀请函模板文件。编辑数据源文件</td></tr>
<tr><td>邮件合并</td><td>结合邀请函模板文件和数据源文件批量生成不同邀请人，相同正文内容、署名和日期的论文答辩邀请函文件。保存文件后打印分发给相应的邀请人</td></tr>
<tr><td rowspan="3">任务三：演示文稿的制作</td><td>创建演示稿</td><td>准备文字素材，制作演示文稿封面，插入文本、图片、音频和视频，应用主题统一演示文稿风格，使用母版设计页面字体和布局，使用智能图形，插入艺术字</td></tr>
<tr><td>交互式动态效果</td><td>目录链接与返回，设置幻灯片切换，添加幻灯片动画</td></tr>
<tr><td>演示文稿放映和输出</td><td>幻灯片放映，演示文稿的输出</td></tr>
</table>

结合上述工作任务的分解流程可知，利用 WPS Office 软件对电子文档进行处理，其流程可大致归为以下五个环节。

1）启动软件与打开文档：启动 WPS Office 软件，选择创建一个新的 WPS 文件，或者打开已保存的文档文件。

2）输入与插入内容：在文档中输入文本内容，包括文字、标点符号、数字等，并插入图形、图片、表格、公式和特殊符号等元素。

3）编辑文档：对文档中的文字和段落进行编辑，执行修改、复制、删除、移动和替换等操作。

4）文档排版：对文档进行格式化处理，包括字符和段落格式的排版，图文混合排版，以及页面排版等。

5）文档存盘：对编辑完成的文档进行保存操作，可以选择“保存”命令，更新原有文件；或者选择“另存为”命令将文档保存为新的文件。

3.2 WPS 文字编辑软件概述

WPS 文字是 WPS Office 中的重要组件，是一款功能强大的文字处理软件，具有丰富的文字编辑、文档排版、控制输出格式、打印、协作和共享等功能，可用来创建和编辑具有专业外观的多种文档，如论文、邀请函、报表、简历和证书等。本章内容以 WPS Office 教育版中的 WPS 文字软件为例，详细介绍其相关功能与操作方法。

双击 WPS Office 图标，启动 WPS Office 软件，在打开的操作主界面选择“新建”→“Office 文档”→“WPS 文字”→“空白文档”选项，即可启动 WPS 文字程序并新建一个默认名称为“文字文稿 1”的空白文档；或通过选择“打开”命令，打开某个已经保存的文档，也可以启动 WPS 文字程序。

3.2.1 WPS 文字窗口布局

WPS 文字的工作窗口主要包含标签栏、功能区、编辑区、导航窗格、任务窗格、状态栏等部分，如图 3-2 所示。

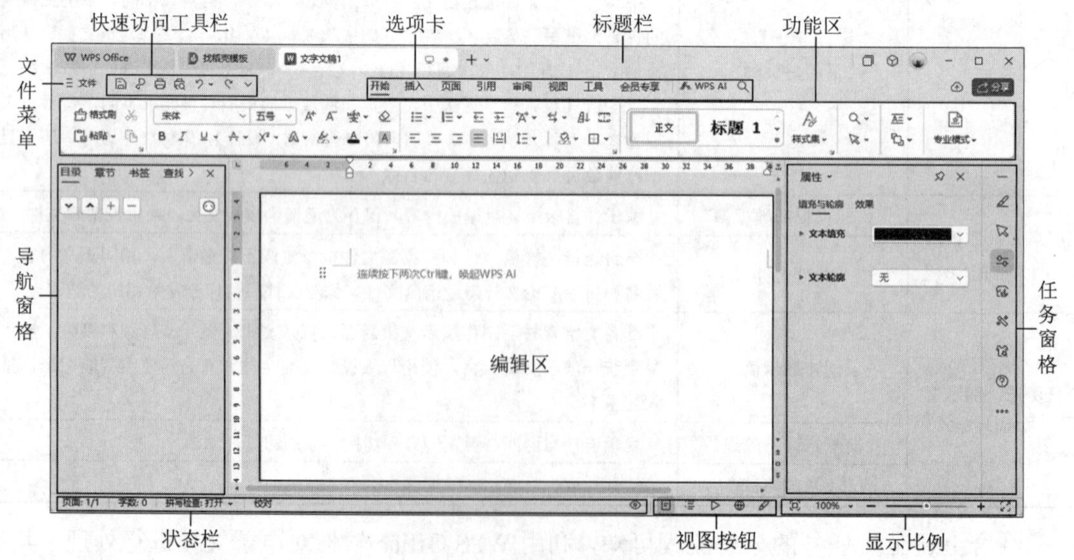

图 3-2　WPS 文字工作窗口

1. 标题栏

标题栏位于 WPS 文字窗口的顶部，显示当前文档的名称和软件名称。单击标题栏中不同文档的标题，即可在不同文档之间进行切换。

2. 快速访问工具栏

快速访问工具栏位于标题栏的下方，提供保存、打印、打印预览、撤销、恢复等工具按钮。单击最右侧的下拉按钮，在打开的下拉列表中可以设置是否显示功能区、是否显示功能区分组名、功能区按钮是否居中、调节快速访问工具栏的位置、自定义命令按钮。

3. “文件”菜单

WPS 文字中的“文件”菜单位于快速访问工具栏的左侧，是进行文档管理的核心区域。它主要用于新建/打开/保存/另存为文档、导出为 PDF/OFD/图片/PPT、打印、分享发送文档、发送邮件、文档加密、备份与恢复、文件瘦身、文档定稿、帮助、选项、退出。同时还支持文档的属性查看、版本管理等功能。通过“文件”菜单，用户可以高效地处理文档的整个生命周期，从创建到输出，满足日常文档处理的基本需求。

4. 功能区

功能区承载了各类功能的入口，不同的选项卡对应有不同的功能区。选项卡位于快速访问栏的右侧，WPS 文字默认提供了“开始”“插入”“页面”“引用”“审阅”“视图”“工具”“会员专享”等选项卡，每个选项卡下对应有功能区，如表 3-2 所示。选项卡是按面向任务型设计的，在每个选项卡中将同属于一类的功能按钮集中呈现在一片区域，每个功能按钮都执行一条命令或显示一个命令菜单。

5. 导航窗格

导航窗格位于 WPS 文字窗口的左侧，用于快速浏览和定位文档内容，包括目录/章节/书签导航、查找和替换等，方便用户在长文档中快速找到特定部分。

6. 任务窗格

任务窗格一般位于 WPS 文字窗口的右侧，是一个可浮动窗口，用于辅助编辑和管理文档，如样式和格式窗格、选择窗格、属性窗格、稻壳资源窗格、对象美化窗格等。任务窗格可根据用户需要打开或关闭，帮助用户高效完成特定任务。

7. 状态栏

状态栏位于 WPS 文字窗口的底部，显示文档的当前状态信息，如光标位置、字数统计、页面信息、语言设置等。它还提供一些快捷功能，如切换视图模式、显示比例调整等，帮助用户实时了解文档编辑状态并快速操作。

表 3-2 功能区选项卡列表

选项卡	功能
开始	使用剪贴板，设置字体，段落排版，样式，查找，排版和专业模式
插入	页面（如封面页、空白页和分页）；表格、插图（本地图片、来自扫描仪、手机图片/拍照）、截屏、形状、图标、文本框、图表、动态图表、智能图形、流程图、思维导图；符号、公式；批注、链接（如超级链接、书签）；部件（如文档部件、附件、首字下沉）；更多素材（如素材中心、资源夹、条形码、二维码等）
页面	页边距、纸张方向和大小、分栏、文字方向设置；套模板、主题、封面、页面边框、背景、水印、稿纸、行号设置；空白页、目录页、分隔符（如分页符、分栏符、换行符等）、章节导航设置；页眉页脚设置
引用	目录、更新目录、目录级别（如 1-9 级目录）；插入脚注/尾注、脚注/尾注分割线；引用题注、插入表目录、交叉引用；标记索引项、插入索引、更新索引；邮件合并，群发工具（如工资条群发，通用群发）
审阅	文档校对/对比、语音朗读、拼写检查、字数统计等；修订模式、显示标记和审阅；对修订内容接受/拒绝；定位文档中的修订或批注；画笔工具；外文与中文之间的翻译、简体字与繁体字之间的转换；限制编辑、文档加密、文档定稿
视图	视图（如全屏显示、阅读版式、写作模式、页面、大纲、Web 版式）；导航窗格位置设置，显示（如标尺、标记、表格虚框、任务窗格、网格线）；显示比例、页宽设置、单页/多页显示，100%比例显示；护眼模式；重排窗口（水平/垂直平铺、层叠）、新建窗口、拆分窗口（水平/垂直拆分）；多文档并排比较、同步滚动、重设位置
工具	运行宏、宏安全性设置、加载项设置、COM 加载项、WPS 加载项、开发工具；表格汇总，教学工具，批改服务（如文档对比、标准审查、英文批改、论文查重）
会员专享	针对于 WPS 会员专享的服务，文档输出为图片、图片转为文字、输出为 PDF、截图取字、输出转换（如 PDF 转 Word、音视频转文字、PDF 转 Excel、PDF 转 PPT、文档合并、文档拆分）；全文翻译、论文查重、论文助手、公文工具、简历助手、文字特色（如论文排版、英文批改、标准审查、文档对比、智能排版）；语音速记、文件瘦身、屏幕录制、批量工具箱（如导出文档内图片、批量替换文本、图片批量改尺寸等）；远程桌面、文档修复、数据恢复；文档模板资源、文库资源、考研考证题库

3.2.2 WPS 文字功能

1. 基础功能编辑

（1）创建文档

打开 WPS 文字软件，即可轻松创建新的空白文档，依据自身需求选择不同纸张大小（如 A4、A5、B5 等）、方向（横向或纵向）等参数，为各类办公场景提供基础的创作平台。

（2）文字排版与格式调整

字体设置：WPS 文字支持多种字体设置，涵盖常规字体如宋体、黑体、隶书等。可在字体功能区，通过设置文字的字号来调节字体的大小，并可对字体进行加粗、倾斜、下划线等样式修饰，还可以根据需要改变字体颜色、突出显示、文字效果等，让文字内容呈现形式更加多样化，增强文档的可读性与美观性。

段落排版：段落功能区提供了左对齐、居中对齐、右对齐、两端对齐等多种对齐方式，方便用户根据文档内容风格与阅读习惯排版段落；还可灵活设置行距、段前段后间距，优化文档整体布局。

样式运用：内置多种文本样式，如标题样式、正文样式等，通过一键应用样式，能快速统一文档中同类文本的格式，提高编辑效率。

（3）插入元素

在插入选项卡中，可根据需要在文档中插入图片、表格、图表、艺术字、形状、图标、文本框、各类符号、公式、批注、超链接、书签，页眉页脚、页码等多种元素，满足日常办公中多样化的文档制作要求。

2. 丰富的模板功能

WPS 文字内置海量模板，覆盖个人简历、论文答辩、教学活动、校园活动等多种应用模板。可按需选取，一键套用，只需在模板中填入相应的信息，即可生成专业的文档资料，可大幅提升文档制作效率，节省从头构思排版的时间，助力高效完成文档的创建工作。

3.3　WPS 文字编辑基础操作

3.3.1　管理文档

WPS 文字与文档管理有关的基本操作包括新建、打开、保存、另存为和关闭等，如表 3-3 所示。

表 3-3　WPS 文字与文档管理有关的基本操作

功能	基本操作
新建	选择“文件”→“新建”→“新建”→“空白文档”选项；或单击标题栏中的“+”按钮，在打开的列表中选择“Office 文档”→“WPS 文字”选项，打开“新建文档”窗口，可以选择创建不同类型的文档
打开	选择“文件”→“打开”命令，打开“打开文件”对话框，选择需要打开的文档；或直接双击已保存的 WPS 文件图标/文件名，也可以打开相应文档
保存	选择“文件”→“保存”命令（也可单击快速访问工具栏中的“保存”按钮）
另存为	选择“文件”→“另存为”命令，打开“另存文件”对话框，选择保存的位置、保存类型、重命名文件名等
关闭	选择“文件”→“退出”命令；或单击窗口右上角的关闭按钮。

提示：

① 除了在本地新建空白文档外，还可以新建在线文字文档以及基于模板创建文档。选择“文件”→“新建”命令，在打开的列表中选择“新建在线文字文档”选项，或其他需要的模板即可。

② 在关闭文档前，如果文档已被编辑但并未保存，则系统会弹出对话框，提示用户保存文档、不保存文档或取消关闭操作。

③ 当另存为其他文件时，可以改变文件的保存类型和文件名，保存类型可以是 WPS 文字模板文件（*.wpt）、Microsoft Word 97-2003 文件（*.doc）等，如表 3-4 所示。

表 3-4　WPS 文字文件类型

文件扩展名	文件类型
.wps	WPS 文字文件
.wpt	WPS 文字模板文件
.doc	Microsoft Word 97-2003 文件
.dot	Microsoft Word 97-2003 模板文件
.docx	Microsoft Word 文件

续表

文件扩展名	文件类型
.dotx	Microsoft Word 模板文件
.dotm	Microsoft Word 带宏的模板文件
.uot	中文办公软件文档格式 3.0
.OFD	OFD 文件
.rtf	RTF 文件
.txt	文本文件

④ 在“另存为”对话框中，单击“加密”按钮，可以对文档进行加密处理。通过加密功能，用户可以分别对文档的打开权限和编辑权限进行加密设置。

3.3.2 输入文档

WPS 文字窗口的中央位置即为编辑区，可对文档进行编辑，如输入文字，插入特殊符号、表格、图表、文本框、艺术字、形状、图标、思维导图、流程图、超链接、公式、图片、文档部件、附件、对象等。

1. 中/英文的输入切换

在输入文档时，时常会遇到中文和英文之间切换的情况，为方便起见，系统提供了中/英文切换的组合键，如表 3-5 所示。

表 3-5 中/英文输入切换组合键

功能	组合键
输入法之间的切换	Ctrl+Shift
中/英文输入切换	Shift 或 Ctrl+Space
全/半角的转换	Shift+Space
中/英文标点符号的转换	Ctrl+。
简/繁体的转换	Ctrl+Shift + F

提示：通过按 F4 键，可以快速输入上一步输入的内容。在文档编辑过程中，可以通过修改文档的“改写”状态来控制当前输入的文字是插入文中还是覆盖原文内容。如果在状态栏中显示“改写：关闭”字样，则表示当前文档处于“改写：关闭”的状态，输入的文字是以插入的方式写在原文，并不会覆盖已有的内容。单击状态栏上的“改写：关闭”字样或按 Insert 键，可改变为“改写：打开”状态，表示输入的文字是以覆盖的方式改写输入点后的文字内容。如果状态栏上未显示当前文档的改写状态，可以右击状态栏，在弹出的快捷菜单中选择“改写”命令，即可在状态栏中显示当前文档的改写状态。

2. 插入特殊符号

特殊符号不能从键盘直接输入，单击“插入”→“符号”→“符号”下拉按钮，打开符号下拉列表，选取需要的符号；也可以在下拉列表中选择“其他符号”选项，打开“符号”对话框，如图 3-3 所示，双击需要的符号，或单击需要的符号后再单击“插入”按钮，即可将选中的符号插入文档。

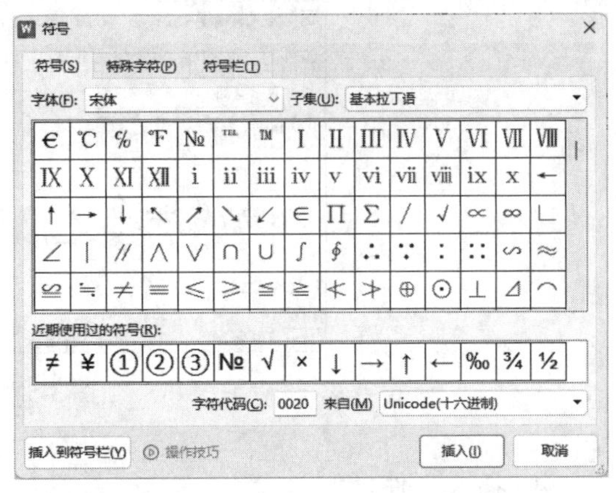

图 3-3　“符号”对话框

3. 插入公式

撰写科技论文时，往往会涉及一些复杂的数学公式。WPS 文字除了提供内置的常用数学公式外，还可以通过“插入新公式”和“公式编辑器”功能，在文档中插入自定义的公式。

【例 3-1】在文档指定的位置插入以下公式：

$$result_k=\frac{1}{n}\sum_{i=1}^{n}(x_{ki}-x_{oi})^2$$

步骤 01　将光标定位到文档中需要插入公式的位置，单击“插入”→“符号”→“公式”下拉按钮，在打开的下拉列表中选择“插入新公式”选项，启动 WPS 文字内置的公式编辑器。在光标位置处出现“在此键入公式”的提示，同时在选项卡区域出现“公式工具”选项卡，如图 3-4 所示。

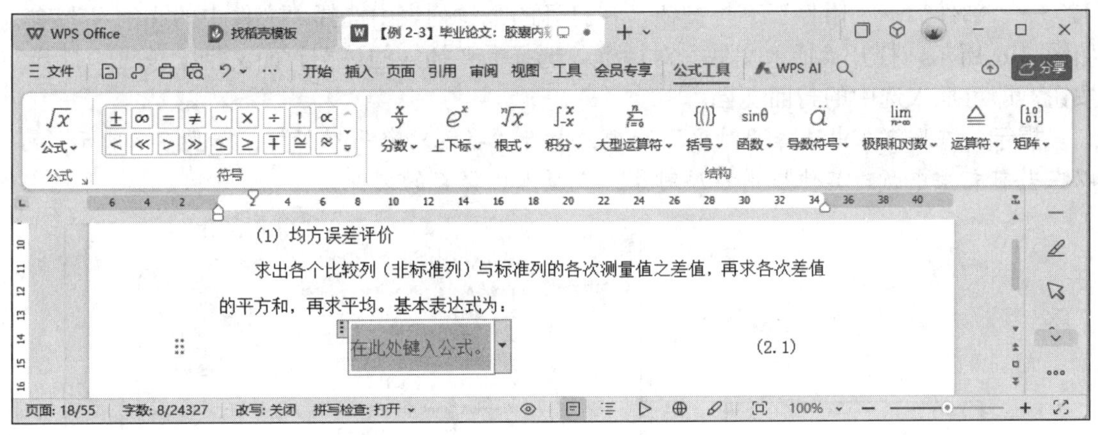

图 3-4　插入公式

步骤 02　切换到“公式工具”选项卡，单击相应的公式模板按钮，然后移动光标到模板中相应的位置，选取所需的公式结构，在出现的公式框架中输入具体的公式内容。在输入过程中，也可以直接从“符号”对话框中选择所需的符号进行插入。如果需要输入 WPS 文字的内置公式，则可单击“公式”下拉按钮，在打开的公式列表中直接选取相应的内置公式进行插入。

提示：WPS 文字的公式编辑器提供了丰富的数学符号和公式模板，方便用户输入和编辑公式。单击“插入”→“符号”→“公式”下拉按钮，在打开的下拉列表中选择“公式编辑器”选项，打开公式编辑器，输入需要的公式，如图 3-5 所示。完成输入后，关闭公式编辑器窗口，即可在文档中相应的位置插入已输入的公式。也可直接双击文档中已存在的公式，即可调出公式编辑器进行编辑。

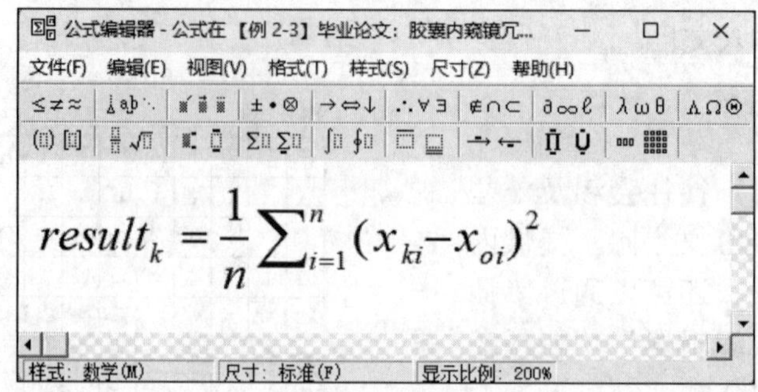

图 3-5　公式编辑器

4. 插入文件

WPS 文字提供了一项可将来自不同源的内容组合成一个大型文档的功能，允许将整个文件作为对象插入当前文档，还可以对嵌入的文件对象进行编辑。例如，如果需要输入的内容已经存在某个文件中，则可以直接将该文件的全部内容导入当前文档中。

【例 3-2】毕业论文封面是以模板文件的形式提供的，请将它合并到论文的首部。

步骤　将文字输入点定位到论文文档的起始处（即为插入论文首页的位置），单击“插入”→“部件”→“附件”下拉按钮，在打开的下拉列表中选择“文件中的文字”选项，如图 3-6 所示，打开“插入文件”对话框，选择需要插入的论文封面文档，单击“打开”按钮，即可插入选中的封面文档。

提示：在图 3-6 中选择“对象”选项，打开“插入对象”对话框，如图 3-7 所示，可以在当前文档中新建其他应用程序对象，或插入已保存的文件。

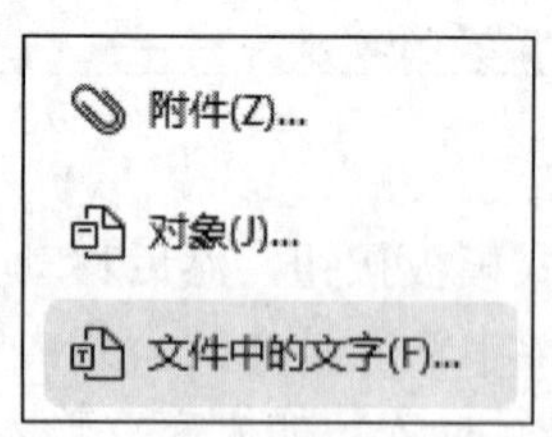

图 3-6　“文件中的文字”选项

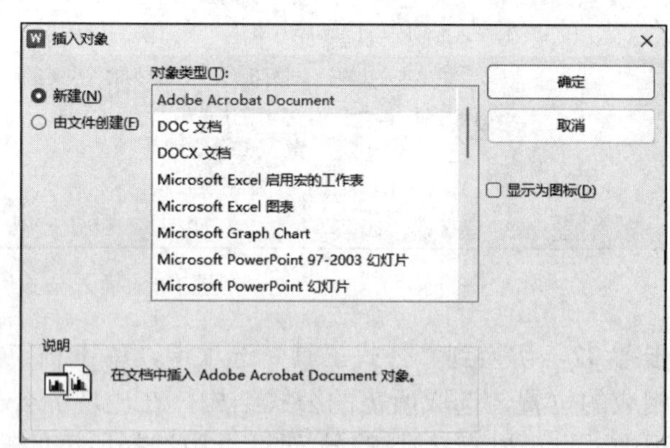

图 3-7　“插入对象”对话框

3.3.3　编辑文档

文档的编辑包括文本的选择、复制、移动、删除、查找和替换等操作。

1. 选择文本

在对文档中的文本内容进行操作前，首先要选择需要被操作的文本，可以按表 3-6 所示的方法选中文本。

表 3-6　文本选择方法

功能	操作
全文选择	按 Ctrl+A 组合键
任意选择	单击要选择的文本的起始处，然后拖动鼠标指针到该文本的结尾处
选择单个字词	双击该字词
选择一行	将鼠标指针移到文档左侧选中区，当其变成右箭头形状时，单击
选择一段	将鼠标指针移到文档左侧选中区，当其变成右箭头形状时，双击
选择大段连续的文本	单击被选取文本的起始处（即设置文字输入点在被选取文字的起始处），然后按住 Shift 键，再单击选取文本的结尾处
选择不连续的文本	选中一个文本区域，按住 Ctrl 键，再选中其他的文本区域
按列块方式选择文本	按 Alt 键不放，然后在选择的文本起始处按下鼠标左键并拖动鼠标指针，直至到达选择的文本结尾处

2. 复制、移动、粘贴操作

单击“开始”选项卡中的“粘贴”“剪切”“复制”按钮，即可完成相应的粘贴、移动和复制操作；或者右击已选中的文本，在弹出的快捷菜单中选择相应的命令，也可以完成粘贴、移动和复制操作。由于在编辑文档的过程中，复制、移动和粘贴操作的使用频率较高，为提高工作效率，还可以通过组合键的方式来完成相应的操作。表 3-7 所示为复制、移动和粘贴操作的组合键使用方法。

表 3-7　复制、移动和粘贴的键盘操作方法

功能	操作
复制	选中内容后，按 Ctrl+C 组合键即可复制被选中内容，然后将光标定位到目标处，按 Ctrl+V 组合键即可粘贴选中的内容
移动	选中内容后，按 Ctrl+X 组合键即可剪切被选中内容，然后将光标定位到目标处，按 Ctrl+V 组合键即可粘贴选中的内容

WPS 文字中还有几个比较实用的操作：格式复制和选择性粘贴。

（1）格式复制

除了复制文本的内容外，WPS 文字还允许复制文本的格式，主要通过“格式刷”按钮实现。首先选取被复制格式的文本，单击“开始”→“剪贴板”→“格式刷”按钮，选择要向其复制格式的文本即可。

提示：若要将选中的文本格式复制到多个不连续的文本上，则需要双击“格式刷”按钮。

（2）选择性粘贴（按 Alt+Ctrl+V 组合键）

从其他源文档中复制的文本粘贴到文档中时，可以设置被粘贴文本的格式是否被保留。以从 Web 网页上复制的内容为例，将其粘贴至 WPS 文档中，单击“开始”→“剪贴板”“粘贴”下拉按钮，在打开的下拉列表中选择“选择性粘贴”选项，打开“选择性粘贴”对话框，在“作为”列表中选择“带格式文本（HTML）”或“无格式文本”，如图 3-8 所示。按 Ctrl+V 组合键，或右击，在弹出的快捷菜单中选择“粘贴”命令，即可将剪贴板上的内容添加到文档中，一般会保留其原始格式。

在“粘贴”下拉列表中可以选择不同的粘贴方式，如保留原格式粘贴、匹配当前格式、只粘贴文本、选择性粘贴、设置默认粘贴。

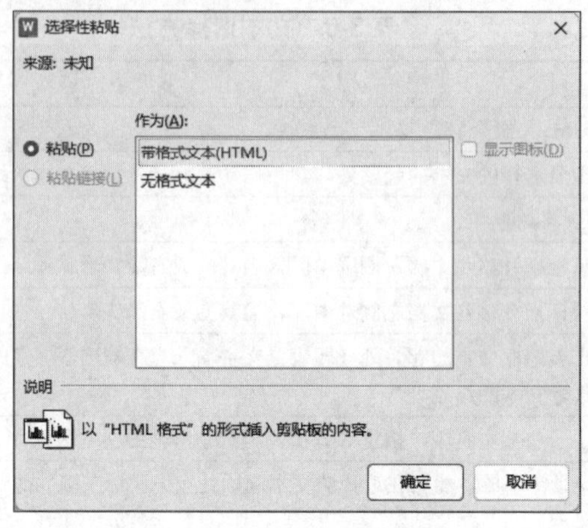

图 3-8　“选择性粘贴”对话框

还可以选择“文件”→“选项”命令，打开“选项”对话框，选择“编辑”选项卡，在窗口右侧的“剪切和粘贴选项”区域可以更改默认粘贴设置，如图 3-9 所示。

（3）使用剪贴板进行复制和粘贴

剪贴板是供临时存储数据（文本、图片等）的一块内存区域。当复制某部分内容时，所选内容将保留在剪贴板上。WPS 文字剪贴板允许从 WPS 文字文档或其他程序中复制多个项目，包括最近复制或剪切的图像或文本。使用“剪贴板”任务窗格时，可以粘贴或删除任务窗格中任意选中的项目。单击“开始”→“剪贴板”组右下角的对话框启动器按钮，打开“剪贴板”任务窗格，如图 3-10 所示。选择要粘贴的图像或文本并双击，即可从剪贴板上完成粘贴任务。若要粘贴或删除所有复制的项目，则可以单击“剪贴板”任务窗格中的“全部粘贴”或“全部删除”按钮。

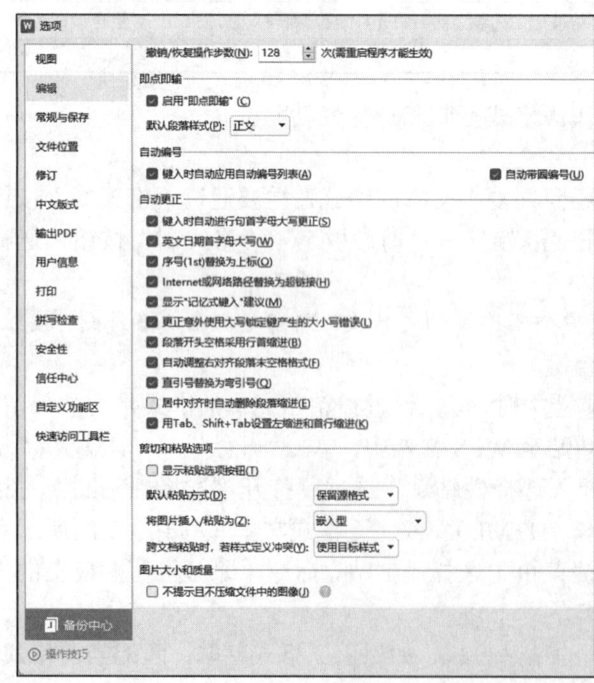

图 3-9　更改默认粘贴设置

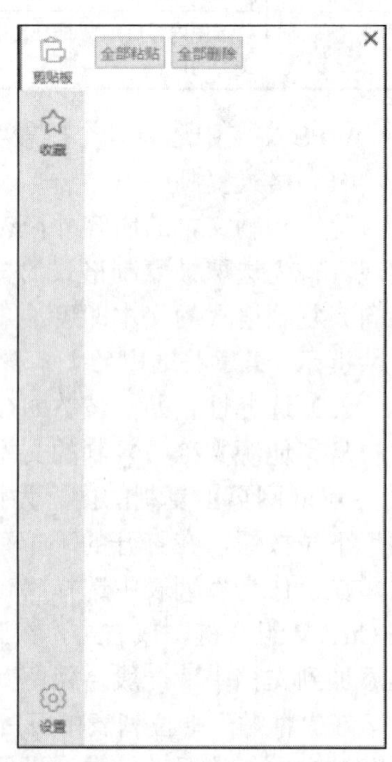

图 3-10　“剪贴板”任务窗格

提示：若使用 WPS 文字剪贴板复制并粘贴多个项目，则可以多次重复以下操作：选择要复制的项目内容并按 Ctrl+C 组合键复制选中的项目到剪贴板中。复制的每一条项目都会在“剪贴板”任务窗格中显示，且最新的条目始终被添加到顶部。在剪贴板中单击要粘贴的项目，即可在当前文档中的文字输入点位置粘贴指定项目。

3. 删除、撤销、重复操作

在 WPS 文字中可以方便地删除指定文档内容。具体操作如下：选中删除的文本，按 Delete 或 BackSpace 键即可。表 3-8 列出了几种删除方法。

表 3-8　删除方法

快捷键	操作
Delete	删除文字输入点之后的字符
BackSpace	删除文字输入点之前的字符
Ctrl+Delete	按 Ctrl + Delete 组合键，删除文字输入点之后的字词或短语
Ctrl+BackSpace	按 Ctrl + BackSpace 组合键，删除文字输入点之前的字词或短语

在编辑文档的过程中，WPS 文档会自动记录用户执行过的操作。若误删了某些内容，则可以通过单击快速访问工具栏中的“撤销”按钮，或按 Ctrl+Z 组合键，撤销误删除的内容。若多次单击“撤销”按钮或多次按 Ctrl+Z 组合键，则可以撤销多个已执行的操作。单击“恢复”按钮，或按 Ctrl+Y 组合键，可以恢复之前的操作，以提高文档的编辑效率。

4. 查找、替换操作

对一篇已输入内容的原始文档进行后期编辑时，可能会需要修改某些文字内容或格式。如果这些需要修改的内容多次出现在文档的不同位置，可以利用 WPS 文字提供的替换操作来完成。

单击“开始”→“查找”→“查找替换”按钮，打开“查找和替换”对话框，选择“替换”选项卡，如图 3-11 所示，在“查找内容”和“替换为”对应的文本框中输入相应内容，通过单击“格式”和“特殊格式”下拉按钮设置各类格式；根据替换操作的需要，分别单击“替换”或“全部替换”按钮完成替换操作。

提示：通过“导航”任务窗格，也可以进行查找、替换操作。

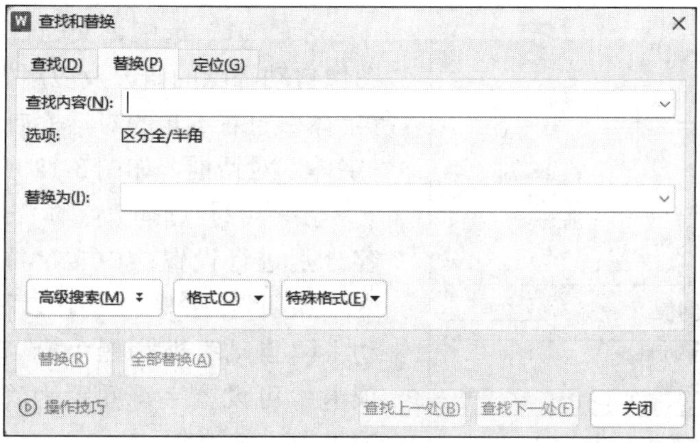

图 3-11　“查找和替换”对话框

3.3.4 查看文档

WPS 文字提供了全屏显示、阅读版式、写作模式、页面（默认）、大纲和 Web 版式六种视图模式。切换到“视图”选项卡，单击相应视图模式按钮；或直接单击文档窗口状态栏右侧的视图按钮，即可以切换到相应的视图模式。表 3-9 列出了 WPS 文字中的六种视图模式的显示效果。

表 3-9 WPS 文字的视图模式的显示效果

视图模式	显示效果
全屏显示	将文档内容全屏呈现的视图方式，使阅读更加清晰
阅读版式	模拟书本阅读方式显示文档，可以单击工具按钮选择各种阅读工具
写作模式	专用于写作的简洁视图模式，通过隐藏不必要的界面元素以减少干扰，提高写作效率
页面	所见即所得的模式，屏幕显示与打印的效果一致
大纲	显示文档的层级结构，常用于长文档的快速浏览和设置
Web 版式	以网页形式显示文档，适用于发送电子邮件和创建网页

3.4 WPS 文字的进阶操作

完成 WPS 文字文档的基本编辑之后，还需要进行文本格式、段落格式、边框和底纹、项目符号和编号、分栏和首字下沉等的美化修饰工作。

3.4.1 设置字体外观

字体外观通过文本格式设置，包括字体、字号、字形、字符颜色、字符间距等。

【例 3-3】论文要求如下。

1）题目：黑体、加粗、小二，字符间距为标准。

2）中文摘要和关键词：宋体、小四。

3）英文摘要和关键词：Times New Roman、小四。

4）正文：宋体、小四。

5）参考文献：宋体、小四。

步骤 01 选中论文题目“胶囊内窥镜冗余图像自动筛除的研究及应用”，单击“开始”→“字体”组右下角的对话框启动器按钮，打开“字体”对话框，如图 3-12 所示。

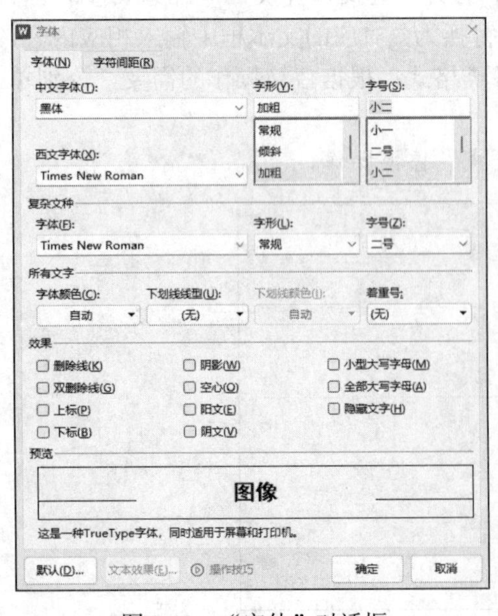

图 3-12 “字体”对话框

步骤 02 选择“字体”选项卡，对选中内容分别进行设置：中文字体为“黑体”，字形为“加粗”，字号为“小二”；字体颜色为“自动”（“自动”即为黑色）。在“字符间距”选项卡中可设置字符间距为“标准”。其他文本的设置方法类似。

提示：切换到“开始”选项卡，单击字体区域的相应按钮可以进行基本字体设置。

3.4.2　设置段落格式

在 WPS 文字中，默认情况下，按 Enter 键会创建一个新的段落。段落排版包括对齐方式、段落缩进、段落间距和行距等。

【例 3-4】论文要求如下。

1）标题为居中对齐，其他段落默认为两端对齐。

2）正文首行缩进 2 字符。

3）正文 1.5 倍行距。

步骤 01　选中正文各个段落，单击“开始”→“段落”组右下角的对话框启动器按钮，打开“段落”对话框，如图 3-13 所示。

步骤 02　在“缩进和间距”选项卡中进行对齐方式、文本缩进、间距、行距和首行缩进或悬挂缩进等特殊格式的设置。

3.4.3　设置特殊格式

1. 分栏排版

分栏是指在文档编辑中将版面划分为若干栏的特殊效果。由上而下垂直划分，每一栏的宽度可以相等也可以不等，还可以设置间距。

单击“页面”→“页面设置”→“分栏”下拉按钮，在打开的下拉列表中选择系统预置的分栏项即可。也可以选择“更多分栏”选项，打开“分栏”对话框，如图 3-14 所示，设置栏数、宽度和间距、应用范围、有无分隔线等。

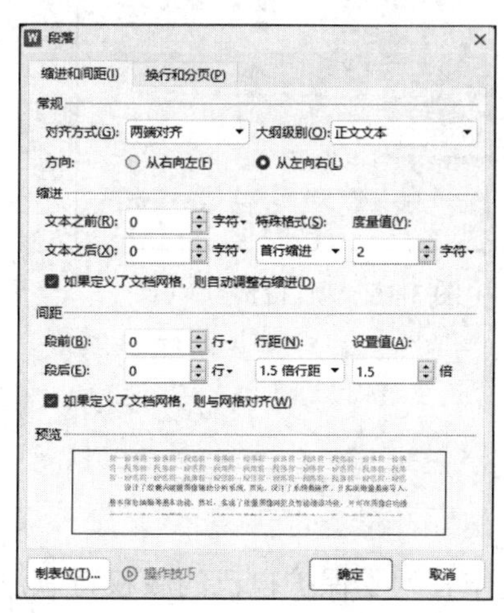

图 3-13　“段落”对话框

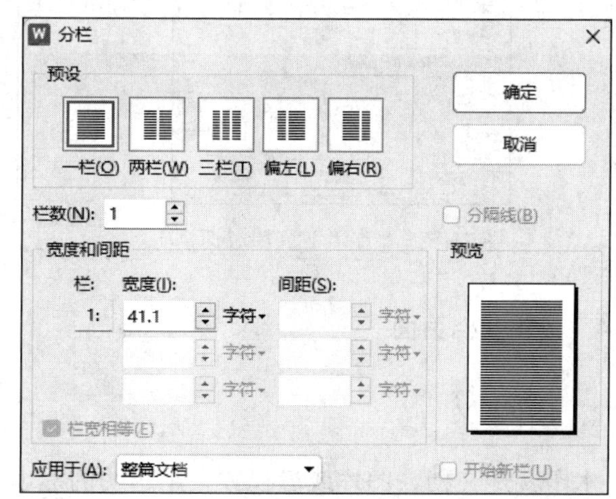

图 3-14　“分栏”对话框

2. 首字下沉

首字下沉是指将段落中的第一个字放大，并使其下沉到后续几行文本的高度，而段落的其余部分则保持原有格式不变。

将光标定位在设置首字下沉效果的段落处，单击“插入”→“部件”→“首字下沉”

按钮，打开“首字下沉”对话框，如图 3-15 所示的，选择下沉或悬挂效果，设置首字的字体、下沉行数和距正文的宽度等参数。设置完成后，单击“确定”按钮。

3. 项目符号和编号

项目符号和编号是在文档中起强调作用的段落的文字前加符号或数字标识，使文档条理清楚，重点突出。合理使用项目符号和编号，可以使文档的层次结构更清晰。

选中添加项目符号的段落，单击“开始”→“段落”→“项目符号”☷·下拉按钮，打开项目符号库，如图 3-16 所示，选择自己喜欢的项目符号即可。还可以选择“自定义项目符号”选项，在打开的“项目符号和编号”对话框中添加项目符号和编号。

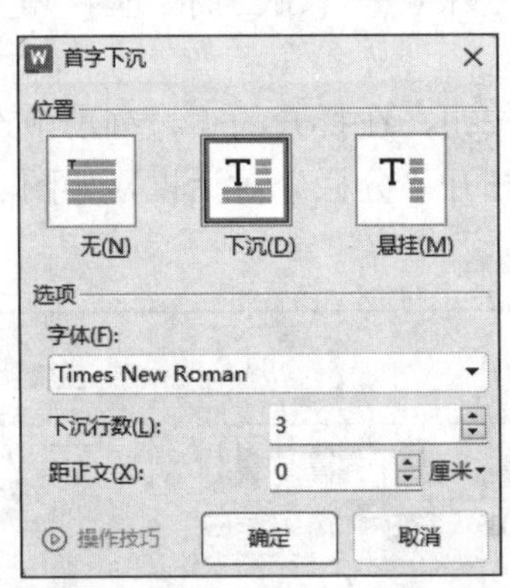

图 3-15 “首字下沉”对话框

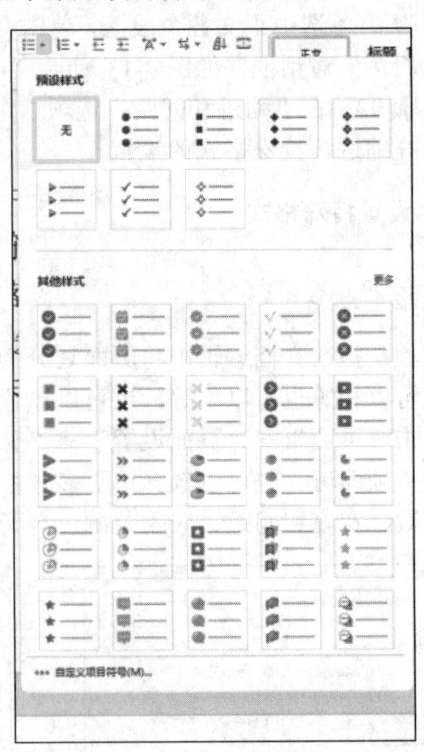

图 3-16 项目符号库

3.4.4 美化文档页面

1. 水印效果

水印就是文档、图片或者视频中半透明的标志，是作者为了保护自己的版权特意添加的效果。在 WPS 文字中，可以将文字或图片设置为水印。

【例 3-5】 在毕业论文封底添加水印，水印图片为“论文封底图片.jpg”。

步骤 01 将光标定位在毕业论文的最后一张，单击“页面”→“效果”→“水印”下拉按钮，在打开的下拉列表中选择“插入水印”选项，如图 3-17 所示。

步骤 02 打开“水印”对话框，如图 3-18 所示，选中“图片水印”复选框，单击“选择图片”按钮，打开“选择图片”对话框，选择保存水印图片的位置，选取图片“论文封底图片.jpg”，单击“确定”按钮。

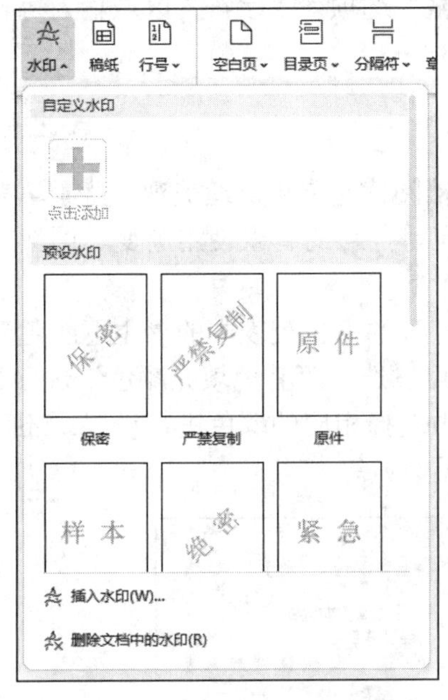

图 3-17　“水印”列表

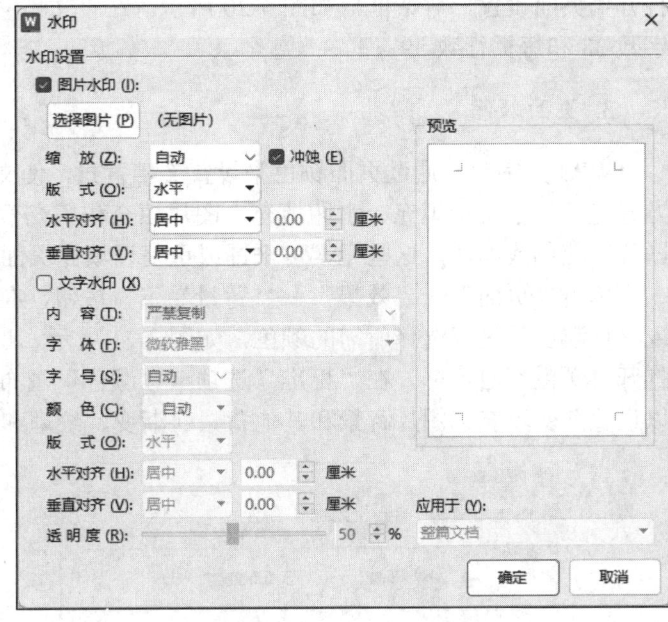

图 3-18　“水印”对话框

提示：除了图片水印外，还可以自定义“文字水印”效果。方法如下：在图 3-18 所示的“水印”对话框中，选中“文字水印”复选框，在“内容”文本框中输入自定义水印文字；设置字体、字号和颜色等参数，默认“透明度”为 50%，使水印呈现出比较隐蔽的显示效果；设置水印版式为“斜式”或“水平”。设置完成后，单击“确定”按钮。

2. 页面设置

一篇包含封面（含内封面）、中文摘要（含关键词）、英文摘要（含关键词）、目录、正文、参考文献和致谢等完整的毕业论文已经编辑和排版完成。在打印之前，要求进行必要的页面设置工作，如纸张大小、纸张方向和页边距等。

【例 3-6】论文要求如下。

1）用 A4 纸打印。

2）全部内容水平纵向打印。

3）页边距：上、下为 2.54 cm，左、右为 3.18 cm。

步骤 01　如图 3-19 所示，在“页面”选项卡下单击纸张方向、纸张大小、文字方向等按钮，设置文字方向为水平，纸张方向为纵向，纸张大小为 A4。在“页边距”右侧区域设置页边距参数。

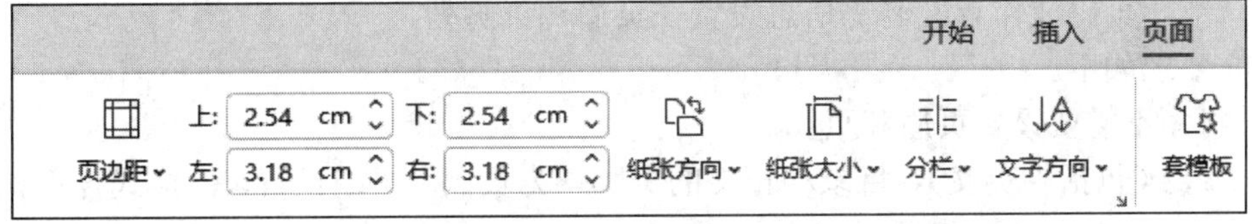

图 3-19　页面设置

步骤 02 单击“页边距”下拉按钮，在打开的下拉列表中选择“自定义页边距”选项，打开“页面设置”对话框，如图 3-20 所示。在“文档网格”选项卡“字符”区域输入每行字数 38 和每页行数 39。

3. *页面颜色*

WPS 文字允许通过页面颜色来设置文档背景，使文档阅读起来更舒适美观。背景填充方式包括纯色背景填充、水印填充、图片填充和填充效果等，可对背景使用渐变、图案、图片、纯色或纹理，这些元素可平铺或重复以填充页面。

单击“页面”→“效果”→“背景”下拉按钮，在打开的下拉列表中的“主题颜色”或“标准色”区域选择所需的颜色，如图 3-21 所示，也可以选择“其他填充颜色”选项，打开“颜色”对话框，在“标准”选项卡“颜色”画布中选择相应的颜色进行设置。还可以设置渐变填充、图片背景和其他背景（渐变、纹理和图案）等。

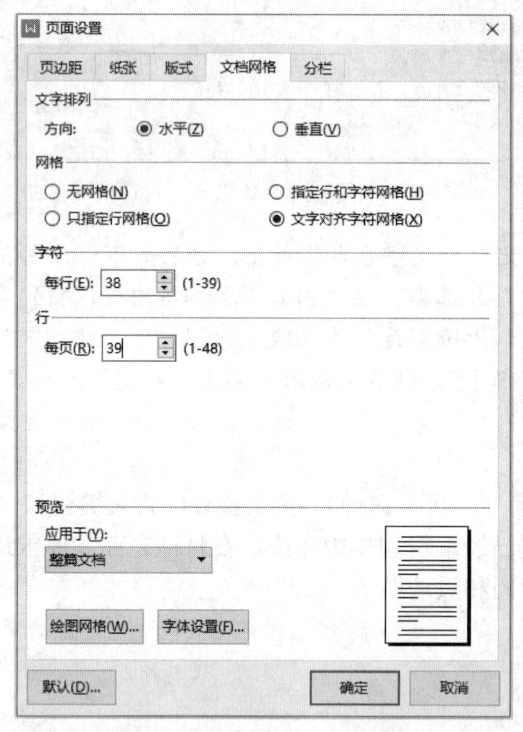

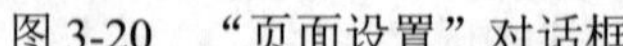
图 3-20 “页面设置”对话框

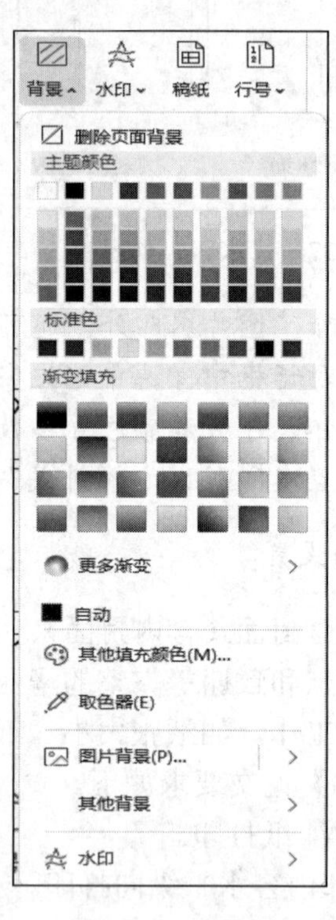

图 3-21 背景填充

4. *页眉页脚*

页眉和页脚是论文中两个特殊的区域，位于页边距的顶部和底部。通常可以将论文的标题、章节、页码或作者姓名等信息设置在页眉和页脚处。

论文要求如下。

1）封面不需要设置页眉和页脚。

2）摘要（包括中英文）、目录和正文的页脚均为页码，居中设置，但格式各不相同（正文页码为 1、2、3、…，摘要页码为 i、ii、iii、…，目录页码为 I、II、III、…）。

3）正文的奇数页和偶数页的页眉设置要求不同。奇数页页眉为“××医学院×××

×届本科毕业论文（设计）”，采用宋体、小五号，居中显示；偶数页页眉设置为各章节的名称。

插入分节符、分页符、页眉和页脚的方法介绍如下。

（1）分节

在文档的不同页面设置不同的格式，需要使用分节符。建立新文档时，WPS 文字默认将整篇文档视为一节，所有页面设置格式完全相同。论文中要进行个性化设置，首先需要插入分节符，将文档划分为若干个“节”。每节是一个相对独立的部分，因此可以设置不同的页眉和页脚。

如图 3-22 所示，将整篇论文分为五节。

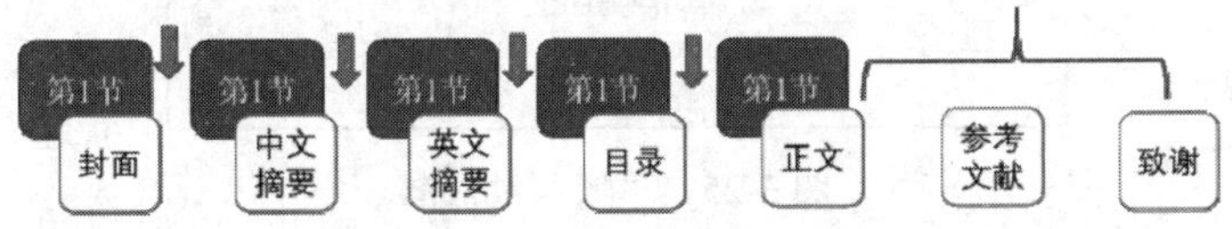

图 3-22　对论文分节设置

将光标定位到中文摘要页面开始处，单击“页面”→“结构”→“分隔符”下拉按钮，在打开的下拉列表中选择“下一页分节符”选项，如图 3-23 所示。用同样的方法，在文档的其他相应位置插入分节符。

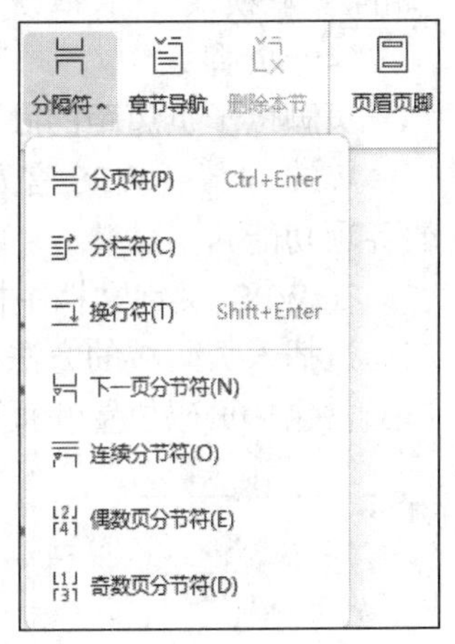

图 3-23　“分隔符”列表

（2）分页

通常论文的每一章另起一页排版，新的一章需要插入分页符。将光标定位在各章起始位置，单击“页面”→“结构”→“分隔符”下拉按钮，在打开的下拉列表中选择“分页符”选项。

（3）页眉

页眉的内容除了文本、图片等信息外，还可以插入域。

域是 WPS 文字中的一种特定指令集，能够实现许多复杂的工作，主要包括以下几方面：日期和时间，自动编页码、自动目录编码、图表的题注、脚注和尾注的号码等。按 F9 键可以更新域内容。若要手动更新文档正文中的多个域，请按 Ctrl+A，再按 F9。页眉、页脚或文本框中的域必须分别更新。在页眉、页脚或文本框内部单击，按 Ctrl+A，再按 F9。

将光标定位到第一章，单击“插入”→“页眉页脚”→“页眉页脚”按钮。

如图 3-24 所示，切换到“页眉页脚”选项卡，在“选项”组中选中“奇偶页不同”复选框，在系统提示的“键入文字”处输入奇数页页眉“××医学院××××届本科毕业论文（设计）”。单击“导航”组中的“后一项”按钮，切换到偶数页页眉处。单击“插入“组中的“域”按钮，打开“域”对话框，选择域名为“样式引用”，样式名为论文章节名的样式，如“标题 2”，如图 3-25 所示。单击“确定”按钮，即可在偶数页页眉处添加各章的标题名称。

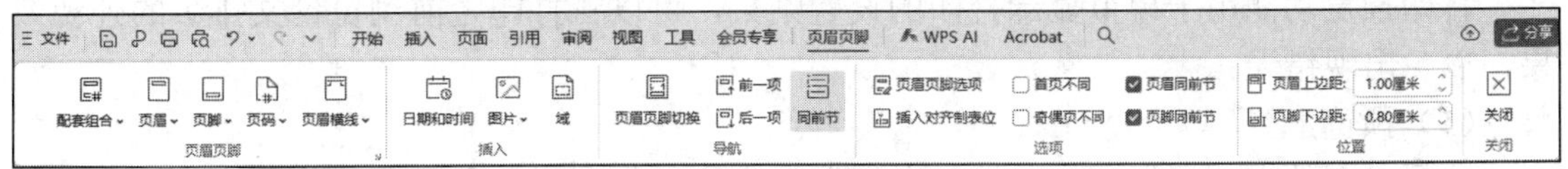

图 3-24　“页眉页脚”选项卡

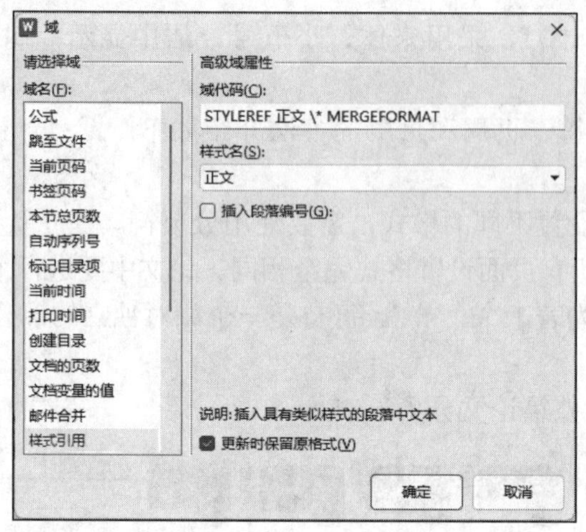

图 3-25 “域”对话框

提示：删除页眉内容后，若自动添加的分割线仍存在，可以在 WPS 学堂[1]搜索关键字“删除页眉横线”，按照演示步骤操作，手动删除。

（4）页脚

页脚位于页边距的底部，通常可以将论文的页码等信息设置在页脚。

WPS 学堂：WPS 官方推出的免费在线学习平台，旨在帮助用户学习 WPS Office 套件的各项功能。

在 WPS 文字文档中插入页码时，不能直接在页脚输入 1、2、3 等阿拉伯数字，而是应通过插入页码域的方法，使文档的页码可以随着页数的增加而发生变化。设置页码的操作通常包括页码位置和页码格式。

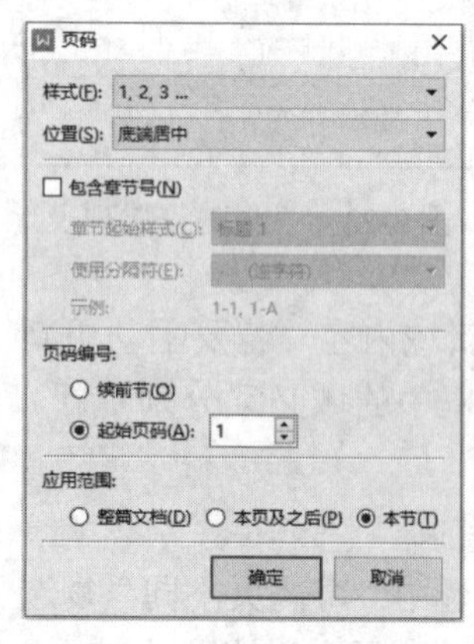

图 3-26 “页码”对话框

以正文所在节的页脚设置为例，将光标定位到第一章开始页，单击“插入”→“页眉页脚”→“页眉页脚”按钮，显示“页眉页脚”选项卡，单击“页码”下拉按钮，在打开的下拉列表中选择“页码”选项，打开“页码”对话框，如图 3-26 所示，选择编号样式为“1,2,3…”，设置起始页码为 1，单击“确定”按钮。

按类似的操作，设置中英文摘要的页码为 i、ii、iii…，目录的页码为 I、II、III…。

提示：在“页面设置”对话框的“版式”选项卡中选中“奇偶页不同”复选框后，一是要确保已经插入合适的下一页分节符；二是每节的页眉插入时取消选中“链接到前一个”复选框，因为 WPS 文字默认是“与上一节相同”。

5. 打印预览

打印预览功能用于模拟显示打印的设置结果，可以在打印之前浏览论文排版的外观效果，以免出现错误。

（1）预览

选择“文件”→“打印”→“打印预览”命令，打开“打印设置”任务窗格，打印机的默认属性显示在后台视图的右侧窗格中，在左侧窗格自动显示文档的预览效果。单击“<”或“>”按钮，可以翻页浏览；拖动显示比例滚动条上的滑块，还可以调整文档的显示大小，如图 3-27 所示。

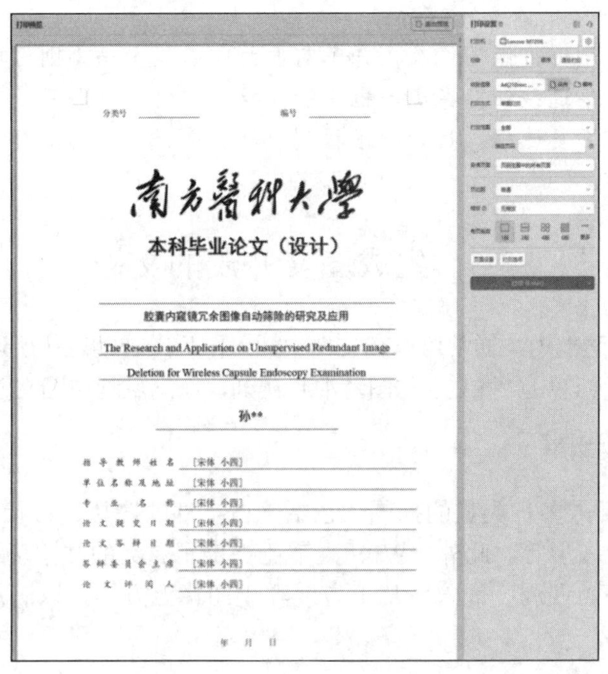

图 3-27　打印预览

（2）打印

选择“文件”→“打印”命令，打开“打印”对话框，如图 3-28 所示。可设置打印

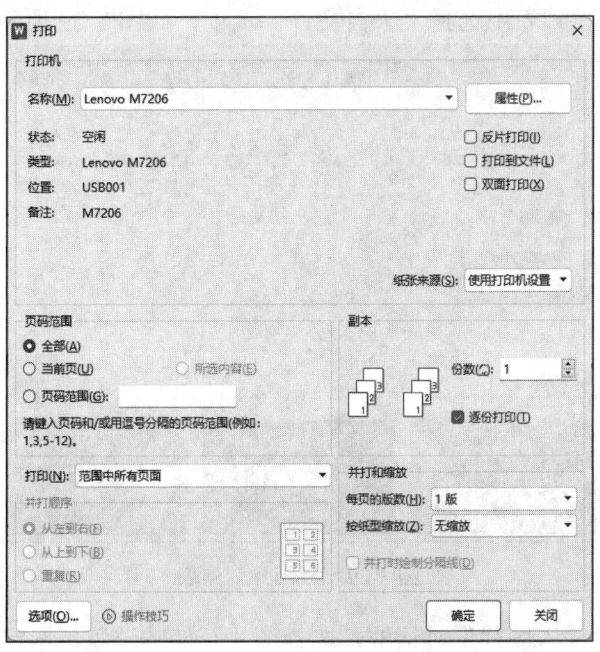

图 3-28　“打印”对话框

份数、打印页码范围等。单击默认打印机名称后的“属性”超链接，可以为该打印机设置部分打印参数。单击默认打印机名称右侧的下三角按钮，在打开的下拉列表中可以选择所连接的打印机型号，添加打印机。当打印机和文档的属性符合论文要求后，单击“确定”按钮即可打印。

提示：若论文个别地方做了修改，并不需要打印整篇文档，则可以在“页码范围”区域选中“页码范围”单选按钮，在文本框中输入要打印的页码即可。若实现双面打印，则需要选中“双面打印”复选框，打开的下拉列表默认选择“手动翻页”选项，提示打印第二面时翻转纸张打印。

3.5　生成图文并茂的文档

图片有丰富的表达能力，通常可以在文档中插入图片来辅助表达所述内容。WPS 文字提供的图文混排功能，允许用户将文字与图片混合排列，以满足制作图文并茂的文档的要求。

3.5.1　插入图片与文本框

WPS 文字支持插入多种类型的插图，包括来自文件的图片、形状、图标、图表、流程图、思维导图、智能图形等。此外，WPS 文字还提供了灵活的文字环绕方式，文字可以设置为位于图片的上下、四周、嵌入图片下方或浮于图片上方等，以满足不同的排版需求

1. 插入图片

【例 3-7】在文档中插入图片“连续的病历数据组图片.jpg”，将其与文字的环绕设置为两边、四周型，且图片的高度和宽度分别做 60%和 50%的缩放。

步骤 01　将光标定位在插入图片的位置，单击“插入”→“常用对象”→”图片”下拉按钮，在打开的下拉列表中选择“来自文件”选项，如图 3-29 所示。

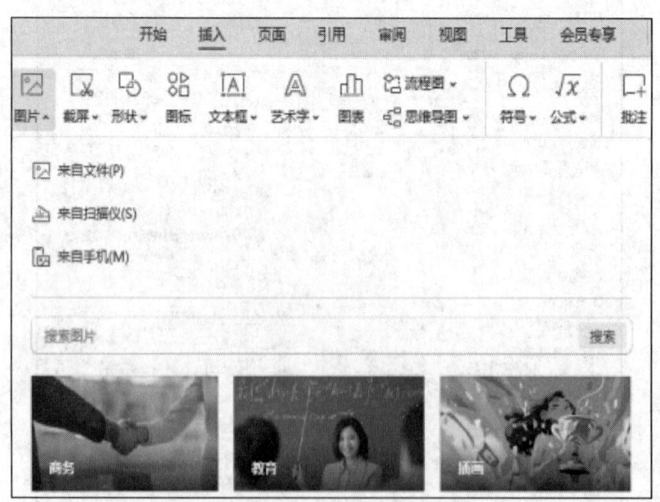

图 3-29　“图片”列表

步骤 02　打开“插入图片”对话框，选择图片存储的位置，选定要插入的图片“连续的病历数据组图片.jpg”，单击“打开”按钮。

步骤 03　右击插入的图片，激活图片对象的属性菜单，在弹出的快捷菜单中选择“设置对象格式”命令。

步骤 04　打开“设置对象格式”对话框，如图 3-30 所示，切换到“版式”选项卡，设置环绕方式为“四周型”，环绕文字“两边”；切换到“大小”选项卡，取消选中“锁定纵横比”复选框，设置缩放高度为 60%，宽度为 50%，单击“确定”按钮。

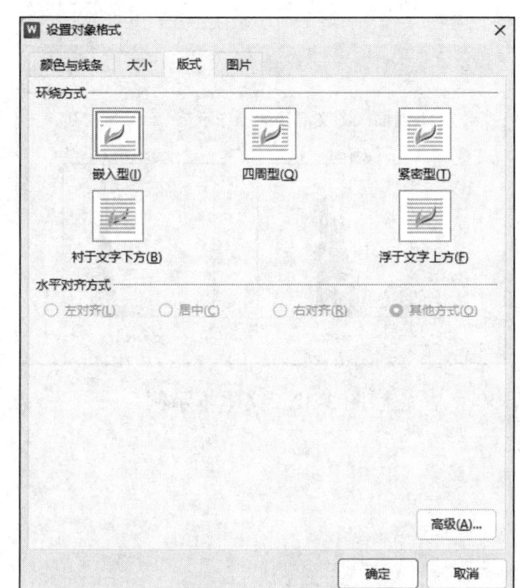

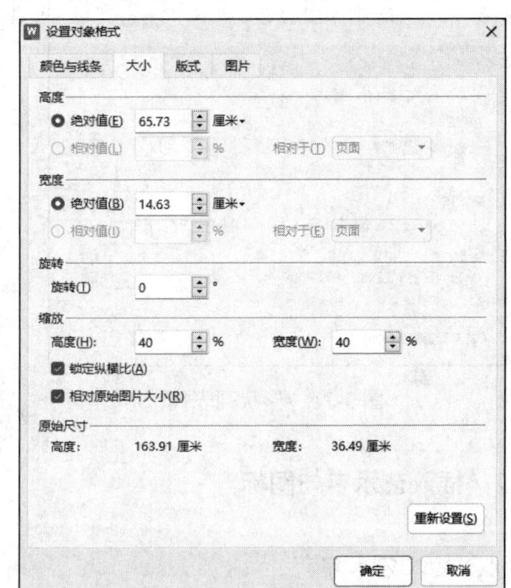

图 3-30　设置文字环绕与图片大小

提示：当图片缩放的高度和宽度保持原来比例时，默认选中“锁定纵横比”复选框。除了设置大小外，通过“位置”选项卡还可以调整图片位置。需要时，可以借助“图片工具”选项卡对图片样式、填充与线条、排列和图片效果等进行设置，还可以进行压缩、更改和重设图片等调整操作，相关操作可以在 WPS 学堂中搜索关键字“图片设置”进行学习。

2. 添加文本框

文本框是一种可以装载文字和图片的容器，包括横排和竖排两种。文字和图片可以作为一个对象，整体移动或调整大小，使用起来非常灵活。

【例 3-8】在论文中插入一个文本框，在其中输入文字，并插入图片“连续的病历数据组图片.jpg”，将文本和图片作为一个整体组合在一起。

步骤 01　单击“插入”→“常用对象”→“形状”下拉按钮，打开形状列表库，如图 3-31 所示。

步骤 02　在“基本形状”组中选择“矩形”，在要插入文本框的位置按住鼠标左键，将其拖曳到合适大小时松开鼠标。

步骤 03　在空白文本框中输入相应的文字并插入图片，如图 3-32 所示。必要时选中文本框，移动或调整文本框大小。

提示：除了横排文本框外，还可以绘制竖排文本框。

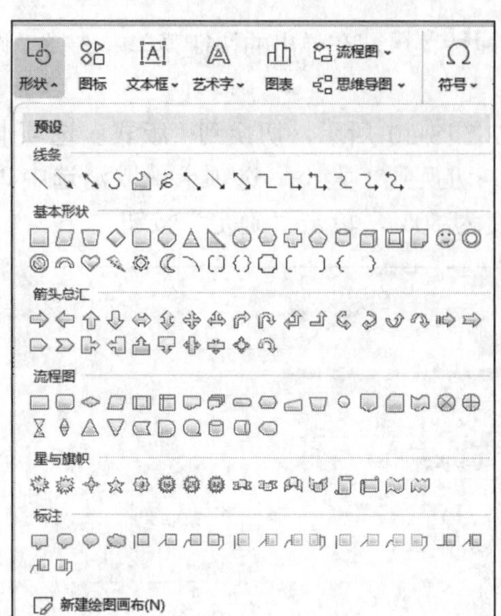

图 3-31 形状列表库

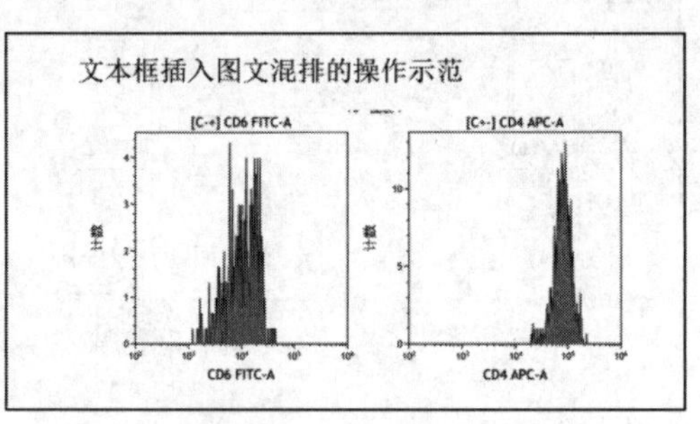

图 3-32 文本框示例

3.5.2 插入艺术字与图标

1. 插入艺术字

使用 WPS 文字内置的艺术字可以方便快速地制作醒目的文字效果，以增加显著的艺术特色。

单击“插入”→“常用对象”→”艺术字”下拉按钮，在打开的艺术字库中选择喜欢的艺术字样式，如图 3-33 所示。可以通过“绘图工具”选项卡中的命令对艺术字进一步进行个性化设置。

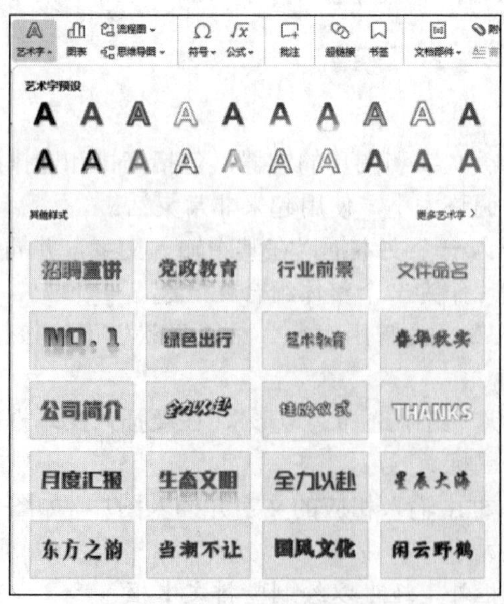

图 3-33 艺术字库

2. 插入图标

在 WPS 文字文档中插入图标，可以直观地传达信息。

单击“插入”→“常用对象”→“图标”按钮，如图 3-34 所示，在打开的图标库中选择喜欢的即可。

提示：插入图标时，必须保持网络通畅。

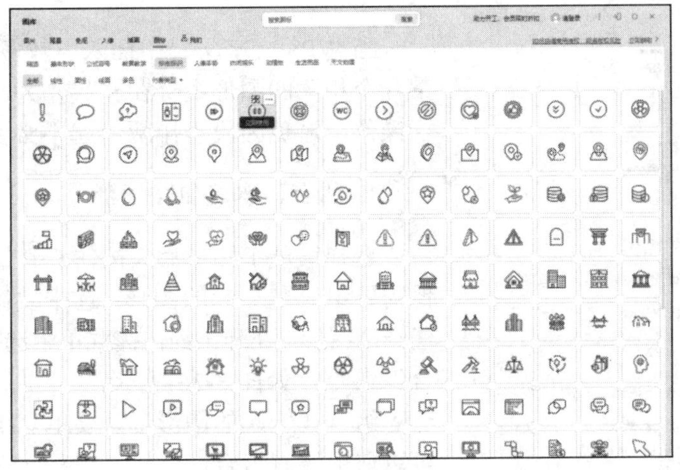

图 3-34　图标库

3.5.3　创建流程图和截屏

1. 创建流程图

在学习和工作中，流程图是一种常用的工具，能够帮助我们清晰地梳理思路和展示流程。WPS 文字、表格和演示软件均支持插入流程图，并且可以在新建页面中直接打开和编辑。这些软件提供了丰富的流程图模板供用户选择，如果现有模板无法满足需求，用户还可以自行设计，方法如下：单击“插入”→“常用对象”→“流程图”下拉按钮，在打开的下拉列表中选择“本地流程图”选项，打开“新建”窗口，单击“新建空白绘图”图标，即可进入流程图编辑模式，开始创建个性化的流程图。具体流程图的设计和使用，限于篇幅，可参考 WPS 官网学堂，搜索关键字“流程图”。

2. 捕获屏幕截图

在 WPS 文字文档中，可以插入任意已打开窗口的快照，从而增强文档的可读性或快速捕获重要信息，无须退出当前正在使用的程序。

单击“插入”→“常用对象”→“截屏”按钮，如图 3-35 所示。此时，所有已打开的程序窗口将以缩略图形式显示在“可用视窗”库中，单击所需的窗口缩略图，即可将整个程序窗口插入文档中。还可使用“屏幕剪辑”工具选择部分窗口，在“可用视窗”库下方，单击“屏幕剪辑”按钮，当屏幕变暗且指针变成“十”状字时，长按鼠标左键并拖动以选定需要捕获的屏幕

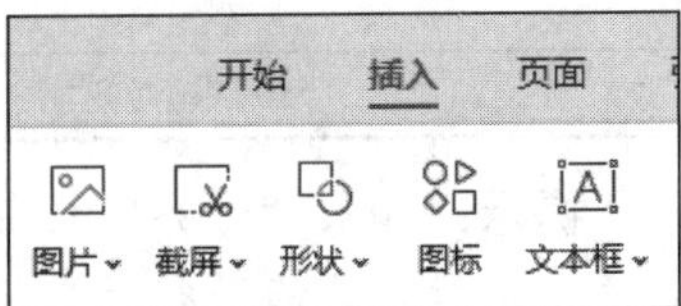

图 3-35　“截屏”按钮

部分，释放鼠标左键后，所选区域将以图片形式插入文档中。插入截图后，单击图片，激活“图片工具-格式”选项卡，可以对截图进行编辑和增强。

提示：选择“屏幕剪辑”工具时，整个窗口将暂时变暗；一次只能添加一个屏幕截图；只能捕获未被最小化到任务栏的窗口。如果打开了多个窗口，首先需要单击要捕获的窗口，然后开始屏幕截图过程。

3.5.4 组合多个图形

当 WPS 文字文档中插入了较多图形时，可以将某几个相关的图形组合在一起作为一个整体对象进行操作，避免因段落排版引起不必要的混乱。

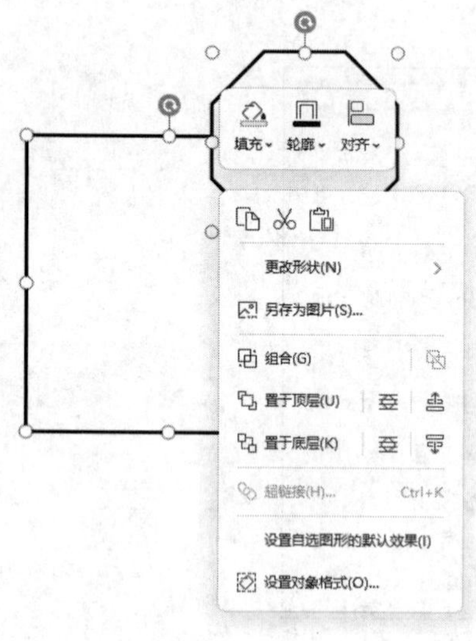

图 3-36 选择“组合”选项

1. 组合、取消组合图形

选择第一个图形后，按住 Ctrl 键的同时，单击其他需要组合在一起的图形；选中要组合的图形，右击任一个图形，在弹出的快捷菜单中选择“组合”→“组合”命令，如图 3-36 所示。

组合在一起的图形，需要单个编辑或修改时，还可以取消原有组合。

提示：多个图形组合有重叠时，还可以设置它们之间的层次关系，如置于顶层、置于底层、上移一层、下移一层、浮于文字上方或衬于文字下方等。

2. 对齐/排列对象

在 WPS 文字应用程序中，可以快速对齐对象（如图片、形状、文本框、SmartArt 图形和艺术字等）。

单击第一个对象，按住 Ctrl 键的同时，单击其他对象。切换到 “绘图工具-排列”选项卡，单击“对齐”下拉按钮，在打开的下拉列表中列出了各种对齐方式供用户选择，如表 3-10 所示。还可以设置“横向分布”或“垂直分布”。

表 3-10 对齐方式

对齐方式	说明
左对齐	将对象沿左边对齐
垂直居中	将对象沿中心垂直对齐
右对齐	将对象沿右边缘对齐
顶端对齐	将对象沿顶边对齐
水平居中	水平对齐对象的中心
底端对齐	将对象沿底部边缘对齐

提示：如果“对齐”按钮显示不可用，则可能仅选择了一个对象。选择一个或多个附加项目，然后才能进行对齐操作。

3.6　使用表格直观显示数据

当文稿中的数据很多时，通过表格形式来组织和展示数据能够获得条理清晰、简洁明了的效果。可以用 WPS 文字创建和编辑规则、不规则的表格，还可通过设置表格边框和底纹来美化表格。

3.6.1　创建表格

医嘱是指医师在医疗活动中下达的医学指令。医嘱内容和起始、停止时间由医师书写。医嘱内容必须准确、清楚，每项医嘱应当只包含一个内容，并注明下达时间，具体到分钟。

绘制图 3-37 所示的长期医嘱单。

1. 规则表格

先创建一张 9 列 13 行的规则表格。

将光标定位在要插入表格的位置，单击“插入”→“常用对象”→“表格”下拉按钮，在打开的下拉列表中选择“插入表格”选项，如图 3-38 所示。打开“插入表格”对话框，输入列数 9 和行数 13，如图 3-39 所示。

长 期 医 嘱 单

姓名:　科别:　床号:　住院号:　入院日期:

开　始					停　止			
日期	时间	医　嘱	签　名		日期	时间	签　名	
			医师	护士			医师	护士

图 3-37　长期医嘱单

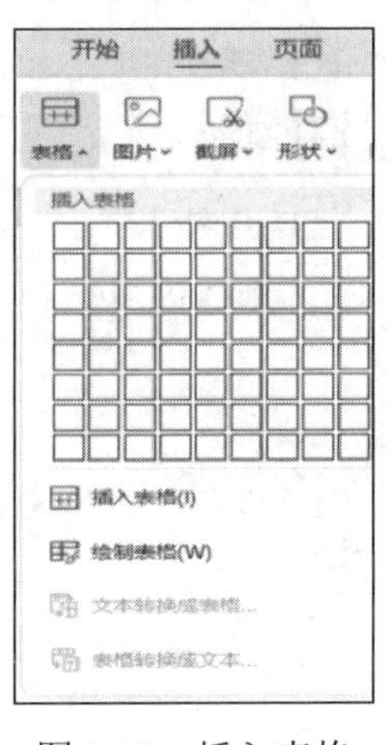

图 3-38　插入表格

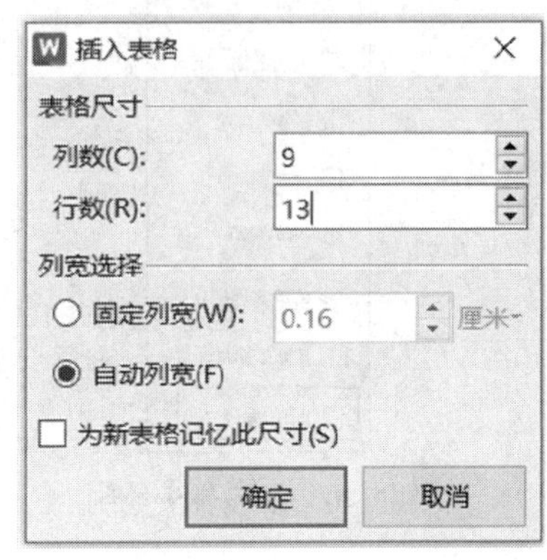

图 3-39　“插入表格”对话框

2. 不规则表格

对于不规则表格，可以先绘制规则表格，然后通过合并或拆分单元格、取消或设置边框的方法获得所要求的表格效果。

为了获得图 3-37 所示的长期医嘱单，在前面已经绘制好的规则表格基础上做进一步处理即可。

1）选中表格第 1 行前 5 列，右击，在弹出的快捷菜单中选择“合并单元格”命令。用类似的方法，合并第 1 行后 4 列。“日期”和“时间”均按 2 行合并，“签名”按 2 列合并。

2）调整列宽的方法有两种：手动调整和自动调整。手动调整列宽的操作步骤如下：将鼠标指针移到选中列的右侧边界线上，鼠标指针会变成一个双向箭头，按住鼠标左键，左右拖动边界线，调整列宽到合适的宽度。自动调整列宽的操作步骤如下：右击选中的列标题，在弹出的快捷菜单中选择“列宽”命令，打开“列宽”对话框，输入具体的列宽数值（单位为字符数或磅），单击“确定”按钮。

3）输入医嘱单表格中的文字，并设置字体、字号等，其中表头为微软雅黑、小三、加粗，其他默认为五号、宋体。

提示： 如图 3-38 所示，若选择“快速表格”选项，则按系统内置的样式创建表格。

4）选中整个表格，单击“开始”→“段落”→“边框”下拉按钮，在打开的下拉列表中选择“边框和底纹”选项，如图 3-40 所示，打开“边框和底纹”对话框，在“边框”选项卡中设置表格线的线型为双线，颜色、宽度等取默认值，如图 3-41 所示，在“预览”区域单击相应的边框线，即可以删除或添加内外边框。

提示： 还可以通过“绘制表格”选项来创建不规则表格。自由绘制表格的操作方法是：将光标定位在要插入表格的位置，单击“插入”→“常用对象”→“表格”下拉按钮，在打开的下拉列表中选择“绘制表格”选项，此时输入光标变为绘图笔，可以自由绘制任意不规则的表格。

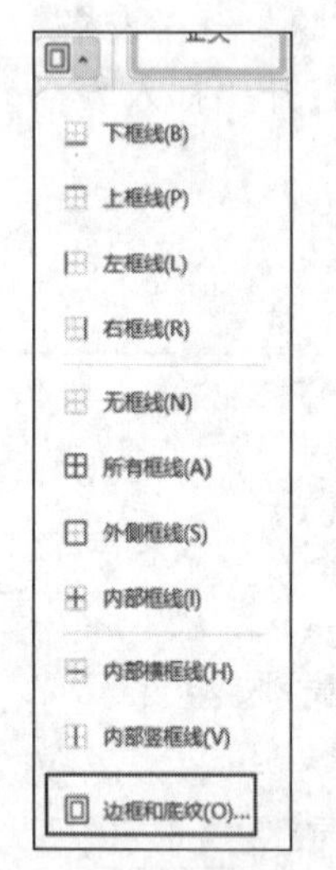

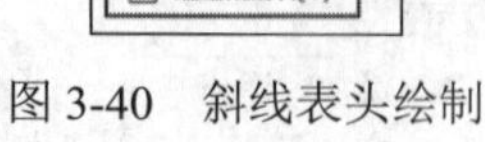
图 3-40 斜线表头绘制

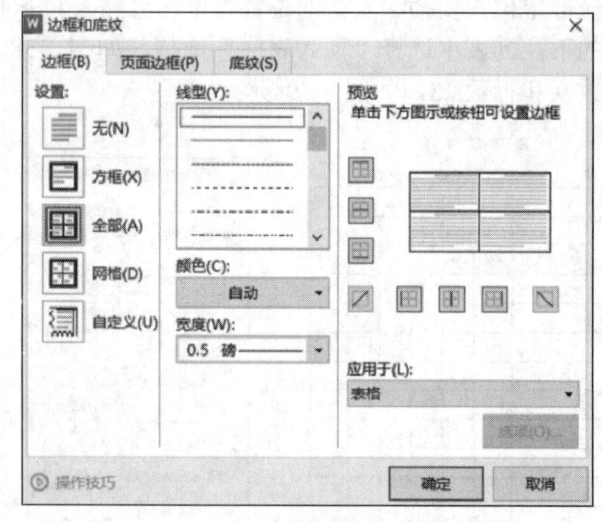

图 3-41 “边框和底纹”对话框

3. 绘制斜线表头

通过“边框”工具很容易绘制斜线表头。选中表格中需要画斜线的单元格，单击“开始”→“边框”下拉按钮，在打开的下拉列表中选择“边框和底纹”选项，打开“边框和底纹”对话框，在“预览”区域分别对应左下角和右下角选择“斜下框线”或“斜上框线”。还可以选中表格，单击“表格样式”→“绘制边框”→“斜线表头”按钮，打开“斜线单元格类型”对话框，选择需要的样式。

4. 文本与表格的转换

（1）文本转换成表格

【例 3-9】 将论文中的一些医学图像数据转换成表格。

选中要转换成表格的文本，单击“插入”→“常用对象”→“表格”下拉按钮，在打开的下拉列表中选择“文本转换成表格”选项，打开“将文字转换成表格”对话框，设置参数，单击“确定”按钮，如图 3-42 所示。

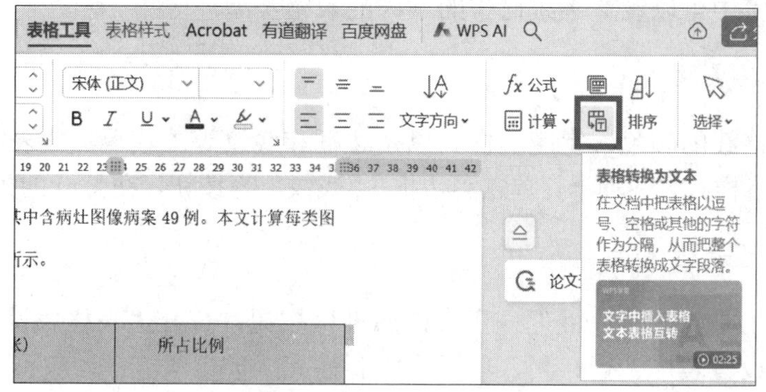

图 3-42　表格转换为文本

（2）表格转换为文本

首先选中转换为成文字的表格，单击“表格工具”→“数据”→“转为文本”按钮，如图 3-43 所示。

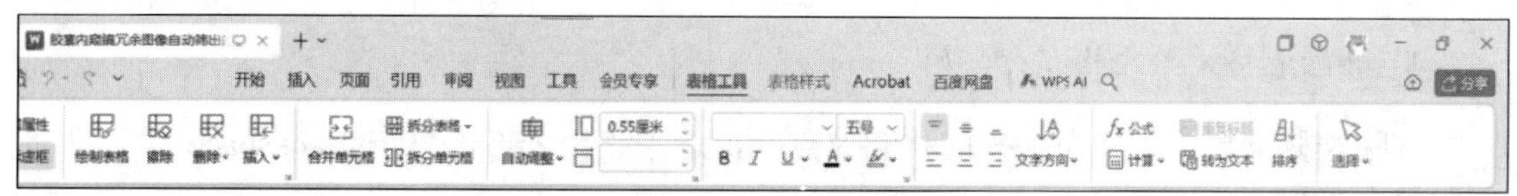

图 3-43　“表格工具”选项卡

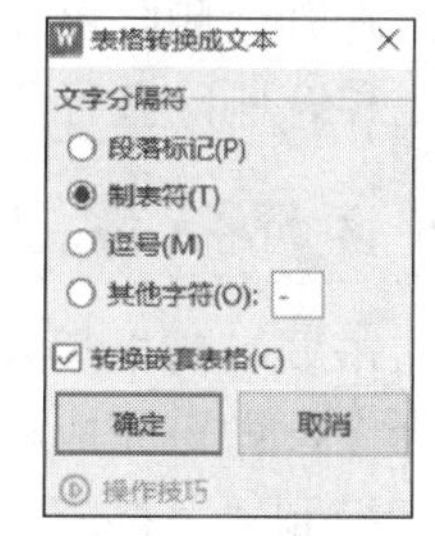

图 3-44　“表格转换成文本”对话框

打开“表格转换成文本”对话框，设置文字分隔符，单击“确定”按钮，如图 3-44 所示。

3.6.2　编辑和美化表格

表格的编辑包括选择、插入、删除、移动、复制、合并、拆分、对齐、移动、缩放等调整操作。表格的美化包括表格内文本字体等的设置、表格样式的选择，以及边框和底纹的设置等。

在表格内操作时，功能区上将会增加两个新的选项卡：“表格样式”（图 3-45）和“表格工具”，单击各功能组中的相应按钮或对话框启动器按钮，可进行相应的编辑和美化操作。

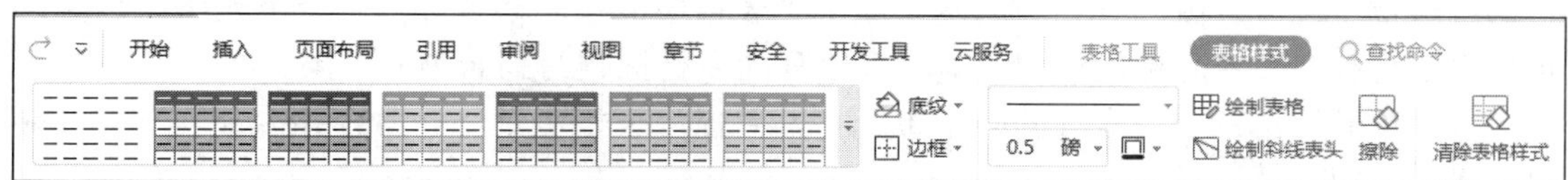

图 3-45　表格样式

1. 选取表格样式

WPS 文字自带很多表格样式，灵活利用这些表格样式可以方便、快捷地美化、修饰表格。

选中表格后，切换到“表格样式”选项卡，单击表格样式组右侧的下拉按钮，在打开的表格样式列表库中可以设置系统自带的不同的表格类型。

2. 设置边框、底纹

通过设置表格线的颜色、宽度、样式以及边框和底纹等，获得美化表格的效果。

切换到“表格样式”选项卡，单击“边框”“底纹”等按钮，在打开的列表中进行设置。

3. 更改、设置表格属性

单击“表格工具”→“属性”→“表格属性”按钮，打开“表格属性”对话框，选择相应的选项卡，设置表格、行、列、单元格等属性。

要更改表格的边框样式、线条颜色和线条宽度等属性，可以在“表格属性”对话框“表格”选项卡下单击“选项”按钮，打开“表格选项”对话框，可以设置更多表格属性，包括单元格的上边距和下边距、单元格间距和单元格内容的自动调整。

提示：要直接为特定的行、列或单元格设置属性，应先在该行、列或单元格中单击，然后在“表格属性”对话框中进行更改。

4. 删除表格、单元格、行、列

删除表格。单击表格左上角的移动控点⊞，选中整个表格，再按 Backspace 键，即可删除整个表格。

删除单元格、行、列。右击要删除的单元格，在弹出的快捷菜单中选择“删除单元格”命令，打开“删除单元格”对话框，根据需要进行相应的选择：右侧单元格左移、下方单元格上移、删除整行和删除整列。

5. 添加单元格、行、列

右击要在其中插入单元格的单元格，在弹出的快捷菜单中选择“插入”级联菜单中相应的命令，即可完成相应的插入操作。

切换到“表格工具”选项卡，单击“行和列”→“插入”下拉按钮，在打开的下拉列表中选择“在上方插入行”等选项，即可在上方或下方添加行，在左侧或右侧添加列。

提示：若要同时插入多行（或多列），需要先选择要添加的任意数量的行或列。

6. 合并、拆分单元格或拆分表格

可将位于同一行或同一列中的两个或多个表格中的单元格合并为一个单元格。例如，可以水平合并多个单元格，以创建横跨多个列的表格标题跨列居中的效果。

合并单元格：选中要合并的多个单元格，单击“表格工具”→“合并拆分”→“合并单元格”按钮。

拆分单元格：单击某个单元格，或选中要拆分的多个单元格，单击“表格工具”→“合并拆分”→“拆分单元格”按钮，打开“拆分单元格”对话框，设置所选单元格的列数和行数。

拆分表格：将光标移动到作为第二个表格第一行的行处，单击“表格工具”→“合并

拆分”→“拆分表格”按钮，在打开的下拉列表中选择“按行拆分”选项，表格会在当前光标所在的行处被拆分为两个表格。只要表格有多行，就可以进一步拆分表格。

3.6.3　处理表格中的数据

WPS 文字强大的应用优势体现在它的自动化处理能力与灵活运用，可以实现高效率和低成本办公。

1. 对表格内容排序

选中表格，单击“表格工具”→“数据”→“排序”按钮，如图 3-46 所示，打开“排序”对话框，如图 3-47 所示，设置参数，选择对表格排序的方式。

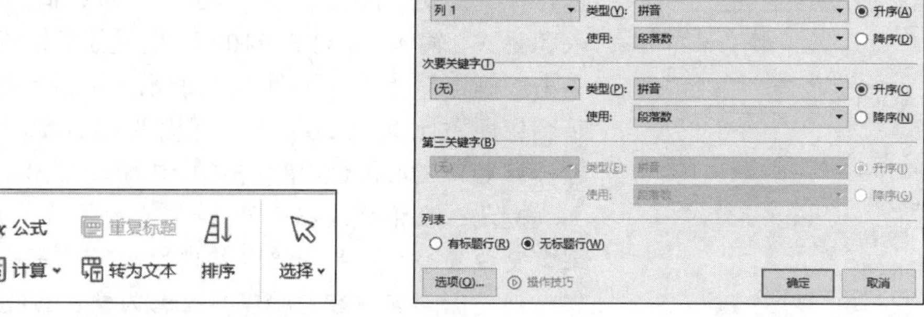

图 3-46　数据组中的“排序”　　图 3-47　“排序”对话框

2. 在表格中使用公式

可以使用公式在表格中执行简单的计算和逻辑比较。

【例 3-10】 如图 3-48 所示，用公式计算胶囊内窥镜图像病例数据中各类型图像中平均数量合计和所占比例。

分析： 表格有三列（列号自左向右为 A、B、C）、六行（行号从上往下为 1、2、3、4、5、6），列号和行号组合为交叉单元格地址。B6 单元格的数值正好是求其上所有数据单元格之和。

计算合计： 单击 B6 单元格，单击“表格工具”→“数据”→“公式”按钮，打开“公式”对话框中，如图 3-49 所示，按默认设置，单击“确定”按钮。

医学图像数据

胶囊内窥镜图像病例数据	平均数量（张）	所占比例（%）
过暗图像	9824	20.91
重复图像	31947	68.00
正常图像	4683	9.97
病灶图像	526	1.12
合计	46980	

图 3-48　医学图像数据

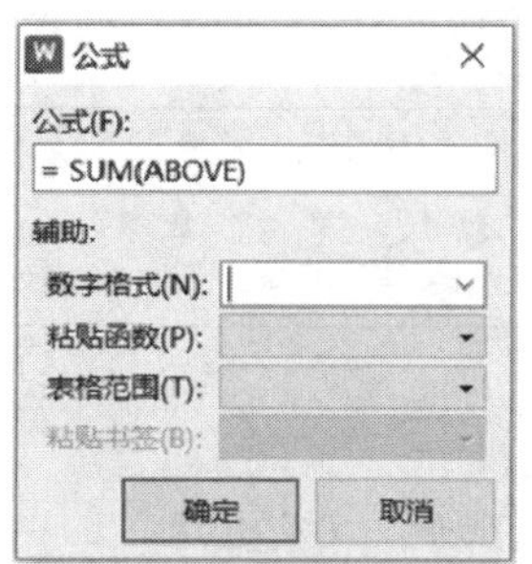

图 3-49　“公式”对话框

提示： 如表 3-11 所示，WPS 文字提供使用位置参数（LEFT、RIGHT、ABOVE、BELOW）

对表格中的数字求平均值（AVERAGE）、个数（COUNT）、最大值（MAX）、最小值（MIN）、求和（SUM）等功能。

表 3-11 WPS 中的常用函数

函数	功能
AVERAGE	=AVERAGE(LEFT)、 =AVERAGE(RIGHT)、 =AVERAGE(ABOVE)、 =AVERAGE(BELOW)
COUNT	=COUNT(LEFT)、 =COUNT(RIGHT)、 =COUNT(ABOVE) 、=COUNT(BELOW)
MAX	=MAX(LEFT)、 =MAX(RIGHT)、 =MAX(ABOVE)、 =MAX(BELOW)
MIN	=MIN(LEFT)、 =MIN(RIGHT)、 =MIN(ABOVE)、 =MIN(BELOW)
SUM	=SUM(LEFT)、 =SUM(RIGHT)、 =SUM(ABOVE)、 =SUM(BELOW)

计算占比：首先计算过暗图像所占比例。单击 C2 单元格，单击“表格工具”→“数据”→“公式”按钮，打开“公式”对话框，删除默认的求和公式，输入“=B2/B6*100”，设置数字格式为“0.00”，单击“确定”按钮，如图 3-50 所示。结果是 20.91，即过暗图像所占比例为 20.91%，保留两位小数。类似地，可以计算 C3、C4 和 C5 单元格中图像所占比例。

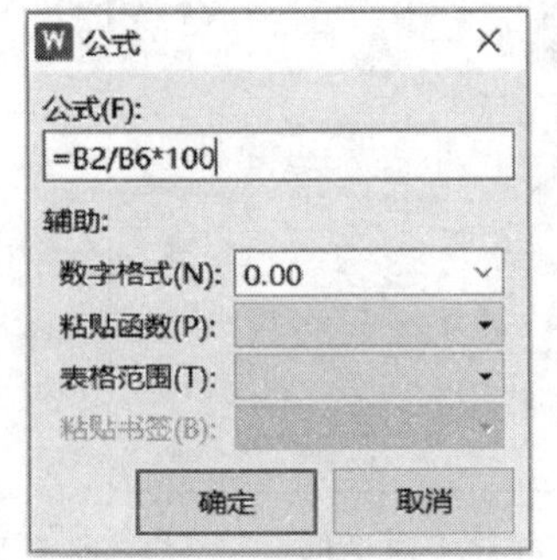

图 3-50 计算 C2 单元格所占比例

提示：表格公式以等号（=）为前导符。将光标定位到需要放置公式结果的单元格内，如果单元格内已有内容，则先删除其内容，确保单元格为空。WPS 文字不会自动更新公式结果。如果公式依赖的单元格内容发生变化，需要手动更新公式结果。

3.6.4 AI 与文档

随着 AI 技术的飞速发展，AI 在办公领域的应用日益广泛。WPS Office 教育版作为智能化办公软件的代表，通过集成先进的大语言模型技术，为用户提供了一套完整的智能文档处理解决方案。该解决方案能够显著提升文档处理效率，有效降低用户的时间成本和精力投入。

1. WPS AI

WPS 365 教育版中的 WPS AI 选项卡中的各项功能按钮如图 3-51 所示。这一选项卡是 AI 功能的核心入口，用户通过它访问和使用所有 AI 相关功能。

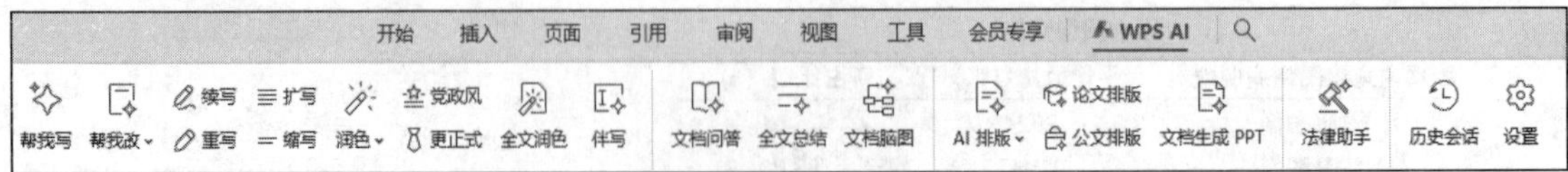

图 3-51 WPS AI 工具选项卡

2. AI 功能以及应用

作为金山办公基于前沿大语言模型技术开发的智能办公助手，WPS AI 集成了包括智能写作、PPT 智能生成、数据分析、文档深度解析和智能问答等在内的完整功能。这些功能的协同运作，能够覆盖从基础文档处理到复杂内容创作的全流程需求，为用户打造一个真正意义上的智能办公环境。

在实际操作层面，用户既可以通过独特的组合键 Ctrl+Ctrl 快速唤醒 AI 功能，实现即时辅助；也可以通过 WPS AI 选项卡进行更全面的功能选择。其中，智能伴写功能展现了强大的上下文理解能力，能够实时分析文档内容，并以浅灰色文字形式提供精准的写作建议。用户可以通过简单的 Tab 键操作或鼠标单击快速采纳建议，而 Alt+↓组合键则能调出更多备选方案，为创作提供更丰富的灵感来源。系统还配备了多角色写作辅助功能，既能满足日常通用写作需求，又能针对专业领域提供特色支持。

在文档优化处理方面，WPS AI 展现出卓越的技术实力。其一键润色功能支持多种文风转换，包括正式、活泼、党政风、口语化等多种风格，让文档表达更加得体。智能扩写和缩写功能赋予用户灵活控制文本长度的能力：既能将简单的关键词扩展成完整的段落，也能将冗长的内容精简提炼，同时保持原意的准确传达。面对长篇文档处理需求，系统的一键总结功能采用先进的自然语言处理算法，能够精准识别并提取文档的核心要点，帮助用户在短时间内把握文档主旨，大幅提升阅读效率。

系统还内置了智能问答功能，用户可以直接对文档内容提出具体问题，系统会基于文档本身给出准确回答，并智能标注答案在原文中的具体位置，确保信息的可追溯性。在专业排版方面，系统支持包括通用文档、学位论文、合同协议、党政公文等在内的多种文档类型的智能排版。为满足个性化需求，用户还可以上传自定义范文，系统会智能识别范文格式特征，并据此进行精准匹配排版。排版完成后，系统会生成直观的前后效果对比图，方便用户进行进一步的细节调整和优化，真正实现智能化与个性化的完美结合。

WPS AI 还提供一键将文档转换为 PPT 的功能。用户只需选中需要转换的文档内容，单击“生成 PPT”按钮，系统就会自动分析文档结构，智能识别标题、正文、重点内容等关键元素，并自动生成排版精美的演示文稿。

3.7　文档的高级编辑技术

3.7.1　添加脚注和尾注

脚注和尾注也是文档的一部分，用于文档正文的补充说明。脚注和尾注由两个关联的部分组成：注释引用标记和对应的注释文本。

【例 3-11】如图 3-52 所示，在毕业论文的摘要处添加脚注，说明作者简介。

[1] 作者简介：xxx(1998—)，男，硕士研究生，研究领域为医学图像处理、深度学习，E-mail：xxx43@qq.com；cc(1969—)，男，教授，博士，dd 会员，研究领域为医学图像处理、模式识别、云计算等。

图 3-52　作者简介

将光标定位在注释引用标记的位置。如图 3-53 所示，单击“引用”→“脚注和尾注”→“插入脚注”按钮，在页面下方脚注区输入作者简介。也可以单击“脚注尾注”组右下角的对话框启动器按钮，打开“脚注和尾注”对话框，如图 3-54 所示，设置脚注的位置和格式等。

提示：添加尾注的方法与添加脚注类似。对于注释引用标记，WPS 自动为标记编号。当启动了引用标记自动编号功能后，在插入、删除、移动脚注或尾注时，将自动对注释引用标记进行重新编号。按 Delete 键可以删除某一脚注。

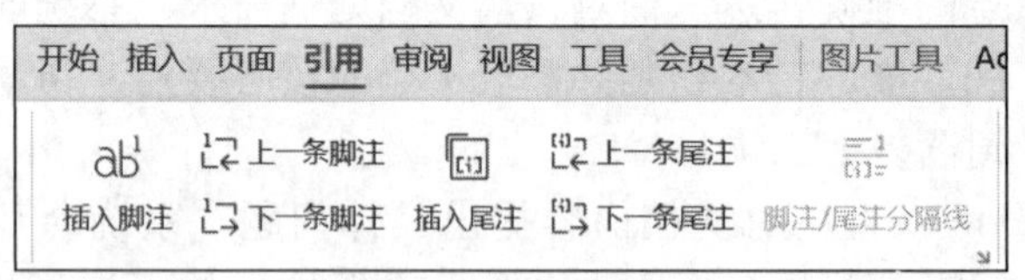

图 3-53 插入脚注

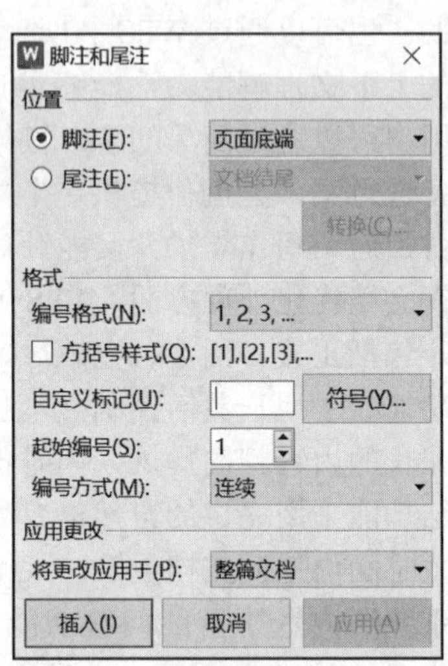

图 3-54 “脚注和尾注”对话框

3.7.2 使用题注和交叉引用

插入题注，即给图片或其他对象贴标签，以后通过插入交叉引用可在文档任意位置引用图片或对象。

利用 WPS 文字提供的题注和交叉引用功能，对于长文档中有很多插图且已经做了标号编排的图片，当进行插入或删除等操作后，图片的标号也随之变动，可以对文档中插入的大量图片或表格或公式自动编号。

1. 插入题注

【例 3-12】对论文中的所有插图自动编号（表 1、表 2、表 3、…），并插入图片下方。即使以后可能需要进行删除或调整，也方便更新插图编号。

选中要编号的图片。单击“引用”→“题注”→“题注”按钮（图 3-55），打开“题注”对话框，设置题注标签为表，位置为“所选项目下方”，如图 3-56 所示。

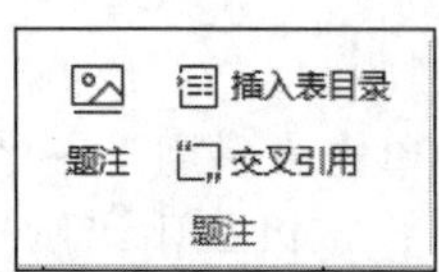

图 3-55 插入题注

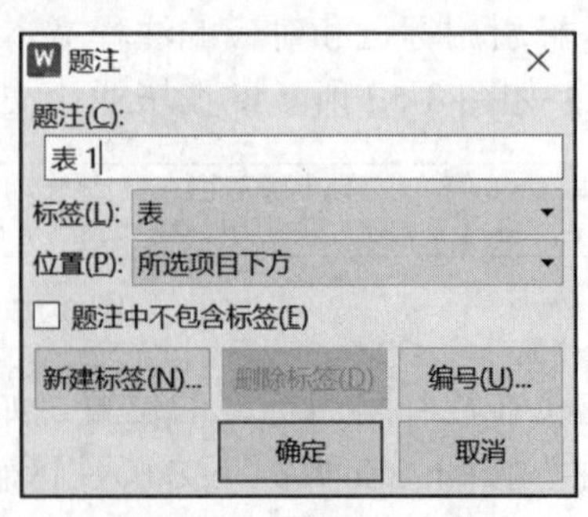

图 3-56 “题注”对话框

对所有插图都使用题注的方式进行标识后，以后无论是插入、删除，还是调整图片，图片编号都会被自动更新。

提示：需要时，单击“新建标签”按钮，可以自定义题注标签名称。对不需要的题注标签可以删除。

2. 交叉引用

文档中常常需要提及某个插图内容，如论文中多次提到的“如图××所示”，为方便起见，可以使用 WPS 提供的交叉引用功能，使插图与相关正文的说明内容建立对应关系。

将光标定位到需要引用某个插图信息的位置，单击“引用”→“题注”→“交叉引用”按钮，打开“交叉引用”对话框，设置引用类型、引用内容和引用哪一个编号项，单击“插入”按钮，如图 3-57 所示。

提示：除了图片外，表格和公式也可以使用题注和交叉引用功能进行自动编号。如果修改被引用位置上的内容，则可以定位到引用点，按 F9 键更新。

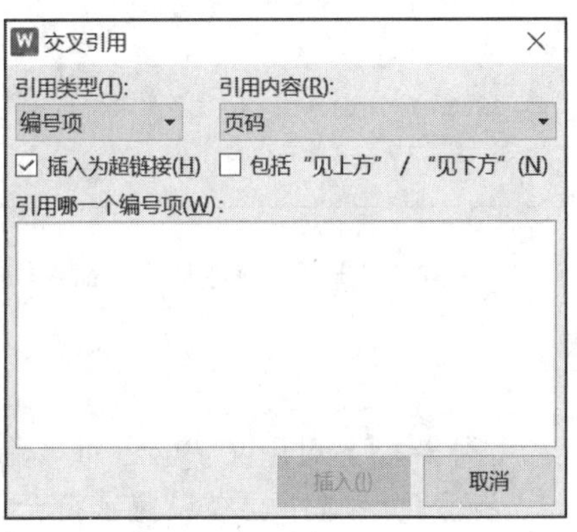

图 3-57　“交叉引用”对话框

3.7.3　应用、修改和新建样式

样式是一组格式特征，如字体、字号、颜色、对齐方式和间距，甚至可以包含边框和底纹。通过使用内置样式、更改样式或重新定义样式等操作，可快速轻松地在整个文档中一致应用一组格式选项。

1. 应用样式

选中需要设置的文本，切换到“开始”选项卡，选择“样式”中的指定样式，或者单击“样式”组右侧的下三角按钮，从显示的样式列表中选择指定样式，如图 3-58 所示。

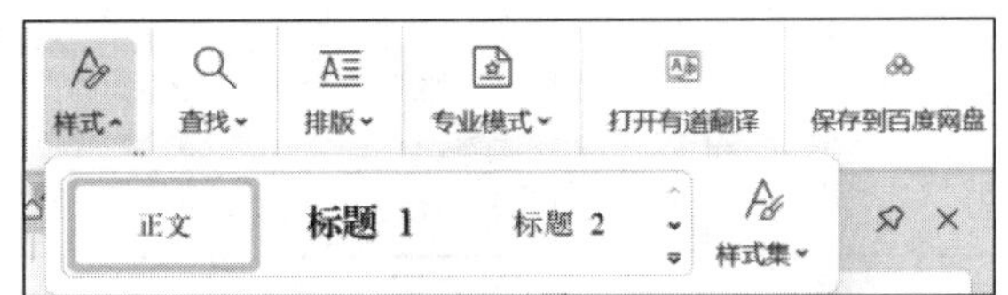

图 3-58　应用系统内置样式

提示：如果系统内置的样式符合论文格式要求，那么直接应用系统样式即可。

2. 修改样式

切换到“开始”选项卡，右击“样式”组中的某一样式，在弹出的快捷菜单中选择“修改样式”命令，如图 3-59 所示。打开“修改样式”对话框，如图 3-60 所示，进行字体和段落等格式设置。单击“格式”下拉按钮，可以在打开的下拉列表中对该选中的样式进行更多的格式项修改。

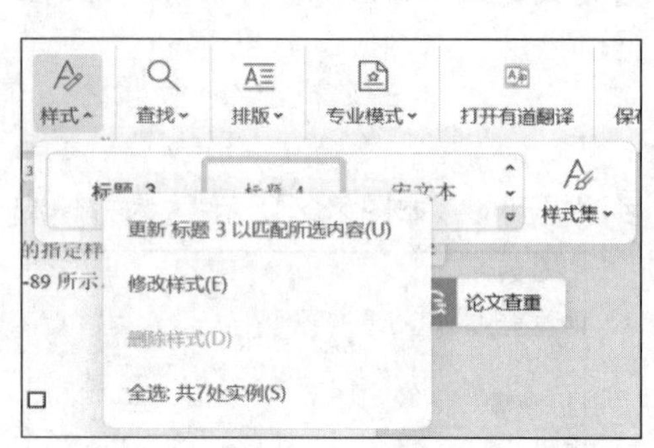

图 3-59　选择“修改样式”命令

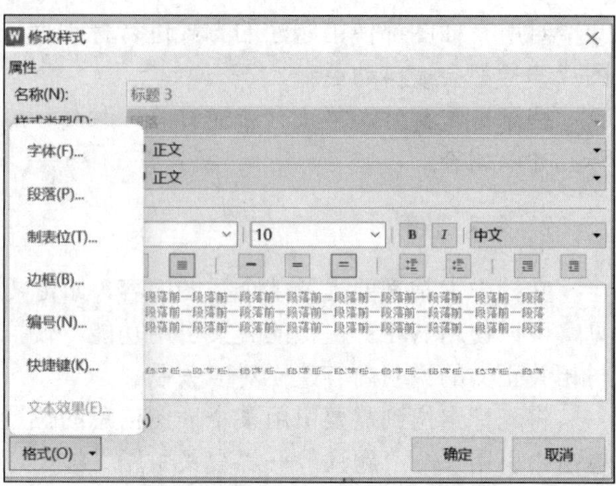

图 3-60　“修改样式”对话框

3. 新建样式

【例 3-13】对论文中的各章名称格式新建样式“论文-章”。

步骤 01　选中已经设置了符合论文格式要求的文本“第一章 绪论”，单击“开始”→“样式”组右侧的下三角按钮。

步骤 02　在打开的列表中选择“新建样式”选项，如图 3-61 所示。

步骤 03　打开“新建样式”对话框，在属性栏名称文本框中输入“论文-章”，选中“同时保存到模板”复选框，如图 3-62 所示。

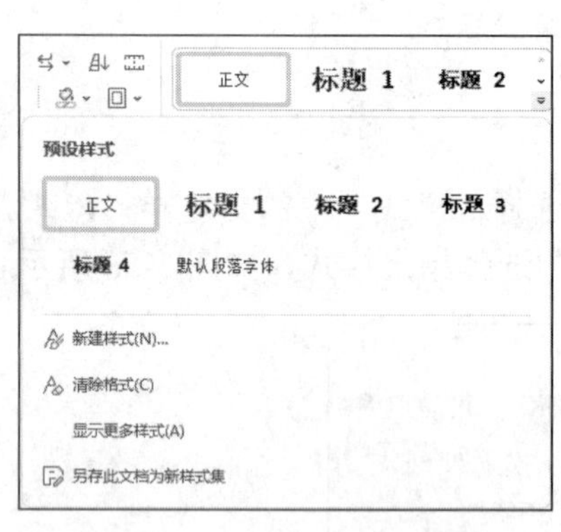

图 3-61　应用新建样式

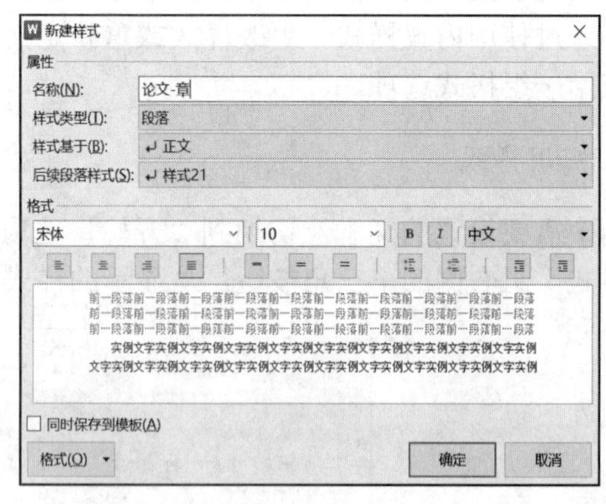

图 3-62　创建新样式“论文-章”

样式区域已经显示“论文-章”样式。选中论文中的其他章标题、参考文献、致谢、摘要、Abstract 等，应用“论文-章”新样式。

3.7.4　添加自动目录

目录是一篇论文或书的框架，对论文或书的篇章结构可以起到一目了然的作用。WPS 文字中的目录基于文档中的标题。利用添加目录功能，可以对设置了相应样式的论文自动生成目录和页码。当内容有删改时，无须再手动调整目录的页码和章节的标题。还可以在目录页通过 Ctrl+单击，跳转到目录所指向的内容。

1. 添加目录

将光标移动到要添加目录的位置，单击“引用”→“目录”→“目录”下拉按钮，在打开的下拉列表中选择合适的内置目录或自定义目录，如图 3-63 所示。

2. 更新目录

单击“视图”→“显示”→“导航窗格”下拉按钮，在打开的下拉列表中选择“靠右”选项，打开导航任务窗格，可以查看整个文档的目录、章节的结构。当论文内容有增加或删改时，可以选中目录区域，单击“引用”→“目录”→“更新目录”按钮，打开“更新目录”对话框，选中“只更新页码”或“更新整个目录”单选按钮，如图 3-64 所示的。

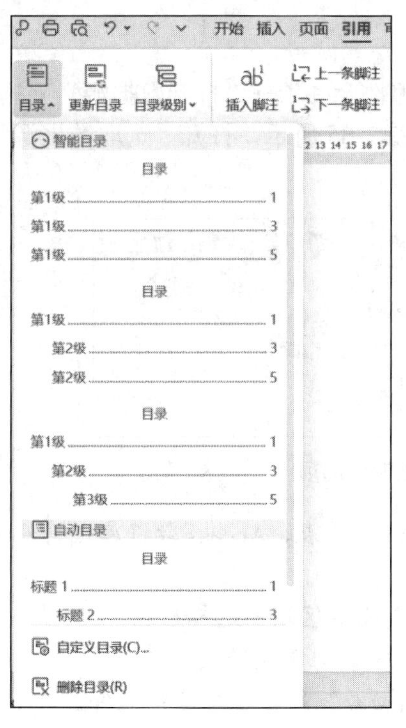

图 3-63　添加目录

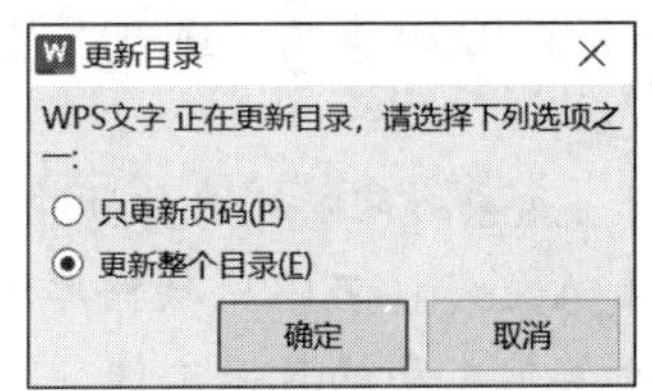

图 3-64　“更新目录”对话框

3.7.5　运用邮件合并

WPS 的邮件合并功能在批量制作模板化文档时非常实用。例如，制作标签、信函、信封、电子邮件、邀请函、明信片、准考证、成绩单或毕业证书等，这些文档格式固定，只需替换少量数据，其余内容保持不变。此时，利用 WPS 的邮件合并功能，可以高效完成任务。

1. 建立数据源

数据源使用相应的应用程序建立，可以是 WPS 表格、Excel 工作表或其他类型的数据文件。

提示：通常表格的第一行设置为表头（字段名）。

2. 创建合并主文档

新建一个 WPS 文件，作为邮件合并的主文档，并对主文档进行输入、编辑和美化等操作。

3. 开始邮件合并

单击“引用”→“邮件合并”→“邮件合并”按钮，如图 3-65 所示。

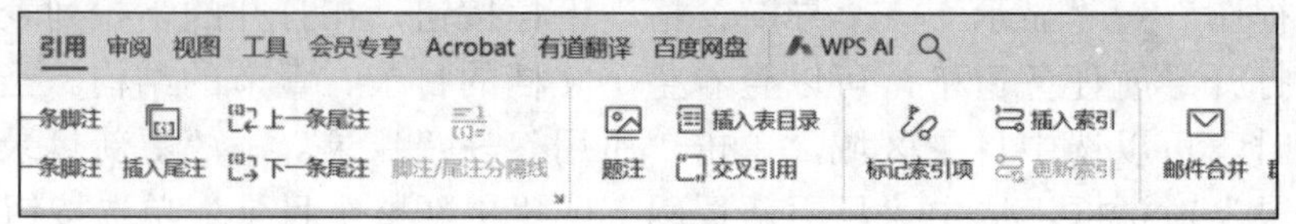

图 3-65　邮件合并

4. 打开数据源文件

功能区出现“邮件合并”选项卡，单击“开始邮件合并”→“打开数据源”下拉按钮，在打开的下拉列表中选择“打开数据源”选项，如图 3-66 所示，打开“选取数据源”对话框，选择对应的数据源文件。

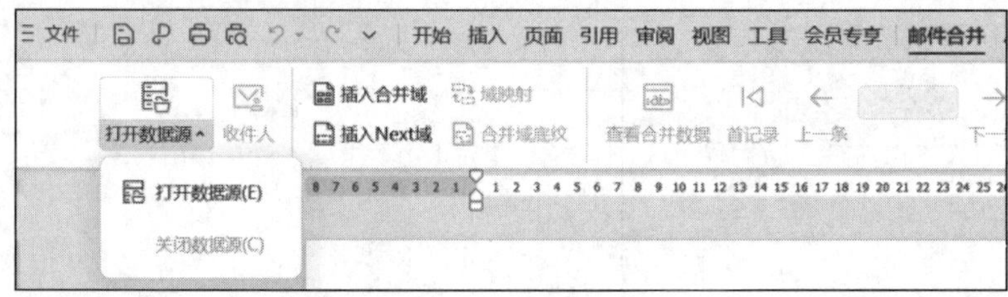

图 3-66　选择“打开数据源”选项

提示：除了 WPS 表格，还可以使用已有的 Excel 工作表、Access 数据库或其他类型的数据文件。

① 对于 Excel，可以从工作簿中的任何工作表或指定区域内选择数据。

② 对于 Access，可以从数据库中定义的任何表或查询中选择数据。

③ 对于其他类型的数据文件，可以在“选取数据源”对话框中选择文件。

5. 向主文档插入合并域

将光标定位在主文档要插入合并域的位置，单击“邮件合并”→“编写和插入域”→“插入合并域”按钮，打开“插入域”对话框，如图 3-67 所示。

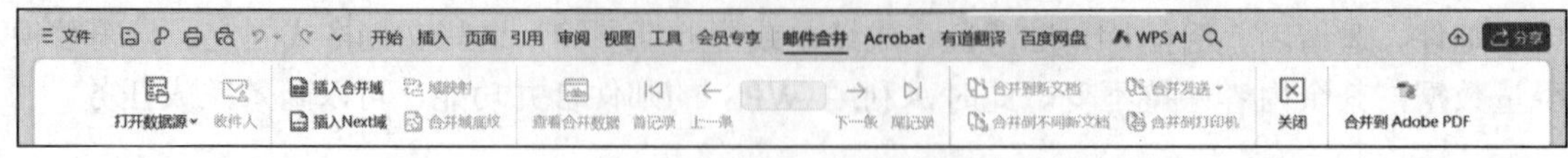

图 3-67　插入合并域

提示：在“插入域”对话框（图 3-68）中选择“数据库域”单选按钮，分别插入对应不同的域内容。

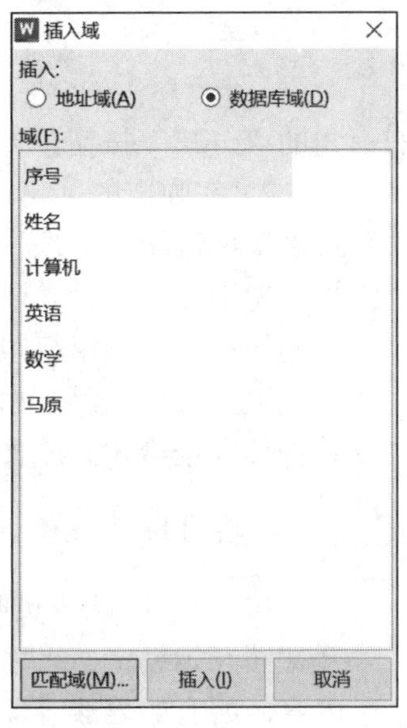

图 3-68 “插入域”对话框

6. 合并数据源到新文档

单击“邮件合并”→“完成”→“合并到新文档”按钮，如图 3-69 所示。

若单击“合并到打印机”按钮，则可以直接打印输出；若单击“合并发送”按钮，则可以直接将合并的文档以电子邮件形式或者以微信形式发送。

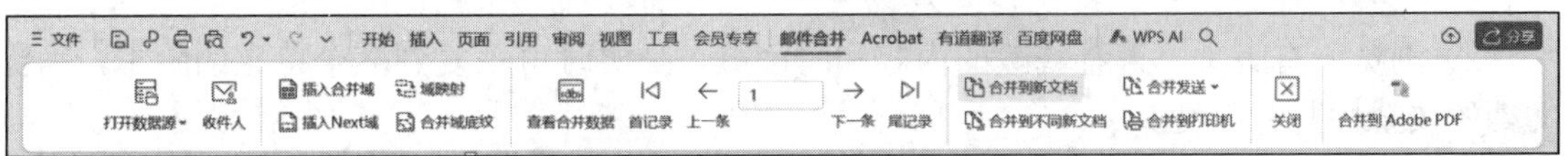

图 3-69 选择“合并到新文档”选项

3.7.6 多人协同工作

一份 WPS 文档可能不是由一个人处理，而是需要多人协作才能完成，但是往往不容易看出其他人修改了哪些地方，迫切需要把文档上传到云端，与其他人共同处理同一文档，可以实时查看彼此做出的更改，第一时间响应对方，以提高工作效率。

1. 准备工作

确保您和您的团队成员均已安装最新版的 WPS Office，并且拥有相应的网络连接。此外，所有参与者需要注册 WPS 账户，以便于实现实时协作。

2. 创建文档

1）打开 WPS Office，选择希望使用的文档类型，如文档、表格或演示文稿。

2）编辑并保存初始文档，给文档起一个清晰易懂的名称，以便其他团队成员能够识别。

3. 共享文档

1）在文档编辑窗口，单击右上角的“分享”按钮，如图 3-70 所示。

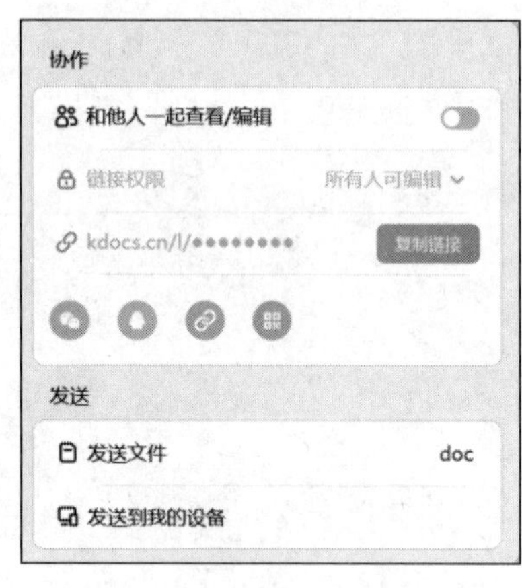

图 3-70　分享列表

2）在弹出的共享选项中，您可以选择“邀请成员”或“生成链接”选项。

邀请成员：输入团队成员的 WPS 账户邮箱，选择他们的权限（编辑权限或查看权限），然后发送邀请。

生成链接：设置文档的访问权限后，生成共享链接，并将其发送给团队成员。

4. 实时协作

1）一旦团队成员收到邀请或链接，他们就可以打开文档开始编辑。此时，可以看到其他成员的实时编辑内容，所有的修改会即时反映在文档中。

2）WPS Office 支持文本、图表、批注等多种元素的实时协作，可以通过对话框进行沟通，理清修改的意义与目的，增强团队的协同效果。

5. 版本管理

在多人协作中，版本管理显得尤为重要。WPS 提供了版本历史功能，可以随时查看和恢复之前的版本。

1）选择“文件”→“备份与恢复”→“历史版本”命令。

2）浏览所有版本，查看修改的内容和时间戳，必要时可恢复到某个特定的版本，确保文档的安全性与完整性。

6. 结束协作

当团队的编辑工作完成后，最后一步就是结束协作。可以通过关闭共享链接或取消团队成员的访问权限来实现。

1）在“分享”菜单中，选择“停止共享”。

2）若需要长期保留共享文档，建议保留一个完整的版本，以备后续查阅。

3）协同工作。

被邀请人将收到一封邀请电子邮件，需要在该邮件中单击 Open 按钮（图 3-71），打开 WPS 文档，进行编辑修改，协作完成。如果其他人正在处理该文档，将看到他们的状态及他们所做的更改，这就是实时协作。

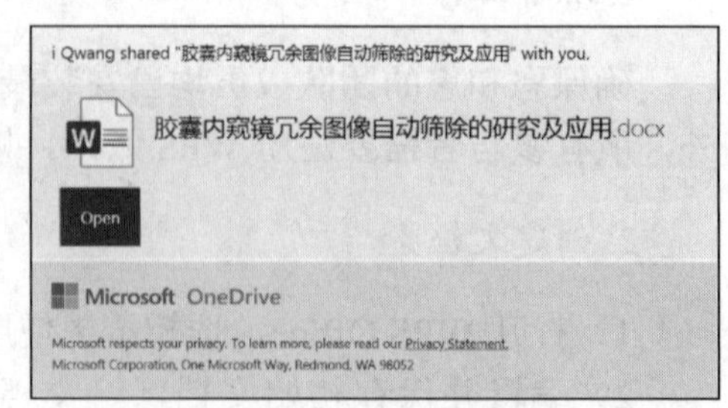

图 3-71　实时协作

共享文档后，可以与其他人同时处理该文件。

为获得最佳体验，可在 WPS 网页版中协同工作，查看实时更改。在“共享”状态下，可看到正在编辑该文档的其他联系人的姓名。彩色标志会精确显示每个联系人在文档中进行处理的位置。

提示：上传到 OneDrive 并共享了的文档的快速访问工具栏上的“保存”按钮将变成刷

新图标，单击即可更新其他作者所做的更改。如果使用的是较旧版本的 WPS，或者不是订阅者，则仍可在其他人正在处理文档的同时编辑该文档，但不会进行实时协作。若要查看其他人的更改并共享你的更改，则需要随时保存该文档。

7. 借助腾讯文档在线服务

腾讯文档是一款可多人协作的在线文档，打开网页就能查看和编辑，无须下载安装，可进行云端实时保存；多人协作无须反复收发文件，可实时查看协作者的修改内容，并且可以查看修订记录；还提供了随时随地使用 PC、Mac、iPad、iOS 和 Android 任意设备皆可顺畅访问、创建和编辑文档的功能。即使断电，文件也不会丢失，系统会对用户的输入做自动保存，重新联网后文档内容自动恢复。

（1）登录腾讯文档网页版

打开浏览器，在地址栏中输入 https://docs.qq.com，并按 Enter 键。根据信息提示，可以选择多种方式登录，或者注册新的账号登录。例如，以安全登录 QQ 账户登录，进入腾讯文档桌面，如图 3-72 所示。

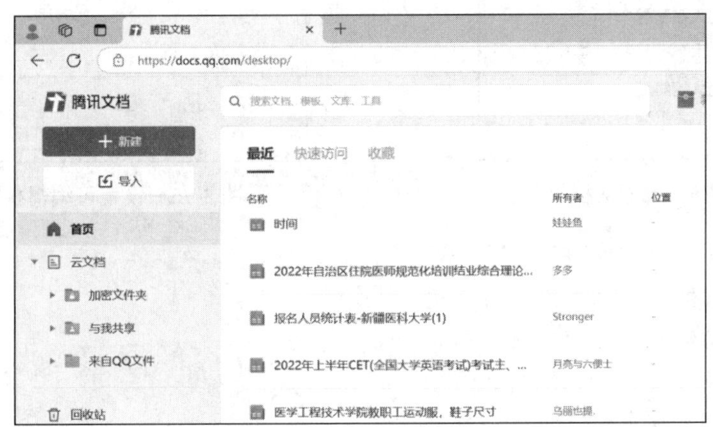

图 3-72　腾讯文档桌面

（2）新建在线文档并编辑美化

单击“新建”按钮，打开“新建”列表，如图 3-73 所示，选择“文档”选项，开始编辑文档，如图 3-74 所示。

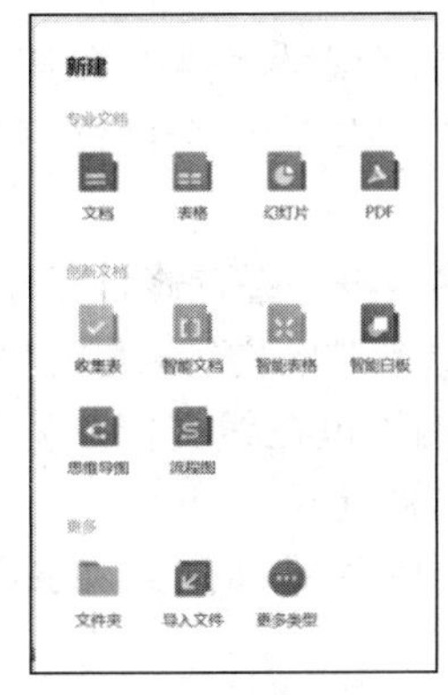

图 3-73　新建在线文档

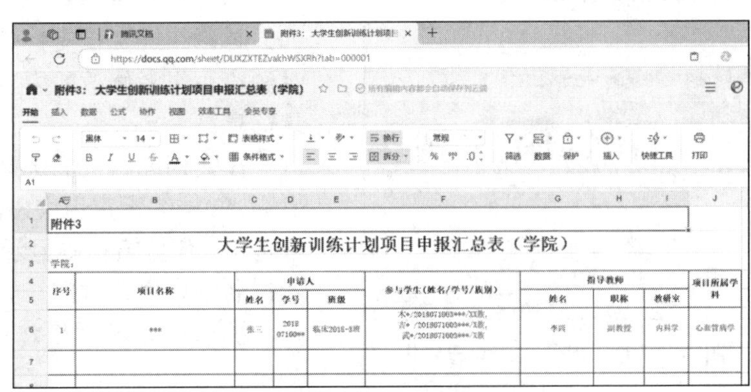

图 3-74　编辑在线文档

提示：有许多不同类型的模板可供选择，单击某个模板后，系统会弹出模板预览效果，单击“立即使用”按钮即可。

（3）添加协作者并设置文档权限

腾讯在线文档具有强大的文档权限设置能力，查看和编辑权限云端可控，自主设置协作者的阅读和编辑权限，可针对 QQ、微信好友设置文档访问权限。如图 3-75 所示。可分享四种方式和多种发送方式，如图 3-76 所示。

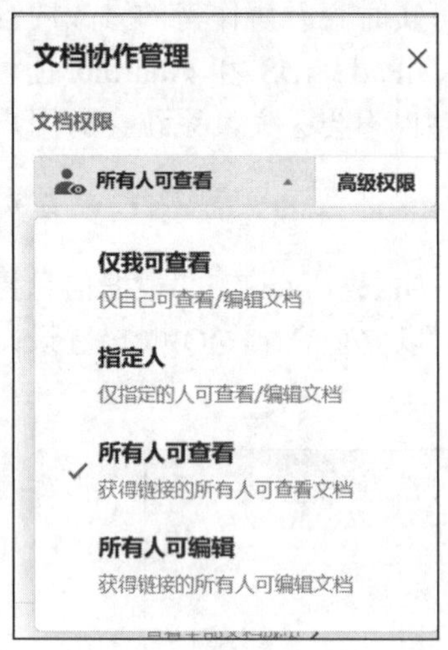

图 3-75　设置文档权限

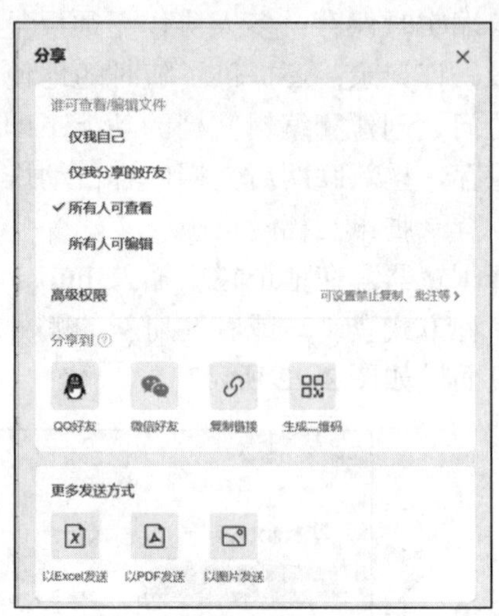

图 3-76　设置可编辑权限

提示：可以设置四种权限，分别如下。

① 获得文档链接的任何人只可查看。

② 获得文档链接的任何人可编辑。

③ 仅指定成员可查看、编辑。

④ 私密文档，仅自己可查看、编辑。

（4）接受邀请，参与协作

腾讯在线文档支持多人协作，协作者之间无须反复收发文件。

如图 3-77 所示，被邀请参与协作的好友打开 QQ 窗口，单击邀请链接，在确保网络连接稳定时，打开在线文档，正常编辑修改即可。

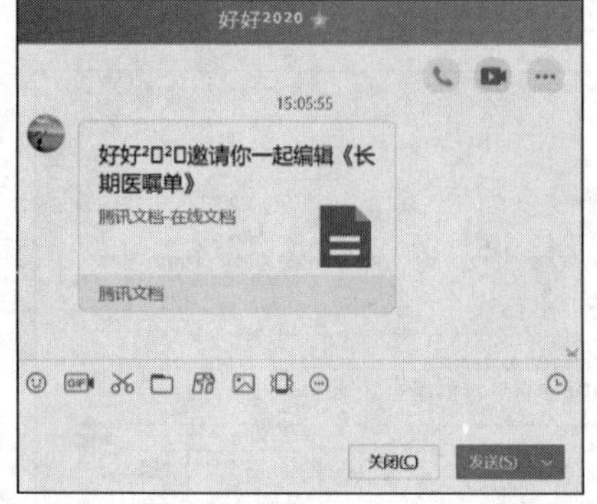

图 3-77　QQ 接受邀请参与协作

（5）查看协作者修订记录

腾讯在线文档支持多人同时查看和编辑，允许实时浏览协作者修改的内容，并且能够查看全部修订记录信息。

在文档编辑页面选择“文件”→“查看修订记录”命令，文档编辑窗口突出显示修改过的内容，右侧“修订记录”任务窗格则显示了曾编辑过在线文档的协作者的名字和修改时间，如图 3-78 所示。

提示：关闭“修订记录”任务窗格，文档正常显示。

长期医嘱单

姓名：陈钦　科别：内一　床号：59　住院号：102222　入院日期：2020.02.24

开始					停止			
日期	时间	医嘱	签名		日期	时间	签名	
			医师	护士			医师	护士
03-01	089:30	银杏叶滴丸63mg 8片、胞磷胆碱钠片0.1g 20粒	赵小兰	李欣				

修订记录

第6版(当前)
2020-02-29 15:47:18
• OOP

第5版
2020-02-29 15:41:50
• 好好2020

第4版
2020-02-29 15:33:26
• 好好2020

第3版
2020-02-29 15:20:09

图 3-78　查看修订记录

（6）分享腾讯在线文档

腾讯在线文档具有强大的分享功能，让协作更容易，支持复制链接，可分享给 QQ 和微信好友。

当文档编辑美化工作完成之后，单击页面右上角的“分享”按钮，打开“分享在线文档”对话框，如图 3-79 所示。

可以选择“QQ”“微信”“复制链接”“生成二维码”“生成图片”选项，找到要分享的好友后分享即可，如图 3-80 所示。

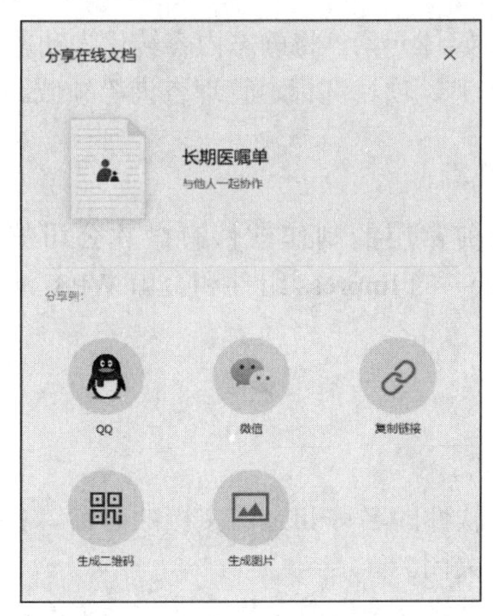

图 3-79　“分享在线文档”对话框

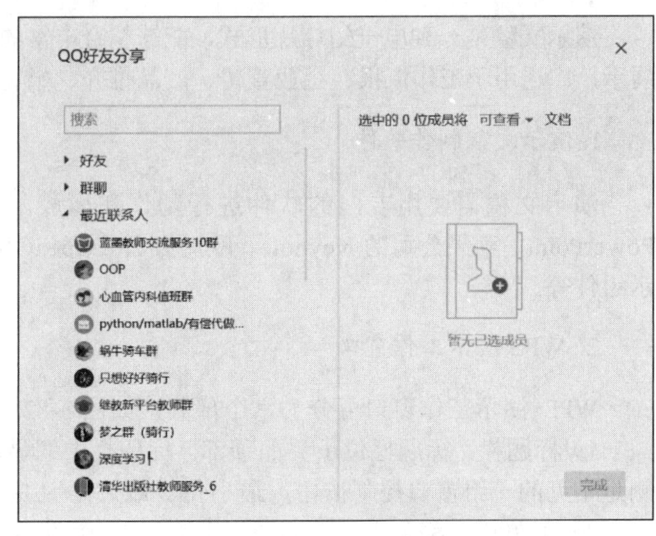

图 3-80　QQ 好友分享

（7）保存为本地 WPS 文档

无论是在 PC 端还是移动端，均不需要特意进行保存操作，系统会随时上传到云端，用户只需编辑便可。

当需要在本地备份时，腾讯在线文档也会方便地保存为本地 WPS 文档。

如图 3-81 所示，在文档编辑页面选择“文件”→“导出为”→“本地 WPS 文档”命令，文档被下载并保存到本地。

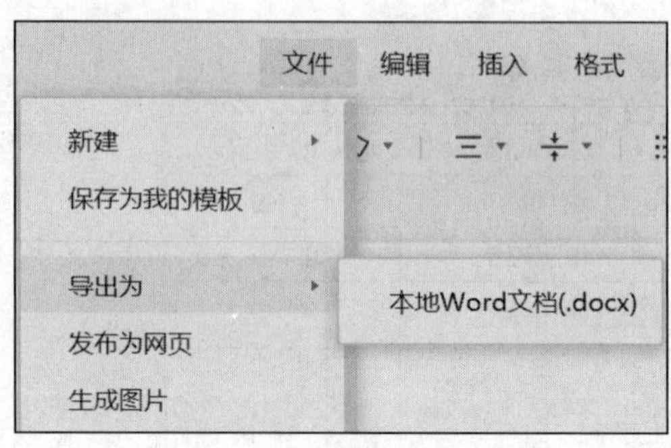

图 3-81　保存为本地 WPS 文档

3.8　医学文书多媒体展示

随着现代科技的飞速发展，数字显示技术在医学教育中的应用日益广泛。在授课、会议等场景中，通过多媒体技术将文本、音视频等数据投射显示，已成为一种常见的教学手段。医学是一个高度专业化的领域，包含大量医学图片、视频等多媒体信息。将这些信息整合并实现屏幕播放，辅助临床授课与科研交流，是医学生和医学教育工作者需要掌握的重要技能。

3.8.1　演示文稿概述

演示文稿是一种电子幻灯片形式，能够整合丰富的多媒体元素，将静态内容转化为动态展示，广泛用于工作汇报、企业宣传、产品推介、婚礼庆典、项目竞标、管理咨询等领域。

1. 演示文稿制作软件

演示文稿需要用专门的软件进行制作和播放。目前常用的制作软件有微软公司的 PowerPoint、苹果公司的 Keynote、欧朋办公（OpenOffice）的 Impress 组件和金山 WPS 演示组件等。

2. WPS 演示工作窗口

WPS 演示工作窗口可分为六个部分，如图 3-82 所示。

1）标题栏。标题栏位于界面顶部。标题栏中间显示软件的名称和当前文档的名称。右侧是常见的一组窗口控制按钮：最小化、最大化/还原、关闭。

2）菜单栏。菜单栏位于标题栏下方。WPS 演示的大部分操作命令集中于此。菜单栏采用选项卡+功能区按钮的显示方式。此外，快速访问工具栏位于功能区上方，用户可以将常用命令添加到这里，提升操作效率

3）幻灯片/大纲窗格。位于窗口的左侧，以幻灯片、大纲两种视图方式展示演示文稿结构，用于浏览和切换幻灯片。

4）幻灯片编辑区。位于窗口的中央，是编辑幻灯片内容的主要区域。在这里，用户可以输入文本、插入图片、图形、表格、图表、音频、视频等各种元素，并对它们进行格式

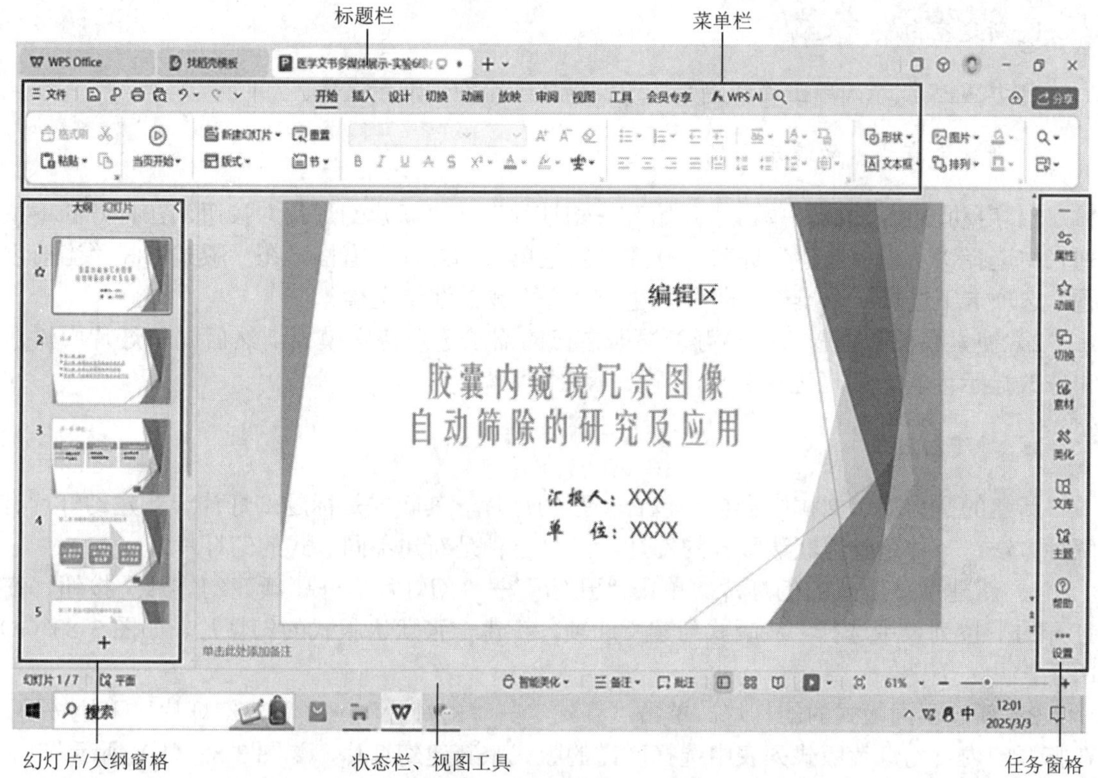

图 3-82　WPS 演示工作窗口

设置、排版布局等操作，以设计出符合需求的幻灯片页面。

5）任务窗格。根据不同操作需求，可在右侧显示各种任务窗格，如“开始”“设计”“动画窗格”“幻灯片版式”等。

6）状态栏。位于窗口底部，显示当前演示文稿的相关信息，如幻灯片总数、当前页码、拼写检查状态、语言设置等。同时，状态栏还提供了视图切换按钮和显示比例调节滑块。

3. 演示文稿素材类型

在制作演示文稿之前，首先进行素材的收集与整理。素材的类型主要是文本、表格、图表、视频、音频、图形、图像等。素材可以直接在演示文稿中输入与编辑，如文本、图形、表格、音频等；也可以用其他软件制作好后插入演示文稿中，如视频、音频、动画、图像等。

3.8.2　创建演示文稿

制作一份演示文稿，主要包括两项工作，一是幻灯片内容的整理和组织，二是幻灯片页面的美化和动画设计。在实际制作时，这两项工作通常交替进行。

在 WPS 演示中，演示文稿的每一页称为一张幻灯片，每张幻灯片既是一个独立的内容单元，又与整个演示文稿的其他部分紧密相连。

1. 新建空白演示文稿

启动 WPS 演示，单击“新建”按钮，新建一个空白演示文稿。

2. 新建带有主题的演示文稿

1）启动 WPS 演示，单击“开始”→幻灯片”→“新建幻灯片”按钮，在打开的下拉列表中选择“从模板新建”选项，打开“新建单页幻灯片”窗格，在“版式”和“当前主题”选项卡下选择一个模板，即可新建一个有主题的演示文稿。

2）搜索模板和主题。用户可以根据自己的需求选择特定模板，然后向幻灯片中添加和修改显示内容，即可迅速完成一个演示文稿。

3. 新建幻灯片

新建的空白演示文稿中会自动包含一张幻灯片，其版式是标题幻灯片。新建幻灯片有两种方法：一种是新建默认版式的幻灯片，另一种是新建不同版式的幻灯片。

1）新建默认版式的幻灯片。单击“开始”→“幻灯片”→“新建幻灯片”按钮，在打开的下拉列表中选择“从版式新建”选项，新建一张默认版式的幻灯片，如图 3-83（a）所示。

2）新建不同版式的幻灯片。单击“开始”→“幻灯片”→“新建幻灯片”下拉按钮，在打开的内置幻灯片版式列表中选择所需的版式来新建幻灯片，如图 3-83（b）所示。

3）修改幻灯片版式。在幻灯片浏览窗格中选择需要更改版式的幻灯片，单击“开始”→“幻灯片”→“版式”下拉按钮，在打开的内置幻灯片版式列表中选择所需的版式来修改已有幻灯片的版式，如图 3-83（c）所示。

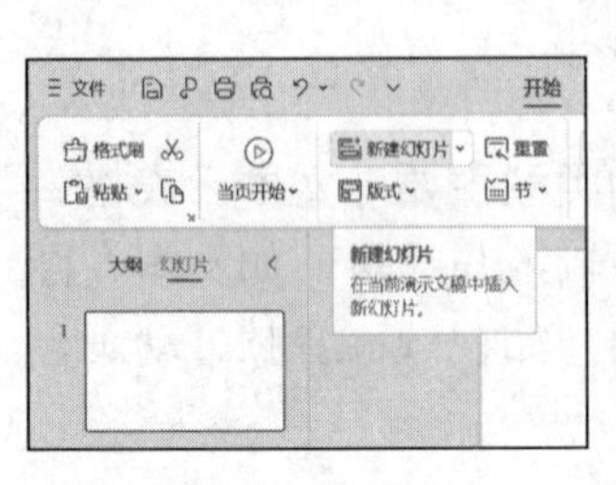

（a）新建默认版式的幻灯片

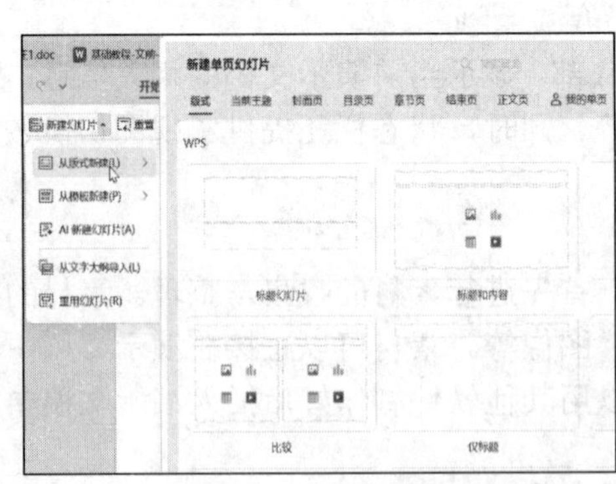

（b）新建不同版式的幻灯片

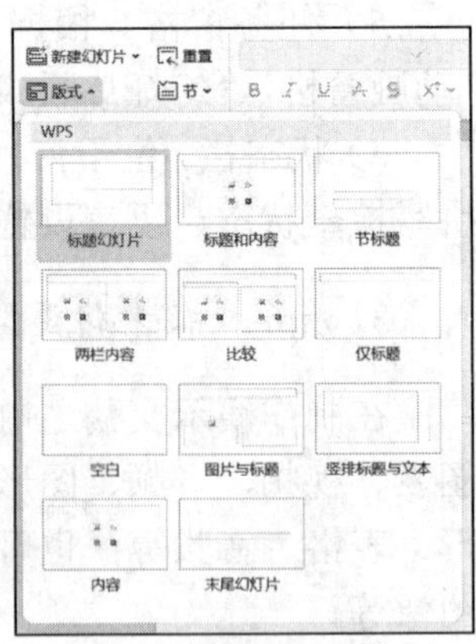

（c）修改幻灯片版式

图 3-83　新建幻灯片并修改幻灯片版式

4）从模板新建幻灯片。单击“开始”→“幻灯片”→“新建幻灯片”下拉按钮，在打开下拉列表中选择“从模板新建”选项，打开“新建单页幻灯片”窗格，可以看到已安装的各类模板或者搜索在线模板。在模板列表中，选择喜欢的模板，单击“立即使用”按钮，即可将选中的模板应用到当前演示文稿中。

5）从 AI 新建幻灯片。单击“开始”→“幻灯片”→“新建幻灯片”下拉按钮，在打开下拉列表中选择“AI 生成单页/多页”选项，打开“AI 生成单页/多页”窗格，在文本框中输入幻灯片正文主页，单击“智能生成”按钮，从 AI 新建灯片版列表中输入所需的内容来新建幻灯片，如图 3-84 所示。

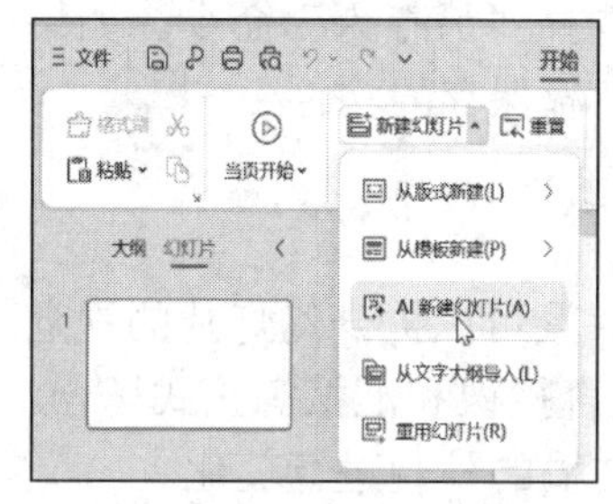

（a）新建 AI 的幻灯片

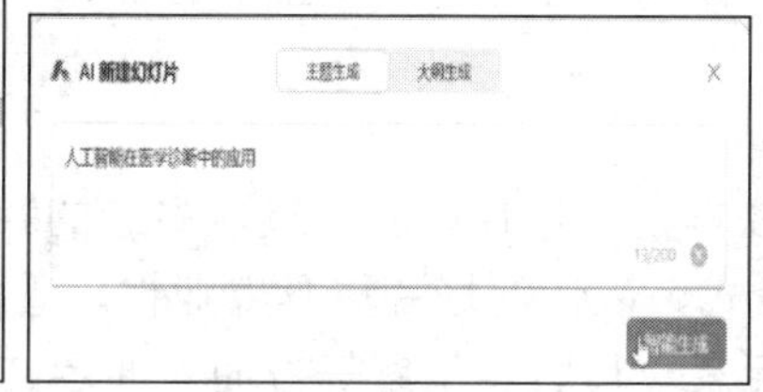

（b）新建不同内容的幻灯片

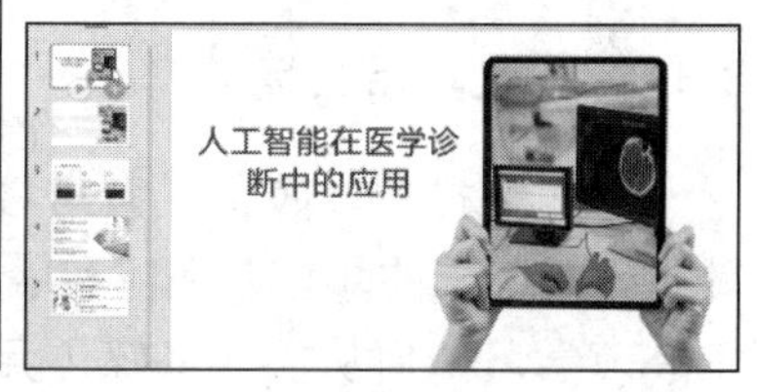

（c）生成新幻灯片

图 3-84　新建幻灯片并修改幻灯片内容

幻灯片是用户添加显示内容的地方。为了合理地安排这些内容在幻灯片上的分布，WPS 提供了幻灯片版式来设置幻灯片的布局。幻灯片版式包含幻灯片上所有显示内容的格式、位置和占位符框。占位符是幻灯片版式上的虚线框，用于包含标题、正文文本、表格、图表、SmartArt 图形、图片等内容。单击占位符框，将光标移到占位符框内，可添加显示内容。

4. 移动、复制和删除幻灯片

在制作演示文稿时，如果需要调整幻灯片的前后顺序，可以通过移动幻灯片来实现；如果需要创建两张以上内容和布局都类似的幻灯片，可以通过复制幻灯片来提高工作效率；多余的幻灯片可以通过删除幻灯片来实现。

1）移动幻灯片。在幻灯片浏览窗格中单击需要移动的幻灯片，然后向上或向下拖动鼠标到需要放置的位置。

2）复制幻灯片。在幻灯片浏览窗格中单击需要复制的幻灯片，按 Ctrl+C 组合键；然后单击需要复制的位置，按 Ctrl+V 组合键，完成复制。

3）删除幻灯片。在幻灯片浏览窗格中单击需要删除的幻灯片，按 Delete 键即可删除；或者右击需要删除的幻灯片，在弹出的快捷菜单中选择“删除幻灯片”命令。

5. 添加和设置幻灯片文本

文本是幻灯片中非常重要的信息，用于表达演示文稿的主题思想和主要内容。在幻灯片中，文本可以通过三种方式添加：直接在占位符框中输入、通过插入文本框输入、在图形和图像上输入。通过占位符框输入文本，其位置较为固定；使用文本框可以在幻灯片中放置多个文字块，或者排成不同方向，从而使幻灯片内文本的显示更加灵活。

由于输入的文本采用统一默认的格式，为了美化，往往需要重新设置文本格式。“开始”选项卡“字体”组主要用于设置选中文字的外观，如字体、字号、加粗、颜色等；“段落”组用于设置整个段落文字的外观，如项目符号、缩进、对齐方式、段落的边框和底纹等。其操作方式与 WPS 的文本设置基本相同。

6 保存演示文稿

单击快速访问工具栏中的“保存”按钮，可以将制作的演示文稿作为文件保存在本地计算机中。第一次保存演示文稿时会自动打开“文件”菜单，选择“另存为”命令。如果再次单击快速访问工具栏中的“保存”按钮，则自动保存在第一次保存的文件中。

3.8.3 美化演示文稿

形式多样的多媒体元素可以丰富幻灯片内容，绚丽多彩的背景可以提升幻灯片的视觉效果，而统一的颜色、字体和版式可以让幻灯片更具专业性，适合授课和汇报等正式场合。本小节学习如何从插入多媒体元素、母版、主题等方面对演示文稿的外观进行美化。

1. 插入多媒体元素

一篇优秀的演示文稿中不仅有文字，还会有很多不同类型的内容，包括图形、图像、表格、视频、音频等。正是因为有了这些形式多样的媒体信息，才使演示文稿变得丰富多彩。

艺术字是在普通文字的基础上，经过专业字体设计师的艺术加工而形成的变形字体，常用于创建具有鲜明视觉效果的标志或标题。

1）插入艺术字。单击“插入”→“文本”→“艺术字”下拉按钮，在打开的下拉列表中选择艺术字样式，如图 3-85（a）所示。

2）输入艺术字显示内容。单击幻灯片，自动添加一个文本框，输入需要显示的艺术字内容，如图 3-85（b）所示。

3）设置艺术字格式。设置艺术字格式与设置文本格式完全相同，此处不再赘述。

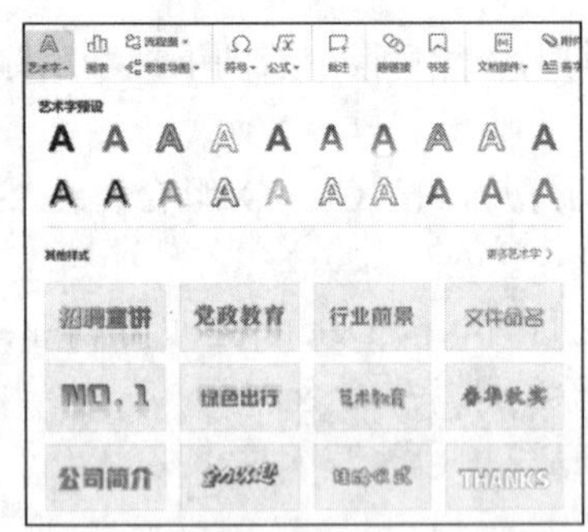

（a）插入艺术字

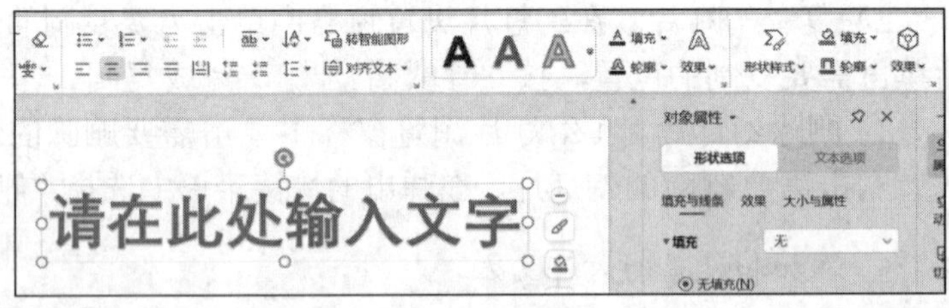

（b）输入艺术字显示内容

图 3-85 插入与输入艺术字

2. 绘制图形

WPS 演示提供了形状和智能图形，可以方便地绘制一些简单形状，如圆、矩形、箭头、流程图、层次图、结构图等。

1）绘制形状图形。单击“插入”→“图形和图像”→“形状”下拉按钮，打开内置形状列表，如图 3-86（a）所示。选择某种形状样式，在幻灯片上拖动鼠标进行绘制。

2）智能图形。单击“插入”→“图形和图像”→“智能图形”按钮，打开“选择智能图形”对话框，如图 3-86（b）所示。选择某种智能图形样式，在幻灯片上直接绘制。

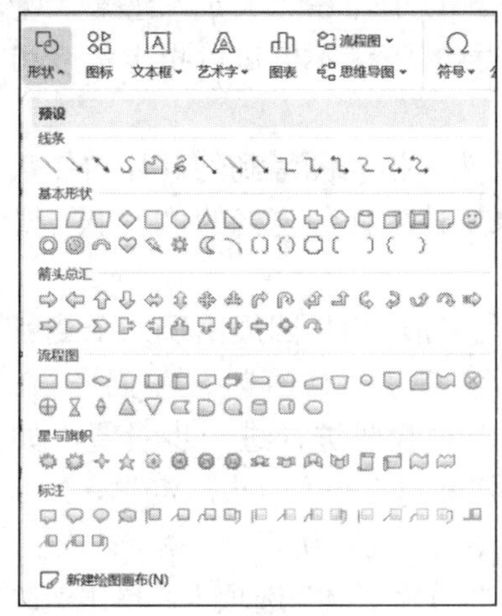

（a）内置形状列表

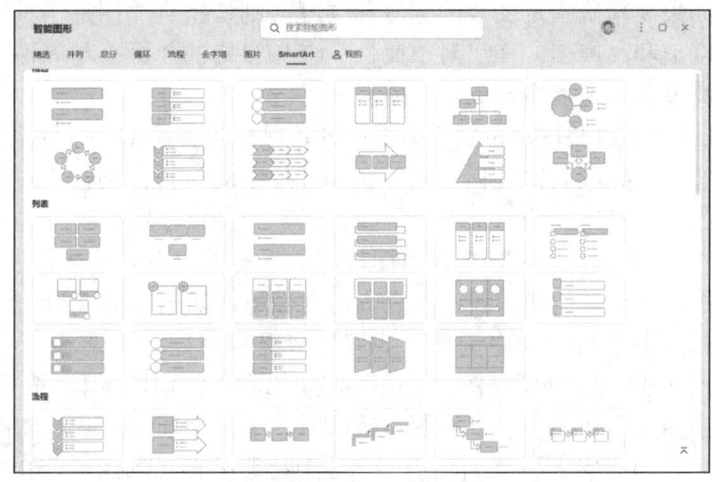

（b）“智能图形”对话框

图 3-86　插入图形

3. 插入和设置图片

图片不仅可以美化幻灯片背景，还可以单独显示，或者填充某个图形，使得要表现的内容更加形象、清晰。图片可以通过复制、粘贴的方式添加到幻灯片中，也可以通过插入图片文件的方式添加到幻灯片中。两种方法的主要区别是插入是添加图片的原文件，因此像素值不会改变，显示更加清晰。

（1）插入图片

1）插入本地计算机中的图片。单击“插入”→“图形和图像”→“图片”按钮，在打开的下拉列表中选择“本地图片”选项，打开“插入图片”对话框，选择存放在本地计算机中的图片文件，单击“插入”按钮。

2）插入在线图片库。单击“插入”→“图形和图像”→“图片”按钮，在打开下拉列表的搜索框中输入关键词，系统会从 WPS 稻壳等在线图片库中搜索相关图片，先选择图片类别，然后选择此类别下的图片。

3）插入手机传图。单击“插入”→“图形和图像”→“图片”按钮，在打开的下拉列表中选择“手机传图”选项，使用手机扫描 WPS 演示中显示的二维码，在手机端选择要发送的图片，发送给 WPS，即可将手机中的图片插入到幻灯片中。

4）利用分页插图功能插入多张图片。单击“插入”→“图形和图像”→“图片”按钮，，在打开的下拉列表中选择“分页插图”选项，打开“分页插入图片”对话框，按住 Shift 键可批量选择图片，也可按 Ctrl 键逐个选择图片。选择好图片后单击“插入”按钮，即可将多张图片分别插入到不同的幻灯片页面中。

（2）设置图片

图片设置包括调整图片大小和位置，以及调整图片的显示样式和外观。WPS 提供了“图片工具”选项卡和“对象属性”任务窗格（单击“图片工具”→“大小”组右下角的快速启动器按钮，即可打开该任务窗格）来设置图片。

1）调整图片大小。单击图片，分别用鼠标拖动图片四周的八个控点，可调整图片大小。如果要精确指定图片的宽度和高度，则切换到“图片工具”选项卡，在“大小”组输入宽度值和高度值。在“对象属性”任务窗格的“大小与属性”标签下，不仅可以指定宽度和高度，还可以指定旋转和缩放。

2）调整图片位置。单击图片，鼠标指针呈双“十”字箭头，拖动图片到幻灯片的任意位置。如果要精确指定图片在幻灯片中的位置，则在“对象属性”任务窗格的“大小与属性”标签下，输入水平位置（宽度）和垂直位置（高度）。

3）裁剪图片。单击“图片工具”→“大小”→“裁剪”按钮，图片四周出现八个裁剪线，拖动这些裁剪线可以完成自由裁剪，如图 3-87（a）所示。单击“裁剪”下拉按钮，在打开的下拉列表中选择“裁剪”或“裁剪样式”选项，可以对裁剪进行进一步设置，如图 3-87（b）所示。例如，在“裁剪”级联菜单中选择“按形状裁剪”→“箭头总汇”→“十字箭头”选项，可以将图片裁剪成“十”字箭头形状，如图 3-87（c）所示。

4）删除插入图片的背景。选中待删除背景的图片，单击“图片工具”选项卡，单击“调整”组中的“删除背景”按钮，效果如图 3-87（d）所示。对比图 3-87（a），图 3-87（d）只保留了中间的猫图案，其余背景都被删除。执行“删除背景”命令后，进入“背景消除”选项卡，此时图片背景呈洋红色，可以设置删除背景的范围。

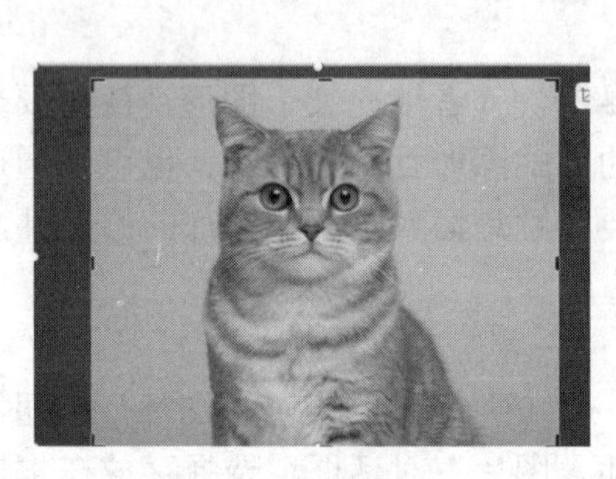

（a）自由裁剪

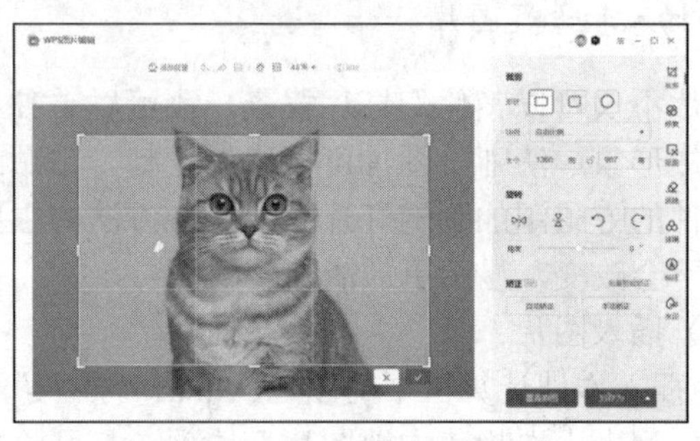

（b）特殊裁剪

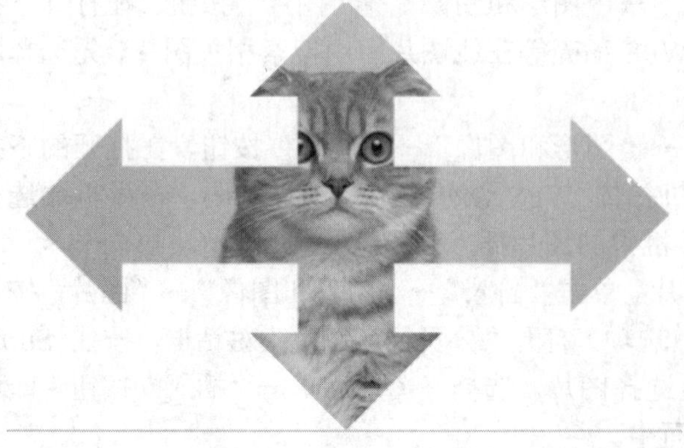

（c）裁剪成“十”字箭头形状

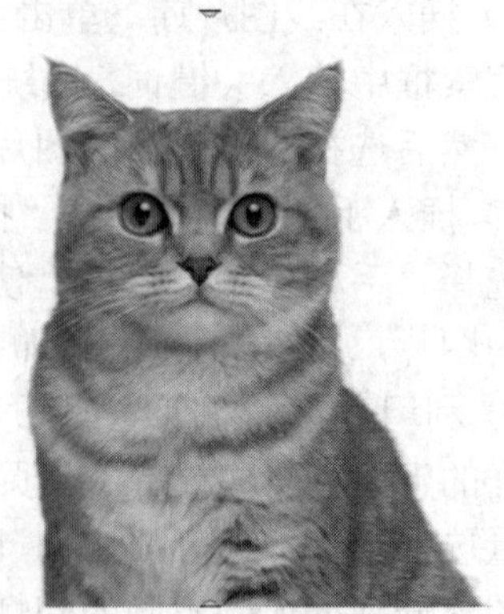

（d） 删除背景

图 3-87 裁剪图片

5）调整图片亮度和对比度。选中图片，单击“图片工具”→“图片样式”→“增加亮度”按钮或“降低亮度”按钮，单击“增加对比度”按钮或“降低对比度”按钮，可以改变图片的亮度和对比度，还可以对图片进行锐化和柔化处理。

6）调整图片颜色。选中图片，单击“图片工具”→“图片样式”→“色彩”按钮和“滤镜”按钮，不仅可以改变图片的色调、饱和度，还可以重新着色和设置透明色。重新着色可以将插入的彩色图变成灰度图、黑白图、冲蚀图及一些特殊的颜色方案。

7）设置图片显示的艺术效果。选中图片，单击“图片工具”→“图片样式”→“效果”下拉按钮，在打开的内置艺术效果列表中有阴影、倒影、发光、柔滑边缘、三维旋转等。还可对图片进行修复。

8）恢复原图。选中图片，单击“图片工具”→“图片样式”→“重设样式”按钮即可。

4. 制作表格和图表

“插入”选项卡中的“表格”和“图表”按钮可以完成表格和图表的制作，如图 3-88 所示。其操作方法和 Word 的表格、图表基本相同。也可以在 Word 中做好表格和图表后，将其复制到幻灯片中。

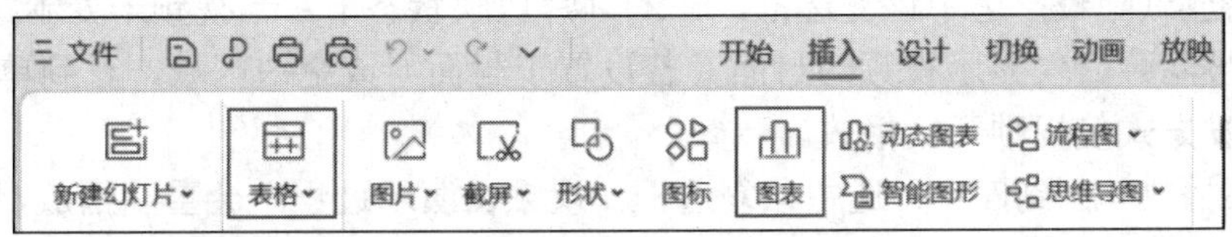

图 3-88　“表格”和“图表”按钮

5. 插入和设置视频

与图片一样，WPS 可以插入保存在本地计算机上的视频文件和网络上的联机文件。对插入幻灯片中的视频，WPS 还可以调整视频画面的显示效果并控制视频的播放。

1）插入视频。如图 3-89 所示，单击“插入”→“媒体”→“视频”下拉按钮，在打开的下拉列表中选择“嵌入视频”“链接到视频”“屏幕录制”选项，选择视频路径。如果插入在线视频，则需要输入在线视频的 URL，并且保证网络能够连通。

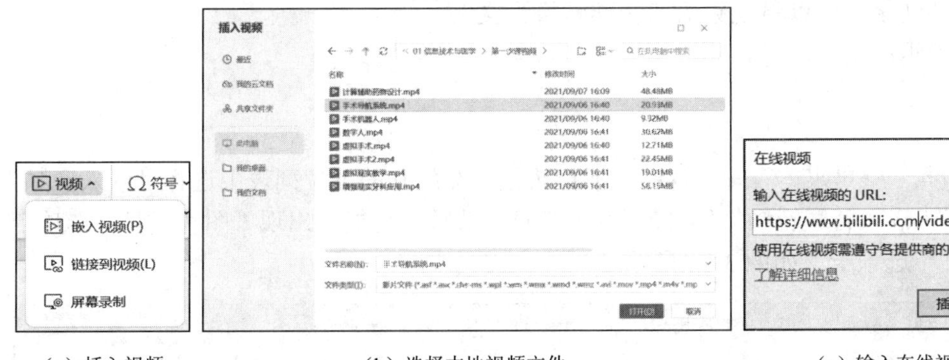

（a）插入视频　（b）选择本地视频文件　（c）输入在线视频 URL

图 3-89　插入视频

2）控制视频播放。单击插入幻灯片中的视频，功能区出现“视频工具”选项卡，用于控制视频的播放，如图 3-90 所示。

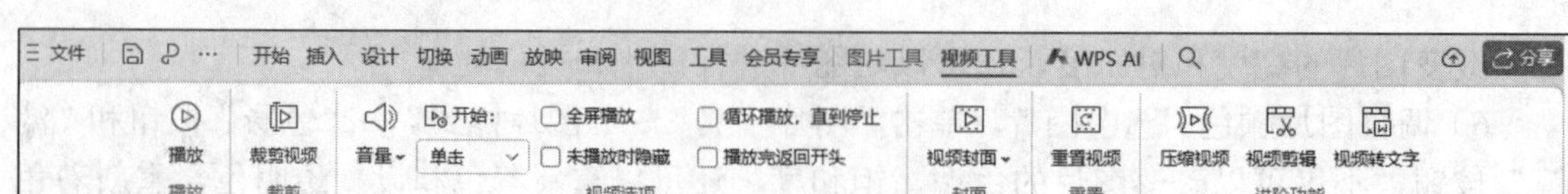

图 3-90 “视频工具”选项卡

“视频选项”组中的各按钮功能具体如下。

① 播放：可以预览视频。

② 裁剪视频：可以对插入的视频进行剪辑，通过设置开始时间和结束时间来截取所需的视频片段，去除不需要的部分。

③ 音量：单击“音量”按钮，在打开的下拉列表中有“高”“中”“低”“静音”几种预设的音量级别可供选择，方便用户快速调整音量至合适状态。

④ 开始：可以设置视频的开始播放方式，有“自动播放”和“单击时”播放两个选项。

⑤ 全屏播放：选中该复选框，设置视频在幻灯片放映时以全屏方式展示。

⑥ 未播放时隐藏：选中该复选框，在幻灯片放映状态下，当视频未处于播放状态时，视频画面会被隐藏，仅显示视频的封面（若设置了封面）或空白区域，直到单击该区域或通过其他触发方式使视频开始播放。

⑦ 循环播放，直到停止：选中该复选框，视频在演示过程中会重复播放，直到幻灯片切换到其他页面或手动停止播放。

⑧ 播放完返回开头：选中该复选框，当视频在全屏播放模式下播放完毕，会自动返回视频的开头位置。

3）视频编辑和操作。“封面”“重置”“进阶功能”组中的按钮用于调整视频的显示效果。

① 视频封面：在视频播放时，单击“视频封面”按钮，在打开的下拉列表中选择 视频当前画面，能够将视频中的某一画面设为封面，以便在幻灯片中展示一个特定的静态画面作为视频的预览图像。

② 重置视频：将经过编辑的视频恢复到原始状态。

③ 压缩视频：优化视频文件。

④ 视频转文字：可以将视频语音精准转换为文字。

⑤ 视频剪辑：功能丰富。

6. 插入音频

单击“插入”→“媒体”→“音频”下拉按钮，在打开的下拉列表中选择“嵌入音频”“链接到音频”“嵌入背景音频”“链接到背景音频”选项，功能区出现“图片工具”选项卡和“音视工具”选项卡，如图 3-91 所示。

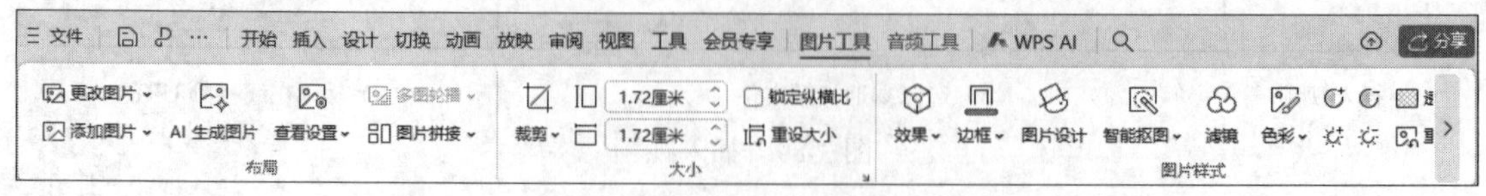

（a）“图片工具”选项卡

图 3-91 音频工具

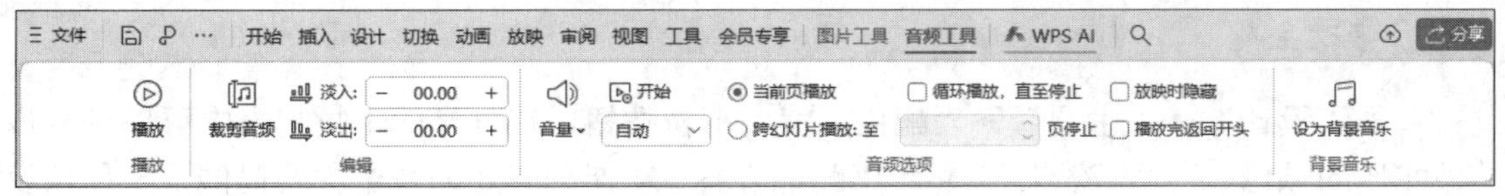

（b）“音频工具”选项卡

图 3-91（续）

不同音频插入方式有各自特点和用途。

1）嵌入音频：将音频文件直接保存在 PPT 文件内部，如图 3-92（a）所示。

2）链接到音频：只是在 PPT 中建立一个指向本地计算机上音频文件的链接，音频文件本身并不包含在 PPT 文件内，如图 3-92（b）所示。

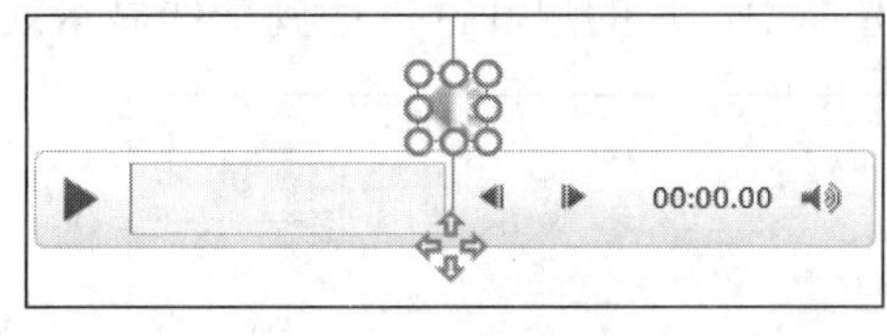

（a）嵌入音频

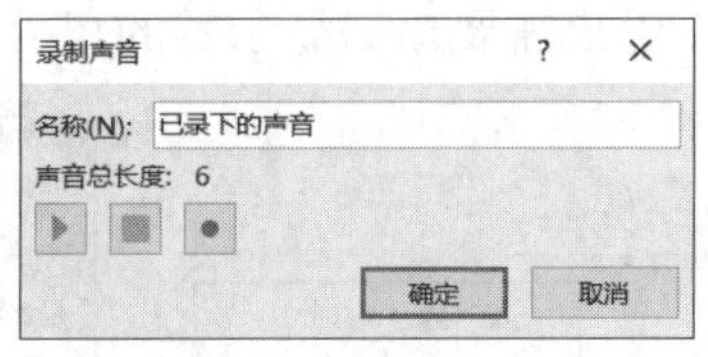

（b）“录制声音”对话框

图 3-92　插入和录制音频

3）嵌入背景音频：属于嵌入音频的一种特殊形式，是将音频设置为整个 PPT 演示文稿的背景音乐。选中 “循环播放，直到停止”和“跨幻灯片播放”等选项后，在放映 PPT 时，音频会自动播放并贯穿整个演示过程，为 PPT 营造整体的氛围。

4）链接到背景音频：同样是将音频作为 PPT 的背景音乐，但音频文件以链接形式存在。

3.8.4　使用主题统一幻灯片风格

WPS 的主题用于统一设置幻灯片的背景、前景颜色、字体和设计风格等。用户可以在新建演示文稿时指定演示文稿的模板和主题，也可以在创建好演示文稿后重新设置演示文稿的主题。

1. 应用主题

如图 3-93 所示，单击“设计”→“主题”组中所列主题右侧的下三角按钮，打开主题列表，选择某一个主题，即可将该主题应用到所有幻灯片。此外，还可以在主题列表中选择“更多主题”选项，应用保存在本地计算机中的其他主题，如从网上下载到本地的主题。

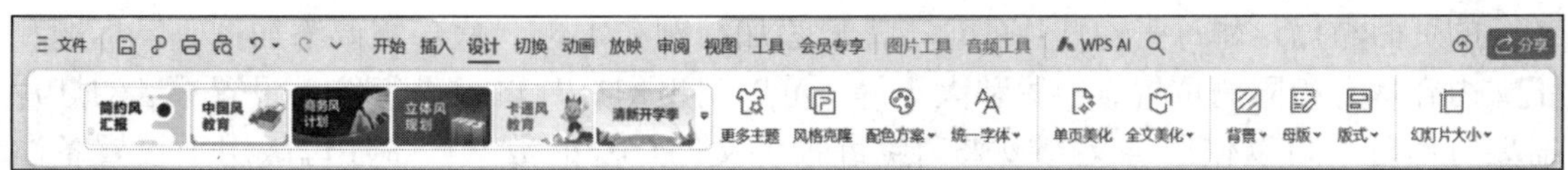

图 3-93　应用幻灯片主题

2. 修改主题

单击“设计”→“主题”→“配色方案”下拉按钮，在打开的下拉列表中可以进一步修改主题的颜色、字体、效果和背景。“配色方案”功能列表还为每个主题提供了多种预设的变体方案，用户可以根据喜好重新选择颜色方案，或者新建一种配色，还可以使用“单页美化”和“全文美化”对幻灯片进行美化。

3. 自定义幻灯片大小

WPS 提供了两种尺寸的幻灯片：标准（4∶3）和宽屏（16∶9），如图 3-94（a）所示。此外，WPS 还可以自定义幻灯片大小，单击“设计”→“自定义”→“幻灯片大小”下拉按钮，在打开的下拉列表中选择“自定义大小”选项，打开“页面设置”对话框，如图 3-94（b）所示。用户需要根据显示器的尺寸来选择幻灯片的尺寸，以达到最佳显示效果。

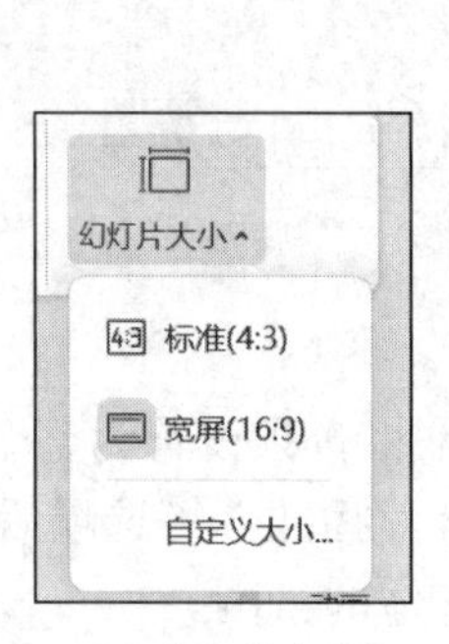

（a）幻灯片大小

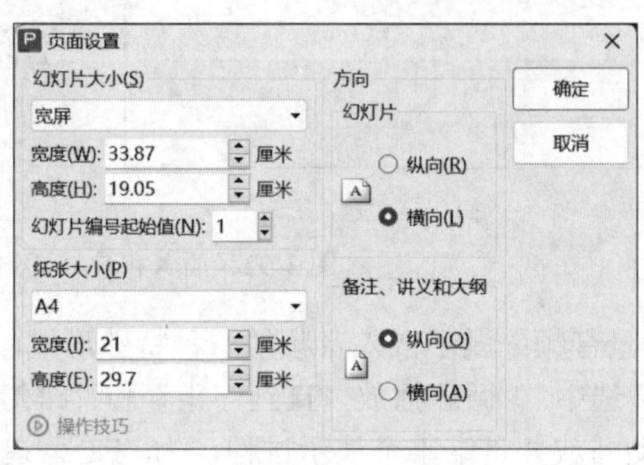

（b）自定义幻灯片大小

图 3-94 自定义幻灯片

4. 设置背景格式

主题给所有幻灯片指定了统一的背景图案和颜色，但如果某张幻灯片需要单独的背景，则需要重新设定。单击“设计”→“背景版式”→“背景”下按钮，在幻灯片右侧出现“对象属性”任务窗格。背景有四种填充方式：纯色、渐变、图片或纹理、图案。例如，填充图片，则选中“图片或纹理填充”单选按钮，在“图片填充”文本框中选择图片文件，即可将图片应用到当前幻灯片背景中；如果单击“应用到全部”按钮，则该图片将应用到演示文稿所有幻灯片背景中。

3.8.5 使用幻灯片母版统一页面布局

在 WPS 演示中，母版包括幻灯片母版、讲义母版和备注母版。如果演示文稿需要一种统一的页面布局，如每张幻灯片的顶部需要添加标题和 logo，底部需要添加页码，标题和正文内容具有相同的位置、字体和大小等，可以利用幻灯片母版进行统一设置。当幻灯片需要打印时，可以使用讲义母版来调整每张讲义幻灯片的数量。备注母版用于设置备注页的版式。三种版式中，幻灯片母版作用最大，使用最多。

1. 切换到幻灯片母版视图

如图 3-95（a）所示，单击“视图”→“母版视图”→“幻灯片母版”按钮，功能区出现“幻灯片母版”选项卡，如图 3-95（b）所示。

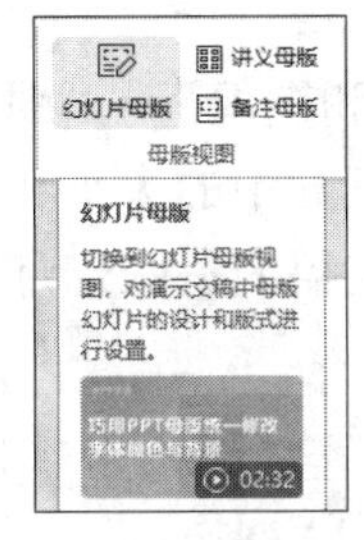

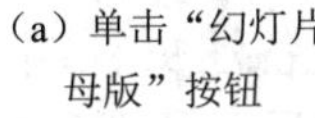

（a）单击“幻灯片母版”按钮

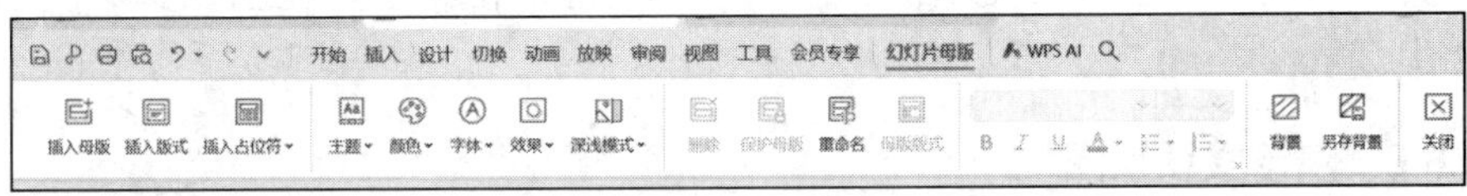

（b）“幻灯片母版”选项卡

图 3-95　切换到幻灯片母版视图

2. 进入幻灯片版式

演示文稿在进入幻灯片母版视图后，会在幻灯片浏览窗格中显示一组版式，这组版式都包含在顶部的“幻灯片母版”中，如图 3-96 所示。空白演示文稿包含 11 种版式，应用了模板和主题的演示文稿会包含不同数量的版式。

3. 统一幻灯片的文本格式

单击“标题幻灯片版式”，在幻灯片窗格中分别单击标题和副标题，然后切换至“开始”选项卡，依次设置文本格式，如图 3-97 所示。设置好后，所有应用了标题幻灯片版式的幻灯片将具有相同的文本格式。用同样方法设置其余幻灯片版式的文本格式，使应用该版式的幻灯片具有统一的文本格式。

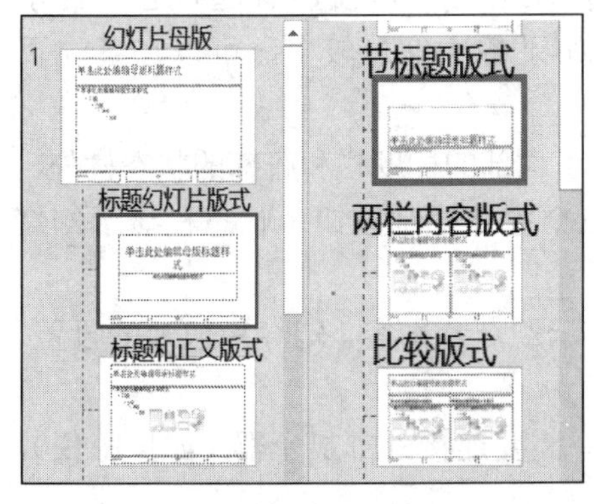

图 3-96　幻灯片母版的部分版式

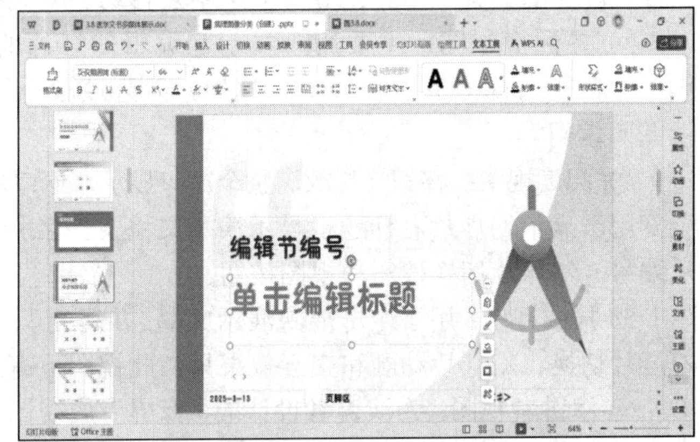

图 3-97　设置标题幻灯片版式的文本格式

4. 设置页眉页脚

在幻灯片浏览窗格中单击顶部的“幻灯片母版”，单击“插入”→“插入”→“页眉页脚”→“页眉页脚”按钮，打开“页眉和页脚”对话框，选中“日期和时间”“幻灯片编号”“页脚”等复选框。设置好后，所有幻灯片的底部将统一显示日期和时间、幻灯片编号、页脚等信息。

5. 添加 logo 等固定信息

在幻灯片浏览窗格中单击顶部的“幻灯片母版”，单击“插入”→“图形和图像”→“图片”按钮，打开“插入图片”对话框，选择 logo 图片文件，调整图片在幻灯片中的大小和位置。用同样方法添加文本框、艺术字等信息，使其固定显示在整个演示文稿的每张幻灯片中。

3.8.6 演示文稿视图

WPS 演示提供了六种视图方式，分别是普通视图、幻灯片浏览视图、备注页视图、阅读视图、演讲者视图和播放视图。“视图”选项卡的“演示文稿视图”组中显示了四种视图，如图 3-98（a）所示。播放视图是全屏播放的一种状态，详细设置需要在“幻灯片放映”选项卡中设置。状态栏提供了四种视图按钮，如图 3-98（b）所示。

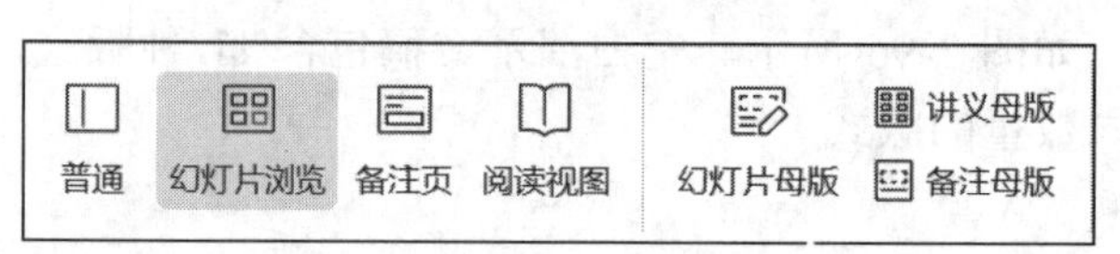

（a）演示文稿视图

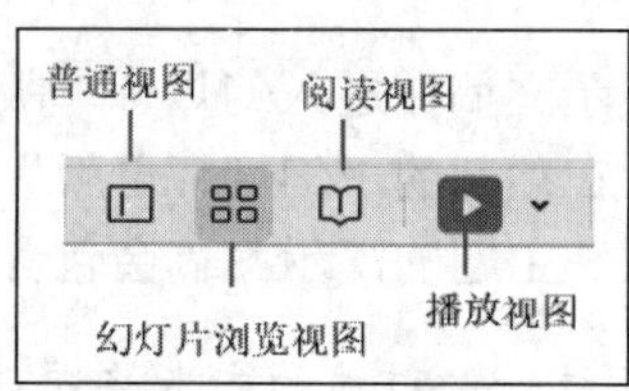

（b）状态栏视图按钮

图 3-98　演示文稿视图

1）普通视图：系统默认的视图模式，主要用于显示、编辑和设计幻灯片。

2）幻灯片浏览视图：以缩略图形式显示演示文稿所有幻灯片，在这种视图下可以进行幻灯片顺序的调整、多张幻灯片的选中及移动、复制和删除。

3）备注页视图：主要用于显示和编辑幻灯片的备注信息，对使用者起备忘、提示作用。在普通视图下也有一个备注栏，但区域较小。如果备注信息较多，可以在备注页视图下编辑。

4）阅读视图：将幻灯片放满整个窗口显示，窗口除了顶部的标题栏和底部的状态栏外，全部用于显示幻灯片。标题栏显示演示文稿文件名和三个窗口控制按钮，状态栏显示幻灯片编号、幻灯片切换按钮和视图按钮。

5）播放视图：用于全屏放映演示文稿，屏幕上只显示幻灯片内容。幻灯片放映的设置、幻灯片切换、幻灯片动画和交互效果只在此视图下有效。

6）演讲者视图：为演讲者设计的“双屏专属视图”，需要连接外部显示器（如投影仪），实现“观众看全屏演示，演讲者看控制界面”的效果。

3.8.7 制作交互式动态演示文稿

创作演示文稿时，有时需要根据用户的选择动态地播放幻灯片内容，这就需要使用带有交互和动画设计功能的演示文稿。

1. 插入超链接和动作

WPS 演示在“插入”选项卡的“链接”组中提供了“链接”和“动作”按钮，以实现交互功能，如图 3-99 所示。

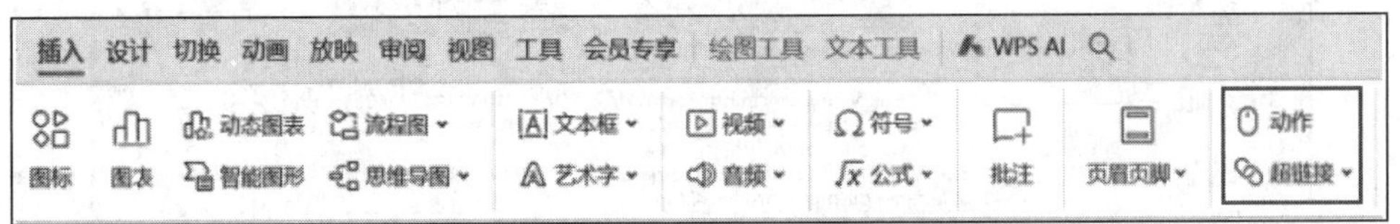

图 3-99　“链接”和“动作”按钮

2. 插入和设置超链接

1）插入超链接。选择用作超链接的文本、形状或图片，单击“插入”→“链接”→“超链接”按钮，打开“插入超链接”对话框，如图 3-100（a）所示。“要显示的文字”文本框中选择超链接文本；“屏幕提示”是用户将鼠标指针悬停在超链接上时希望显示的文本（可选）。

2）设置链接目标。

① 链接到网页。选择“现有文件或网页”选项卡，在“地址”文本框中输入要链接的网页地址。也可以单击“浏览过的网页”按钮，选择现有的网页 URL，如图 3-100（b）所示。在幻灯片放映时单击超链接对象，可以打开浏览器，显示网页内容。

② 链接到现有文件。选择“现有文件或网页”选项卡，单击“当前文件夹”按钮，选择文件路径和文件名，如图 3-100（c）所示。

③ 链接到演示文稿中的特定幻灯片。选择“本文档中的位置”选项卡，选择幻灯片，如图 3-100（d）所示。在幻灯片放映时单击超链接对象，可快速跳转到指定的幻灯片。

④ 链接到新建文档和电子邮件。分别选择“新建文档”“电子邮件地址”选项卡，输入新文档名称或者电子邮件地址即可。

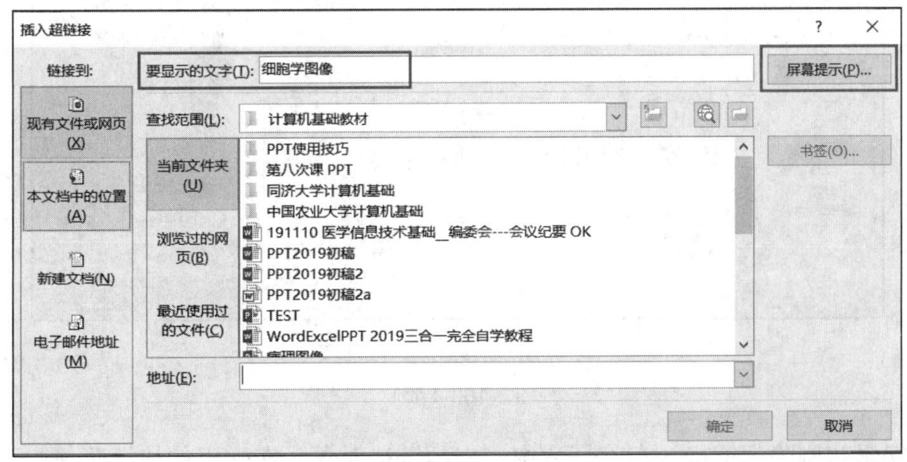

（a）“插入超链接”对话框

图 3-100　设置超链接

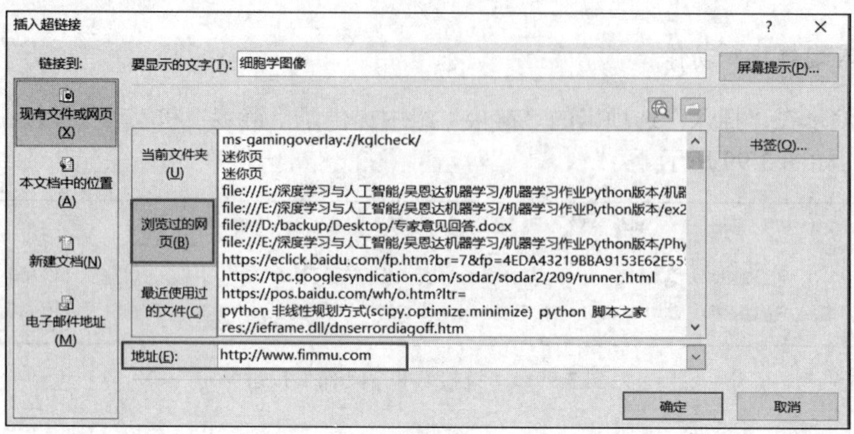

（b）链接到网页

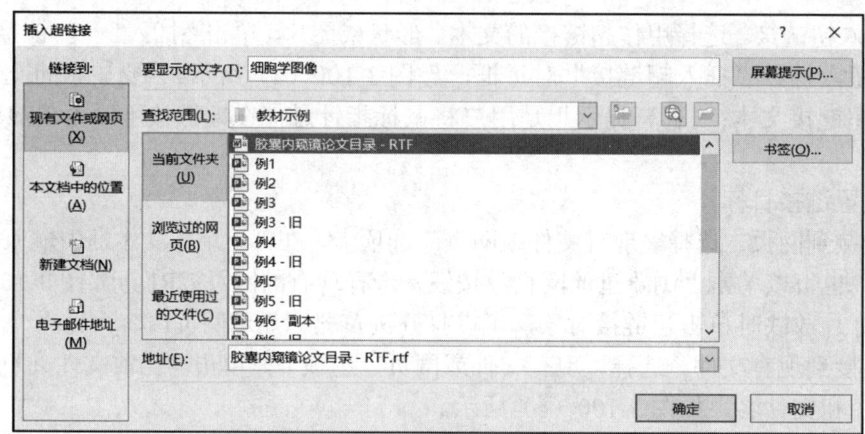

（c）链接到现有文件

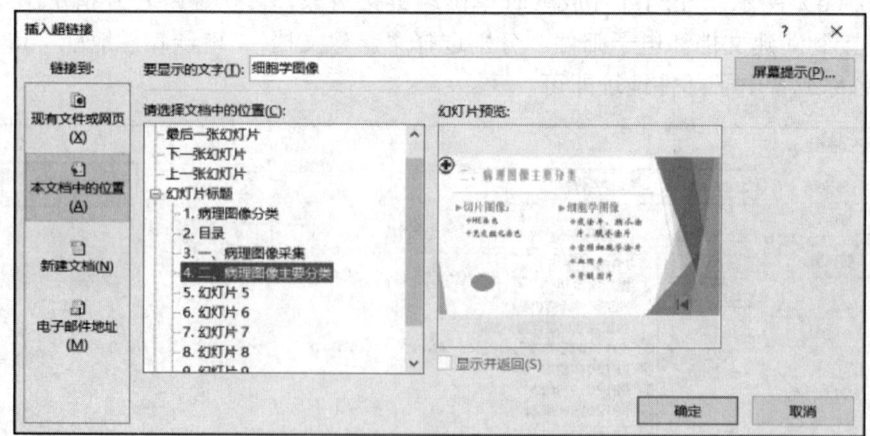

（d）链接到幻灯片

图 3-100（续）

3）编辑和删除超链接。在幻灯片中右击超链接对象，在弹出的快捷菜单中可以选择“超链接”级联菜单中的“编辑超链接”“超链接颜色”“取消超链接”命令，实现对已有超链接的修改，如图 3-101（a）所示。

4）设置超链接文本的颜色。文本对象插入超链接后，其颜色和其余文本不同。选择“超链接”级联菜单中的“超链接颜色”命令，打开“超链接颜色”对话框，可以修改超链接和已访问超链接文本的颜色，如图 3-101（b）所示。

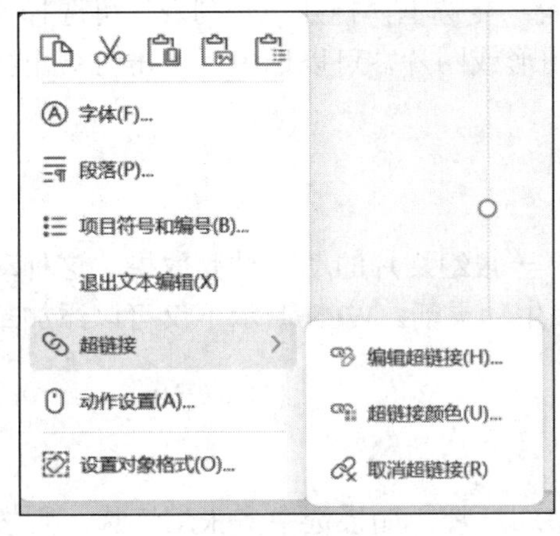

（a）编辑超链接

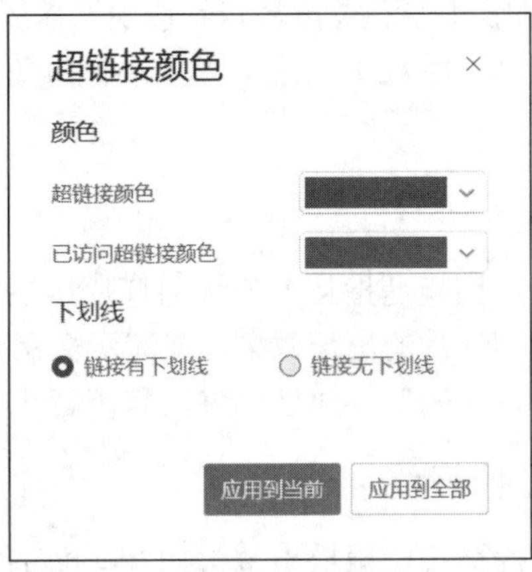

（b）修改超链接文本颜色

图 3-101　编辑超链接

3. 插入和设置动作

1）插入动作。选中要设置动作的文本、形状或图片，单击“插入”→“链接”→“动作”按钮，打开“动作设置”对话框，如图 3-102（a）所示。也可以单击“插入”→“图形和图像”→“形状”下拉按钮，在打开的下拉列表中选择“动作按钮”组中的图标，如图 3-102（b）所示，在幻灯片中绘制动作按钮后，打开“动作设置”对话框，如图 3-102（c）所示。

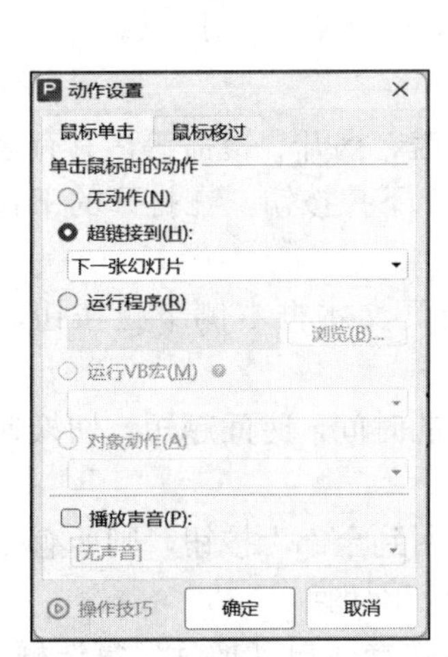

（a）“动作设置”对话框

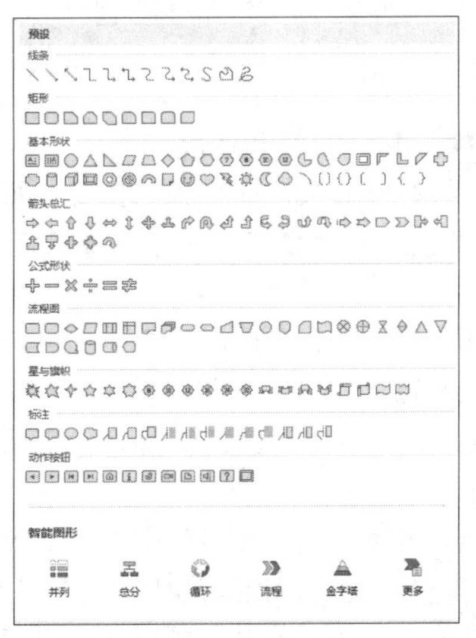

（b）插入动作按钮

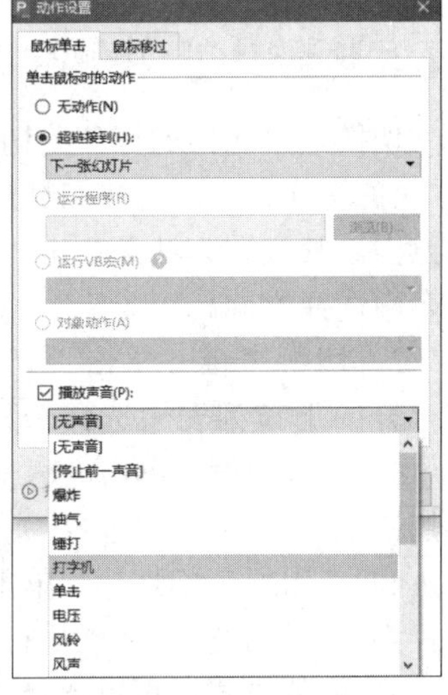

（c）设置声音

图 3-102　插入和设置动作

2）选择执行方式。动作按钮有两种执行方式，一种是单击，另一种是鼠标悬停。不管选择哪种方式，其交互功能是相同的。

3）设置动作内容。有四种动作内容：超链接、运行程序、运行宏和对象动作，依次单击四个单选按钮进行设置。

4）播放声音和突出显示。选中“播放声音”复选框，打开声音列表，可选择预设的声音，如图 3-102（c）所示。如果动作对象是图形或图片，可以选中“单击时突出显示”复选框。

3.8.8 切换幻灯片

幻灯片切换是指从上一张幻灯片切换到下一张幻灯片的动画过渡效果。这种动态过渡可以增强幻灯片的出场效果，使演示文稿更加生动灵活。WPS 演示不仅可以添加幻灯片切换，还可以控制切换速度、方向和声音。

1. 选中幻灯片

在幻灯片浏览窗格中单击幻灯片即可选中幻灯片。如果选中多张幻灯片，则按住 Ctrl 键，依次单击需要应用切换的多张幻灯片。为了操作方便，可以切换到“幻灯片浏览视图”，选中多张幻灯片。

2. 应用幻灯片切换

切换到“切换”选项卡，在打开的切换效果列表中选择所需的选项，如图 3-103 所示。

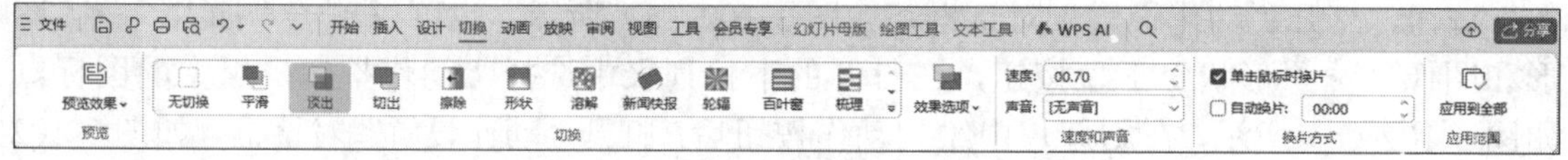

图 3-103 切换幻灯片

3. 设置幻灯片切换效果

切换效果包括幻灯片的切换方向、声音和速度。

1）切换方向。有些幻灯片的切换效果，如推入、擦除、覆盖、揭开、覆盖等，具有运动方向。其设置方法是单击“切换”→“切换”→“效果选项”下拉按钮，在打开的下拉列表中选择方向。

2）切换声音。单击“切换”→“速度和声音”→“声音”文本框右侧下拉按钮，在打开的下拉列表中选择一种声音。

3）切换速度。单击“速度”微调按钮设置幻灯片切换需要的时间，时间越短，切换速度越快。

4）应用所有幻灯片。单击“切换”→“应用范围”→“应用到全部”按钮，则所有幻灯片都会应用切换。如果执行此项，则只有当前选中的幻灯片应用切换。

5）换片方式。可以选择“单击鼠标时换片”复选框；或者选择“自动换片”复选框，设置自动换片时间。

3.8.9　幻灯片动画

为了突出幻灯片内容的重点和要点，吸引观众注意，给幻灯片对象添加动画是一种很好的方法。与幻灯片切换一样，幻灯片动画是为了增强视觉效果。WPS 演示提供了四种动画方式：进入、退出、强调和动作路径。“进入”是指对象进入幻灯片时的动画效果，是从无到有的一种变化过程；“退出”是指对象离开幻灯片时的动画效果，是从有到无的一种变化过程；“强调”是指对象从初始状态变化到另一种状态，再回到初始状态的变化过程，如“变大/变小”可以实现对象从小变大（或从大变小）的变化过程，从而产生强调的效果；“动作路径”可以设置引导线，使对象沿着引导线运动。

1. 添加动画

在幻灯片中依次选中需要添加动画的对象，单击“动画”→“动画”组中动画列表右侧的下拉按钮，如图 3-104 所示，在打开的动画列表中选择所需的项目。动画列表将动画分成四组：进入、退出、强调和动作路径，每组中都有数量不等的动画方式，如图 3-105 所示。

2. 给对象添加两个动画

WPS 演示可以给幻灯片对象添加两个不同的动画，如进入幻灯片和退出幻灯片分别设置不同的动画。添加第一个动画后，单击“动画”→“动画工具”→“动画窗格”按钮，打开“动画窗格”任务窗格，如图 3-106 所示，单击“添加效果”下拉按钮，在打开的列表选择一种动画效果，给同一对象添加第二个动画。

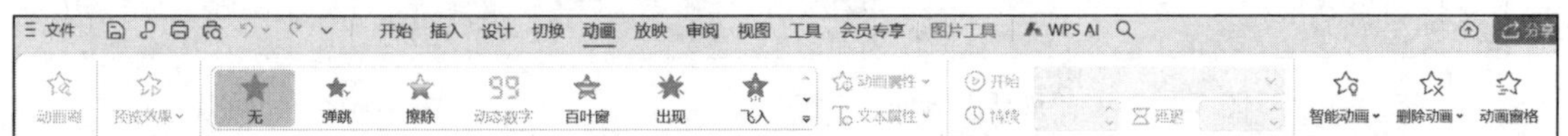

图 3-104　“动画”功能组

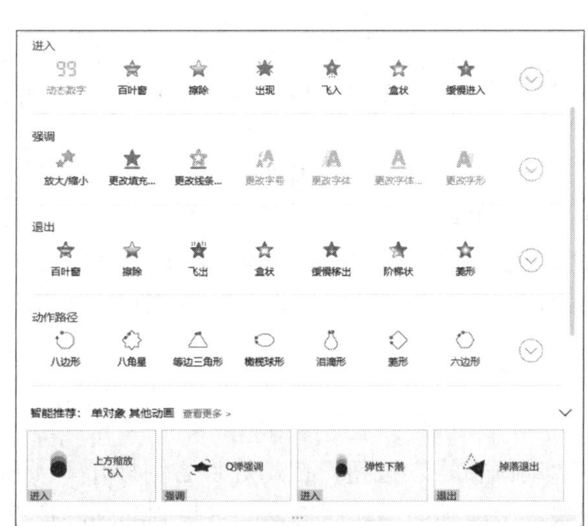

图 3-105　动画列表

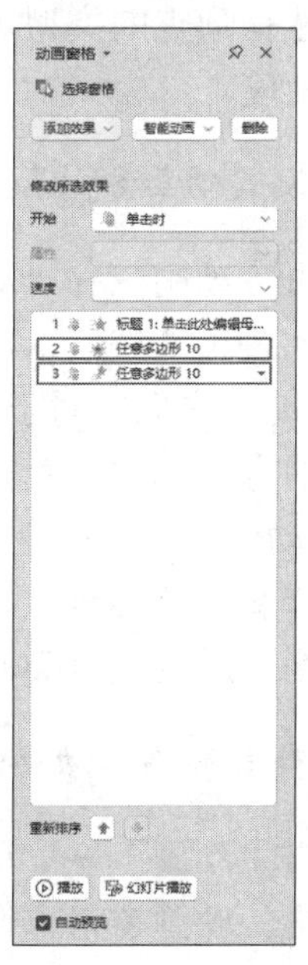

图 3-106　“动画窗格”任务窗格

3. 设置动作路径的引导线

如果选择了动作路径这种动画，则需要绘制运动的引导线。图 3-107 添加了“弧形”动画，使得对象在曲线路径上向指定的方向运动。

1）曲线长度和深度。弧形路径的四周有八个控点，可以拖动这些控点来调整曲线的长度和深度。

2）曲线的弯曲度。在“添加效果”面板“路径”文本框中选择“编辑顶点”选项，沿着路径均匀分布一些顶点，拖动这些顶点可以任意调整曲线的弯曲度，如图 3-108 所示。

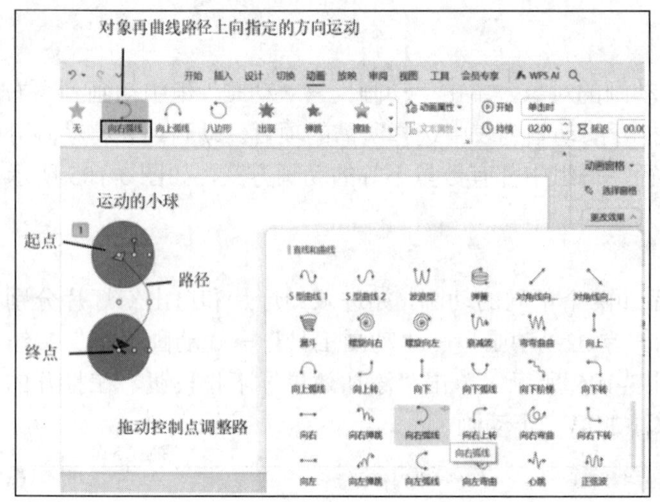

图 3-107 “弧形”动画

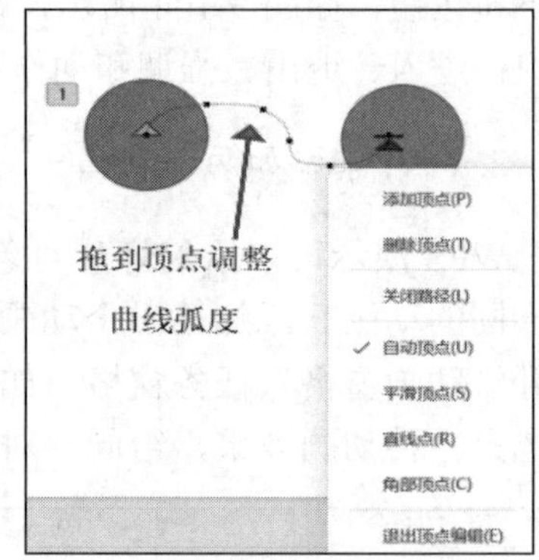

图 3-108 编辑顶点

3）增加和删除顶点。右击路径，在弹出的快捷菜单中可以选择添加顶点和删除顶点，还可以选择顶点的类型（平滑点、直角点、角部顶点），这些功能组合都用于精细地调整曲线的弯曲度。

4. 设置动画方向和序列

单击“动画”→“动画工具”→“动画窗格”按钮，打开“动画窗格”任务窗格，单击“添加效果”按钮，可以进行以下设置：

1）动画方向。对于某些动画效果（如“飞入”和“擦除”），可以在“方向”列表中选择动画的方向，如自底部、自左下部、自左侧等。

2）动画顺序。设置文本或对象的动画播放顺序。例如，为文本框设置“进入”动画时，可以选择文本整体进入、按段落依次出现，或者按文本的段落级别逐级出现。此外，许多其他动画方式也支持类似的序列设置。

5. 查看和编辑动画对象

单击“动画”→“动画工具”→“动画窗格”按钮，在幻灯片右侧打开“动画窗格”任务窗格。动画窗格方便用户一边观察多个动画的运动状态，一边控制动画的播放。

6. 动画计时

“动画”选项卡中的“计时”组可以设置动画持续时间、延迟时间、对动画重新排序和动画开始的方式（单击时、与上一动画同时、上一动画之后）。

7. 复制动画

可以将某个对象的动画复制给其他对象。单击设置好动画的对象，单击“动画”→“动画刷”→“动画刷”按钮，再单击需要复制动画的对象。

8. 智能动画

智能动画功能，堪称 PPT 动画制作神器，极大简化了创作流程。只需选中目标元素，单击“动画”→“动画工具”→“智能动画”按钮，打开“智能动画”模板，系统能自动识别元素类型，快速匹配契合的动画方案，一键完成添加。做分条列举内容时，智能模板提供丰富选择，还能灵活自定义。给图片批量设置轮播动画，同样轻松搞定。

3.8.10　放映与输出演示文稿

制作演示文稿的目的是全屏放映。WPS 演示提供了两种放映方式：手动放映和自动放映。手动放映由演讲者控制顺序播放、跳转播放或计时播放。自动放映往往用于大屏幕循环播放，不需要人为控制，幻灯片一张张自动播放。演示文稿输出是指将制作完成的演示文稿打包，这样幻灯片内容、布局、格式不能被修改，方便移植。

1. 手动放映演示文稿

WPS 演示默认的放映状态是手动放映，放映前不需要做任何设置。在放映过程中，可以手动控制放映的速度、顺序、做标记和切换到其他程序。

1）从头开始放映。从头开始放映是指从演示文稿的第一张幻灯片开始放映。单击“放映”→“开始放映”→“从头开始”按钮，如图 3-109 所示。

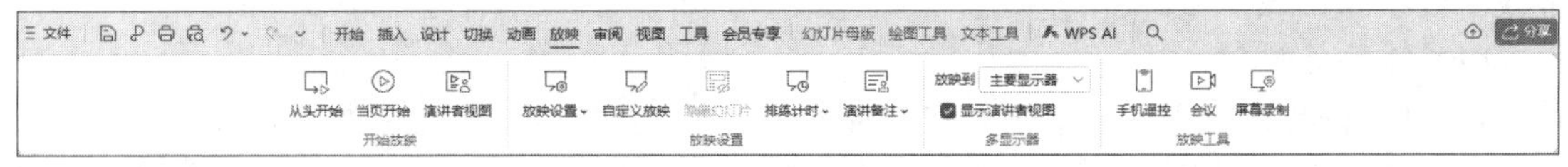

图 3-109　“放映”选项卡

2）从当前幻灯片开始放映。当前幻灯片是幻灯片窗格中正在显示的幻灯片。

3）放映中的控制。演示文稿进入全屏放映状态后，在幻灯片上右击，弹出快捷菜单，如图 3-110 所示。

4）结束放映：退出放映状态，快捷方式是按 Esc 键。

5）自定义放映。自定义放映是指可以选择演示文稿的部分幻灯片来放映。

6）放映中切换到其他程序。幻灯片放映一般都是全屏状态，有时想要切换到其他程序，可以先按 Alt 键，再不断按 Tab 键，切换到其他正在运行的程序。

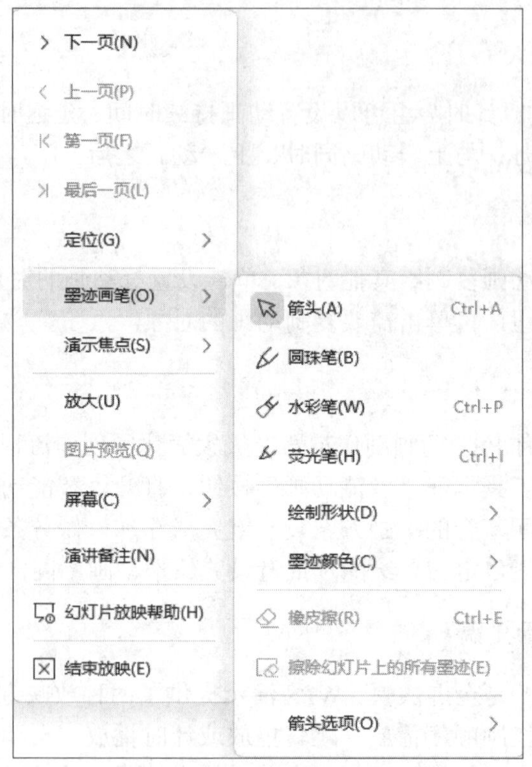

图 3-110 幻灯片放映右键快捷菜单

2. 自动放映演示文稿

自动放映需要在放映前做一些设置，如排练每张幻灯片放映的时间、录制幻灯片演示，然后将放映类型设置为自动放映。演示文稿自动放映时，WPS 演示将根据排练时间自动放映幻灯片。如果录制了幻灯片演示，则与自动放映同步播放。录制幻灯片演示可以将演示者在讲解演示文稿的解说视频或音频录制下来，使听众更准确地理解幻灯片内容，广泛用于线上教学和在线学习。

（1）排练计时

1）进入排练计时界面。单击“幻灯片放映”→“放映在设置”→“排练计时”下拉按钮，在打开的下拉列表中选择“排练全部”选项，自动进入幻灯片放映状态。从第一张幻灯片开始放映，并在幻灯片的左上角弹出录制工具条，如图 3-111（a）所示。

2）放映幻灯片。用户根据播放的进度，单击放映幻灯片动画和切换到下一张幻灯片，工具条会自动记录当前幻灯片放映所需的时间和演示文稿累积放映时间。

3）重复排练。单击工具条中的“重复”按钮，可以取消当前幻灯片的排练，继续新的排练。

4）保存排练计时。录制完成后或者单击“关闭”按钮，将提示保存排练计时，如图 3-111（b）所示，单击“是”按钮。

5）查看幻灯片。切换到幻灯片浏览视图，可以查看每张幻灯片的排练时间，如图 3-111（c）所示。

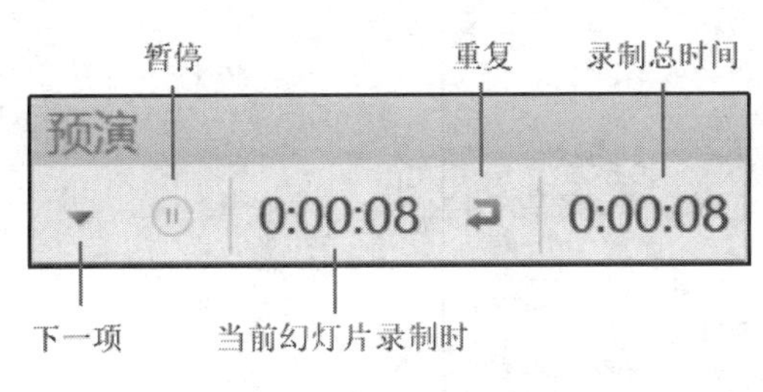

（a）录制工具条

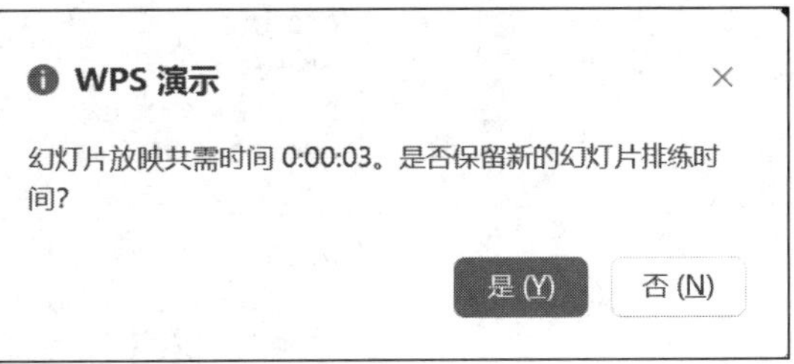

（b）保存排列计时

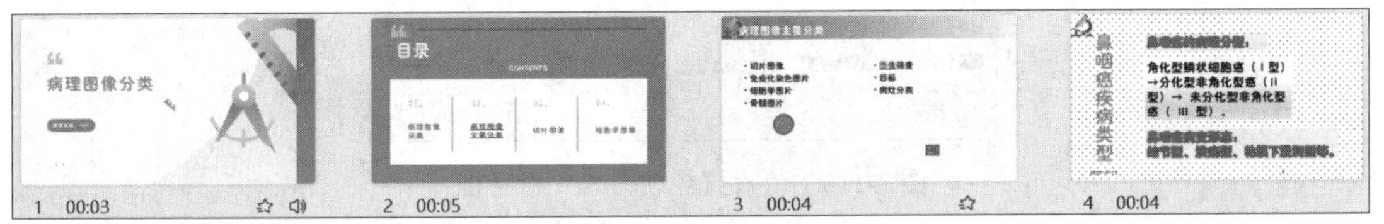

（c）排练计时效果

图3-111　排练计时

（2）演示录制幻灯片

1）进入录制窗口。单击“放映”→“放映工具”→“屏幕录制”按钮，打开“屏幕录制”窗口，如图3-112所示。

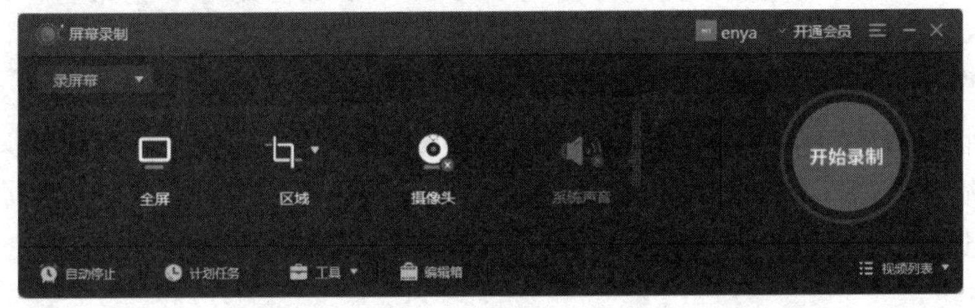

图3-112　“屏幕录制”窗口

2）开始录制。单击“开始录制”按钮，倒计时3s后，单击，播放幻灯片内容的同时开始录音。在录制过程中可以添加备注，用笔在幻灯片上标记。

3）停止、取消和关闭录制。单击“暂停”按钮，停止录制；单击“停止”按钮，取消本次录制，可以重新录制；单击“关闭”按钮，退出录制窗口。

查看幻灯片。切换到幻灯片浏览视图，可以看到幻灯片右下角有图像。如果录制时关闭了照相机，则幻灯片右下角显示音频图标。

（3）设置自动放映

1）放映类型。单击“放映”→ “放映设置”→“放映设置”下拉按钮，在打开的下拉列表中选择“放映设置”选项，打开“设置放映方式”对话框，选中“在展台浏览（全屏幕）”单选按钮，如图3-113所示。“演讲者放映”是全屏放映演示文稿，默认使用这种类型，适合手动放映方式；“展台自动循环放映（全屏幕）”是在无人操作的情况下自动放映。

2）放映选项。根据需要设置是否循环放映、绘图笔颜色、是否放映不加动画。

3）放映幻灯片范围。可以选择全部、指定幻灯片编号、自定义放映。

4）换灯方式。可以选择“手动”或者排练计时来放映。

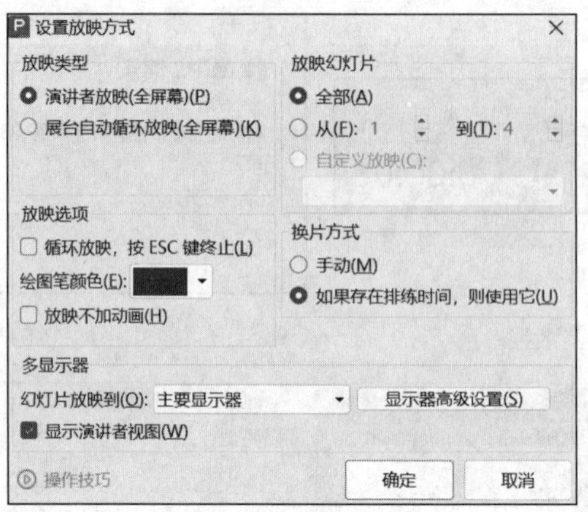

图 3-113 “设置放映方式”对话框

5）设置监视器。如果有多个监视器，可以选择幻灯片放映监视器为主监视器，并设置监视器的分辨率。

3. 输出演示文稿

为了长期保存演示文稿并方便移植，WPS 演示提供了以下几种输出形式。

1）创建 PDF 文档。将演示文稿导出为 PDF 格式，保留幻灯片的布局、格式、字体和图像，内容不可轻易更改，适合长期保存和分发。

2）创建图片。将演示文稿导出为图片格式（如 JPEG、PNG 等），保留幻灯片的布局和设计，适用于打印、网页展示或通过电子邮件发送。

3）打包演示文稿。将演示文稿及其相关文件（如音频、视频、超链接文件等）打包成文件夹或压缩文件，方便移植和分享。

◆思政案例

AI 技术赋能 WPS 文字的创新实践

WPS 文字依托 AI 技术实现智能化跃升，深度优化办公场景体验。其“智能排版”功能借助 AI 算法解析文档逻辑结构，针对学术论文、商业报告等专业场景，自动适配规范格式，一键完成字体优化、段落间距调整及图文布局，将人工格式调整耗时压缩 60%以上，显著提升专业文档处理效率。“智能校对”模块融合自然语言处理（NLP）技术，构建多层语义分析模型，不仅可精准识别字词拼写错误，更能基于上下文语境纠正“的地得”混淆、句式杂糅等语法问题，使文字严谨性提升至出版级标准。

AI 驱动的“内容智能推荐”系统，基于文档主题标签动态匹配模板库资源。例如，在撰写工程类报告时，自动推送“港珠澳大桥用钢量数据图表”、“故宫古建排水系统示意图”等案例素材，激发用户结合中国智慧的创意表达。这些技术突破既彰显了我国在办公软件领域的自主创新实力（呼应“大国精技”中机器视觉行业的突围历程），更以智能化工具普惠用户，让“中国智慧”深度融入数字化办公场景，持续赋能国产软件向全球价值链高端攀升。

第4章 医学电子表格处理与数据分析

电子表格处理是指使用电子表格软件（如 Microsoft Excel、WPS 表格、Google Sheets 等）对数据进行组织、计算、分析和可视化的过程，广泛应用于数据处理、财务分析、统计建模、项目管理等领域。本章以 WPS Office 教育版电子表格套件为工具，介绍传统的数据输入、编辑、计算，以及使用图表、数据透视表直观显示统计结果的基本操作；融合新一代人工智能技术，强化电子表格的智能处理功能；结合医学实例，重点讲述使用 WPS 表格工具完成描述性统计、检验及回归分析的医学数据分析方法，以及生物信息的数据分析的实现过程。通过本章的学习，医学从业人员可以了解并掌握使用电子表格进行数据处理和分析的一般方法。

4.1 电子表格概述

电子表格是一种基于计算机的应用程序，以行和列构成的数据表形式来管理数据，适合小规模、非关系型数据的处理和分析。在财务预算编制与报表分析、项目进度与资源管理、医学数据可视化与分析等应用领域，电子表格具有操作简便、功能灵活、高效协作等优点。作为国产软件，WPS 表格广泛应用于政府、企事业等单位的数据管理工作。

4.1.1 WPS 表格功能介绍

WPS Office 教育版是金山办公专为教育场景设计的免费办公套件，集成了文档处理、协作工具和 AI 功能，适用于多种工作场景。作为 WPS 系列办公软件的一个重要组件，WPS 表格的主要功能包括数据输入与编辑、公式与函数计算、分析及可视化、AI 智能处理、云端协作、隐私保护与安全等，可满足高效的数据处理与分析需求。

1. 数据输入与编辑

WPS 表格为数据的输入、编辑和修改提供了多种快捷方式，支持文本、数字、日期、公式等多种数据类型的输入与编辑。除了自动填充、表格美化、有效性规则等常用操作外，WPS 表格在输入函数时可以提示包含已输入字符的其他函数。

2. 公式与函数计算

WPS 表格提供丰富的公式与函数功能，可以创建并完成各种复杂的运算。在以往版本的基础上，WPS Office 教育版新增了许多实用函数，覆盖动态数组、文本处理、逻辑判断、数学统计、查找引用、日期时间、工程财务等多个领域，计算功能更加强大。AI 公式建议功能可智能推荐合适公式，降低使用门槛。结合云端协作，用户可实时共享和编辑公式，提升数据处理效率与准确性，满足多样化办公需求。

3. 数据分析

WPS 表格提供排序与筛选、条件格式、分类汇总、数据透视表、统计分析等操作，为用户提供全面的数据分析功能。条件格式支持更复杂的条件规则设置，更直观地展示数据分布和异常值。数据透视表支持更灵活的字段拖动和布局调整，与图表结合更紧密，提升数据汇总和可视化效果。新增统计分析函数，增强数据筛选和模拟分析能力。假设分析工具支持更多变量模拟，能够更高效地模拟不同场景下的数据变化。

4. 数据可视化

WPS 表格内嵌了多种常见的图表类型，用户可以根据自己的需要，通过图表向导或自定义的方式制作精美的图表。WPS 表格的图表功能结合了传统图表工具的灵活性和 AI 智能技术的便捷性，支持多种图表类型、动态交互、云端协作和智能推荐。AI 智能图表能根据数据特点，自动推荐合适的图表类型、自动优化图表样式和布局、生成预测趋势线或未来数据点。

5. 协同创作

通过云端协作，文档实时保存至云端，避免数据丢失。设置共享工作簿，可以实现支持多人同时编辑同一份表格，自动同步更改。

6. 隐私保护与安全

WPS 表格提供了国产云服务（金山云），数据默认存储在符合《中华人民共和国网络安全法》和《中华人民共和国数据安全法》的境内服务器，避免跨国数据传输风险（如 WPS Office 365 国际版可能涉及境外服务器）。支持实时同步加密，记录自动保存至云端，减少本地文件丢失风险。对于本地文件，WPS 表格提供了文档加密和密码保护，可对工作簿文件设置打开密码和编辑密码，设置协作权限分级，锁定特定单元格或工作表，以提升数据隐私保护和安全性。

4.1.2 WPS 表格工作环境介绍

WPS 表格的工作窗口包含标题栏、快速访问工具栏、菜单栏、工具栏、名称框、编辑栏、工作表区域、工作表标签、滚动条、状态栏等，如图 4-1 所示。

1. 标题栏

标题栏位于窗口的最上方，显示当前文件的名称（工作簿文件名）以及软件名称（WPS Office）。此外，这里还有最小化、最大化/还原和关闭按钮，以及快速切换文件视图和访问云文档按钮。

2. 菜单栏

菜单栏紧挨着标题栏下方，提供了如“文件”“开始”“插入”“页面”“公式”“数据”

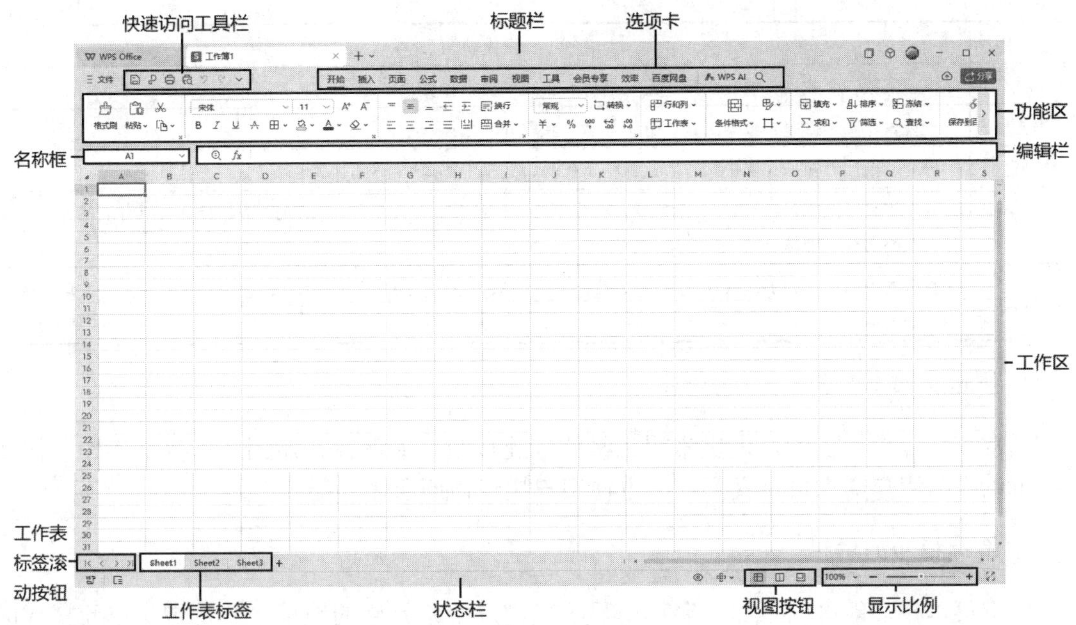

图 4-1　WPS 表格的工作窗口

“审阅”“视图”等选项卡。WPS 表格的菜单命令按照功能划分为组，并归类到不同的选项卡的功能区。可以单击快速访问工具栏的下拉按钮，在打开的下拉列表中选择“显示功能区分组名”选项，各功能区的下方显示分组名，如图 4-2 所示。

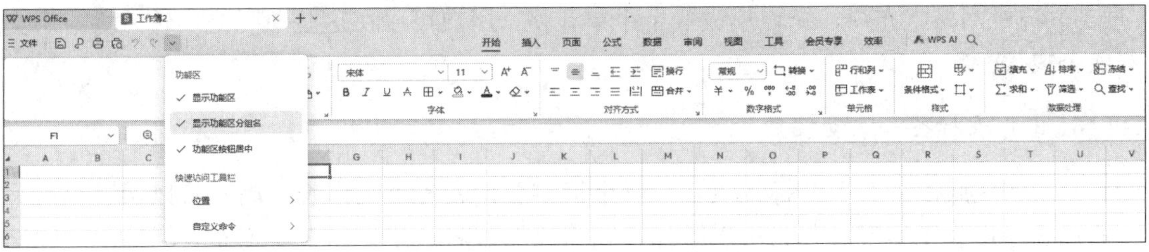

图 4-2　设置显示功能区分组名

每个选项卡下设的功能区都包含了与之相关的命令和工具。表 4-1 列出了 WPS 表格选项卡主要的功能区及操作命令。用户可以自定义功能区，根据需求添加或隐藏功能按钮。

表 4-1　WPS 表格选项卡主要功能区及操作列表

选项卡	操作功能
文件	新建、打开、保存、另存为、输出为 PDF、输出为图片、拆分合并、打印、分享、发送邮件、文档加密、备份与恢复、选项、退出等
开始	剪贴板（格式刷、复制、剪切、粘贴）、字体、对齐方式、数字格式、单元格、样式、数据处理（排序和筛选、查找、求和等）
插入	表格（数据透视表、数据透视图、表格）、常用对象（图片、截屏、形状、图标、艺术字、文本框、流程图、思维导图）、图表、迷你图、超链接、符号（公式、符号）
页面	打印设置（打印预览、页边距、纸张方向、纸张大小、打印区域、页眉页脚、打印标题）、分页设置、主题、表格美化

续表

选项卡	操作功能
公式	快速函数、函数库、便捷函数、定义名称、公式审核、计算
数据	透视表、筛选排序、数据工具、分级显示、获取外部数据、数据分析
审阅	校对、批注、保护（保护工作表、保护工作簿、共享工作簿）、语言、文档安全
工具	开发工具（PY 脚本编辑器、运行宏、宏安全性、加载项、开发工具）、录入、数据处理（拆分表格、合并表格、表格美化、便捷公式）
WPS AI	数据助手（表格助手、快速建表、AI 数据分析、AI 写公式、AI 函数等）、AI 设计助手、设置（发现更多、深度思考等）

3. 快速访问工具栏

通常在菜单栏的左侧，提供常用工具的快捷按钮，如保存、撤销、恢复等操作。快捷按钮可以根据用户需求自定义添加，方便用户快速访问所需功能。

4. 名称框和编辑栏

位于菜单栏功能区的下面。名称框显示当前选中单元格的地址，支持定义单元格或区域的名称。编辑栏显示和编辑单元格中的公式或数据，通过编辑栏左侧的 *fx* 按钮可以插入函数。编辑栏支持自动补全函数和公式提示，这对于复杂公式的编辑来说非常有用。

5. 工作区

工作区是电子表格的主要部分，占据了窗口的大部分空间。它由行号（左边）和列标（顶部）构成网格状布局，交点形成一个个单元格，用户可以在这些单元格中输入数字、文本或公式等。

6. 工作表标签和滚动按钮

在工作区底部，有多个标签页，每一个标签页代表一个工作表。用户可以通过单击不同的标签来切换工作表，并且可以添加、删除或重命名这些工作表。工作表标签左侧的滚动按钮方便用户在多个工作表之间快速切换。

7. 滚动条

位于窗口的右侧和底部，用于水平和垂直滚动，查看工作表内容。

8. 状态栏

位于窗口底部，用于显示当前工作表的状态信息，如“就绪”“计算中”等。用户选中单元格区域后可直接查看总和、平均值、计数等统计结果。状态栏右侧的视图模式切换按钮提供三种视图模式：普通视图是默认视图，适合日常编辑；页面布局视图显示页面边界，适合调整打印布局；分页预览视图显示分页符，适合调整打印区域。

4.2　WPS 表格的基本操作

4.2.1　工作簿及工作表的基本操作

默认情况下，由 WPS 表格创建并编辑的文件是一个工作簿文件，以.xlsx 作为扩展名。每次新建文件，系统会将文件命名为“工作簿 1”“工作簿 2”等，依此类推。

1. 工作簿的基本操作

工作簿的基本操作包括新建、保存、关闭、打开和多工作簿窗口排列等，如表 4-2 所示。

表 4-2　工作簿的基本操作

功能	基本操作
新建	选择“文件”→“新建”命令
打开	选择“文件”→“打开”命令（直接双击工作簿的文件名也可以打开）
保存	选择“文件”→“保存”命令（也可单击快速访问工具栏中的“保存”按钮）
另存为	选择“文件”→“另存为”命令，可以选择保存的位置、保存类型、重命名文件名等
退出	选择“文件”→“退出”命令（也可以单击标题栏的“关闭”按钮）
保护工作簿	选择“文件”→“选项”→“安全性”命令
多工作簿窗口排列	单击“视图”→“窗口”→“重排窗口”按钮

（1）新建/打开

选择“文件”→“新建”命令，选择 WPS Office 文档类型是表格。新建工作簿时，可以选择创建空白表格，也可以使用系统提供的模板来创建。除了可以新建工作簿外，也可以在 Windows 操作系统中的资源管理器窗口的空白区域右击，在弹出的快捷菜单中选择“新建”命令来新建工作簿。

（2）保存/另存为

第一次保存工作簿时会打开“另存为”对话框，设置保存的文件路径和文件名及文件类型，此后的历次保存会自动保存在第一次保存指定的文件里。保存工作簿时，可以根据内容为工作簿设置一个直观的文件名，文件类型支持.et（WPS 格式）、.xlsx（Microsoft Excel 格式）、.csv 等。文件可以存储在本地设备，也可以保存为云文档，文件将存储在 WPS 云端服务器，不占用本地存储空间，即使本地设备损坏或丢失，数据也不会丢失。此外，WPS 表格支持自动保存，防止数据丢失。

（3）保护工作簿

可以通过文档加密和密码保护来设置。选择“文件”→“选项”命令，打开“选项”对话框，在“安全性”选项卡中设置文档加密，开启“文档加密保护”后，将另存为一份 WPS 加密文档格式的文件，进而指定“仅我的账号”，或者添加指定人可查看和编辑文档，如图 4-3 所示。密码保护是通过输入打开文件密码和修改文件密码来设置文档的打开权限和编辑权限，如图 4-4 所示。一旦设置密码，退出 WPS 表格再次打开时，需要输入正确的密码才能获取相应的权限。

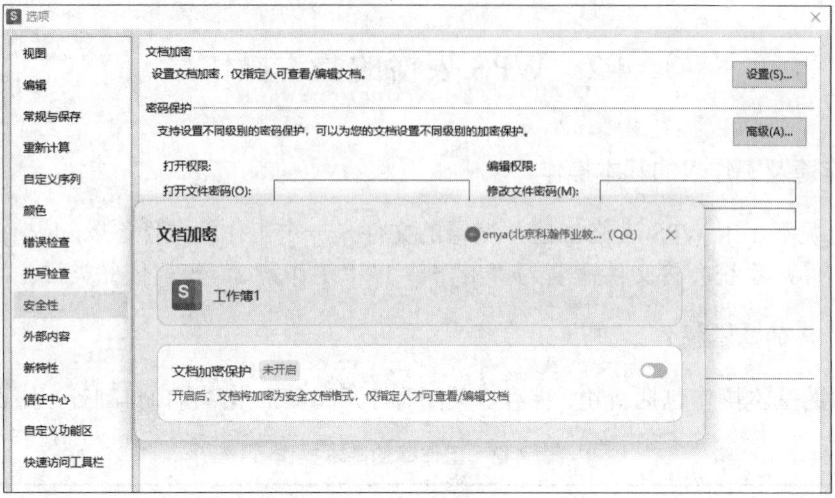

图 4-3 文档加密

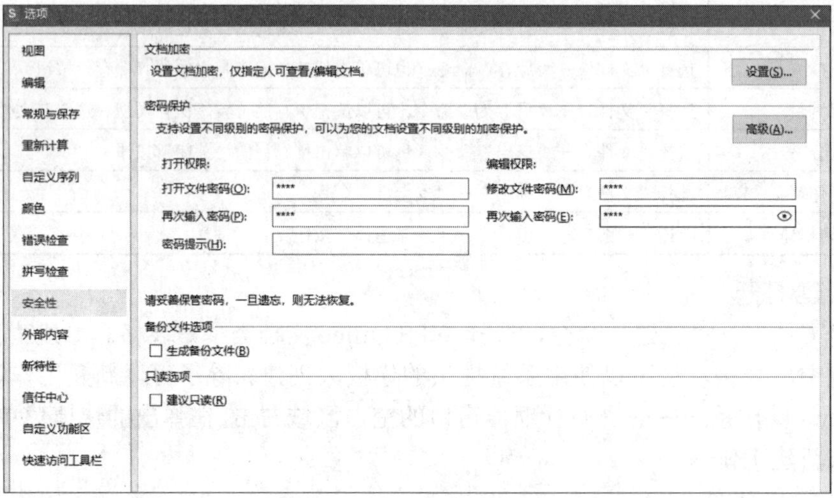

图 4-4 密码保护

“审阅”选项卡下的“保护工作簿”功能主要用于防止对工作簿结构和窗口布局的意外或未经授权的更改。这个功能可以帮助用户确保文档的完整性，特别是在共享文档进行协作时尤为重要。选择“保护工作簿”时，需要设置一个密码。一旦设置，用户就不能随意添加新的工作表、删除现有的工作表、改变工作表的顺序、调整多窗口视图的布局或大小等，从而保持工作簿的整体组织和视图形式不变。

（4）多工作簿窗口排列

在使用含有互相关联的多个工作簿文件时，如果需要同时在程序窗口展现不同工作簿内容，以进行直观的数据观察对比，可利用电子表格提供的多工作簿窗口进行管理操作。单击“视图”→“窗口”→“重排窗口”下拉按钮，在打开的下拉列表中选择水平平铺、垂直平铺和层叠方式来同时查看多个工作簿内容。如果需要同时查看同一个工作簿的不同部分，单击“视图”→“窗口”→“新建窗口”按钮，创建一个当前工作簿的副本窗口；单击“视图”→“窗口”→“并排比较”按钮，可以同时查看同一工作簿的不同工作表或区域。

思政小任务

情景：某公司人力资源部用 WPS 表格统计员工信息（身份证号、银行卡号、联系方式），但因未加密文件且共享权限设置不当，导致文件被外部人员获取，员工遭遇诈骗。

法律关联：《中华人民共和国个人信息保护法》第十条规定："任何组织、个人不得非法收集、使用、加工、传输他人个人信息，不得非法买卖、提供或者公开他人个人信息；不得从事危害国家安全、公共利益的个人信息处理活动。"《中华人民共和国网络安全法》第四十条规定："网络运营者应当对其收集的用户信息严格保密，并建立健全用户信息保护制度。"

教学提问：如果这份表格进行了加密处理或设置了权限，能否避免泄露？

2. 工作表的基本操作

工作表由行与列交叉形成的单元格组成，用数字标识行（行号范围为 1～1048576，共 1048576 行），用字母标识列（列标范围为 A～XFD，共 16384 列）。工作簿由一张或多张工作表构成。工作表的基本操作包括工作表的选中、新建、重命名、复制、移动和删除等。

（1）选中工作表

单击工作表标签可以选中该张工作表。被选中的工作表标签显示为白色，成为当前编辑窗口，此时的操作仅针对该工作表进行，不会影响其他工作表。

若需要选中一组连续的工作表，则先单击选中的第一张工作表，按住 Shift 键，再单击选中的最后一张工作表。若需要选中多个不相邻的工作表，则先单击选中的第一张工作表，按住 Crtl 键，再单击选中其他工作表。若需要选中所有的工作表，可以右击工作表标签，在弹出的快捷菜单中选择"选定全部工作表"命令。选中多张工作表后，在工作簿标题栏的文件名前面将显示"工作组"。此时可以对多张工作表进行操作，如数据输入、工作表删除等。

如果取消已经选中的一组工作表，可以单击任何未被选中的工作表；或者右击工作表标签，在弹出的快捷菜单中选择"取消成组工作表"命令。

（2）新建工作表

默认创建的工作簿会自动创建工作表，创建的工作表个数可以选择"文件"→"选项"→"常规与保存"选项卡，在"新工作簿内的工作表数"文本框中进行设置。在使用过程中，可以右击工作表标签，在弹出的快捷菜单中选择"插入"命令，插入新的表格；或者直接单击最末工作表标签右侧的"新建工作表" + 按钮。

（3）重命名工作表

系统默认的工作表名称是 Sheet1、Sheet2、Sheet3…。更改工作表的名称，可以直接双击工作表标签，然后输入名称；也可以右击工作表标签，在弹出的快捷菜单中选择"重命名"命令，实现工作表名称的修改。

（4）复制或移动工作表

调整工作表的次序，只需用鼠标拖动想要调整次序的工作表到需要的位置即可。新的位置可以在同一个工作簿内，也可以在其他工作簿中（需要打开多个工作簿进行）。复制工作表的方法类似，在操作时按住 Ctrl 键，同时拖动工作表标签到需要的位置。

除此之外，还可以右击工作表标签，在弹出的快捷菜单中选择“移动”命令，打开“移动或复制工作表”对话框，如图 4-5 所示，进行移动或复制操作。复制工作表时，需要选中“建立副本”复选框，否则进行的就是移动操作。可以在“工作簿”下拉列表中选择将工作表复制或移动到其他工作簿中。

（5）保护工作表

单击“审阅”→“保护”→“保护工作表”按钮，打开“保护工作表”对话框，如图 4-6 所示，在“密码”文本框中输入密码，在“允许此工作表的所有用户进行”列表中选中相应所需功能的复选框。未选中的选项功能将禁止使用。撤销此功能只需单击“撤销工作表保护”按钮。

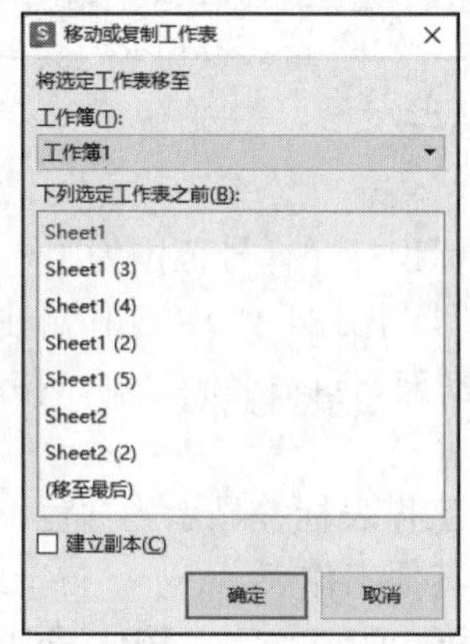

图 4-5 “移动或复制工作表”对话框

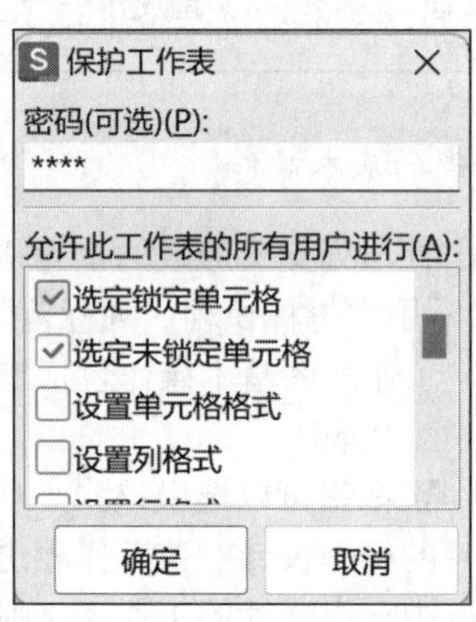

图 4-6 “保护工作表”对话框

（6）删除工作表

右击工作表标签，在弹出的快捷菜单中选择“删除”命令，即可删除工作表。

4.2.2 单元格的基本操作

单元格是工作表中存放数据的基本单元，通过单元格地址进行标识。单元格地址的构成格式是“列标+行号”，如地址为 A1 的单元格就是位于 A 列第 1 行的单元格。在名称框中也会显示此单元格的地址。单元格是电子表格数据处理的最小单位，基本操作包括单元格的选中、命名、插入与删除、数据的输入与编辑等。

1. 选中单元格

1）单击可以选中一个单元格。

2）选中连续单元格：可用鼠标拖动选中连续单元格；或者选中一个单元格后，按住 Shift 键，选中最后一个单元格。

3）选中不连续单元格：选中一个单元格后，按 Ctrl 键，单击或拖动，选中不连续区间。

选中行和列的操作类似，可以直接单击行号或列标选中整行或整列。多行和多列的选中则须按 Ctrl 键或 Shift 键，单击或拖动来选中。通过 Ctrl+Shift+↓/→组合键可以快速选择一个连续的数据区域。例如，选中 A1 单元格后，先按 Ctrl+Shift+→组合键选择第 1 行的数据区域，再按 Ctrl+Shift+↓组合键选择整个数据表格。

2. 命名单元格

默认情况下，Excel 单元格名称的构成形式是“列标+行号”（单元格地址），如 B2、A3 等。选中一个单元格后，名称框会显示单元格地址。为简化公式编写、数据引用和导航操作中对多个单元格的引用，可以将多个单元格定义为一个区域，通过设置区域名称来引用。

区域名称设置如下：选中一个或多个单元格后，直接在名称框中输入新名称。定位新命名的区域，可以在名称框的下拉列表中选择区域名称。注意名称不能以数字开头，不能包含空格或特殊字符（如 !、@、# 等），名称长度不能超过 255 个字符，名称不能与单元格地址相同（如“A1”或“B2”）。定义区域名称后，可以在公式中直接使用区域名称代替单元格地址。

3. 插入与删除单元格

选中单元格后，单击“开始”→“单元格”→“行和列”下拉按钮，在打开的下拉列表中选择“插入单元格”选项，在打开的级联菜单中选择相应选项，可以实现单元格或行列的插入操作。删除单元格，可以在“行和列”下拉列表中选择“删除单元格”选项，在打开的级联菜单中选择相应选项。

需要注意的是，插入或删除一个单元格后，会影响工作表中的其他单元格，这可以在随后打开的“插入”或“删除”对话框中选择调整方式。

4. 输入单元格数据

这里以建立住院情况一览表为例，介绍 WPS 表格中数据输入的一些规则和技巧。住院情况一览表部分数据如图 4-7 所示。

	A	B	C	D	E	F	G	H	I	J
1	住院号	姓名	科室	性别	诊断	病区	入院日期	住院天数	西药费用	中药费用
2	9105001	郑成	内四	男	支气管炎	呼吸系统	2019-08-09	22	850.40	1000.00
3	9105002	张三	内一	女	冠心病	心血管系统	2019-08-10	21	1330.00	442.00
4	9105003	杨树立	内二	女	急性肾炎	泌尿系统	2019-08-10	21	998.00	222.50
5	9105004	孙中	内四	男	肺气肿	呼吸系统	2019-08-17	14	880.00	258.00
6	9105005	钱玉	内三	男	胃炎	消化系统	2019-08-17	14	1057.00	414.00
7	9105006	钱艳	内二	男	膀胱结石	泌尿系统	2019-08-13	18	788.35	480.00
8	9105007	钱天天	内一	女	急性心肌	心血管系统	2019-08-20	11	1033.00	292.00
9	9105008	钱明	内一	男	冠心病	心血管系统	2019-08-06	25	1366.00	900.00
10	9105009	钱国一	内三	男	肠炎	消化系统	2019-08-01	30	1204.00	488.67
11	9105010	钱丹丹	内一	女	心肌炎	心血管系统	2019-08-02	29	1002.00	280.50

图 4-7　住院情况表部分数据

（1）输入数据

1）输入文本型数据。除了数字、公式、日期、时间或逻辑值外，在电子表格中输入的内容一律视为文本。文本在单元格中的默认对齐方式是左对齐，用户可以根据自己的需要修改文本对齐方式。

普通文本可直接在单元格或编辑栏中进行输入，如姓名、科室、性别、病区等。若输入数值型的文本，则需要在单元格中先输入英文状态下的单引号，再输入数值文本。例如，输入住院号 9105001，在 A2 单元格中应输入“'9105001”，按 Enter 键，此时单元格左上角有一个绿色的小三角。类似的数值型文本有居民身份证号、手机号码、员工编号、学生学号等，输入时应先输入英文状态下的单引号。WPS 表格提供了身份证号码自动识别功能，在单元格中输入身份证号码后，会自动在前面加上英文状态下的单引号。以文本形式存储的数字不能进行数值计算。

2）输入数值型数据。数值型数据默认对齐方式是右对齐。对于整数和小数，在单元格中输入后都会自动右对齐，可以通过对齐方式来重新设置。输入数值型数据需要注意以下几点。

① 输入分数时，应以 0 和空格为前缀，引导输入分数。例如，输入分数 1/4，应在单元格中输入“0 1/4”，然后按 Enter 键，单元格中将显示分数 1/4，编辑栏中则自动以小数形式显示 0.25。

② 可以在输入的数字中包括逗号，以分隔千分位。

③ 电子表格忽略数字前的正号（+）。输入负数时，应在数字前加负号(-)，或者将数字置于括号内。例如，输入“-20”和“(20)”都可在单元格中得到-20。

④ 当输入一个位数较多的数字时，在单元格中显示为科学记数法，如 3.1E+10。

3）输入日期和时间。在单元格中输入日期数据时，使用斜线“/”或连字符“-”分隔日期的各个部分；输入时间数据时，使用冒号“:”分隔时间的各个部分。

（2）自动填充数据

如果需要输入相同的或者有规律变化的数据，如图 4-7 中的住院号，可以使用电子表格的自动填充功能来完成。

1）使用填充柄填充。

① 输入初始项。若在连续单元格中输入相同的数据，则只需在第一个单元格中输入初始值；若在连续单元格中输入有一定规律的数据，则在起始两个单元格中分别输入两个反映数据变化规律的初始值。

② 选中初始项，将鼠标指针移动到初始值所在单元格右下角的填充柄，待其变为“十”字形状，按住鼠标左键拖动填充柄，经过需要填充数据的单元格，释放鼠标左键即可。拖动填充柄的方向可以是上、下、左、右四个方向中的任意一个。

例如，在图 4-7 中的“病区”中输入相同的数据“呼吸系统”，操作如图 4-8 所示；输入住院号 9105001、9105002…，操作如图 4-9 所示。

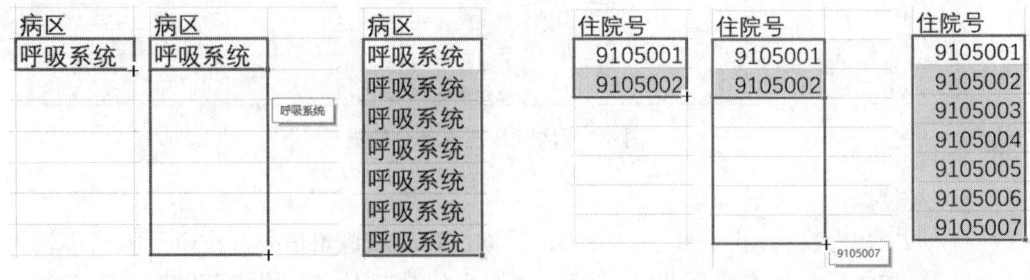

图 4-8　输入相同数据操作　　　　图 4-9　输入有规律数据操作

需要注意的是，如果输入的住院号是文本型数字（输入“9105001”），则只需输入一个初始值就可以进行填充。

填充完成后，填充区域右下角会出现自动填充选项按钮，可以调整填充方式，如图 4-10 所示。

2）使用序列对话框填充。

① 起始单元格输入初始值后，用鼠标拖动需要填充的单元格。

② 单击“开始”→“数据处理”→“填充”下拉按钮，在打开的下拉列表中选择“序列”选项，打开“序列”对话框，如图 4-11 所示。

③ 设置序列的填充类型。图 4-11 中设置序列产生在“列”，步长值为 3 的等比序列。

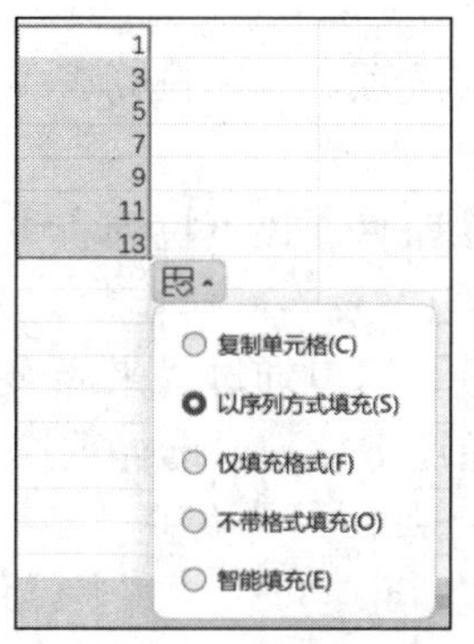

图 4-10　自动填充选项

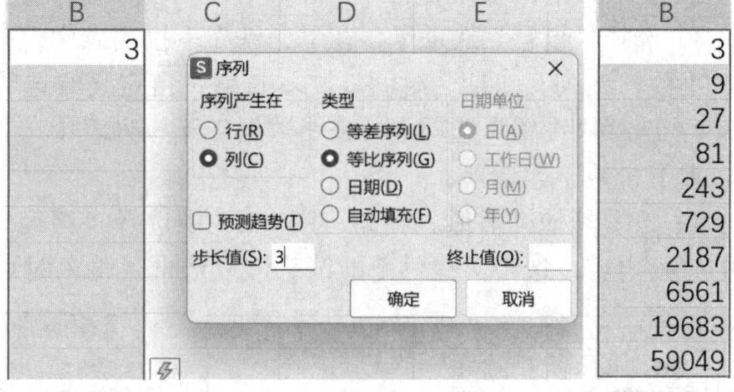

图 4-11　“序列”对话框

3）自定义填充序列。除了“序列”对话框中的类型外，用户可以将需要填充的数据自定义为序列，再进行填充。选择“文件”→“选项”命令，打开“选项”对话框，在“自定义”选项卡中可以自定义序列，如图 4-12 中所示。如果定义新序列“内一、内二、内三、内四、内五”，可以在“输入序列”列表框中输入数据项，按 Enter 键或输入英文逗号分隔。输入完毕后，单击“添加”按钮，创建新序列，如图 4-13 所示。新序列添加后，可以在起始单元格输入“内一”，拖动填充柄，完成“内一、内二、内三、内四、内五”的填充输入。

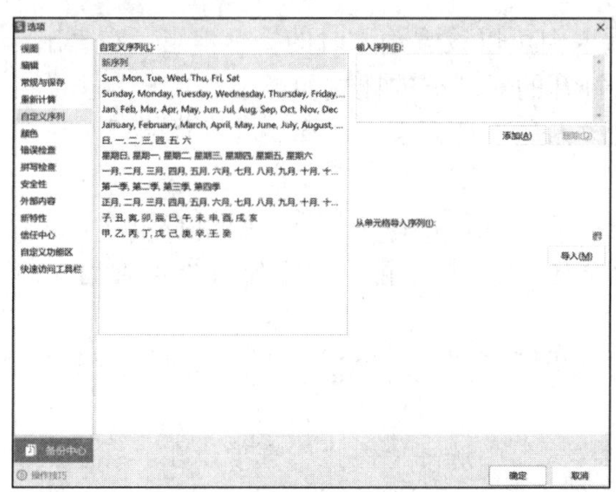

图 4-12　“自定义序列”对话框

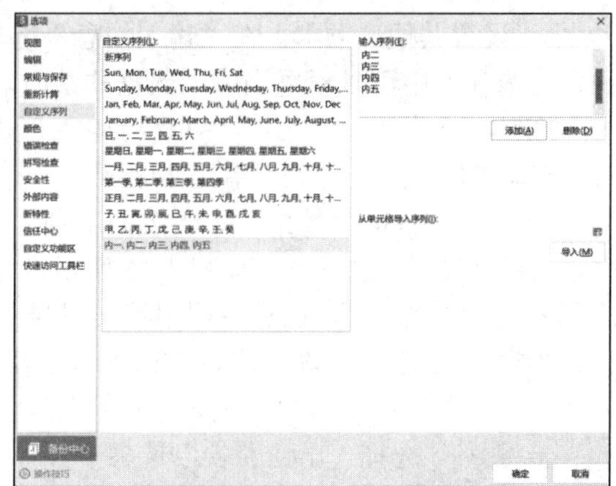

图 4-13 添加新序列

【例 4-1】建立工作簿“住院情况.xlsx”，将图 4-7 中的数据输入工作表中，并将工作表重命名为“住院情况一览表”。

步骤 01　新建工作簿，保存文件名为“住院情况.xlsx”。

步骤 02　按以上方法完成图 4-7 中数据的输入。

步骤 03　双击工作表标签，重命名为“住院情况一览表”。

（3）设置数据有效性输入规则

应用数据有效性规则，可以限制用户在单元格中输入的数据类型或值，主要用于规范用户的输入，提高输入的效率和准确性。其操作过程如下。

1）选中要创建规则的单元格。

2）单击“数据”→“数据工具”→“有效性”按钮，打开“数据有效性”对话框，如图 4-14 所示。

3）选择“设置”选项卡，在“允许”下拉列表中选择相应选项。该下拉列表中包括整数、小数、序列、日期、时间、文本长度、自定义等选项。

4）选择“设置”选项卡，在“数据”下拉列表中选择相应条件。该下拉列表中包括介于、大于、等于等选项。

5）设置其他必需值。例如，图 4-15 中选择“序列”选项，可以通过“来源”设置输入的序列内容；选中“提供下拉箭头”复选框，输入时可以通过下拉列表选择数据。

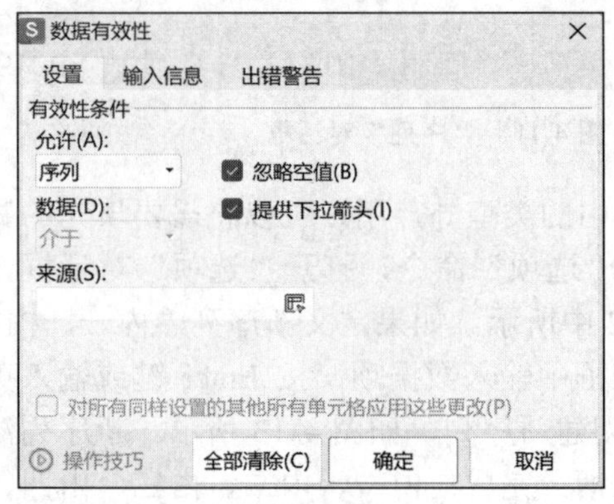

图 4-14 “数据有效性”对话框

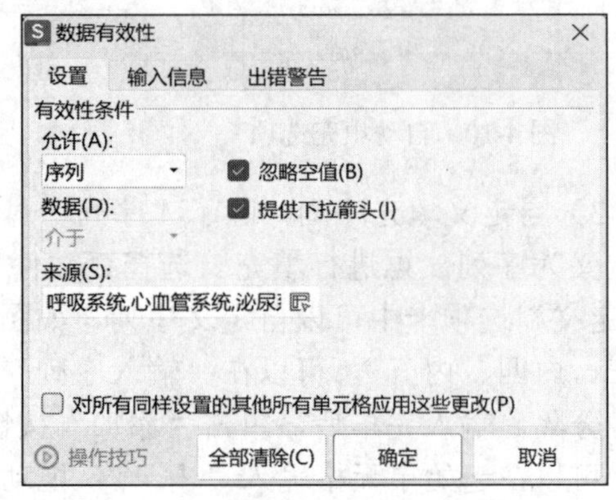

图 4-15 设置单元格的数据有效性规则

6）设置其他选项卡。在“输入信息”选项卡中可以设置输入时的提示信息；在“出错警告”选项卡中可以设置当输入数据非法时，打开的对话框的样式和提示。

【例 4-2】将图 4-7 中的“病区”输入形式改为从下拉列表中选择。其操作步骤如下。

步骤 01 选中 F2:F11 单元格区域。

步骤 02 单击“数据”→“数据工具”→“有效性”按钮，打开“数据有效性”对话框，选择“设置”选项卡，按图 4-15 所示进行设置。“来源”输入：“呼吸系统,心血管系统,泌尿系统,消化系统”，注意各项用英文逗号隔开。

步骤 03 选择“输入信息”选项卡，在“标题”文本框中输入“输入提示”，在“输入信息”文本框中输入“从列表中选择”。

步骤 04 选择“出错警告”选项卡，在“样式”中选择“停止”选项，在“标题”文本框中输入“出错提示”，在“错误信息”文本框中输入“请输入合法病区”。

5. 编辑单元格数据

1）修改单元格数据。单击选中单元格，直接输入会覆盖已有的内容。如果修改其中部分内容，则双击单元格，将光标移动到需要修改的位置即可；也可以选中单元格，在编辑栏中进行修改。

2）移动和复制数据。选中单元格，按住鼠标左键直接拖动到目标单元格，实现的是移动操作；在拖动鼠标时，按住 Ctrl 键，实现的是复制操作。也可以通过复制和粘贴、剪切和粘贴命令进行数据的复制和移动操作。

3）选择性粘贴。一个单元格的信息包括内容、格式和批注三种。如果使用的是复制操作，那么通过右击进行粘贴操作时，会弹出图 4-16 所示的快捷菜单，可以通过带框中的三个按钮：粘贴、粘贴为数值、选择性粘贴按钮进行相应操作。如果复制单元格包含公式，单击“粘贴”按钮，复制公式；单击“粘贴为数值”按钮，仅复制公式的计算结果；单击“选择性粘贴”按钮，打开图 4-17 所示的“选择性粘贴”对话框，可以显示更多的粘贴选项。单击这 3 个按钮右侧的箭头，弹出下一级列表，可以选择粘贴特定的内容。也可以单击“开始”→“剪贴板”→“粘贴”按钮，完成粘贴操作。

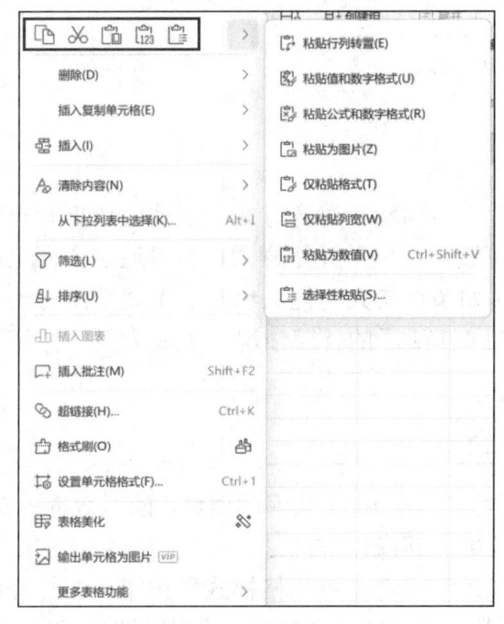

图 4-16　粘贴选项

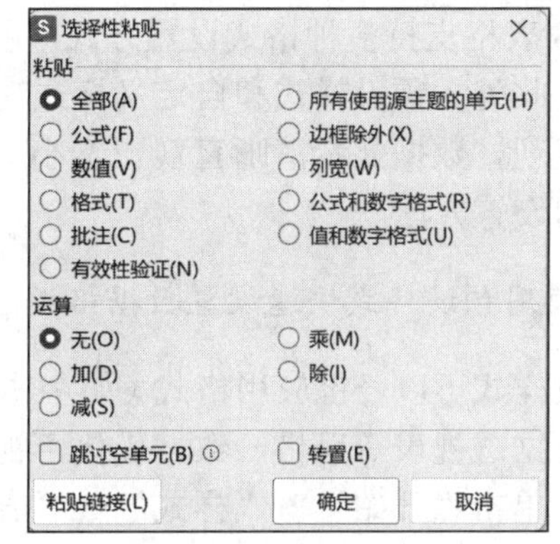

图 4-17　“选择性粘贴”对话框

4）数据清除。清除操作可以删除单元格或区域中的内容、格式、批注等。

① 清除内容仅删除单元格中的数据（文本、数字、公式等），保留格式、批注等。操作方法是选中单元格，按 Delete 键即可。

② 清除单元格的格式（如字体、颜色、边框等），保留数据和批注。操作方法是选中单元格，右击，在弹出的快捷菜单中选择“清除内容”命令，在打开的级联菜单中选择“格式”选项。

③ 清除全部将清除单元格中的所有内容，包括数据、格式、批注和超链接。操作方法是选中单元格，右击，在弹出的快捷菜单中选择“清除内容”命令，在打开的级联菜单中选择“全部”选项，如图 4-18 所示。

5）查找和替换数据。单击“开始”→“数据处理”→“查找”下拉按钮，在打开的下拉列表中选择“查找”或“替换”命令，即可查找和替换数据。其操作类似于 WPS 文字的查找和替换操作。

6）撤销和恢复操作。单击快速访问工具栏中的“撤销”或“恢复”按钮，撤销或还原之前的一个或多个操作。

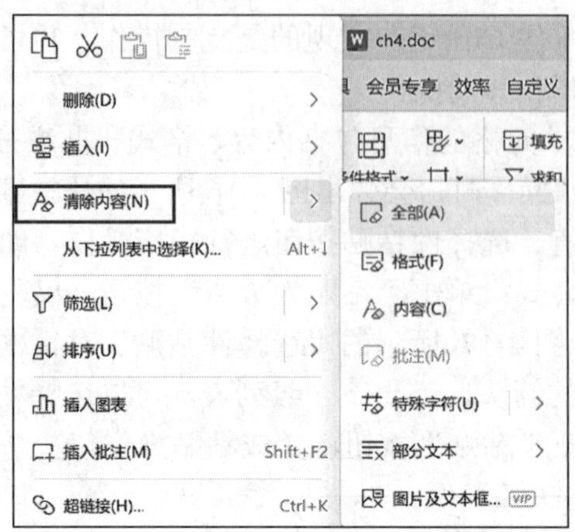

图 4-18 清除内容

4.2.3 设置工作表的格式

工作表的格式设置包括调整单元格样式、行高列宽、对齐方式、字体、边框和背景色等。WPS 表格支持多种格式设置方式，用户可逐一调整单元格样式，也可通过文档主题统一外观。此外，预设样式和自定义格式功能（如条件格式）能突出显示重要数据，使工作表更加美观，数据显示清晰直观。本小节以图 4-7 所示的住院情况一览表为例，介绍工作表格式的设置方法。

1. 使用预设样式快速设置数据格式

预设样式可以一键应用格式（如字体、颜色、边框），无须手动调整，确保数据、表格、图表、数据透视表等风格一致，优化可视化效果。其操作方法是：选中要应用样式的单元格区域，单击“开始”→“样式”→“表格样式”或者“单元格样式”按钮，在打开的下拉列表中进行选择。其中，表格样式针对整个数据表格（包含标题、数据区域、汇总行等），统一设置边框、填充色、字体等格式，使表格整体风格一致；单元格样式仅针对单个或部分单元格设置格式（如数字格式、对齐方式、字体等），不影响整个表格结构。如图 4-19 所示，套用了表格样式中的“表样式 8”。

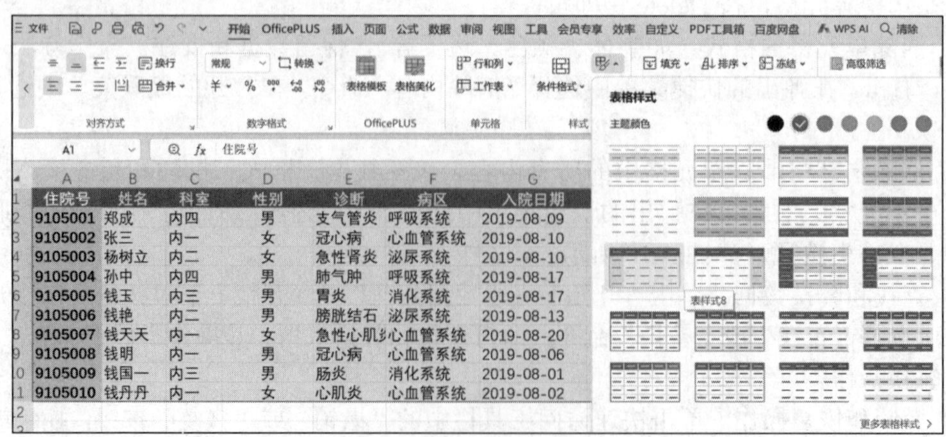

图 4-19 使用预设样式

2. 使用文档主题统一外观

文档主题是一组预定义的颜色、字体和效果（如线型和填充效果）。预设样式通常基于主题格式，当主题更改后，预设样式的颜色等属性也会随之改变。单击“页面”→“主题”→“主题”下拉按钮，在打开的下拉列表可以选择应用系统定义好的主题。如图 4-20 所示，选择“顶峰”主题的效果。

	A	B	C	D	E	F	G	H	I	J
1	住院号	姓名	科室	性别	诊断	病区	入院日期			
2	9105001	郑成	内四	男	支气管炎	呼吸系统	2019-08-09	[illegible]	[illegible]	[illegible]
3	9105002	张三	内一	女	冠心病	心血管系统	2019-08-10	21	1330.00	442.00
4	9105003	杨树立	内二	女	急性肾炎	泌尿系统	2019-08-10	21	998.00	222.50
5	9105004	孙中	内四	男	肺气肿	呼吸系统	2019-08-17	14	880.00	258.00
6	9105005	钱玉	内三	男	胃炎	消化系统	2019-08-17	14	1057.00	414.00
7	9105006	钱艳	内二	男	膀胱结石	泌尿系统	2019-08-13	18	788.35	480.00
8	9105007	钱天天	内一	女	急性心肌炎	心血管系统	2019-08-20	11	1033.00	292.00
9	9105008	钱明	内一	男	冠心病	心血管系统	2019-08-06	25	1366.00	900.00
10	9105009	钱国一	内三	男	肠炎	消化系统	2019-08-01	30	1204.00	488.67
11	9105010	钱丹丹	内一	女	心肌炎	心血管系统	2019-08-02	29	1002.00	280.50

图 4-20　设置主题

3. 自定义工作表格式

（1）设置单元格格式

单元格格式包括数字格式、对齐方式、字体、边框线、图案等。在设置单元格格式前，首先选中需要设置格式的单元格、区域、工作表，然后使用以下方式进行设置：右击，在弹出的快捷菜单选择“设置单元格格式”命令，或者切换到“开始”选项卡，单击“字体”或“对齐方式”或“数字格式”组的对话框启动按钮，如图 4-21 所示，打开“单元格格式”对话框。

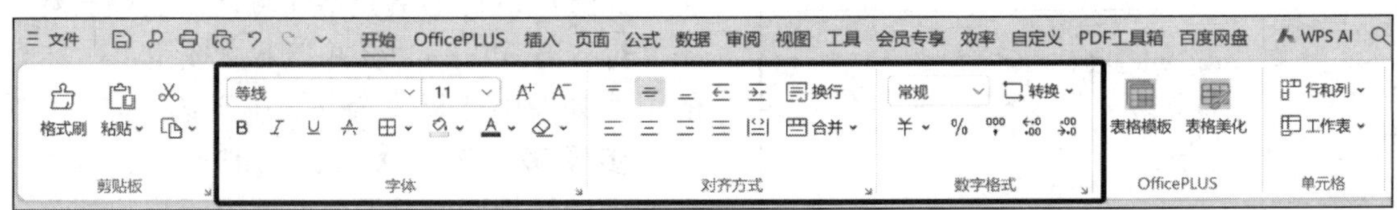

图 4-21　“开始”选项卡中的“单元格格式”设置组

1）设置单元格数字格式。可以为工作表中的单元格数字设置特殊格式，如日期、货币、分数等。

【例 4-3】设置图 4-7 中的“入院日期”及各种费用的数字格式。

步骤 01　选中 G2:G11 单元格区域，右击，在弹出的快捷菜单选择“设置单元格格式”命令，打开“单元格格式”对话框，选择“数字”选项卡，在“分类”列表中选择“日期”，在“类型”列表中选择第一项，单击“确定”按钮，如图 4-22 所示。

注意：有时设置完格式后，单元格中的数字显示为“#####”，这意味着单元格宽度不足以显示全部数字。双击单元格列标签的右边框，可以自动进行宽度调整。也可以拖动列的右边框，调整其达到合适的大小。

步骤 02 选中 I2:J11 单元格区域，按照步骤 01 打开“单元格格式”对话框，在“分类”列表中选择“货币”，在右侧设置小数位数为 2 位，货币符号为“￥”。

2）设置字体。在“字体”选项卡下可以设置字体。也可以在“开始”选项卡的“字体”组中进行设置。

3）设置单元格对齐方式。在“单元格格式”对话框中选择“对齐”选项卡（图 4-23），可以设置单元格中的文本位置。对于长文本，可以选中“自动换行”复选框，显示所有文本。利用“文字方向”工具，可以调整文本显示的角度。

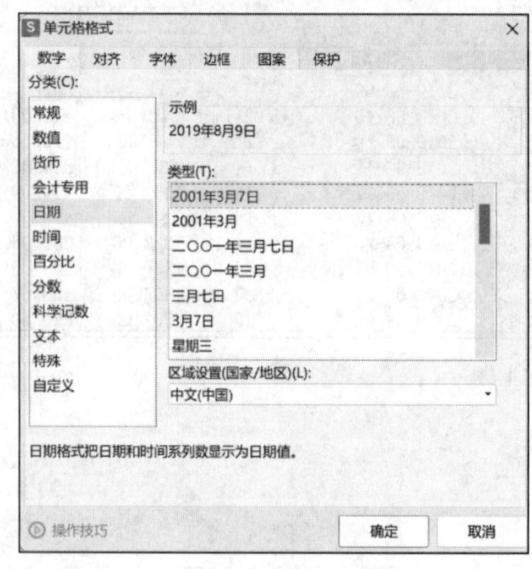

图 4-22 “单元格格式-数字”选项卡

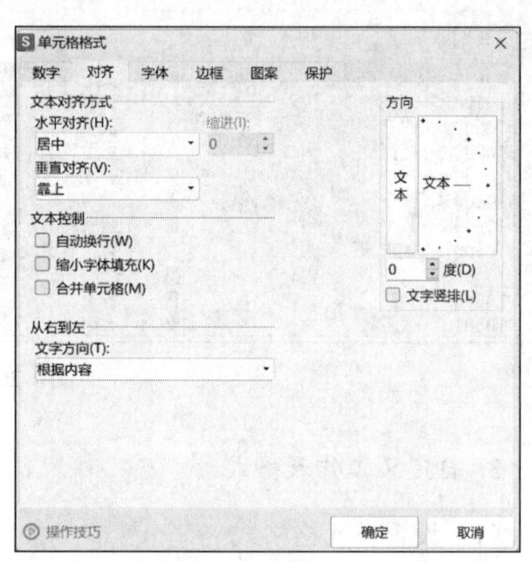

图 4-23 “单元格格式-对齐”选项卡

【例 4-4】在图 4-7 所示表格中完成以下操作。

步骤 01 单击行号 1，右击，在弹出的快捷菜单中选择“在上方插入行”命令，在新的 A1 单元格中输入文字内容“住院情况一览表”。设置 A1 单元格字号为 18，字体为微软雅黑。选中 A1:J1 单元格区域，单击“开始”→“对齐方式”→“合并”下拉按钮，在打开的下拉列表中选择“合并居中”选项。

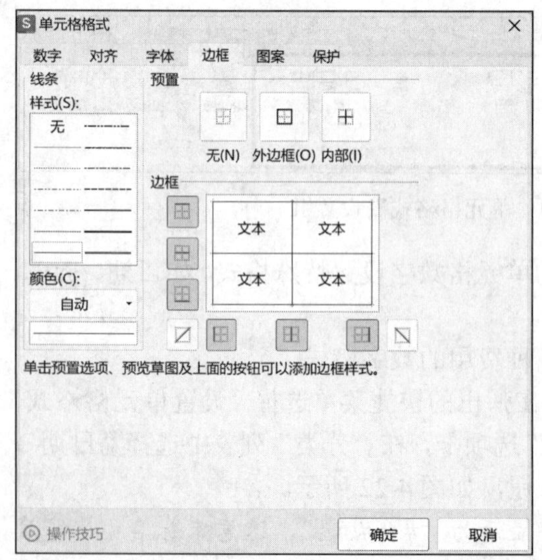

图 4-24 “单元格格式-边框”选项卡

步骤 02 选中 A2:J2 单元格区域，右击，在弹出的快捷菜单选择“设置单元格格式”命令，打开“单元格格式”对话框，选择“字体”选项卡，设置字体为微软雅黑，字号为 12。选择“对齐”选项卡，设置文本水平和垂直对齐方式为居中。

步骤 03 设置其他单元格的文本对齐方式为居中。

4）设置边框和底纹。默认情况下，工作表单元格是不带边框线的，可以在“单元格格式”对话框中的“边框”选项卡下设置边框线（图 4-24）。在操作时，需要先设置直线的格式及颜色，然后单击右侧的“预置”栏或“边框”栏中的按钮绘制线条。在“图案”选项卡下可以为选中的单元格区域设置填充颜色。也可以切换到“开始”选项卡，通过单击“字体”组中的按钮来完成边框的设置及颜色填充。

【例 4-5】在例 4-4 的表格基础上完成以下操作。

步骤 01　选中 A1:J12 单元格区域，右击，在弹出的快捷菜单选择“设置单元格格式”命令，打开“单元格格式”对话框，选择“边框”选项卡，在“线条”栏“样式”列表中选择较粗的线条，单击“预置”栏中的“外边框”按钮。

步骤 02　在“线条”栏“样式”列表中选择较细的线条，单击“预置”栏中的“内部”按钮。

步骤 03　选中 A2:J2 单元格区域，右击，在弹出的快捷菜单选择“设置单元格格式”命令，打开“单元格格式”对话框，在“填充”选项卡中选择适当的颜色和图案进行填充。

（2）设置列宽、行高

可以利用鼠标拖动各行或各列之间的分隔线调整列宽和行高。双击分隔线，会根据单元格内容自动调整列宽和行高。如果需要精确设置，可以单击“开始”→“单元格”→“行和列”下拉按钮，在打开的下拉列表中选择“行高”或“列宽”选项，在打开的对话框中输入相应数字即可。

【例 4-6】在例 4-5 的表格基础上，设置第一行的行高为 25，第二行行高为 18，其他行行高为 16。

步骤　选中操作对象，单击“开始”→“单元格”→“行和列”下拉按钮，在打开的下拉列表中选择“行高”选项，打开“行高”对话框，在“行高”文本框中输入相应数字即可。

（3）设置条件格式

应用条件格式能够根据指定的条件更改单元格的外观，突出显示所关注的单元格或单元格区域，强调异常值。WPS 表格提供了很多可以直接应用的内置条件，用户也可以自行创建。单击“开始”→“样式”→“条件格式”下拉按钮，在打开的下拉列表中选择相应选项，如图 4-25 所示。其中，数据条、色阶、图标集可以在日期型或数字型数据中使用，AI 条件格式可以辅助自动设置。

1）应用内置条件格式规则。

【例 4-7】在例 4-6 的表格基础上，设置住院天数大于 20 的红色加粗显示，西药费用大于 1000 的标记为黄色。

步骤 01　选中 H3:H12 单元格区域，单击“开始”→“样式”→“条件格式”下拉按钮，在打开的下拉列表中选择“突出显示单元格规则”→“大于”选项，打开“大于”对话框，在左侧文本框中输入 20，在“设置为”下拉列表中选择“自定义格式”选项，打开“单元格格式”对话框，设置字体为加粗，颜色为红色。完成设置后，可以看到住院天数大于 20 的数据已经用红色字体加粗显示了。

步骤 02　在条件格式下拉列表中选择“AI 条件格式”选项，打开“AI 条件格式”对话框，在文本框中输入提示词“将 I 列中大于 1000 的数字用黄色标记，文字不用标记”，自动将西药费用大于 1000 的标记为黄色，如图 4-26 所示。

2）自定义条件格式规则。单击“开始”→“样式”→“条件格式”下拉按钮，在打开

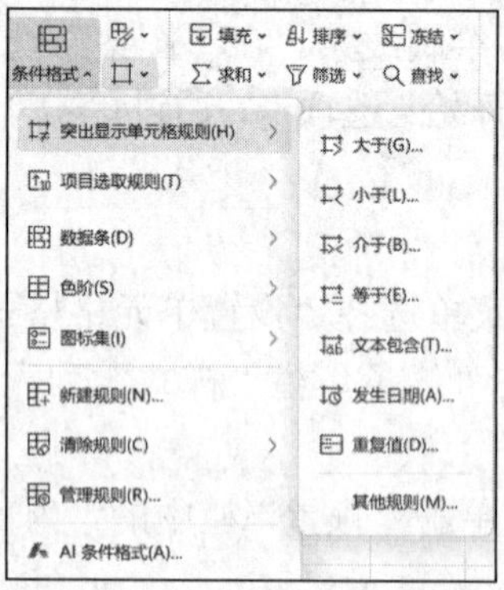

图 4-25 “条件格式”下拉列表

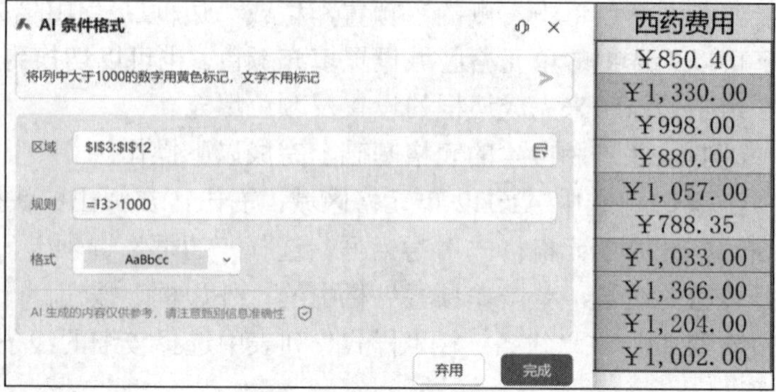

图 4-26 AI 条件格式设置

的下拉列表中选择“管理规则”选项，打开“条件格式规则管理器”对话框，如图 4-27 所示。单击“新建规则”按钮，打开“新建格式规则”对话框，如图 4-28 所示，选择规则类型后，在编辑规则说明中设置相应的格式。可以对选中的单元格区域设置多条规则。

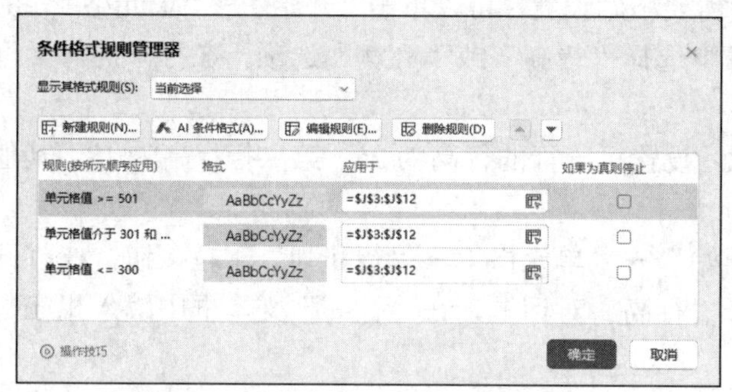

图 4-27 “条件格式规则管理器”对话框

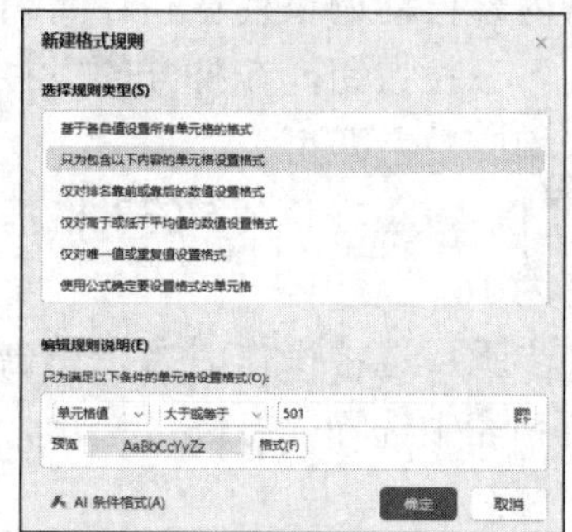

图 4-28 “新建格式规则”对话框

【例 4-8】在例 4-7 的表格中，为中药费用在 300 以下、301～500、501 以上的单元格填充不同的背景颜色。

步骤 01 选中 J3:J12 单元格区域，单击“开始”→“样式”→“条件格式”下拉按钮，在打开的下拉列表中选择“管理规则”选项，打开“条件格式规则管理器”对话框，单击“新建规则”按钮，打开“新建格式规则”对话框，设置“选择规则类型”为“只为包含以下内容的单元格设置格式”，在“编辑规则说明”栏中设置单元格值小于等于 300，单击“格式”按钮，为单元格设置一种填充颜色。

步骤 02 用同样的方法，可以对单元格值介于 301～500，以及大于等于 501 的单元格设置不同的显示格式。设置效果如图 4-29 所示。

	A	B	C	D	E	F	G	H	I	J
1	住院情况一览表									
2	住院号	姓名	科室	性别	诊断	病区	入院日期	住院天数	西药费用	中药费用
3	9105001	郑成	内四	男	支气管炎	呼吸系统	2019年8月9日	22	￥850.40	￥1,000.00
4	9105002	张三	内一	女	冠心病	心血管系统	2019年8月10日	21	￥1,330.00	￥442.00
5	9105003	杨树立	内二	女	急性肾炎	泌尿系统	2019年8月10日	21	￥998.00	￥222.50
6	9105004	孙中	内四	男	肺气肿	呼吸系统	2019年8月17日	14	￥880.00	￥258.00
7	9105005	钱玉	内三	男	胃炎	消化系统	2019年8月17日	14	￥1,057.00	￥414.00
8	9105006	钱艳	内二	男	膀胱结石	泌尿系统	2019年8月13日	18	￥788.35	￥480.00
9	9105007	钱天天	内一	女	急性心肌炎	心血管系统	2019年8月20日	11	￥1,033.00	￥292.00
10	9105008	钱明	内一	男	冠心病	心血管系统	2019年8月6日	25	￥1,366.00	￥900.00
11	9105009	钱国一	内三	男	肠炎	消化系统	2019年8月1日	30	￥1,204.00	￥488.67
12	9105010	钱丹丹	内一	女	心肌炎	心血管系统	2019年8月2日	29	￥1,002.00	￥280.50

图 4-29 效果图

4. 工作表的页面设置

在“页面”选项卡中的“打印设置”组（图 4-30）中可以设置工作表的纸张大小和页边距、增加页眉和页脚及调整工作表的外观等。

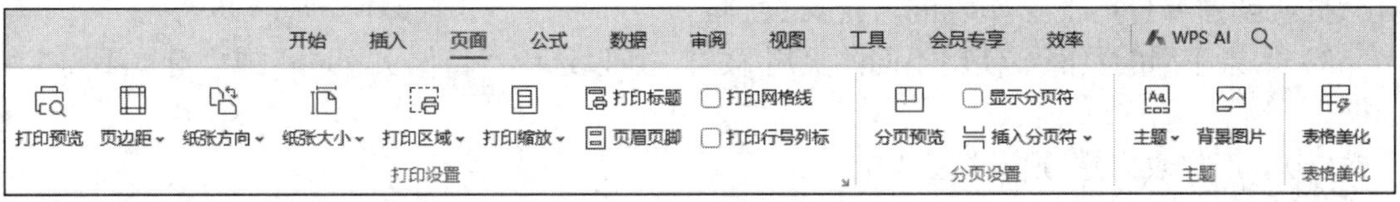

图 4-30　“页面”选项卡

单击“页面”→“打印设置”组中的对话框启动器按钮，打开“页面设置”对话框，具体选项卡的功能介绍如下。

（1）“页面”选项卡（图 4-31）

1）方向：设置纸张的方向。

2）缩放：在打印时放大或缩小工作表或选中的单元格区域，使其适合指定的纸张大小。

3）纸张大小：设置用于打印的纸张大小。

4）打印质量：指定当前工作表的打印质量。在支持高分辨率打印的打印机中，分辨率越高，打印质量越好。

5）起始页码：输入打印的起始页码。

（2）“页边距”选项卡（图 4-32）

“页边距”选项卡用于设置数据与页面边缘的距离。

1）上、下、左、右：设置数据与打印页面边缘的距离。

2）页眉或页脚：调整标题和页面顶部之间的距离，或页脚和页面底部之间的距离。距离应小于页边距。

3）居中方式：设置表格数据在页面中的位置。

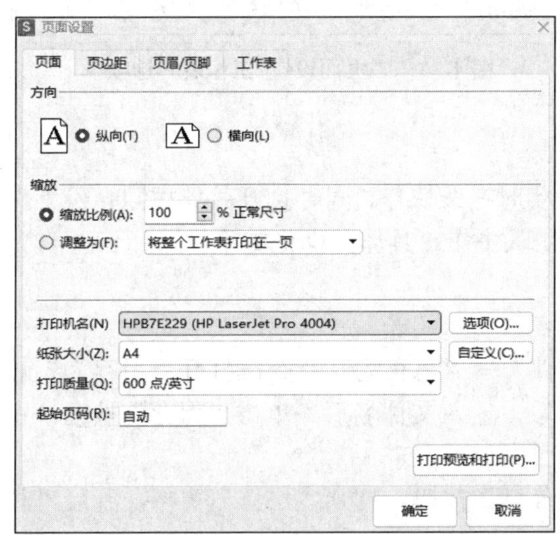

图 4-31　“页面设置-页面”选项卡

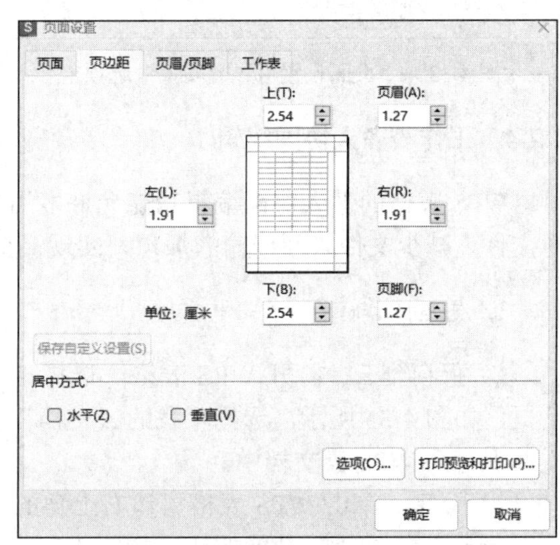

图 4-32　“页面设置-页边距”选项卡

（3）“页面/页脚”选项卡（图 4-33）

1）页眉：可以直接在列表中选择内置页眉，或单击“自定义页眉”按钮，打开“页眉”对话框，创建要打印的工作表的自定义页眉。

2）页脚：可以直接在列表中选择内置页脚，或单击“自定义页脚”按钮，打开“页脚”对话框，创建要打印的工作表的自定义页脚。

3）如果不同的页面要使用不同的页眉/页脚，可以选中“奇偶页不同”或“首页不同”复选框。

（4）“工作表”选项卡（图 4-34）

1）打印区域：可以使用鼠标拖动，在工作表中选中要打印的工作表区域。

2）打印标题：设置打印标题，打印时，每一页中都能打印出相同的标题。

3）打印：指定打印自工作表的内容，如是否包含网格线等。

4）打印顺序：选中“先列后行”或“先行后列”单选按钮，可以控制数据的编号和打印顺序。

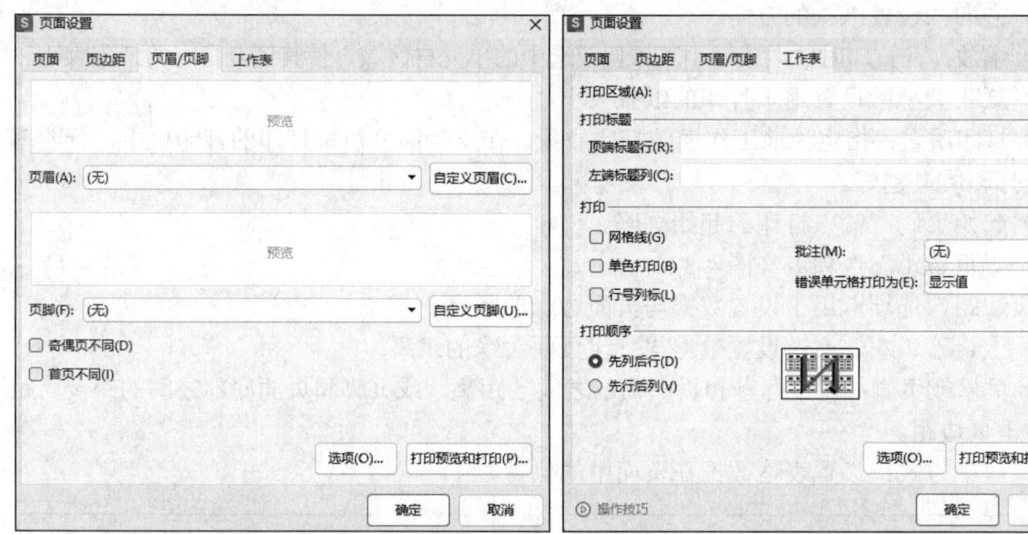

图 4-33 “页面设置-页眉/页脚”选项卡　　　　图 4-34 “页面设置-工作表”选项卡

4.2.4 工作表多人协同编辑

WPS 表格的多人协同编辑功能允许多用户实时在线协作，同时打开并处理同一份工作簿文件，减少文件来回传输的烦琐，实现高效团队协作。具体其操作如下。

1. 发起协作

1）保存到云。打开 WPS 表格，选择“文件”→“另存为”命令，打开“另存为”对话框，如图 4-35 所示，选择“我的云文档”选项，输入文件名后，单击“保存”按钮，将文件保存至 WPS 云文档中。

2）分享。单击 WPS 表格窗口右上角的“分享”按钮，打开“协作”窗格，开启“和他人一起查看/编辑”功能按钮，如图 4-36 所示。

3）设置权限。链接权限指定可以共同编辑的人和权限类型。具体权限如下。

① 编辑权限：协作者可修改内容、添加评论。

② 查看和评论权限：仅可添加批注，无法修改原文。

③ 查看权限：仅能阅读，无法编辑或评论。

4）权限管理。单击“高级设置”按钮，打开“高级设置”窗格（图 4-37），指定链接有效期，可限制链接的生效时间（如 7 天后自动失效），调整成员权限（如禁止添加、删除工作表）。

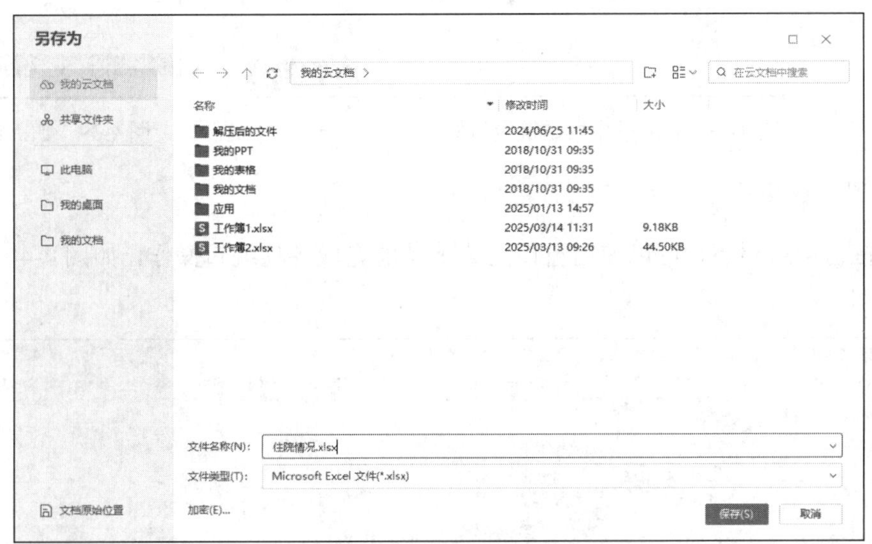

图 4-35　“另存为”对话框

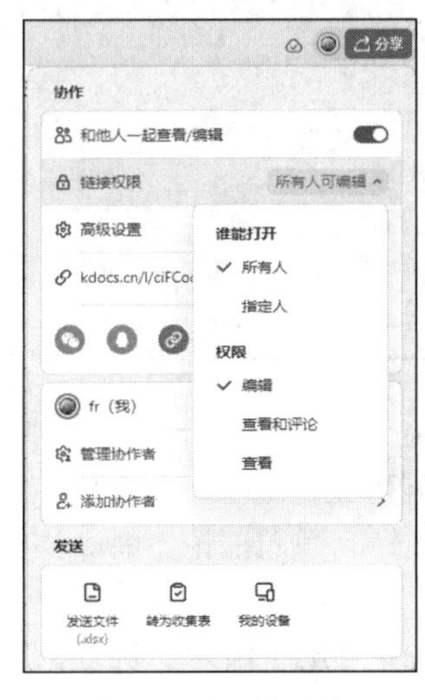

图 4-36　云端分享

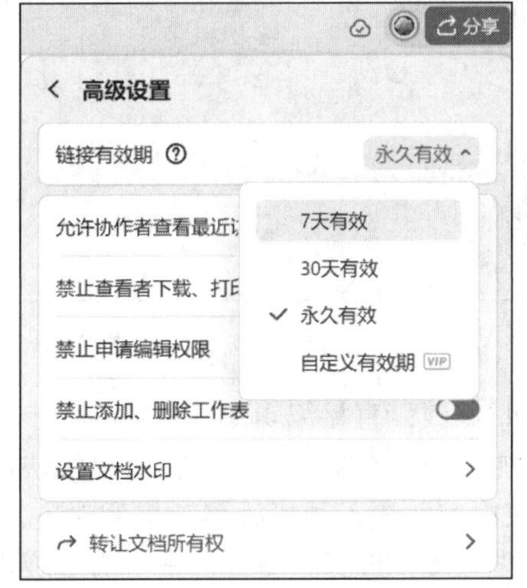

图 4-37　高级设置

5）生成链接或邀请成员。在图 4-36 中单击“复制链接”按钮，然后切换到 QQ 或者微信界面，将链接粘贴后发送给好友，如图 4-38 所示。或者在图 4-36 中通过扫码发送给 QQ 好友、通过小程序发送给微信好友、下载二维码邀请。

2. 加入协作

成员通过分享链接或邀请进入文件，根据权限编辑/评论。图 4-39 显示通过 QQ 发送的链接，登录并加入编辑。

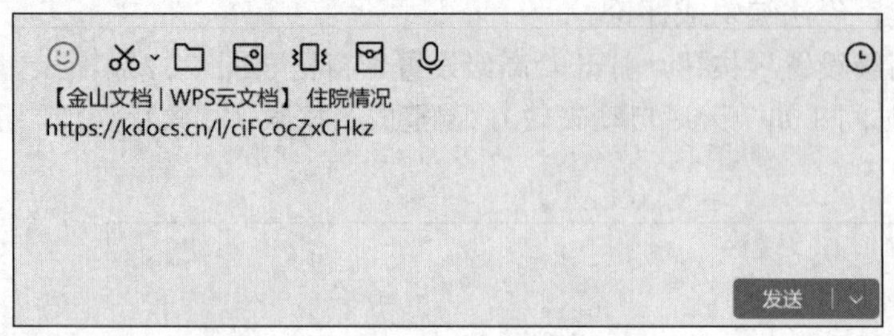

图 4-38　在 QQ 中发送链接给好友

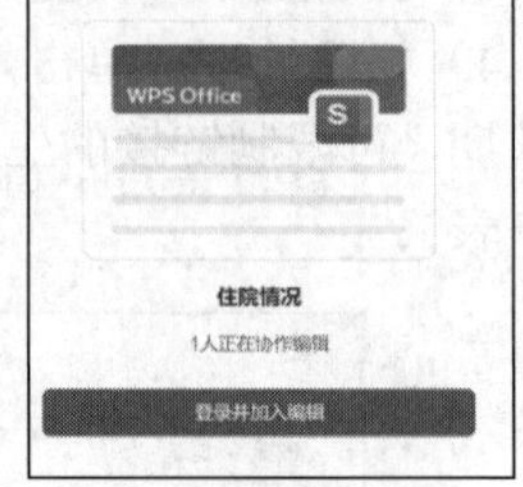

图 4-39　加入协作

3. 协同编辑操作

成员在协同编辑下，可以使用窗口的菜单功能完成各项编辑操作，如图 4-40 所示。主要的操作如下。

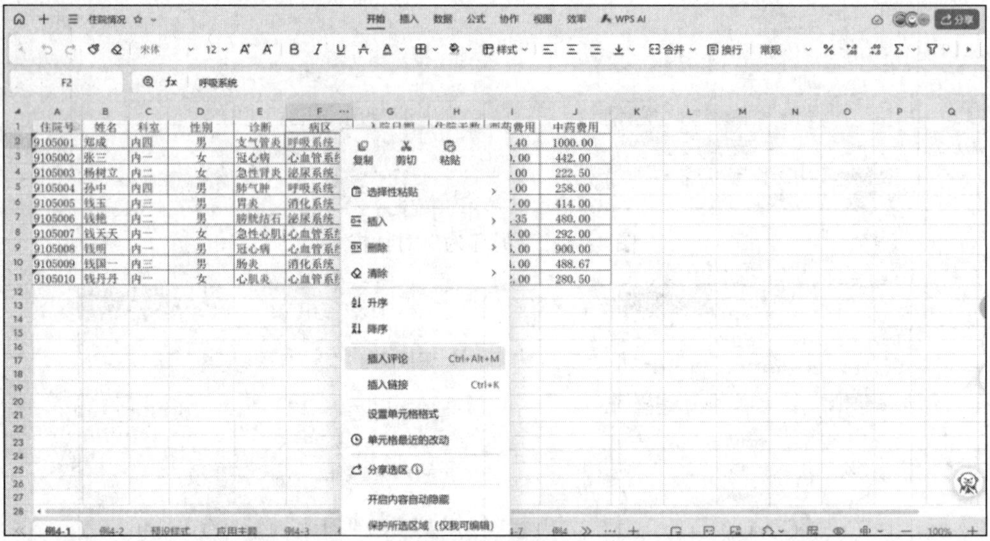

图 4-40　协同编辑

1）实时修改：直接编辑单元格内容，其他成员即刻可见。

2）添加评论：右击单元格，在弹出的快捷菜单中选择“插入评论”命令，在打开的文本框中输入内容并输入同事姓名，提醒对方。

3）历史版本：选择“文件”→“历史版本及记录”→“历史版本”选项，可回溯或恢复早期版本。

4. 退出/结束协作

关闭文件即自动退出编辑，创建者可关闭分享链接终止协作。

4.3　表格的公式与函数

表格具有强大的计算功能，在表格中可以使用公式和函数，完成复杂的数据计算。本节将结合实例和 WPS 学堂，介绍表格的公式和函数的使用。

4.3.1　表格公式的构成与输入

1. 公式的构成

表格的公式是指由运算符连接一个或多个运算对象构成的式子。在单元格中输入公式时，以“=”作为前导符。

（1）运算对象

表格公式中的运算对象可以是常量、单元格引用或函数。常量是指运算对象是具体的数字或文本值，如“=2+3”“="Hello"&"表格 2019"”等；函数是指表格内置的函数，如“=sum(1,2,3)+4”；单元格引用是指单元格地址，如“=A2+3”。

（2）运算符及其优先级

表格的运算符分为四种不同类型：算术、比较、文本连接和引用。

1）算术运算符。算术运算符可以进行基本的数学运算。运算符包括+（加）、-（减）、*（乘）、/（除）、%（百分比）、^（乘方），运算结果为数值。其中“-”除了能够实现减法操作外，还可以用于求相反数。

2）比较运算符。比较运算符用于比较两个对象是否满足某种关系。比较运算符包括=（等于）、>（大于）、<（小于）、>=（大于等于）、<=（小于等于）、<>（不等于）。使用运算符比较两个值时，运算结果为逻辑值 TRUE 或 FALSE。例如，输入“=1>3”，运算结果为 FALSE。

3）文本连接运算符。&用于连接一个或多个文本字符串。例如，输入“="Hello"&"表格 2019"”，结果为“"Hello 表格 2019"”。

4）引用运算符。引用运算符是表格特有的运算符，用于对单元格区域进行合并计算。

① 冒号（:）：区域运算符，返回两个单元格及它们之间所有单元格的区域。

② 逗号（,）：合并运算符，将多个单元格区域合并为一个。

③ 空格（ ）：交叉运算符，返回两个单元格区域中共有的部分。

图 4-41 所示为引用运算符的运算示例。

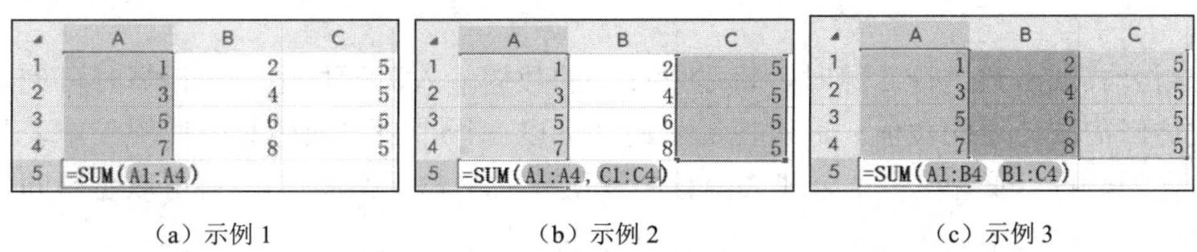

（a）示例 1　（b）示例 2　（c）示例 3

图 4-41　引用运算符的运算示例

图 4-41（a）中的“=SUM(A1:A4)”的运算结果为 16，图 4-41（b）中的“SUM(A1:A4,C1:C4)”的运算结果为 36，图 4-41（c）中的“SUM(A1:B4 B1:C4)”的运算结果为 20。

5）运算符的优先级。

① 表格不同类型运算符的优先级为引用运算符>算术运算符>文本连接运算符>关系运算符。

② 算术运算符中各个运算符的运算优先级依次为-（求反）、%（百分比）、^（乘方）、

*（乘）、/（除）、+（加）和-（减）。除了算术运算符外，其他类型运算符各个算符之间的优先级相同。

③ 如果一个公式中的若干个运算符具有相同的优先级，表格会按照从左到右的次序计算各运算符。

④ 可以通过添加括号的方法改变求值顺序。

2. 输入公式

输入公式，应先选中单元格，输入“=”，然后输入运算内容，按 Enter 键，单元格中即显示运算结果。也可以选中单元格，在编辑栏中输入公式。公式输入完毕后，单元格显示运算结果，而对应的编辑栏显示公式的具体内容。

【例 4-9】 图 4-42 所示表格是从例 4-6 的表格派生的“当日住院费用统计表”，计算住院的床位费（床位费为 70 元/天）和应交费用。其操作步骤如下。

步骤 01 选中 M4 单元格，输入公式“=H4*70”，按 Enter 键。

步骤 02 利用公式复制的方法，计算其他单元格的值。选中 M4 单元格，用鼠标拖动单元格右下角的填充柄到其他单元格；也可以使用“复制”和“粘贴”命令完成。

当日住院费用统计表

制表日期 2019/8/31

住院号	姓名	科室	性别	诊断	病区	入院日期	住院天数	西药费用	中药费用	床位费/天	护理费	床位费	应交费用	预交费用	是否补交	新住院号
9105001	郑成	内四	男	支气管炎	呼吸系统	2019/8/9		¥850.40	¥1,000.00	¥70.00	¥30.00			¥3,000.00		
9105002	张三	内一	女	冠心病	心血管系统	2019/8/10		¥1,330.00	¥442.00	¥70.00	¥92.00			¥3,000.00		
9105003	杨树立	内二	女	急性肾炎	泌尿系统	2019/8/10		¥998.00	¥222.50	¥70.00	¥22.00			¥3,000.00		
9105004	孙中	内四	男	肺气肿	呼吸系统	2019/8/17		¥880.00	¥258.00	¥70.00	¥37.00			¥3,000.00		
9105005	钱玉	内三	男	胃炎	消化系统	2019/8/17		¥1,057.00	¥414.00	¥70.00	¥33.00			¥3,000.00		
9105006	钱艳	内二	男	膀胱结石	泌尿系统	2019/8/13		¥788.35	¥480.00	¥70.00	¥45.00			¥3,000.00		
9105007	钱天天	内一	女	急性心肌炎	心血管系统	2019/8/20		¥1,033.00	¥292.00	¥70.00	¥97.00			¥3,000.00		
9105008	钱明	内一	男	冠心病	心血管系统	2019/8/6		¥1,366.00	¥900.00	¥70.00	¥58.00			¥3,000.00		
9105009	钱国一	内三	男	肠炎	消化系统	2019/8/1		¥1,204.00	¥488.67	¥70.00	¥77.00			¥3,000.00		
9105010	钱丹丹	内一	女	心肌炎	心血管系统	2019/8/2		¥1,002.00	¥280.50	¥70.00	¥70.00			¥3,000.00		

图 4-42 当日住院费用统计表

3. 复制公式

如果其他单元格的计算与当前单元格完成的计算相似，那么可以利用复制公式的方法，快捷地完成其他单元格的计算。

4. 引用

使用公式或函数进行计算时，将需要计算的数据输入单元格中，在计算时可使用引用的方式访问需要计算的数值。通过使用引用，可以在一个公式或函数中使用工作表不同部分中包含的数据，或者在多个公式或函数中使用同一个单元格的值。还可以引用同一个工作簿中其他工作表中的单元格和其他工作簿中的数据。

（1）引用不同位置的数据的方法

1）引用同一工作表中的不同单元格，可通过单元格地址来表示。单元格地址的表示方法为“列标+行号”，如列 A 和行 10 交叉处的单元格用 A10 表示。

2）引用同一工作表中的不同单元格区域，可使用区域表示法，即“左上角单元格地址：右下角单元格地址”。例如，列 A 到列 E 和行 10 到行 20 之间的单元格区域用 A10:B20 表示。还有一些特殊的表示方法：行 5 到行 10 之间的全部单元格用 5:10 表示，列 H 到列 J 之间的全部单元格用 H:J 表示等。

3）引用同一工作簿不同工作表中的数据，形式是：单元格或区域引用，前面加上工作表名称，如工作表 1!B2:B4、工作表 2!A1 等。如果引用的工作表名称中有空格或数字，则需要在工作表名称前后添加单引号（'），如“='123'!A1”或“='Jan records'!A1”。

如果引用多个工作表上相同单元格或单元格区域中的数据，可以将上述形式中的工作表名称用工作表名称的范围表示。例如，“=SUM(工作表 1:工作表 3!B5)”，表示计算工作表 1、工作表 2、工作表 3 中 B5 单元格的值的和。

4）引用其他工作簿的工作表中的单元格、单元格区域或已定义名称的引用称为链接或外部引用，形式是“'[工作簿名称]工作表名称'!区域”，如“='[1.xlsx]教材表-住院表'!A1”。

（2）引用的形式

在表格中，引用的形式包含相对引用、绝对引用和混合引用。在进行复制公式操作时，不同的引用形式会导致不同的结果。

1）相对引用。公式中使用的单元格地址就是相对引用的形式（如 A1）。采用相对引用形式，公式与其引用的单元格的位置是相对的，如果公式所在单元格的位置改变，引用也随之改变。在复制或填充公式时，公式中的引用会自动调整。例如，例 4-9 中 M4 单元格的公式为“=H4*70”，当复制到 M5 单元格时，公式调整为“=H5*70”。

2）绝对引用。在单元格地址行号和列标前加上$符号就是绝对引用（如$A$1）。公式所在单元格的位置改变，绝对引用将保持不变。

例如，在例 4-9 中，如果根据制表日期和入院日期自动计算住院天数，那么可以在 H4 单元格中输入公式“=$L$2-G4”，按 Enter 键后，将公式复制到其他单元格。此时在 H5 单元格中，公式自动调整为“=$L$2-G5”。

3）混合引用。在单元格地址中，列标或行号前加上$符号即为混合引用，如$A1、$B1、A$1、B$1 等形式。公式所在单元格的位置改变，相对引用将自动调整，而绝对引用将不作调整。例如，在 B1 单元格中输入“=$A1”，将公式复制到 C2 单元格，公式会自动调整为“=$A2”。

注意：公式移动时，只有绝对引用的单元格不会更改，其他单元格地址会随之更改。

4.3.2　表格函数的格式与输入

表格为用户提供了大量内置函数，包括常用函数、兼容性函数（兼容旧版本的部分表格函数）、多维数据集、数据库、日期与时间、工程、财务、信息、逻辑、数学和三角函数、统计、查找与引用、文本、Web 函数等。本小节主要介绍一般函数的用法，数据库及其他统计函数等将在 4.4 节和 4.5 节中介绍。

1. 函数的格式

函数由函数名及函数参数构成。函数名指明函数的具体运算，参数用于指明参加运算的对象。运算的结果称为函数的返回值。

一般函数的格式为“函数名（参数 1,参数 2,…）”。参数的形式可以是常量、引用或者是函数。例如，计算图 4-43 中 A1:B2 单元格区域数值的总和，参数可以有不同的表示方法如下。

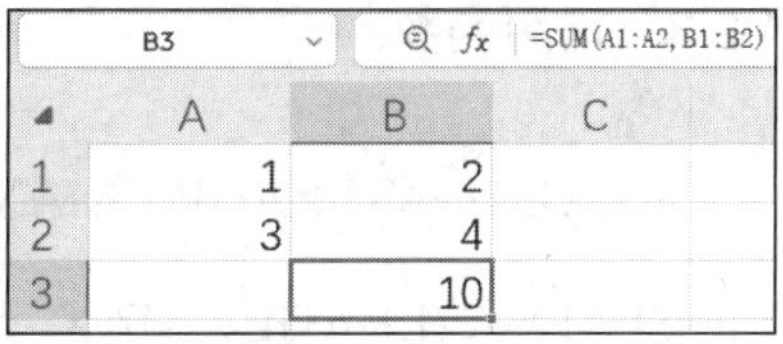

B3	fx =SUM(A1:A2, B1:B2)	
	A	B	C
1	1	2	
2	3	4	
3		10	

图 4-43　函数的参数

1）直接使用常量：sum(1,2,3,4)。

2）使用单元格引用：sum(A1,A2,B1,B2)。

3）使用单元格区域引用：sum(A1:A2,B1:B2)。

4）嵌套函数：sum(sum(A1:A2),sum(B1:B2)。

1）和 2）很少使用，这两种方式除了输入不方便容易出错外，在插入或删除行或列时也会出现错误。最优方法是参数中使用单元格区域的引用方式，能够避免错误的产生。

有些函数不带参数，但在使用时括号不能省略，如 NOW()。

2. 输入函数

1）直接输入法：直接在单元格中输入函数。函数的前导符可以是“=”或者是“@”。例如，在例 4-9 中，计算所有患者西药的总费用，可以在 J14 单元格中输入“=SUM(I4:I13)”，按 Enter 键后即可得到运算结果。

2）插入函数法：选中单元格，单击“公式”→“快速函数”中的“插入”按钮，或者单击编辑栏的 fx 按钮，打开“插入函数”对话框，如图 4-44 所示，选择所需函数，打开“函数参数”对话框，设置运算参数，如图 4-45 所示。单击“确定”按钮，可以看到运算结果。参数可以直接输入，也可以使用鼠标拖动方式在工作表中选择。

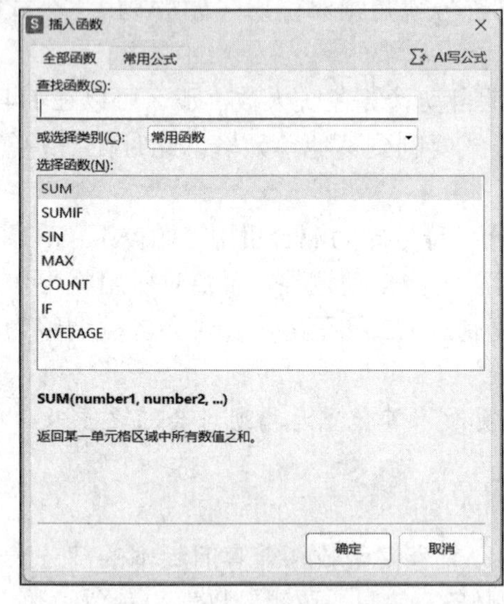

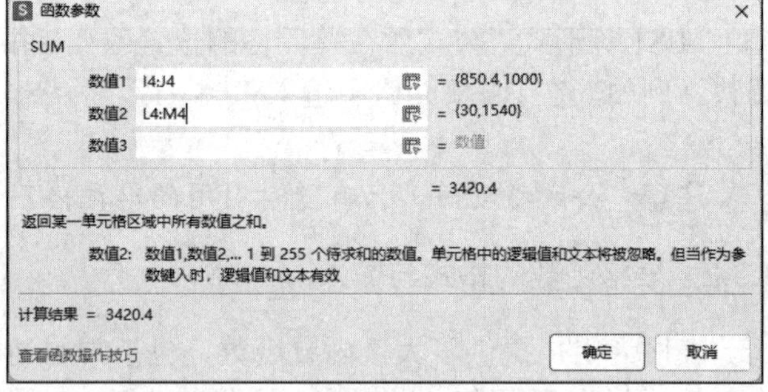

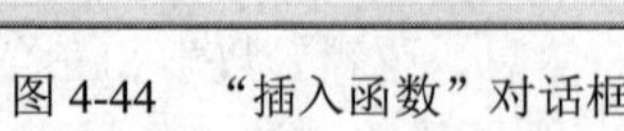
图 4-44 “插入函数”对话框

图 4-45 “函数参数”对话框

例如，在图 4-42 所示表中，利用插入函数法计算患者的应交费用，可以选中 N4 单元格，然后按照图 4-44 和图 4-45 所示选择函数和设置参数。与公式一样，函数也可以通过“复制”和“粘贴”命令完成一组相似运算。可以使用鼠标拖动填充柄，求 N5:N13 单元格区域的值。

4.3.3 常用函数

1. SUM、AVERAGE、MAX、MIN、COUNT 函数

SUM、AVERAGE、MAX、MIN、COUNT 函数的格式及功能如表 4-3 所示。

表 4-3　SUM、AVERAGE、MAX，MIN，COUNT 使用说明

函数名称	格式	功能
SUM	SUM(num1,[num2],…)	计算所有参数的数值之和
AVERAGE	AVERAGE(num1,[num2],…)	返回参数的算术平均值
MAX	MAX(num1,[num2],…)	返回一组数的最大值
MIN	MIN(num1,[num2],…)	返回一组数的最小值
COUNT	COUNT(num1,[num2],…)	计算包含数字的单元格个数及参数列表中数字的个数

说明：

① 函数中的第一个参数 num1 是必选的，其他参数可以设置或省略。

② 每个函数在参数的设置及计算时会有一些特殊的要求。在插入函数时，可以在图 4-44 所示的对话框中选中函数名后，通过单击“有关该函数的帮助”超链接，查阅该函数的具体说明。

【例 4-10】图 4-42 所示表格的 A14:A17 单元格区域中，按照图 4-46 所示输入文本，并在 B14:B17 单元格区域完成相应计算。例如，求各类费用平均值，在 B16 单元格中输入“=AVERAGE (I4:I13)”；求住院患者个数，在 B17 单元格中使用 COUNT 函数。需要注意，如果统计的是包含数字的单元格个数，则在进行参数设置时，选择包含数字的“住院天数”列来进行计算。如果根据“姓名”来统计个数，则需要使用 COUNTA 函数，公式为“=COUNTA(B4:B13)”。

17	西药费用最大值	1366
18	西药费用最小值	788.35
19	西药费用平均值	1050.875
20	住院患者个数	10

图 4-46　在住院费用统计表中进行计算

2. 日期函数

常用的日期函数如表 4-4 所示（假设 A1 单元格内容为 2020/01/10，A2 单元格内容为 2020/02/13）。

表 4-4　常用的日期函数

函数名称	格式	说明	示例
NOW	NOW()	返回当前日期和时间的序列号	
YEAR	YEAR(serial_number)	将序列号转换为年	
MONTH	MONTH(serial_number)	将序列号转换为月	=YEAR(NOW())，结果为 2020
DAY	DAY(serial_number)	将序列号转换为月份日期	=MONTH(A1)，结果为 1
DATEDIF	DATEDIF(start_date,end_date,unit)	计算两个日期之间的天数、月数或年数。第三个参数的取值为 Y、M 或 D	=DATEDIF(A1,A2,"Y")，结果为 0，返回两个日期对象相差的年数。 =DATEDIF(A1,A2,"M")，结果为 1，返回两个日期对象相差的月数。 =DATEDIF(A1,A2,"D")，结果为 34，返回两个日期对象相差的天数
DAYS	DAYS(end_date, start_date)	返回两个日期之间的天数	=DAYS(A2,A1)，结果为 34

【例 4-11】在图 4-42 所示表格中，使用函数计算患者住院天数。

在 H4 单元格中输入“=DAYS(L2,G4)”，按 Enter 键，选中 H4 单元格，使用鼠标拖动填充

柄，将公式复制到 H5:H13 单元格区域中。也可以在 H4 单元格中输入"=DATEDIF(G4,L2,"D")"，完成计算。

3. 文本函数

常用的文本函数如表 4-5 所示（假设 A1 单元格内容为"文本函数"，A2 单元格内容为表格 2019）。

表 4-5 常用的文本函数

函数名称	格式	说明	示例
LEFT	LEFT(text,[nums])	从文本字符串的第一个字符开始返回指定个数的字符	=LEFT(A1)，结果为"文" =LEFT(A1,2)，结果为"文本" =LEFT(A1,20)，结果为"文本函数"
RIGHT	RIGHT(text,[nums])	返回文本字符串中最后一个或多个字符	=RIGHT(A1)，结果为"数" =RIGHT(A1,2)，结果为"函数" =RIGHT(A1,20)，结果为"文本函数"
MID	MID(text,start_num, nums)	从文本字符串中的指定位置起返回特定个数的字符	=MID(A1,1,2)，结果为"文本"
CONCAT	CONCAT(text1, [text2],…)	连接多个文本字符串	=CONCAT(A2,"的",A1)，结果为"表格 2019 的文本函数" =CONCAT(A1:A2)，结果为"文本函数表格 2019"
TEXTJOIN	TEXTJOIN(分隔符,parm, text1, [text2], …)	以指定的分隔符连接多个文本字符串。parm 取值为 TRUE，表示忽略空白单元格	=TEXTJOIN(",",TRUE,A1:A2)，结果为"文本函数,表格 2019"

4. 逻辑函数

逻辑函数的运算结果为 TRUE 和 FALSE。

（1）AND、OR 和 NOT 函数。

AND、OR 和 NOT 函数如表 4-6 所示。

表 4-6 AND、OR 和 NOT 函数

函数名称	格式	说明	示例
AND	AND(logical1, [logical2],…)	检测所有参数的值是否均为 TRUE。当所有参数的值为 TRUE 时，AND 函数返回 TRUE；只要有一个参数的值为 FALSE，即返回 FALSE	=AND(1=1,1>2)，结果为 FALSE =AND(1=1,1<2)，结果为 TRUE =AND(1=0,1>2)，结果为 FALSE
OR	OR(logical1, [logical2],…)	检测所有参数的值是否均为 TRUE。只要有一个参数的值为 TRUE，函数返回 TRUE；当所有参数的值为 FALSE 时，函数返回 FALSE	=OR (1=1,1>2)，结果为 TRUE =OR (1=1,1<2)，结果为 TRUE =OR (1=0,1>2)，结果为 FALSE
NOT	NOT（逻辑函数）	对参数的值进行求反。如果参数值为 FALSE，函数将返回 TRUE；如果参数值为 TRUE，函数将返回 FALSE	=NOT(1=1)，结果为 FALSE =NOT(1=0)，结果为 TRUE

（2）IF 函数与 IFS 函数

1）IF 函数。IF 函数是表格中常用的函数之一，它可以对给定的条件进行判断，如果条件为真，则该函数将返回一个值；如果条件为假，则该函数将返回另一个值。

IF 函数的格式如下：

```
IF(logical_test, value_if_true, [value_if_false])
```

logical_test：要测试的条件，可以由运算结果是 TRUE 或 FALSE 的公式或逻辑函数来表示。例如，A1>1、A1< >A2、AND(A1>1)等。

value_if_true：logical_test 的结果为 TRUE 时返回的值。

value_if_false：logical_test 的结果为 FALSE 时返回的值（可省略）。

value_if_true、value_if_false 可以是一个具体的值或单元格，也可以是函数（包括 IF 函数）。

【例 4-12】在图 4-42 所示表格中完成以下操作。

步骤 01　如果患者的预交费用大于应交费用，则在 P 列对应单元格中显示“否”，否则显示“是”。选中 P4 单元格，单击“公式”→“函数库”→“插入函数”按钮，打开“插入函数”对话框，选择 IF 函数，按照图 4-47 所示设置参数，单击“确定”按钮，选中 P4 单元格，使用鼠标拖动填充柄，将公式复制到 P5:P13 单元格区域。

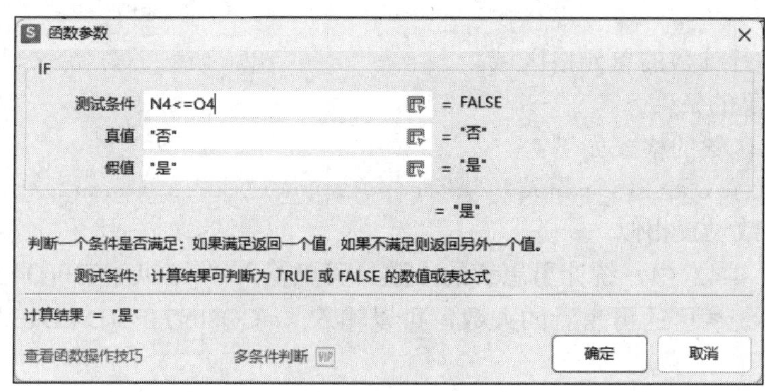

图 4-47　IF 函数的应用（1）

步骤 02　根据患者所在病区更新原有的住院号，并在 Q 列显示新住院号。规则如下：如果是“内一”，则在原住院号前加上 N1；如果是“内二”，则在原住院号前加上 N2，依此类推。

在 Q4 单元格中输入“=IF(C4="内一","N1" & A4,IF(C4="内二","N2" & A4,IF(C4="内三","N3" & A4,"N4" & A4)))”，按 Enter 键，选中 Q4 单元格，使用鼠标拖动填充柄，将公式复制到 Q5:Q13 单元格区域。这里使用的是嵌套的 IF 函数，因为规则较多，所以在单元格中直接输入比较方便。注意输入公式时，所有的符号都应在英文状态下输入。

上述操作结果如图 4-48 所示。

当日住院费用统计表

制表日期　2019/8/31

住院号	姓名	科室	性别	诊断	病区	入院日期	住院天数	西药费用	中药费用	床位费/天	护理费	床位费	应交费用	预交费用	是否补交	新住院号
9105001	郑成	内四	男	支气管炎	呼吸系统	2019/8/9	22	¥850.40	¥1,000.00	¥70.00	¥30.00	¥1,540.00	¥3,420.40	¥3,000.00	是	N49105001
9105002	张三	内一	女	冠心病	心血管系统	2019/8/10	21	¥1,330.00	¥442.00	¥70.00	¥92.00	¥1,470.00	¥3,334.00	¥3,000.00	是	N19105002
9105003	杨树立	内二	女	急性肾炎	泌尿系统	2019/8/10	21	¥998.00	¥222.50	¥70.00	¥22.00	¥1,470.00	¥2,712.50	¥3,000.00	否	N29105003
9105004	孙中	内四	男	肺气肿	呼吸系统	2019/8/17	14	¥880.00	¥258.00	¥70.00	¥37.00	¥980.00	¥2,155.00	¥3,000.00	否	N49105004
9105005	钱五	内三	男	胃炎	消化系统	2019/8/17	14	¥1,057.00	¥414.00	¥70.00	¥33.00	¥980.00	¥2,484.00	¥3,000.00	否	N39105005
9105006	钱艳	内二	男	膀胱结石	泌尿系统	2019/8/13	18	¥788.35	¥480.00	¥70.00	¥45.00	¥1,260.00	¥2,573.35	¥3,000.00	否	N29105006
9105007	钱天天	内一	女	急性心肌炎	心血管系统	2019/8/20	11	¥1,033.00	¥292.00	¥70.00	¥97.00	¥770.00	¥2,192.00	¥3,000.00	否	N19105007
9105008	钱明	内一	男	冠心病	心血管系统	2019/8/6	25	¥1,366.00	¥900.00	¥70.00	¥58.00	¥1,750.00	¥4,074.00	¥3,000.00	是	N19105008
9105009	钱闻一	内三	男	肠炎	消化系统	2019/8/1	30	¥1,204.00	¥488.67	¥70.00	¥77.00	¥2,100.00	¥3,869.67	¥3,000.00	是	N39105009
9105010	钱丹丹	内一	女	心肌炎	心血管系统	2019/8/2	29	¥1,002.00	¥280.50	¥70.00	¥70.00	¥2,030.00	¥3,382.50	¥3,000.00	是	N19105010
西药费用最大值	¥1,366.00															
西药费用最小值	¥788.35															
西药费用平均值	¥1,050.88															
住院人数	10															

图 4-48　IF 函数的应用（2）

2）IFS 函数。IFS 函数可以取代多个嵌套 IF 语句。

IFS 函数的格式如下：

```
IFS(logical_test1, value_if_true1, [logical_test2, value_if_true2], [logical_test3, value_if_true3],…)
```

其含义为：如果 logical_test1 为 TRUE，则返回 value_if_true1，否则检测 logical_test2；如果 logical_test2 为 TRUE，则返回 value_if_true2；以此类推。

对于例 4-12，求新住院号也可以利用 IFS 函数在 Q4 单元格中输入“=IFS(C4="内一","N1"&A4,C4="内二","N2"&A4,C4="内三","N3"&A4,C4="内四","N4"&A4)”。

（3）带条件的统计函数

1）COUNTIF 与 COUNTIFS 函数。COUNTIF 与 COUNTIFS 函数用于统计满足条件的单元格的数量。如果是单个条件，则使用 COUNTIF 函数；如果是多个条件，则使用 COUNTIFS 函数。

COUNTIF 函数的格式如下：

```
COUNTIF(range, criteria)。
```

range：要进行计数的单元格区域。

criteria：满足的条件。

COUNTIFS 函数的格式如下：

```
COUNTIFS(criteria_range1, criteria1, [criteria_range2, criteria2],…)
```

其与 IFS 参数设置相似。

例如，在图 4-42 中，统计男患者的人数，可以输入“=COUNTIF(D4:D13,"男")”；如果统计心血管系统病区的男患者的人数，可以输入“=COUNTIFS(D4:D13,"男",F4:F13,"心血管系统")”。

2）SUMIF 与 SUMIFS 函数。SUMIF 与 SUMIFS 函数用于对指定范围中符合指定条件的值求和。如果是单个条件，则使用 SUMIF 函数；如果是多个条件，则使用 SUMIFS 函数。

SUMIF 函数的格式如下：

```
SUMIF(range, criteria, [sum_range])
```

其含义为在 range 参数指定的范围中，对符合条件 criteria 的值进行求和，求和的范围由 sum_range 指定。

SUMIFS 函数的格式如下：

```
SUMIFS(sum_range, criteria_range1, criteria1, [criteria_range2, criteria2], …)
```

例如，在图 4-42 中，统计男患者所用西药的总费用，可以输入“=SUMIF(D4:D13,"男",J4:J13)”；如果统计心血管系统病区的男患者所用西药的总费用，可以输入“=SUMIFS(J4:J13,D4:D13,"男",F4:F13,"心血管系统")”。

还有类似 AVERAGEIF 和 AVERAGEIFS 等函数，其用法与 SUMIF 和 SUMIFS 函数相似，这里就不再一一叙述。

4.4 表格数据库与图表制作

表格不仅具有简单的数据计算处理能力，还提供了丰富的函数和数据分析与管理功能，以及图表制作功能。可以通过创建一个数据列表来管理数据，并对数据列表的数据进行排序、筛选、分类汇总、数据透视分析及图表制作等。这里的数据操作是基于表格数据清单进行的。数据清单是工作表上包含相关数据的一系列数据行，实际上是工作表中的某个单元格区域，其特别之处在于该区域中的数据存在某些关联，可作为一个整体使用。但不是所有的数据区域都属于数据清单，数据清单一般要满足以下条件。

1）表的第一行必须是表头，而且每一列名称均不相同，称为字段名。每行应包含一组相关的数据，称为记录。

2）表中不允许出现空行、空列，单元格内的数据不要以空格开头或结尾。

3）同一张工作表中若还有其他数据，则数据列表与其他数据之间至少有一个空行或空列的分隔。

例如，图 4-49 所示为一个数据清单。

	A	B	C	D	E	F	G	H	I	J	K	L	M	N
1	住院号	姓名	科室	性别	诊断	病区	入院日期	出院日期	住院天数	西药费用	中药费用	床位费	护理费	应交费用
2	9105001	郑成	内四	男	支气管炎	呼吸系统	2019-08-09	2019-08-21	12	850.40	1000.00	840.00	30.00	2720.40
3	9105002	张三	内一	女	冠心病	心血管系统	2019-08-10	2019-08-13	3	1330.00	442.00	210.00	92.00	2074.00
4	9105003	杨树立	内二	女	急性肾炎	泌尿系统	2019-08-10	2019-08-13	3	998.00	222.50	210.00	22.00	1452.50
5	9105004	孙中	内四	男	肺气肿	呼吸系统	2019-08-17	2019-08-21	4	880.00	258.00	280.00	37.00	1455.00
6	9105005	钱玉	内三	男	胃炎	消化系统	2019-08-17	2019-08-21	4	1057.00	414.00	280.00	33.00	1784.00
7	9105006	钱艳	内二	男	膀胱结石	泌尿系统	2019-08-13	2019-08-18	5	788.35	480.00	350.00	45.00	1663.35
8	9105007	钱天天	内一	女	急性心肌炎	心血管系统	2019-08-20	2019-08-25	5	1033.00	292.00	350.00	97.00	1772.00
9	9105008	钱明	内一	男	冠心病	心血管系统	2019-08-06	2019-08-15	9	1366.00	900.00	630.00	58.00	2954.00
10	9105009	钱国一	内三	男	肠炎	消化系统	2019-08-01	2019-08-13	12	1204.00	488.67	840.00	77.00	2609.67
11	9105010	钱丹丹	内一	女	心肌炎	心血管系统	2019-08-02	2019-08-11	9	1002.00	280.50	630.00	70.00	1982.50
12	9105011	潘子流	内三	男	急性胃肠炎	消化系统	2019-08-02	2019-08-09	7	942.00	408.00	490.00	20.00	1860.00
13	9105012	吕子明	内三	女	胃溃疡	消化系统	2019-08-02	2019-08-09	7	1107.00	1150.00	490.00	65.00	2812.00
14	9105013	李四	内二	男	慢性肾炎	泌尿系统	2019-08-06	2019-08-15	9	1067.00	467.70	630.00	87.00	2251.70
15	9105014	李丹	内四	女	肺炎	呼吸系统	2019-08-06	2019-08-10	4	744.00	780.00	280.00	12.00	1816.00
16	9105015	黄江汉	内三	男	肠炎	消化系统	2019-08-06	2019-08-10	4	1084.00	443.00	280.00	71.00	1878.00
17	9105016	方军	内二	女	慢性肾炎	泌尿系统	2019-08-06	2019-08-17	11	724.00	356.00	770.00	63.00	1913.00
18	9105017	方城	内二	女	慢性肾炎	泌尿系统	2019-08-13	2019-08-19	6	1010.00	376.55	420.00	35.00	1841.55
19	9105018	陈山峰	内二	女	急性肾炎	泌尿系统	2019-08-20	2019-08-25	5	1055.00	1100.00	350.00	93.00	2598.00

图 4-49　数据清单

4.4.1　排序

排序是数据管理常见的工具之一，表格提供了简单排序、多关键字排序和自定义排序，可以将数据按照一列或多列进行升序或降序排列。升序排序原则如下。

1）如果是数字类型，则按照数值从最小到最大排列。

2）如果是文本类型，则按照字母顺序从 A 到 Z 进行排列，数字文本从 0 到 9 排列。

3）如果是中文，则一般按照拼音首字母的顺序排列。

4）对于逻辑值，FALSE 排在 TRUE 之前。

5）空格排在最后。

当选择降序时，排列顺序与升序相反。

1. 简单排序

通过“数据”选项卡下的“排序”列表中的“升序”或“降序”选项，可直接进行排序。例如，对图 4-49 按照“病区”进行排序，操作方法如下：选中“病区”列中任意一个单元格，单击“数据”→“排序”下拉按钮，在打开的下拉列表中选择“升序”或“降序”

选项，即可按升序或降序排序。

2. 多关键字排序

多关键字排序可以实现将数据列表的数据按多个关键列的顺序来调整记录顺序。例如，对“科室”“诊断”“入院日期”进行升序排列，操作方法如下。

1）选择图 4-49 所示数据清单，单击“数据”→“排序”下拉按钮，在打开的下拉列表中选择“自定义排序”选项，打开图 4-50 所示的“排序”对话框。

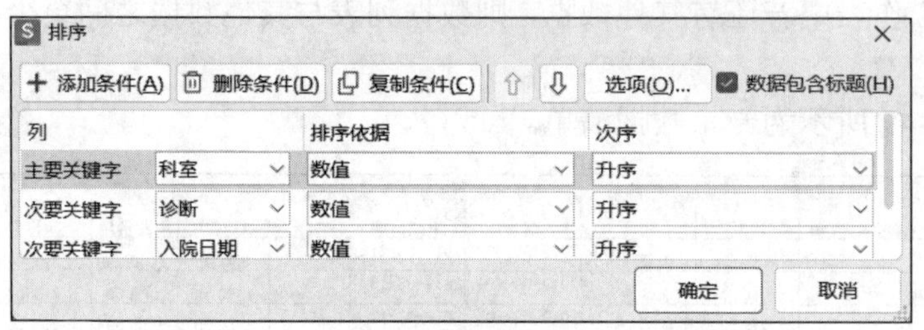

图 4-50　多关键字排序

2）选中“数据包含标题”复选框。根据排序要求，在“主要关键字”下拉列表中选择“科室”，“排序依据”选择默认的“数值”，“次序”选择“升序”。

3）单击“添加条件”按钮，添加按次要关键字排序的相关选项。在“次要关键字”下拉列表中选择“诊断”，“排序依据”选择默认的“数值”，“次序”选择“升序”。

4）若还有其他排序的关键字（如“入院日期”），可重复第 3）步操作。最后单击“确定”按钮，排序结果如图 4-51 所示。

	A	B	C	D	E	F	G	H	I	J	K	L	M	N
1	住院号	姓名	科室	性别	诊断	病区	入院日期	出院日期	住院天数	西药费用	中药费用	床位费	护理费	应交费用
2	9105006	钱艳	内二	男	膀胱结石	泌尿系统	2019-08-13	2019-08-18	5	788.35	480.00	350.00	45.00	1663.35
3	9105003	杨树立	内二	女	急性肾炎	泌尿系统	2019-08-10	2019-08-13	3	998.00	222.50	210.00	22.00	1452.50
4	9105018	陈山峰	内二	女	急性肾炎	泌尿系统	2019-08-20	2019-08-25	5	1055.00	1100.00	350.00	93.00	2598.00
5	9105013	李四	内二	男	慢性肾炎	泌尿系统	2019-08-06	2019-08-15	9	1067.00	467.70	630.00	87.00	2251.70
6	9105016	方军	内二	女	慢性肾炎	泌尿系统	2019-08-06	2019-08-17	11	724.00	356.00	770.00	63.00	1913.00
7	9105017	方城	内二	女	慢性肾炎	泌尿系统	2019-08-13	2019-08-19	6	1010.00	376.55	420.00	35.00	1841.55
8	9105009	钱国一	内三	男	肠炎	消化系统	2019-08-01	2019-08-13	12	1204.00	488.67	840.00	77.00	2609.67
9	9105015	黄江汉	内三	男	肠炎	消化系统	2019-08-06	2019-08-10	4	1084.00	443.00	280.00	71.00	1878.00
10	9105011	潘子流	内三	男	急性胃肠炎	消化系统	2019-08-02	2019-08-09	7	942.00	408.00	490.00	20.00	1860.00
11	9105012	吕子明	内三	女	胃溃疡	消化系统	2019-08-02	2019-08-09	7	1107.00	1150.00	490.00	65.00	2812.00
12	9105005	钱玉	内三	男	胃炎	消化系统	2019-08-17	2019-08-21	4	1057.00	414.00	280.00	33.00	1784.00
13	9105004	孙中	内四	男	肺气肿	呼吸系统	2019-08-17	2019-08-21	4	880.00	258.00	280.00	37.00	1455.00
14	9105014	李丹	内四	女	肺炎	呼吸系统	2019-08-06	2019-08-10	4	744.00	780.00	280.00	12.00	1816.00
15	9105001	郑成	内四	男	支气管炎	呼吸系统	2019-08-09	2019-08-21	12	850.40	1000.00	840.00	30.00	2720.40
16	9105008	钱明	内一	男	冠心病	心血管系统	2019-08-06	2019-08-15	9	1366.00	900.00	630.00	58.00	2954.00
17	9105002	张三	内一	女	冠心病	心血管系统	2019-08-10	2019-08-13	3	1330.00	442.00	210.00	92.00	2074.00
18	9105007	钱天天	内一	女	急性心肌炎	心血管系统	2019-08-20	2019-08-25	5	1033.00	292.00	350.00	97.00	1772.00
19	9105010	钱丹丹	内一	女	心肌炎	心血管系统	2019-08-02	2019-08-11	9	1002.00	280.50	630.00	70.00	1982.50

图 4-51　多关键字排序结果

3. 自定义排序

在自定义排序前，需要先构造好自定义序列。建立自定义序列的方法在 4.2.2 小节中介绍过，这里不再赘述。

【例 4-13】要求“科室”列按“内一，内二，内三，内四”的自定义顺序进行排序。操作步骤如下。

步骤 01 自定义“内一，内二，内三，内四”序列。

步骤 02 选择数据清单，单击“数据”→“排序与筛选”→“排序”下拉按钮，在打开的下拉列表中选择“自定义排序”选项，打开“排序”对话框，如图 4-52 所示。

步骤 03 “主要关键字”选择“科室”，“排序依据”选择默认的“数值”，在“次序”下拉列表中选择“自定义序列”选项，打开“自定义序列”对话框，在“自定义序列”列表中选择“新序列”，在“输入序列”列表框中输入“内一，内二，内三，内四”，单击“添加”按钮，单击“确定”按钮，关闭此对话框，返回“排序”对话框。

步骤 04 再单击“确定”按钮，即可得到新的排序结果。

此外，在“排序”对话框中单击“选项”按钮，打开“排序选项”对话框，其中的选项主要是满足一些特殊的排序需求，如按行排序、按笔画排序等，如图 4-53 所示。

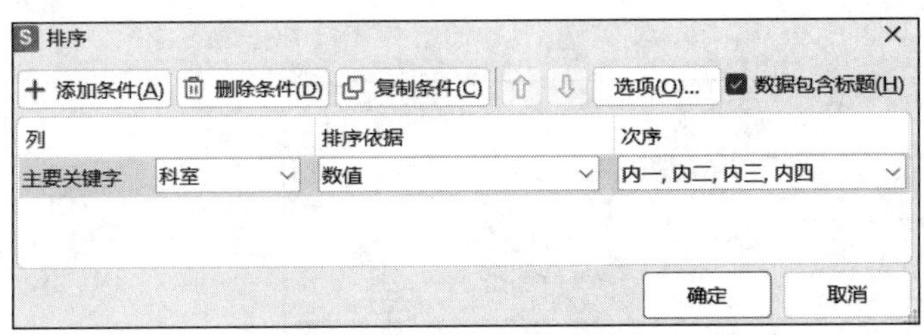

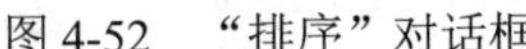
图 4-52 “排序”对话框

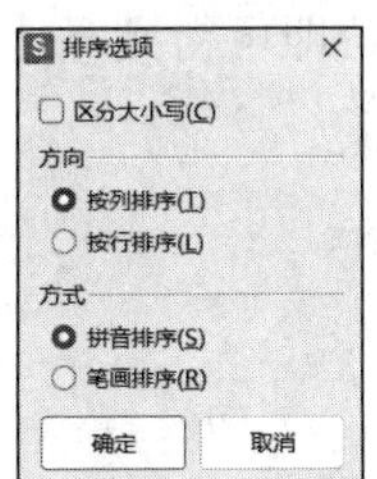

图 4-53 “排序选项”对话框

4.4.2 筛选

表格的数据筛选功能可以将电子表格中满足条件的数据显示出来，供用户进行相关操作；把不满足条件的数据隐藏起来，但不删除它们。数据筛选包括自动筛选和高级筛选两种方式。

1. 自动筛选

表格的自动筛选功能可以根据数据表各列数据的内容智能地提供简单条件设置和自定义条件设置的筛选操作。

【例 4-14】在图 4-49 所示数据清单中筛选出“急性肾炎”的记录，操作步骤如下。

步骤 01 选择要筛选的数据清单。

步骤 02 单击“数据”→“筛选排序”→“筛选”按钮，在打开的下拉列表中选择“筛选”选项，标题行各单元格中显示下三角按钮，单击“诊断”标题单元格下三角按钮，在打开窗格的“按内容”下拉列表中选择“急性肾炎”复选框，如图 4-48 所示，单击“确定”按钮，即可筛选出相应记录。

如果取消筛选结果，切换到“数据”选项卡，单击“筛选”按钮，即可以恢复原表。

图 4-54 所示的选项含义说明如下。

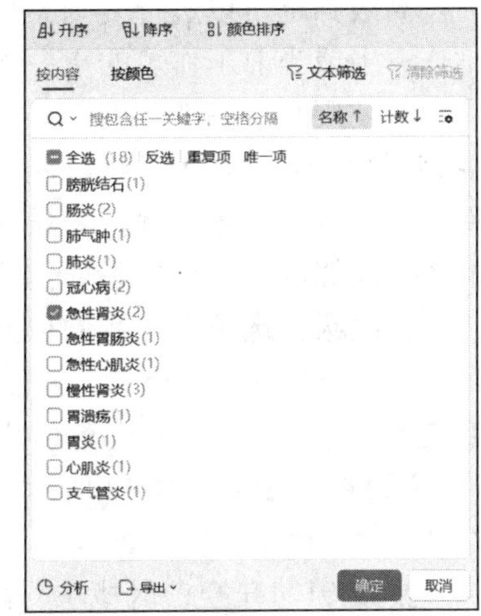

图 4-54 选中“急性肾炎”复选框

① 升序：选择此选项，当前列的记录以升序的原则排序。

② 降序：选择此选项，当前列的记录以降序的原则排序。

③ 颜色排序：选择此选项，当前列的记录以颜色由深到浅的原则排序。

④ 文本筛选：表格自动判断当前列是数字形式还是文本形式，由于当前列是“诊断”列，为文本数据，因此显示文本筛选。如果所选的列是“西药费用”，则显示数字筛选。

【例 4-15】自动筛选出住院天数在 7～10 的记录，操作步骤如下。

步骤 01 选择数据清单。

步骤 02 单击“数据”→“筛选排序”→“筛选”按钮，在打开的下拉列表中选择“筛选”选项，标题行各单元格中显示下三角按钮，单击“住院天数”标题单元格下三角按钮，在打开窗格中选择“数字筛选”选项。

步骤 03 打开“数字筛选”下拉列表，选择“介于”选项。

步骤 04 打开“自定义自动筛选方式”对话框，条件设置如图 4-55 所示，单击“确定”按钮，即可得到筛选结果。

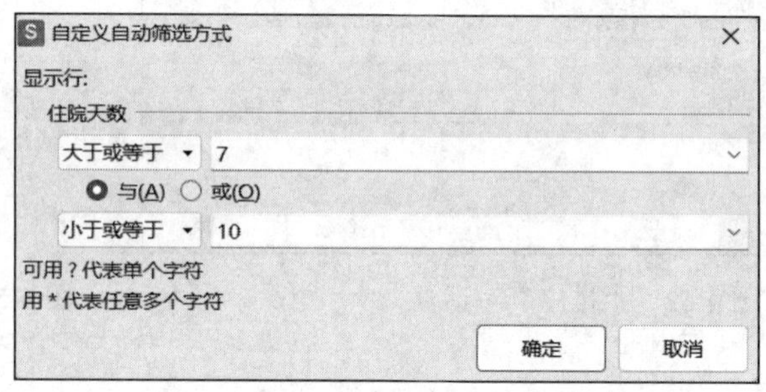

图 4-55 自定义筛选条件设置

在图 4-55 所示对话框中，通配符的用法如下：如果筛选的列数据是文本类型，还可以使用“？”代表单个字符，用“*”代表任意多个字符。例如，等于李*，则表示筛选姓“李”的所有记录。

2. 高级筛选

高级筛选可以进行复杂条件的筛选，同时还可以将满足条件的记录自动复制到另一个工作表中或当前工作表的空白单元格区域。

在使用高级筛选之前，必须先在空白单元格区域上构造一个条件区域。该条件区域至少有两行，第一行为条件标题行，一般要与数据列表的字段同名；字段下面设置相应的条件值，可设置多个条件，各条件可在同一行或不在同一行上。同行不同列的条件作“与”的条件运算，不同行的条件作“或”的条件运算。

在高级筛选条件区域的单元格中需要输入的逻辑符号，如大于一个数值（>）、小于一个数值（<）、大于或等于一个数值（>=）、小于或等于一个数值（<=）、不等于一个数值或文本（<>）、等于一个数值或文本（不用填写符号）。

【例 4-16】对图 4-49 所示的数据清单筛选出“慢性肾炎”，而且“住院天数”大于等于 7 的记录，操作步骤如下。

步骤 01 在空白区域填写筛选条件。例如，在 P1:Q2 单元格区域内填写图 4-56 所示的筛选条件。

	A	B	C	D	E	F	G	H	I	J	K	L	M	N	O	P	Q
1	住院号	姓名	科室	性别	诊断	病区	入院日期	出院日期	住院天数	西药费用	中药费用	床位费	护理费	应交费用		诊断	住院天数
2	9105006	钱艳	内二	男	膀胱结石	泌尿系统	2019-08-13	2019-08-18	5	788.35	480.00	350.00	45.00	1663.35		慢性肾炎	>=7
3	9105003	杨树立	内二	女	急性肾炎	泌尿系统	2019-08-10	2019-08-13	3	998.00	222.50	210.00	22.00	1452.50			
4	9105018	陈山峰	内二	女	急性肾炎	泌尿系统	2019-08-20	2019-08-25	5	1055.00	1100.00	350.00	93.00	2598.00			
5	9105013	李四	内二	男	慢性肾炎	泌尿系统	2019-08-06	2019-08-15	9	1067.00	467.70	630.00	87.00	2251.70			
6	9105016	方军	内二	女	慢性肾炎	泌尿系统	2019-08-06	2019-08-17	11	724.00	356.00	770.00	63.00	1913.00			
7	9105017	方城	内二	女	慢性肾炎	泌尿系统	2019-08-13	2019-08-19	6	1010.00	376.55	420.00	35.00	1841.55			
8	9105009	钱国一	内三	男	肠炎	消化系统	2019-08-01	2019-08-13	12	1204.00	488.67	840.00	77.00	2609.67			
9	9105015	黄江汉	内三	男	肠炎	消化系统	2019-08-06	2019-08-10	4	1084.00	443.00	280.00	71.00	1878.00			
10	9105011	潘子流	内三	男	急性胃肠炎	消化系统	2019-08-02	2019-08-09	7	942.00	408.00	490.00	20.00	1860.00			
11	9105012	吕子明	内三	女	胃溃疡	消化系统	2019-08-02	2019-08-09	7	1107.00	1150.00	490.00	65.00	2812.00			
12	9105005	钱玉	内三	男	胃炎	消化系统	2019-08-17	2019-08-21	4	1057.00	414.00	280.00	33.00	1784.00			
13	9105004	孙中	内四	男	肺气肿	呼吸系统	2019-08-17	2019-08-21	4	880.00	258.00	280.00	37.00	1455.00			
14	9105014	李丹	内四	女	肺炎	呼吸系统	2019-08-06	2019-08-10	4	744.00	780.00	280.00	12.00	1816.00			
15	9105001	郑成	内四	男	支气管炎	呼吸系统	2019-08-09	2019-08-21	12	850.40	1000.00	840.00	30.00	2720.40			
16	9105008	钱明	内一	男	冠心病	心血管系统	2019-08-06	2019-08-15	9	1366.00	900.00	630.00	58.00	2954.00			
17	9105002	张三	内一	女	冠心病	心血管系统	2019-08-10	2019-08-13	3	1330.00	442.00	210.00	92.00	2074.00			
18	9105007	钱天天	内一	女	急性心肌炎	心血管系统	2019-08-20	2019-08-25	5	1033.00	292.00	350.00	97.00	1772.00			
19	9105010	钱丹丹	内一	女	心肌炎	心血管系统	2019-08-02	2019-08-11	9	1002.00	280.50	630.00	70.00	1982.50			

图 4-56　填写高级筛选条件

步骤 02　单击“数据”→“筛选排序”→“筛选”按钮，在打开的下拉列表中选择“高级筛选”选项，打开“高级筛选”对话框，如图 4-57 所示。单击“列表区域”文本框，用鼠标选中 A1:N19 单元格区域；再单击“条件区域”文本框，用鼠标选中 P1:Q2 单元格区域。单击“确定”按钮，即可筛选出结果，如图 4-58 所示。

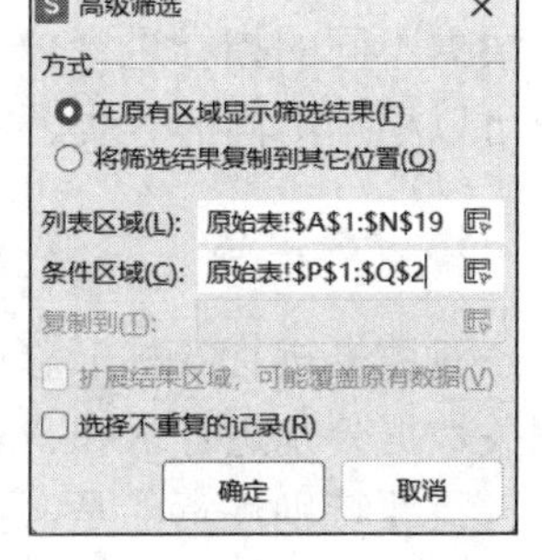

图 4-57　“高级筛选”对话框

图 4-57 所示“高级筛选”对话框中的各项说明如下。

1）方式：筛选结果的显示方式，可以在原有区域显示筛选结果，也可以将筛选结果复制到其他区域。

2）列表区域：数据清单的数据区域。单击右侧的按钮，此时会返回数据清单界面，可选择数据筛选的范围。选择区域后再单击该按钮，可返回“高级筛选”对话框。

住院号	姓名	科室	性别	诊断	病区	入院日期	出院日期	住院天数	西药费用	中药费用	床位费	护理费	应交费用
9105013	李四	内二	男	慢性肾炎	泌尿系统	2019-08-06	2019-08-15	9	1067.00	467.70	630.00	87.00	2251.70
9105016	方军	内二	女	慢性肾炎	泌尿系统	2019-08-06	2019-08-17	11	724.00	356.00	770.00	63.00	1913.00

图 4-58　高级筛选结果

3）条件区域：预先设置好的条件区域。同样可以采用选择列表区域相同的方法，通过单击右侧的按钮选择相关的条件区域，表格自动将选择范围填入条件区域。注意，条件区域不能包含多余的空白行和列，否则会导致筛选结果出错。

4）复制到：可将筛选结果复制到其他区域，此时只要单击“复制到”文本框右侧的按钮，在表格表中选中目标单元格（如 A24），然后返回并单击“确定”按钮，筛选结果即可复制到以 A24 单元格为左上角的区域中。注意，必须选中“将筛选结果复制到其它位置”单选按钮，“复制到”功能才可用。

5）选择不重复的记录：筛选出唯一不重复的记录行。

对于筛选的结果，如果想恢复到筛选之前的状态，只需单击“数据”→“筛选排序”→“清除筛选”按钮，即可清除所有列的筛选条件。

例 4-16 中，条件区域的两列之间是“与”关系，即将“住院天数>=7”且诊断为“慢性肾炎”的数据筛选出来。如果条件区域的两列之间是“或”关系，则可按照图 4-59 所示填写筛选条件。如果同时使用“与”和“或”关系，如图 4-60 所示，其筛选条件是“住院天数>=7”且“诊断为慢性肾炎”或者是“应交费用”大于 2000。

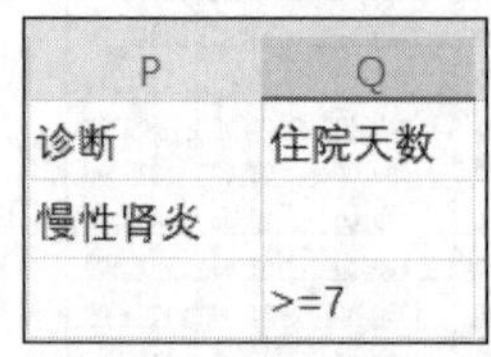

P	Q
诊断	住院天数
慢性肾炎	
	>=7

图 4-59　“或”关系

P	Q	R
诊断	住院天数	应交费用
慢性肾炎	>=7	
		>2000

图 4-60　同时使用“与”和“或”关系

需要注意的是，如果条件区域存在多个筛选条件，如有三个条件，则按照先“与”后“或”的原则进行条件组合。

4.4.3　数据透视分析

在数据处理过程中，经常需要对数据进行各种汇总计算。从不同的角度对同一数据列表根据不同的指标进行分类汇总，这一过程被形象地称为透视分析。数据透视分析是让用户可以根据不同的分类、不同的汇总方式，快速查看各种形式的数据统计。

1. 分类汇总

对数据进行各种汇总计算，可以先按照某一标准进行分类，然后在此基础上对各类别相关数据分别进行求和、求平均数、求个数、求最大值、求最小值等运算。

需要特别注意的是，在做分类汇总之前，需要在确定进行分类汇总的数据列上先进行排序操作。通常称该列数据为分类字段。

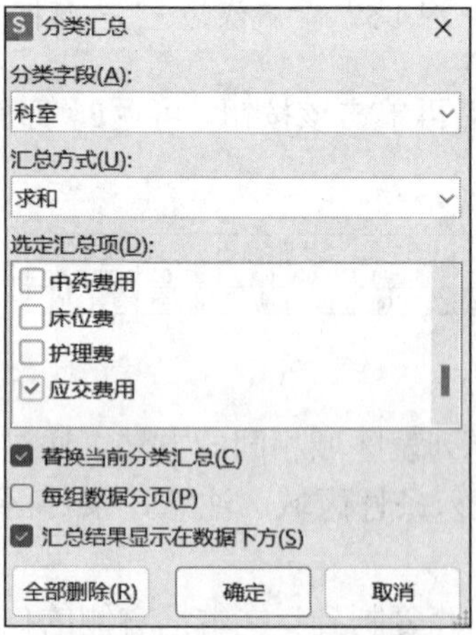

图 4-61　“分类汇总”对话框

【例 4-17】对图 4-49 中的住院情况数据清单按照不同“科室”患者来汇总“应交费用”的总和，操作步骤如下。

步骤 01　选中“科室”列中任一单元格，单击“数据”→“排序与筛选”→“排序”下拉按钮，在打开的下拉列表中选择升序（或降序）选项对“科室”进行排序；或者按照“内一，内二，内三，内四”自定义排序。

步骤 02　单击“数据”→“分级显示”→“分类汇总”按钮，打开“分类汇总”对话框，如图 4-61 所示。此时表格自动选中整个数据清单。

步骤 03　在“分类字段”下拉列表中选择要分类的字段，如“科室”；在“汇总方式”下拉列表中选择“求和”汇总方式。

注意：分类字段代表要选择哪个字段作为汇总条件（一般是用于排序的字段），汇总方式包括求和、计数、平均值、最大值、最小值、乘积、数值计算、标准偏差、总体标准偏差、方差和总体方差。“选定汇总项”是指选定哪些字段作为汇总字段。另外，汇总方式与汇总字段的数据类型相匹配。

步骤 04　设置其他选项。“替换当前分类汇总”是指如果更新了汇总条件后，能自动替换原来旧的分类汇总；“每组数据分页”是指分类汇总后，能将每组分类数据分页打印；“汇总结果显示在数据下方”是指分类汇总数据放在数据的下面，取消选中此复选框则汇总数据放在数据的上面。

步骤 05　设置完成后，单击“确定”按钮，应用分类汇总。若单击“全部删除”按钮，则将之前的分类汇总删除，返回原来的数据清单格式。当成功应用分类汇总以后，在表格的左侧会出现分级显示菜单，如图 4-62 所示，左上方的数字代表数据分成几级，单击数字，可以直接显示当前级别的数据。单击“-”符号，可以将每一项明细项目隐藏起来，形成汇总项，此时“-”会变成“+”；单击“+”符号，可以将隐藏的明细项目重新显示出来。

	A	B	C	D	E	F	G	H	I	J	K	L	M	N
1	住院号	姓名	科室	性别	诊断	病区	入院日期	出院日期	住院天数	西药费用	中药费用	床位费	护理费	应交费用
2	9105008	钱明	内一	男	冠心病	心血管系统	43683	43692	9	1366	900	630	58	2954
3	9105002	张三	内一	女	冠心病	心血管系统	43687	43690	3	1330	442	210	92	2074
4	9105007	钱天天	内一	女	急性心肌炎	心血管系统	43697	43702	5	1033	292	350	97	1772
5	9105010	钱丹丹	内一	女	心肌炎	心血管系统	43679	43688	9	1002	280.5	630	70	1982.5
6			内一 汇总											8782.5
7	9105006	钱艳	内二	男	膀胱结石	泌尿系统	43690	43695	5	788.35	480	350	45	1663.35
8	9105003	杨树立	内二	女	急性肾炎	泌尿系统	43687	43690	3	998	222.5	210	22	1452.5
9	9105018	陈山峰	内二	女	急性肾炎	泌尿系统	43697	43702	5	1055	1100	350	93	2598
10	9105013	李四	内二	男	慢性肾炎	泌尿系统	43683	43692	9	1067	467.7	630	87	2251.7
11	9105016	方军	内二	女	慢性肾炎	泌尿系统	43683	43694	11	724	356	770	63	1913
12	9105017	方城	内二	女	慢性肾炎	泌尿系统	43690	43696	6	1010	376.55	420	35	1841.55
13			内二 汇总											11720.1
14	9105009	钱国一	内三	男	肠炎	消化系统	43678	43690	12	1204	488.67	840	77	2609.67
15	9105015	黄江汉	内三	男	肠炎	消化系统	43683	43687	4	1084	443	280	71	1878
16	9105011	潘子流	内三	男	急性胃肠炎	消化系统	43679	43686	7	942	408	490	20	1860
17	9105012	吕子明	内三	女	胃溃疡	消化系统	43679	43686	7	1107	1150	490	65	2812
18	9105005	钱玉	内三	男	胃炎	消化系统	43694	43698	4	1057	414	280	33	1784
19			内三 汇总											10943.67
20	9105004	孙中	内四	男	肺气肿	呼吸系统	43694	43698	4	880	258	280	37	1455
21	9105014	李丹	内四	女	肺炎	呼吸系统	43683	43687	4	744	780	280	12	1816
22	9105001	郑成	内四	男	支气管炎	呼吸系统	43686	43698	12	850.4	1000	840	30	2720.4
23			内四 汇总											5991.4
24			总计											37437.67

图 4-62　分级显示菜单

2. 数据透视表

数据透视表是一种可以快速汇总大量数据的交互式方法。数据透视表相对于分类汇总功能更强大，它可以聚合数值数据，按类别和子类别汇总数据，以及创建自定义计算和公式。使用数据透视表，不但可以对大量数据进行快速汇总和建立交叉列表，还可以利用表格提供的数据透视图报告功能，更方便地将数据透视表的分析结果用图表方式进行显示。

需要注意，创建数据透视表的原始数据源必须是数据清单。

【例 4-18】对图 4-49 中的住院情况数据清单按照不同“科室”患者分“性别”来汇总“应交费用”的总和，操作步骤如下。

步骤 01　单击要创建数据透视表的数据列表中的任一单元格（如本数据表对应 P1 单元格），单击“插入”→“表格”→“数据透视表”按钮，打开“创建数据透视表”对话框，单击“确定”按钮，如图 4-63 所示。

步骤 02　打开“数据透视表”任务窗格，从“将字段拖动至数据透视表区域”中拖动“科室”字段到“行”区域；拖动“性别”字段到“列”区域；拖动“应交费用”字段到“Σ值”区域，并从其下拉列表中选择“值字段设置”选项，在打开的“值字段设置”对话框中选择值汇总方式为“求和”。单击“确定”按钮，逐级返回数据透视表窗口，得到图 4-64 所示的数据透视表。

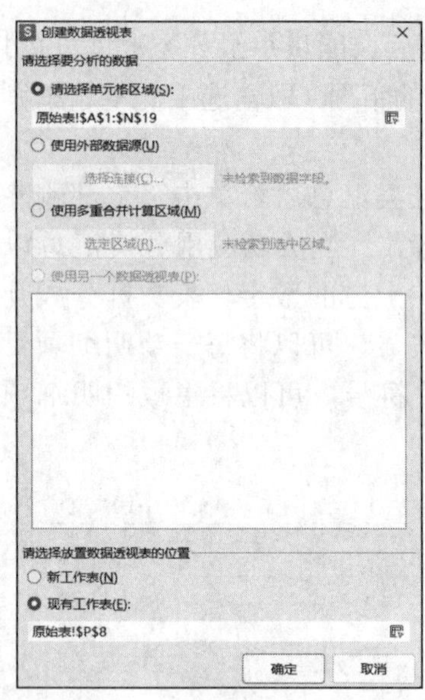

图 4-63 “创建数据透视表”对话框

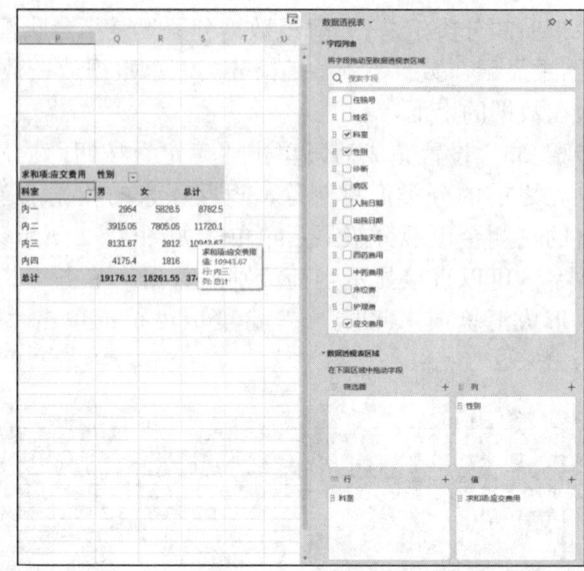

图 4-64 数据透视表

步骤 03 修改数据透视表。选中透视表中的任一单元格，切换到“数据透视表工具-分析”选项卡，出现设置该透视表的分析选项，如图 4-65 所示，在该选项卡中可以修改透视表名称、更改数据源、移动数据透视表及显示选项等。切换到“数据透视表工具-设计”选项卡，出现设置该透视表的设计选项，如图 4-66 所示，可以修改透视表布局、数据透视表样式选项及数据透视表样式。

注意： 如果不确定哪种透视表最适合统计数据，只需要将单元格指针放在数据表中的空白单元格，切换到“插入”选项卡，单击“表格”组中的“推荐的数据透视表”按钮即可。

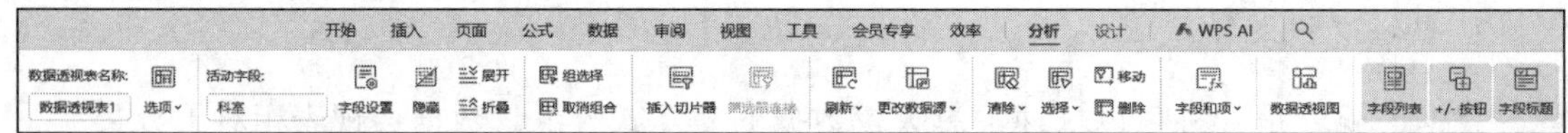

图 4-65 “数据透视表工具-分析”选项卡

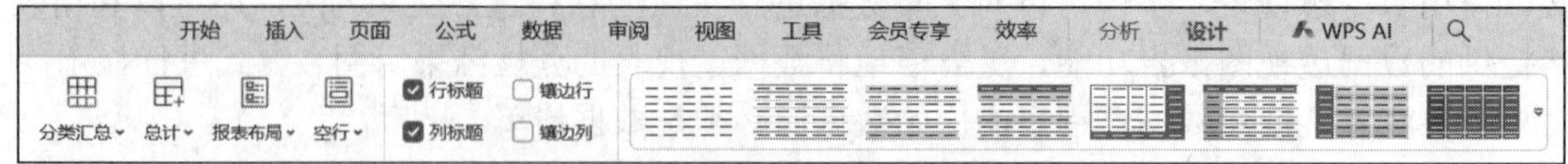

图 4-66 “数据透视表工具-设计”选项卡

3. 数据透视图

数据透视图为关联数据透视表中的数据提供其图形表示形式。数据透视图也是交互式的。创建数据透视图时，会显示数据透视图筛选窗格，可使用此筛选窗格对数据透视图的基础数据进行排序和筛选。对关联数据透视表中的布局和数据的更改将立即体现在数据透视图的布局和数据中，反之亦然。数据透视图显示数据系列、类别、数据标记和坐标轴，以便比较轻松地查看比较、模式和趋势。

数据透视图的操作步骤如下。

1）单击图 4-64 所示数据透视表，单击“插入”→“图表”→“图表”按钮，打开“图表”对话框，选择“柱形图”→“簇状”柱形图，如图 4-67 所示。

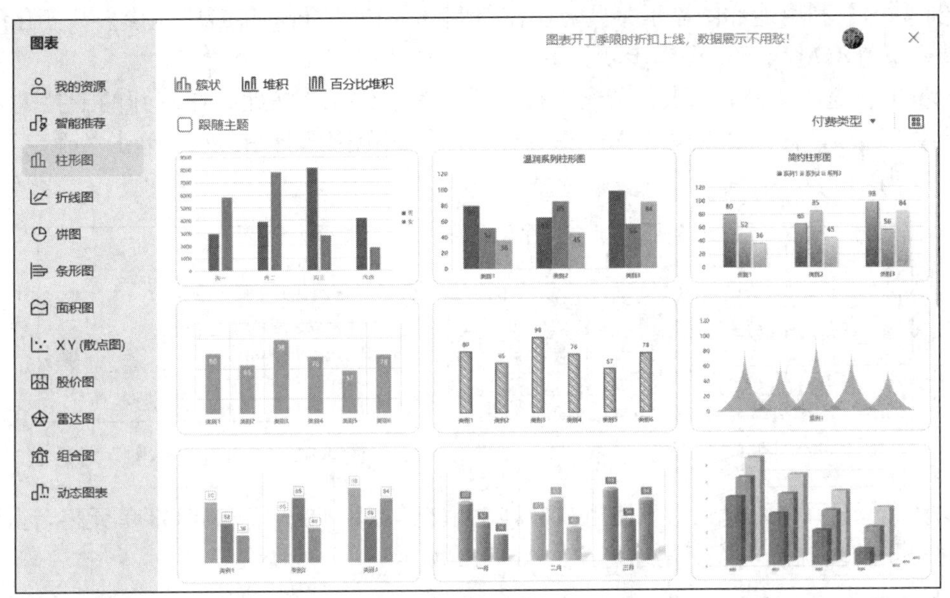

图 4-67　“图表”对话框

2）单击“确定”按钮，数据透视图即制作完成。

3）修改数据透视图。单击数据透视图，切换到“分析”选项卡，出现设置该透视图的分析选项，如图 4-68 所示，在该选项卡中可以修改数据透视图表名称、更改数据源、移动图表及显示选项等；切换到“图表工具”选项卡，出现设置该数据透视表的设计选项，如图 4-69 所示，在该选项卡中可以修改图表布局、图表样式、图表类型及位置等。

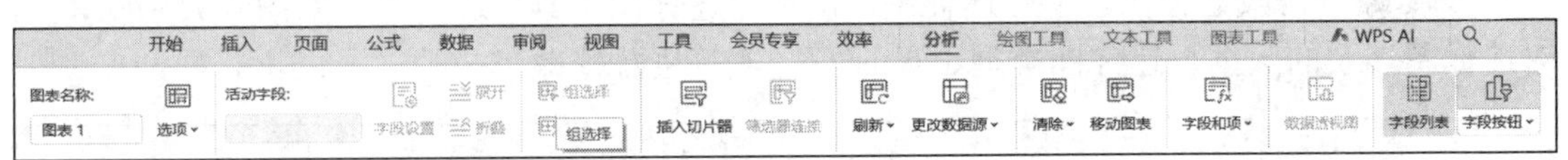

图 4-68　“数据透视图工具-分析”选项卡

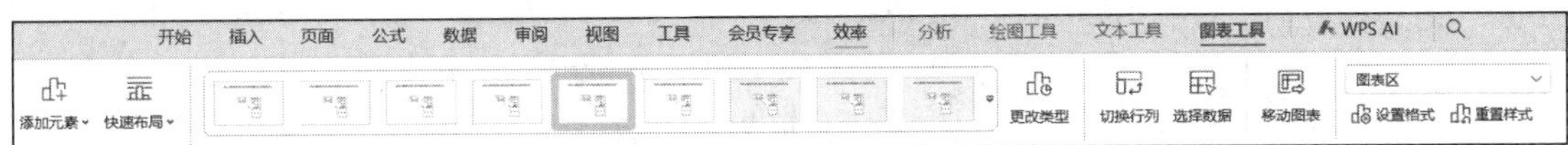

图 4-69　“图表工具”选项卡

4.4.4　制作图表

表格图表能形象地显示数据的特性，是直观数据分析和决策工具之一。图表以其直观的形象、放大的数据特征，反映数据内在规律，是数据分析与展现的利器。图表一般由点、线、面等多种图形组合而成。表格中常用的有迷你图和基本图表。

1. 迷你图

迷你图是单个工作表单元格内的微型图表，可用于直观地表示和显示数据趋势。迷你图通过不同颜色吸引用户对重要项目的注意，并突出显示最大值和最小值，对于显示工作表数据的趋势非常有用。WPS 表格中包含三种类型的迷你图：折线图、柱形图和盈亏图。

【例 4-19】利用迷你图显示某儿童医院骨科 8～12 月同一年龄段就诊人数变化趋势。数据清单如图 4-70 所示，操作步骤如下。

步骤 01 选中 G2 单元表，单击“插入”→“迷你图”按钮，在打开的下拉列表中选择“折线”选项，打开“创建迷你图”对话框，数据范围选择 B2:F2，单击“确定”按钮，如图 4-71 所示。

	A	B	C	D	E	F
1	年龄	八月	九月	十月	十一月	十二月
2	4岁以下	11	30	8	15	12
3	4=<Y<5	9	10	14	14	14
4	5=<Y<6	18	15	33	3	18
5	6=<Y<7	29	17	11	17	7
6	7=<Y<8	43	23	18	9	13
7	8=<Y<9	57	24	25	11	15
8	9=<Y<10	63	27	16	7	14

图 4-70 数据清单

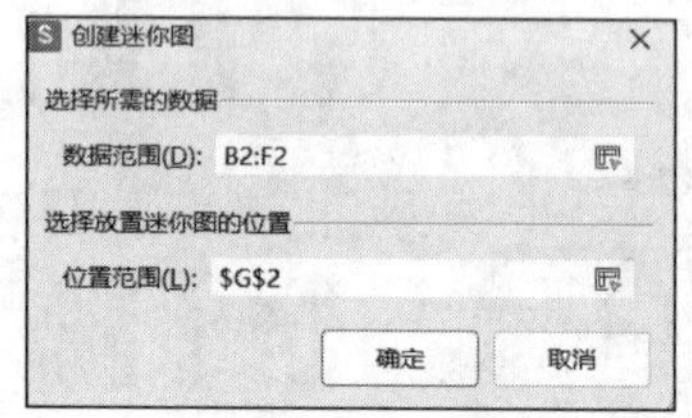

图 4-71 “创建迷你图”对话框

步骤 02 选中 G2 单元格，使用鼠标拖动填充句柄，向下填充至 G8 单元格，得到 8～12 月同一年龄段就诊人数变化趋势，如图 4-72 所示。

	A	B	C	D	E	F	G
1	年龄	八月	九月	十月	十一月	十二月	就诊人数变化趋势
2	4岁以下	11	30	8	15	12	
3	4=<Y<5	9	10	14	14	14	
4	5=<Y<6	18	15	33	3	18	
5	6=<Y<7	29	17	11	17	7	
6	7=<Y<8	43	23	18	9	13	
7	8=<Y<9	57	24	25	11	15	
8	9=<Y<10	63	27	16	7	14	

图 4-72 迷你图

步骤 03 修改迷你图。单击迷你图，出现“迷你图工具”选项卡，如图 4-73 所示，可对迷你图涉及的数据、迷你图类型、显示及样式等进行修改。

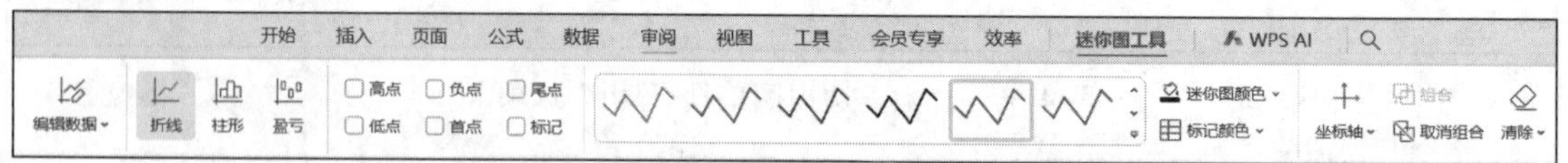

图 4-73 “迷你图工具”选项卡

2. 基本图表

WPS 表格提供了不同类型的图表类型，有些图表中还有子图表，常见的图表类型有柱形图、折线图、饼图、条形图、面积图、散点图等。

【例 4-20】针对图 4-70 所示的数据清单区域 A1:F8，制作 8～12 月不同年龄段就诊人数比较的簇状柱形图，操作步骤如下。

步骤 01 选中数据区域 A1:F8。

步骤 02 单击“插入”→“图表”→“图表”按钮，打开“图表”对话框，如图 4-74 所示。

步骤 03 选择“柱形图”→“簇状”，单击“确定”按钮，图表制作结果如图 4-75 所示。

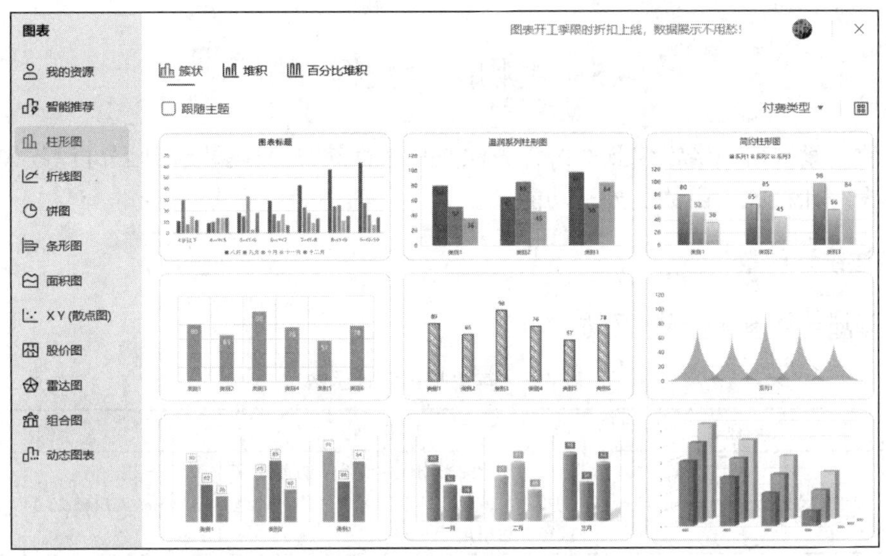

图 4-74　“图表”对话框

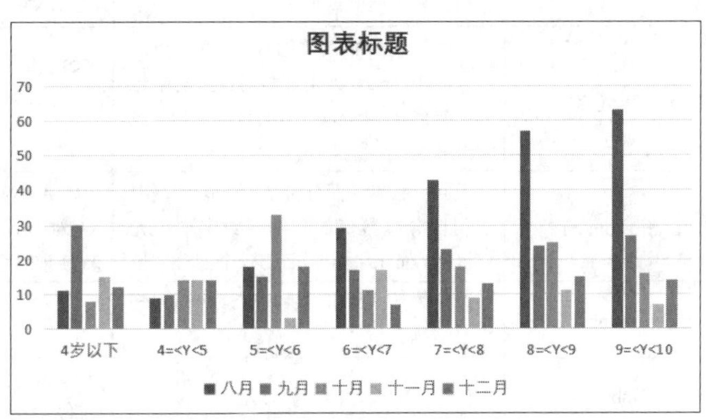

图 4-75　图表制作结果

步骤 04　修改图表。单击图表，在“图表工具”选项卡（图 4-76）中可以对图表布局、图表样式、数据源、图表类型及图表位置进行设置，在“绘图工具”选项卡（图 4-77）中可以对图表的各项显示样式排列及图表大小等进行设置。

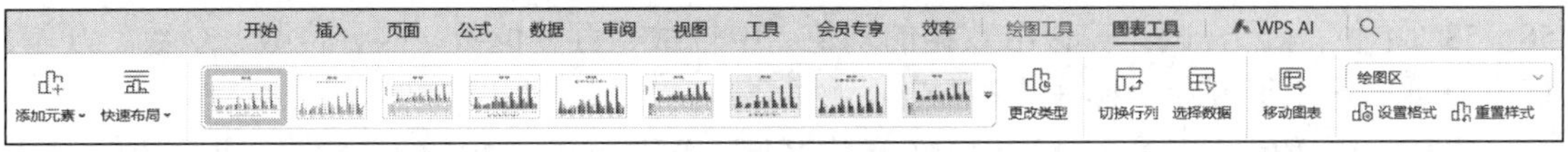

开始 插入 页面 公式 数据 审阅 视图 工具 会员专享 效率 绘图工具 图表工具 WPS AI
添加元素 快速布局 更改类型 切换行列 选择数据 移动图表 绘图区 设置格式 重置样式

图 4-76　“图表工具”选项卡

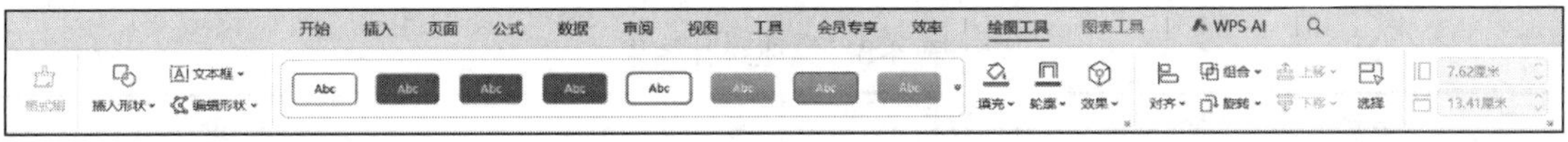

开始 插入 页面 公式 数据 审阅 视图 工具 会员专享 效率 绘图工具 图表工具 WPS AI
格式刷 插入形状 文本框 编辑形状 填充 轮廓 效果 对齐 组合 旋转 上移 下移 选择 7.62厘米 13.41厘米

图 4-77　“绘图工具”选项卡

注意：如果不确定哪种类型的图表最能展示数据，只需选中需要制作图表的数据区域，选择图 4-74 中的“智能推荐”选项卡，在展开的右侧区域选择推荐的图表即可。

4.5 生物医学数据分析

在生物医学科研中经常用到的统计方法有描述性统计、检验及回归分析等。WPS 表格提供了数据统计相关的函数及分析功能。

4.5.1 描述统计函数

常用描述统计函数如表 4-7 所示。

表 4-7 常用描述统计函数

中文名称	函数名	说明	示例
均值	AVERAGE(number1,number2,…)	返回参数的平均值。函数中的参数应为数字，或包含数字的区域名称、数组或单元格引用	AVERAGE(12,23,34)，结果为 23
中位数	MEDIAN (number1, number2,…)	返回给定数值的中值。中值是在一组数值中居于中间的数值	MEDIAN(1,2,3,4,5)，结果为 3；MEDIAN(1,2,3,4,5,6)，结果为 3.5
百分位数	PERCENTILE(array,k)	返回区域中数值的第 k 个百分点的值。其中 array 为定义相对位置的数组或数据区域；k 为 0～1 的百分点值，包含 0 和 1	如 A1 为 1，A2 为 3，A3 为 2，A4 为 4，PERCENTILE(A2:A5,0.3)，结果为 1.9
四分位数	QUARTILE(array,quart)	返回数据集的四分位数。array 为需要求得四分位数值的数组或数字型单元格区域，quart 决定返回哪一个四分位值	如 A1 为 1，A2 为 3，A3 为 2，A4 为 4，QUARTILE(A1:A4,1)，结果为 1.75
众数	MODE (number1, number2,…)	返回在某一数组或数据区域中出现频率最多的数值	MODE(2,3,3,5,7)，结果为 3
方差	VAR(number1,number2,…)	计算基于给定样本的方差	VAR(38.11,30,33,33.25,38)，结果为 12.335
标准差	STDEV(number1,number2,…)	估算基于样本的标准差。标准差反映数值相对于平均值的离散程度	STDEV(38.11,30,33,33.25,38)，结果为 3.512
离均差平方和	DEVSQ(number1,number2,…)	返回数据点与各自样本平均值偏差的平方和	DEVSQ(38.11,30,33,33.25,38)，结果为 49.341

【例 4-21】测得某学校 12 位女生体重为 42、42、46、46、46、50、50、50、52、52、58、58（单位：kg），试计算该组数据的均值、中位数、百分位数、四分位数、众数、方差、标准差及离均差平方和，操作步骤如下。

步骤 将数值分别输入 A1:A12 单元格区域，分别用表 4-7 中的函数求出对应值，其中百分位数函数中的 k 取 0.5，四分位数函数中的 k 取 1，结果如表 4-8 所示。

表 4-8 描述统计结果

名称	计算结果	名称	计算结果
均值 AVERAGE	49.33333	众数 MODE	46
中位数 MEDIAN	50	方差 VAR	27.87879
百分位数 PERCENTILE	50	标准差 STDEV	5.280037
四分位数 QUARTILE	46	离均差平方和 DEVSQ	306.6666667

4.5.2　假设检验类函数

假设检验类函数如表 4-9 所示。

表 4-9　假设检验类函数

中文名称	函数名	说明
T 检验	TTEST(array1,array2,tails,type)	返回与数据 T 检验相关的概率
F 检验	FTEST(array1,array2)	返回 F 检验的结果，即当 array1 和 array2 方差无明显差异时的双尾概率
卡方检验	CHITEST(actual_range,expected_range)	返回独立性检验值

【例 4-22】测得某学校 12 位女生体重及肺活量数据如图 4-78 所示，以体重为自变量 *x*，肺活量为因变量 *y*，利用 LINEST 函数计算，如图 4-79 所示，通过一元线性回归得到函数 *y*=0.058826*x*+0.000413，计算 *y* 的期望值 *y*hat，结果如图 4-80 所示。对两组数据进行 T 检验和 F 检验。

	A	B
1	体重	肺活量
2	x	y
3	42	2.55
4	42	2.2
5	46	2.75
6	46	2.4
7	46	2.8
8	50	2.81
9	50	3.41
10	50	3.1
11	52	3.46
12	52	2.85
13	58	3.5
14	58	3

图 4-78　数据表

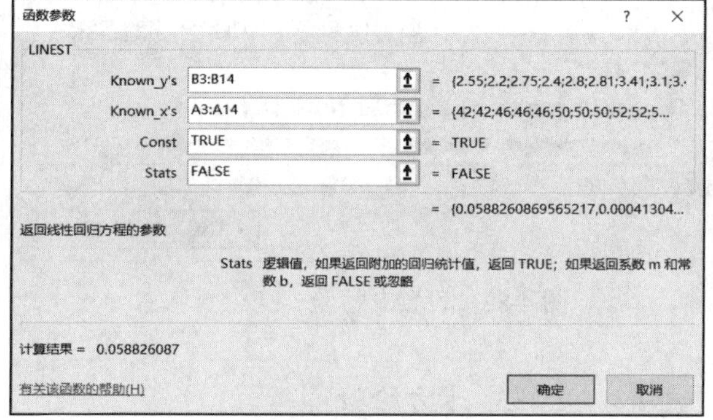

图 4-79　LINEST 函数

	A	B	C
1	体重	肺活量	期望值
2	x	y	yhat
3	42	2.55	2.471105
4	42	2.2	2.471105
5	46	2.75	2.706409
6	46	2.4	2.706409
7	46	2.8	2.706409
8	50	2.81	2.941713
9	50	3.41	2.941713
10	50	3.1	2.941713
11	52	3.46	3.059365
12	52	2.85	3.059365
13	58	3.5	3.412321
14	58	3	3.412321

图 4-80　计算 *y* 的期望值 *y*hat

1. T 检验

使用 *y* 和期望值 *y*hat 进行 T 检验，检验回归系数 0.058826 是否有意义。

选中任一空白单元格，单击“公式”→“函数库”→“插入函数”按钮，打开“插入函数”对话框，在“搜索函数”文本框中输入“TTEST”，单击“转到”按钮，双击 TTEST 函，打开“函数参数”对话框，在“第一组数值”文本框中输入 B3:B14，在“第二组数值”文本框中输入 C3:C14，在“尾数”文本框中输入 1（表示单尾）或 2（表示双尾），在“类型”文本框中输入 2，单击“确定”按钮，即可获得两组数据的 T 检验结果，如图 4-81 所示。

2. F 检验

F 检验过程和原理与 T 检验过程和原理类似，对于图 4-78 所示的两组数据使用 FTEST 函数实现 F 检验，返回 F 检验的结果。

选中任一空白单元格，调出 FTEST 函数，如图 4-82 所示。在“第一组数值”文本框中输入 B3:B14，在“第二组数值”文本框中输入 C3:C14，单击“确定”按钮，即可获得两组数据的 F 检验结果。F 检验返回的是当第一组数值和第二组数值的方差无明显差异时的双尾概率。

函数参数
TTEST
第一组数值 B3:B14 = {2.55;2.2;2.75;2.4;2.8;2.81;3.41;3.1;3.46;...
第二组数值 C3:C14 = {2.471105;2.471105;2.706409;2.70640...
尾数 2 = 2
类型 2 = 2
= 0.999977
返回与学生 t 检验相关的概率。可以使用函数 TTEST 判断两个样本是否可能来自两个具有相同平均值的总体。
第一组数值：第一组数据集
计算结果 = 0.999977
查看函数操作技巧
确定 取消

图 4-81 设置 T 检验

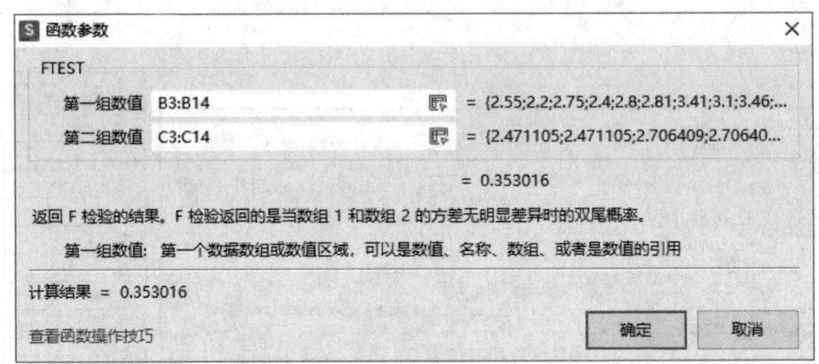

图 4-82 设置 F 检验

B	C	D	E	F
实际值			期望值	
A组数据	B组数据		A组数据	B组数据
1.00839	0.00873		0.92893	0.03873
0.87893	0.78398		0.87193	0.79328
0.97893	0.67834		0.87893	0.87234
1.00238	0.23728		1.01038	0.28328
0.90839	0.32784		0.92839	0.32792
0.99828	0.62373		0.92118	0.64873

图 4-83 测试数据表

3. 卡方检验

对于图 4-83 所示的数据表，使用 CHITEST 函数计算两组数据独立性检验的结果。首先调出 CHITEST 函数，如图 4-84 所示，在“观察值集合”文本框中输入实际值对应区域 B4:C9，在“期望值集合”文本框中输入期望值对应区域 E4:F9，单击“确定”按钮，即可得出卡方检验结果。

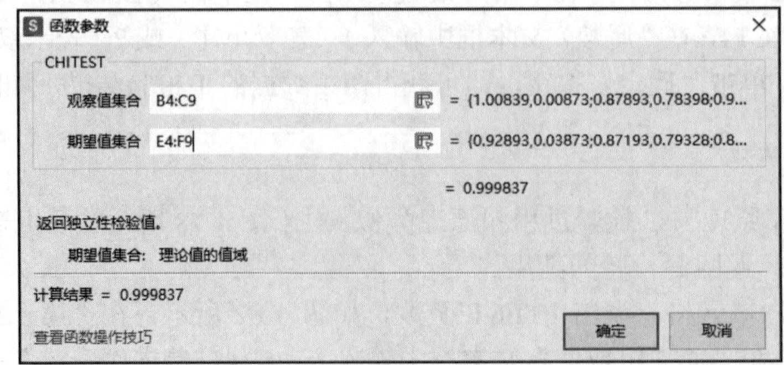

图 4-84 设置卡方检验

4.5.3　相关系数与回归分析

1. 相关系数分析

【例 4-23】分析体重与肺活量之间的关系，数据如图 4-78 所示，用 WPS 表格的 CORREL 相关系数函数来完成，操作步骤如下。

步骤　在 E1、F1 单元格中输入“x”、“y”，在 D2、D3 单元格中输入“x”、“y”。

可以用相关系数函数验证结果。相关系数函数是 CORREL(array1,array2)，其中 array1 为第一组体重数据单元格区域，array2 为第二组肺活量数据单元格区域。在 E2 单元格中输入函数：=CORREL(A3:A14, B3:B14)，得到的值也是 0.749482，如图 4-85 所示。

	x	y
x	1	
y	0.749482	1

图 4-85　相关系数分析结果

2. 回归分析

回归主要反映两个或多个变量之间的依存关系。

【例 4-24】利用 LOGEST 回归函数分析体重与肺活量的关系（数据如图 4-78 所示）。

LOGEST 函数格式为 LOGEST（已知 Y 值集合，已知 X 值集合，截距，返回状态）。其中，常数如果为 TRUE 或省略，截距不强制为 0；如果为 FALSE，则截距强制为 0。返回状态如果为 TRUE，则返回一个描述此曲线的数量数组；如果为 FALSE，则只返回系数和常数，操作步骤如下。

步骤 01　在 E7 单元格输入=LOGEST(B3:B14,A3:A14,TRUE)，显示如图 4-86 所示。

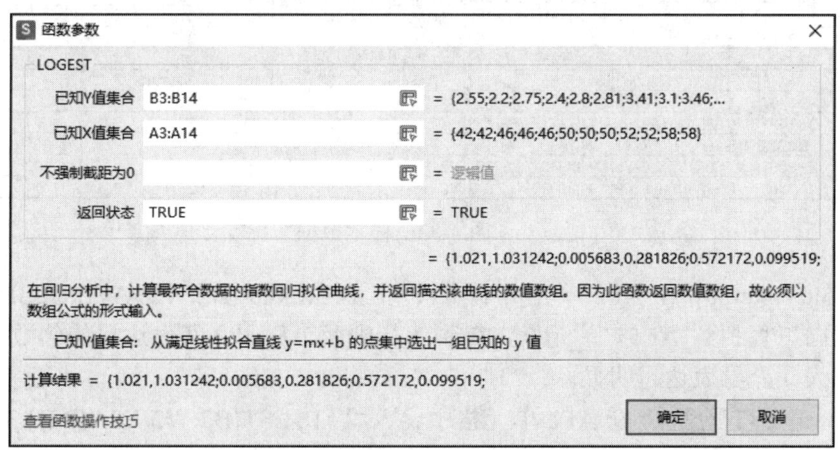

图 4-86　logest 数

步骤 02　按 Enter 键，结果显示在 E7:F11 区域，出现如图 4-87 所示的曲线数值数组结果，其中 1.021 是系数，1.031 是常数。

1. 021000125	1. 031242
0. 005682933	0. 281826
0. 572171936	0. 099519
13. 37387571	10
0. 132455167	0. 09904

图 4-87 logest 分析结果

4.5.4 生物信息的数据分析

本节介绍一个生物信息学数据分析案例，其数据来自三个美国国家综合癌症网络（National Comprehensive Cancer Network，NCCN）癌症中心的 22 个急性髓系白血病（acute myeloid leukemia，AML）患者（patient）及 7 个正常捐献者（normal donor）的样本。通过聚合酶链式反应（polymerase chain reaction，PCR）检测了 56 个相关抗原的基因表达，部分数据如图 4-88 所示。以上数据可从基因表达综合库（Gene Expression Omnibus，GEO）下载（GSE53948）。分析基因的差异表达有助于寻找免疫治疗的潜在靶点，求出患者与正常人样本之间的变化倍数（fold change），通过统计检验（如 T 检验等）分析以上差异是否显著。可以通过以下步骤简单地分析出差异表达基因。

	A	B	C	D	E	F	AA	AB	AC	AD	AE	AF	AG
1	ID_REF	GSM1303	GSM1303	GSM1303	GSM1303	GSM1303	GSM1303	GSM1303	GSM1303	GSM1303	fold change	P value (T tes	P value (F Test)
2	AURKA	1.4974	1.97137	1.35981	2.28154	1.45708	2.40868	1.68091	1.4079	2.54786			
3	AURKB	1.10541	3.42369	2.2041	0.65132	1.28901	4.03269	1.30037	0.72536	1.77051			
4	AURKC	6.18632	4.38874	5.62449	13.8364	5.87022	4.76168	5.85088	6.40471	6.04196			
5	BAALC	8.7829	0.1926	7.88737	4.5198	0.09565	7.56679	7.10163	6.05634	7.8809			
6	BAGE	8.08164	12.3174	null	9.50958	9.82036	8.23085	null	9.24706	null			
7	BCL2	1.65877	1.57775	3.24405	2.01251	0.60213	-0.1081	2.57918	1.13735	3.03984			
8	BIRC5	6.18472	8.30602	7.66907	5.18019	5.00217	8.94378	5.8951	5.50062	6.15252			
9	BMI1	-0.1832	-0.3343	-1.3638	0.66292	-0.944	-0.5431	0.47052	-0.0449	0.89774			
10	CA9	8.56442	9.90776	null	9.29482	8.06602	7.77758	9.55625	9.92385	null			
11	CALML4	0.87132	2.14682	1.69343	2.94441	1.36411	1.53132	3.05066	2.92182	3.66495			
12	CCNA1	1.162	-0.3157	-0.0872	4.69964	4.04265	null	6.37922	5.33573	6.37716			
13	CCNB1	1.34271	1.93552	3.56103	0.29835	2.26023	3.65933	1.01739	0.96039	0.96858			
14	CCNE1	1.69329	1.71716	3.43056	1.24233	1.58557	3.07612	1.40829	0.76267	1.91026			
15	CDC25C	5.29162	6.9309	6.78634	5.53494	4.77369	null	4.5476	4.69884	5.1359			
16	CTAGE5	-0.3828	-0.0353	-0.2511	0.47646	-0.1175	-0.7517	1.83709	0.53675	1.98513			
17	DDX43	6.26145	5.76423	5.36063	4.41266	4.96337	3.34549	5.90137	4.39718	7.0341			
18	DNAJA1	-2.5267	-4.2143	-3.9229	-1.6228	-1.6019	-1.956	-0.9731	-1.3982	-0.9308			
19	DNAJC2	0.11623	-0.6851	0.69755	1.32711	0.21133	-0.3294	1.60708	0.71663	2.27527			
20	EEF1G	-5.0716	-5.2608	-4.7247	-4.7838	-4.9436	-5.5412	-4.3274	-4.9374	-4.39			
21	EXOSC5	2.48063	2.18652	2.6225	2.32043	1.86331	2.07912	2.65079	2.37749	3.40093			
22	FLT3	-2.3008	-0.2283	-0.5249	0.28099	-2.641	2.08503	2.27846	1.75808	3.05267			

图 4-88 样本数据

1）fold change。在 AE2 单元格中输入“=AVERAGE(B2:W2)/AVERAGE(X2:AD2)”，并将公式向下复制到 AE57 单元格，得到各行中两个样本之间表达量的倍数。fold change 绝对值越大，差异表达越明显。

2）P value (T 检验)。在 AF2 单元格中输入“=TTEST(B2:W2,X2:AD2,2,3)”，并将公式向下复制到 AF57 单元格，得到各行对应的值。假设 AML patient 和 normal donor 的 AURKA（一种丝氨酸/苏氨酸蛋白激酶）值的总体均数相同，根据 AF2 得出的数值，由于 p = 0.252533>0.05（图 4-89），按 α= 0.05 的水准拒绝原假设，根据现有样本信息，尚不能认为 AURKA 的表达量在 AML patient 和 normal donor 样本中具有显著差异。

3）P value (F 检验)。在 AG2 单元格中输入“=FTEST(B2:W2,X2:AD2)”，并将公式

向下复制到 AG57 单元格，得到各行对应的值。假设 AML patient 和 normal donor 的 AURKA 值无差异，根据 AG2 得出的数值，由于 p = 0.903415>0.05（图 4-89），按 α = 0.05 的水准拒绝原假设，根据现有样本信息，尚不能认为 AURKA 的表达量在 AML patient 和 normal donor 样本中具有显著差异。

以上部分分析结果如图 4-89 所示。

	A	B	C	D	E	F	AA	AB	AC	AD	AE	AF	AG
1	ID_REF	GSM1303	GSM1303	GSM1303	GSM1303	GSM1303	GSM1303	GSM1303	GSM1303	GSM1303	fold change	P value (T tes	P value (F Test)
2	AURKA	1.4974	1.97137	1.35981	2.28154	1.45708	2.40868	1.68091	1.4079	2.54786	0.851655	0.25253325	0.903414852
3	AURKB	1.10541	3.42369	2.2041	0.65132	1.28901	4.03269	1.30037	0.72536	1.77051	1.1581235	0.61567865	0.716532551
4	AURKC	6.18632	4.38874	5.62449	13.8364	5.87022	4.76168	5.85088	6.40471	6.04196	1.0504842	0.54470597	0.018756093
5	BAALC	8.7829	0.1926	7.88737	4.5198	0.09565	7.56679	7.10163	6.05634	7.8809	0.6324369	0.00438516	0.000437327
6	BAGE	8.08164	12.3174	null	9.50958	9.82036	8.23085	null	9.24706	null	0.9419858	0.67916376	0.560416782
7	BCL2	1.65877	1.57775	3.24405	2.01251	0.60213	-0.1081	2.57918	1.13735	3.03984	0.8555144	0.61529285	0.62868916
8	BIRC5	6.18472	8.30602	7.66907	5.18019	5.00217	8.94378	5.8951	5.50062	6.15252	0.9887204	0.89985615	0.803156932
9	BMI1	-0.1832	-0.3343	-1.3638	0.66292	-0.944	-0.5431	0.47052	-0.0449	0.89774	-4.040906	0.04906496	0.404557089
10	CA9	8.56442	9.90776	null	9.29482	8.06602	7.77758	9.55625	9.92385	null	0.8744236	0.26382591	0.028232874
11	CALML4	0.87132	2.14682	1.69343	2.94441	1.36411	1.53132	3.05066	2.92182	3.66495	0.8745096	0.32227297	0.262772687
12	CCNA1	1.162	-0.3157	-0.0872	4.69964	4.04265	null	6.37922	5.33573	6.37716	0.4063614	6.9488E-05	0.001796269
13	CCNB1	1.34271	1.93552	3.56103	0.29835	2.26023	3.65933	1.01739	0.96039	0.96858	1.175283	0.60737944	0.710340181
14	CCNE1	1.69329	1.71716	3.43056	1.24233	1.58557	3.07612	1.40829	0.76267	1.91026	1.4155154	0.17463841	0.768295801
15	CDC25C	5.29162	6.9309	6.78634	5.53494	4.77369	null	4.5476	4.69884	5.1359	1.1495928	0.02521342	0.034015432
16	CTAGE5	-0.3828	-0.0353	-0.2511	0.47646	-0.1175	-0.7517	1.83709	0.53675	1.98513	0.6644273	0.49764565	0.983779352
17	DDX43	6.26145	5.76423	5.36063	4.41266	4.96337	3.34549	5.90137	4.39718	7.0341	1.1207801	0.24299146	0.886973958
18	DNAJA1	-2.5267	-4.2143	-3.9229	-1.6228	-1.6019	-1.956	-0.9731	-1.3982	-0.9308	1.2751398	0.25336714	0.022691942
19	DNAJC2	0.11623	-0.6851	0.69755	1.32711	0.21133	-0.3294	1.60708	0.71663	2.27527	0.6445081	0.40051735	0.874481594
20	EEF1G	-5.0716	-5.2608	-4.7247	-4.7838	-4.9436	-5.5412	-4.3274	-4.9374	-4.39	0.9919732	0.88623759	0.027404792
21	EXOSC5	2.48063	2.18652	2.6225	2.32043	1.86331	2.07912	2.65079	2.37749	3.40093	0.852419	0.10494409	0.120433259

图 4-89　部分分析结果

4.6　人工智能处理电子表格

WPS AI 在处理电子表格方面具备多项强大功能，能够显著提高数据处理的效率和精度。

WPS AI 能够响应用户提示词，可以根据用户的需求自动设置表格中的各种数据内容格式，如文字、数字、日期等，并进行表格美化处理。AI 能够自动智能地进行公式和函数的处理，能够自动地进行数据管理和分析，并将分析结果智能生成图表直观呈现。WPS AI 能够自动完成复杂的计算和数据排序分类等工作，大幅减轻了用户的工作负担，并避免了人为错误。

4.6.1　AI 自动设置工作表格式

【例 4-25】对图 4-90 所示的处方表格进行格式处理和美化，具体要求如下：表格标题设置为黑体、16 号字体，跨列居中对齐；处方编码自动填充序号，1001…1008；将开处方日期格式设置为年月日；使用表格样式 3 对整个表格进行格式化，操作步骤如下。

	A	B	C	D	E
1	补益中药处方				
2	处方编码	处方名	开处方日期	药物味数	药费(元)
3		四君子汤	2018/12/3	4	50
4		左归丸	2018/12/3	8	101
5		当归补血汤	2018/12/4	2	30
6		异功散	2018/12/4	5	56
7		六叶地黄丸	2018/12/5	6	58
8		甘麦大枣汤	2018/12/5	3	23
9		生化汤	2018/12/5	5	35
10		四物汤	2018/12/5	4	20

图 4-90　处方表格

步骤 01 按 Ctrl+Ctrl 组合键，唤醒 WPS AI 功能，或者选择 WPS AI 选项卡，展开 AI 功能区，如图 4-91 所示，单击“AI 数据助手”→“AI 表格助手”按钮，打开下拉列表，进行操作，如图 4-92 所示。

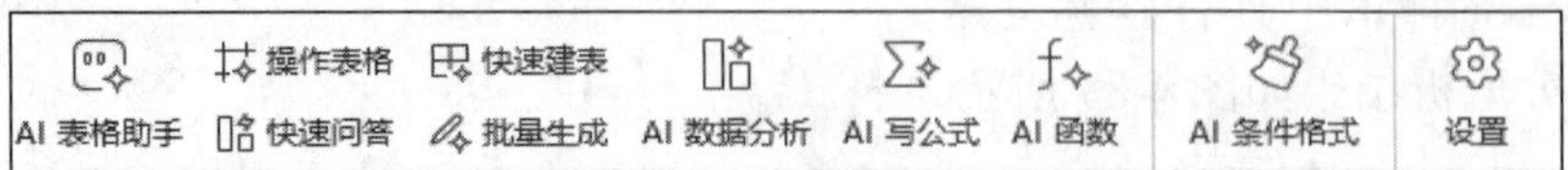

图 4-91 电子表格 WPS AI 功能区

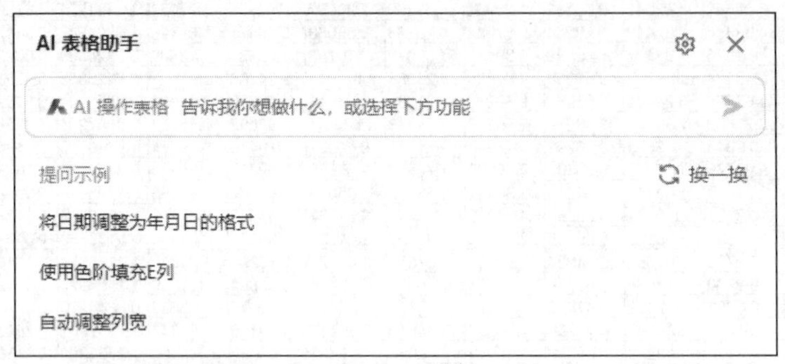

图 4-92 “AI 表格助手”下拉列表

步骤 02 在文本框中输入用户提示词：“将第一行标题字体改为黑体 16 号字，跨列居中”，单击“发送”➤按钮，将提示词送出，AI 根据要求进行格式化操作。此时 AI 会生成一段程序运行代码，并将操作结果临时显示在表格上，用户如果认为结果理想，则可单击“保留”按钮，保存 AI 操作；如果认为结果不理想，则再次对 AI 发送新的校正提示词。

步骤 03 在文本框中输入用户提示词：“A3:A10 区域填入编号 1001…1008”，发送后，表格自动生成 1001…1008。

步骤 04 在文本框中输入用户提示词“开处方日期格式设置为年月日，单元格自动调整宽度”，发送后单击“保留”按钮，表格开处方日期格式变为××××年××月××日的形式。

步骤 05 在文本框中输入用户提示词“请使用表格样式 3 格式化表格”，发送后单击“保留”按钮，表格则自动格式化，如图 4-93 所示。

	A	B	C	D	E
1	补益中药处方				
2	处方编码	处方名	开处方日期	药物味数	药费(元)
3	1001	四君子汤	2018年12月3日	4	50
4	1002	左归丸	2018年12月3日	8	101
5	1003	当归补血汤	2018年12月4日	2	30
6	1004	异功散	2018年12月4日	5	56
7	1005	六叶地黄丸	2018年12月5日	6	58
8	1006	甘麦大枣汤	2018年12月5日	3	23
9	1007	生化汤	2018年12月5日	5	35
10	1008	四物汤	2018年12月5日	4	20

图 4-93 AI 自动格式化

4.6.2 AI 自动处理公式与函数

【例 4-26】利用图 4-94 所示的表格数据，计算西药费用总值、西药人均费用值和西药费用最大值，操作步骤如下。

	A	B	C	D	E	F	G
1	科室	姓名	西药费用	中药费用	床位费	护理费	应交费用
2	内四	郑成	850	1000	55	30	1935
3	内一	张三	1330	442	10	92	1874
4	内二	杨树立	998	222	132	22	1374
5	内四	孙中	880	258	134	37	1309

图 4-94　药费清单

步骤 01　选定一个空白单元格，单击“AI 数据助手”→“AI 写公式”按钮，在打开窗格的提示词文本框中输入“帮我写个公式，统计西药费用总额”，AI 运算思考后，会生成一个“=SUM(C2:C5)”公式，此时要求用户审核是否正确，单击“完成”按钮，即可自动统计出西药费用总额。

步骤 02　选定一个空白单元格，单击“AI 数据助手”→“AI 写公式”按钮，在打开窗格的提示词文本框输入“帮我写个公式，统计西药人均费用”，AI 运算思考后，会生成一个“=SUM(C2:C5)/COUNTA (B2:B5)”公式，此时要求用户审核是否正确，单击“完成”按钮，即可自动统计出西药费用总额。

步骤 03　选定一个空白单元格，单击“AI 数据助手”→“AI 写公式”按钮，在打开窗格的提示词文本框输入“帮我写个公式，计算出西药费用最大值”，AI 运算思考后，会生成一个“=MAX(C2:C5)”公式（图 4-95），此时要求用户审核是否正确，单击“完成”按钮，即可自动算出西药费最大值。

如果用户不同意生成效果，则可单击“弃用”按钮，或单击“重新提问”按钮，进行二次生成。

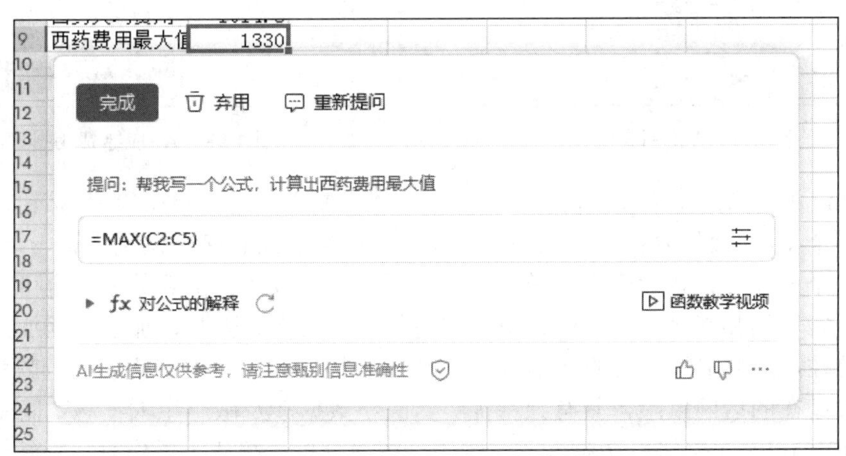

图 4-95　AI 公式确认界面

4.6.3　AI 自动分析数据与制作图表

【例 4-27】针对图 4-94，要求对应交费用进行排序，并制作出应交费用在各科室占比的饼图，操作步骤如下。

步骤 01　首先选定该表，单击“AI 数据助手”→“AI 数据分析”按钮，打开“AI 数据分析”对话框，在文本框中填入用户提示词“请对应交费用字段进行由高到低的排序，并生成各科室应交费用占比的饼图”，如图 4-96 所示，并可单击“深度思考”按钮，打开 DeepSeek 深度思考模式，采用该模式后，生成结果体现推理过程，回答更精准。

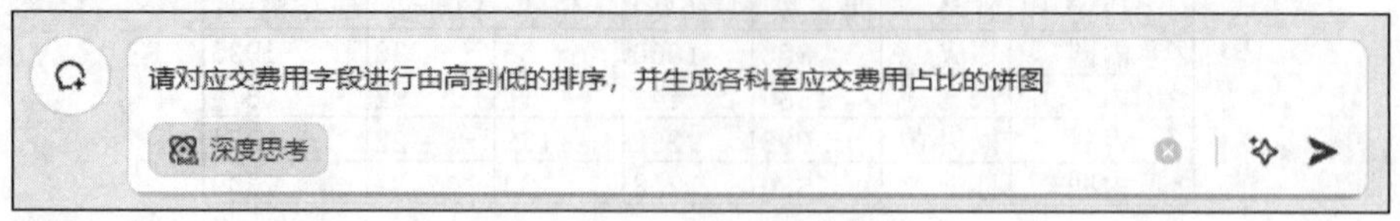

图 4-96　AI 数据分析

步骤 02　发送提示词，AI 经过推理后，生成应交费用排序表和饼图两个结果，如图 4-97 所示。

步骤 03　选中“应交费用排序（降序）”复选框，打开“表格详情”界面，生成图 4-98 的排序表格，单击“复制”按钮，可将此表复制到原表，或者可以在生成的新工作表中查看。

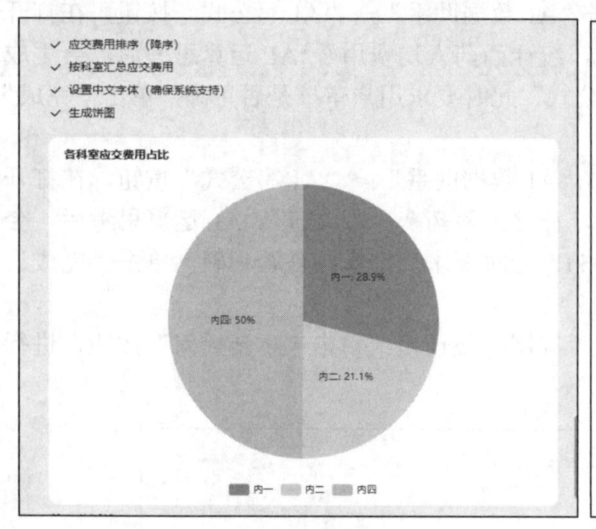

图 4-97　AI 图表制作

表格详情

科室	姓名	应交费用
内四	郑成	1935
内一	张三	1874
内二	杨树立	1374
内四	孙中	1309

复制　在新工作表中查看

图 4-98　AI 应缴费用排序

步骤 04　单击饼图区域，出现一个“+”和“复制”按钮，单击“+”按钮，可将该图表新建到一个 sheet 数据表；单击“复制”按钮则可以复制后直接粘贴到任意一个数据表中。

数据是个人隐私、企业资产和国家战略资源的核心载体。保障数据安全可有效防止信息泄露、金融诈骗和网络攻击，维护个人权益与社会稳定。因此，加强数据加密、权限管理和风险防控，是数字化时代的基本责任。WPS 表格作为完全国产研发的一款软件，可避免国外软件潜在的后门风险，具有独特优势。医学数据涉及敏感个人信息，隐私保护尤为关键。在使用 WPS 表格进行数据输入、编辑、图表分析、统计等操作时，应充分利用其隐私保护和安全功能，防止信息泄露，保障患者隐私权。

◆思政案例

WPS 表格：冲破壁垒的国产之光

早年，WPS 表格在文件格式兼容与计算性能上举步维艰。研发团队以“破壁者”姿态，锚定与国际软件的格式互通性，逐行拆解技术标准，哪怕是换行符显示、段落缩进这类细微差异，都历经数百次调试验证，只为实现文档跨平台的“像素级还原”。

面对百万级数据处理时的卡顿难题，团队扎根代码海洋，从底层算法重构入手。深夜的会议室里，常因一个优化方案激辩至凌晨，而后又迅速投身代码迭代——他们用 37 版引擎架构推翻重来的执着，换来了复杂函数运算效率提升 40%的突破，让大数据处理流畅度比肩国际竞品，甚至在多维数据分析场景中实现反超。

如今，WPS 表格以千余项功能矩阵、毫秒级计算响应，成为全球超 5 亿用户的选择。这支中国团队用代码书写韧性，让国产软件在办公领域树起“中国标杆”，更以技术突围的魄力，诠释着科技自立自强的时代答卷。

第 5 章

Python 语言基础

Python 是一门面向对象、解释型计算机程序设计语言。它的数据分析能力非常强大，具有丰富的可以实现数据高效存储、处理和分析的工具库，被广泛应用于数据分析、交互探索性计算及数据可视化等领域。近年来，Python 被广泛用于医学数据分析。例如，基于医学大数据分析研究某种流行病的发病率，利用深度学习完成某种疾病的医学影像辅助诊断等。本章将介绍 Python 程序基本结构、组合数据类型、函数、文件、常用标准库和第三方库等知识内容，旨在使读者掌握 Python 程序设计的基本语法，为 Python 医学数据分析打下坚实的基础。

5.1 Python 语言概述

程序设计是计算机科学的核心，通过算法和数据结构的结合，实现对计算机的精确控制，用以解决实际问题。在医疗领域，程序设计的应用尤为广泛，从简单的数据处理到复杂的医学影像分析，都需要程序设计的支持。本节将介绍程序设计的基础知识，包括算法与程序的概念、结构化程序设计和面向对象程序设计的基本原理。

5.1.1 算法与程序简介

1. 算法

算法，简而言之，是一系列精心设计的步骤，用于解决特定的问题或执行特定的任务。算法是解决问题的精确步骤集合，其本质是将人类思维过程转化为可重复执行的指令序列。在医学领域，算法思维无处不在：如临床诊断中的“体温>37.3℃→血常规检查→白细胞计数异常→抗生素治疗”，即“体温>37.3℃时，执行血常规检查；若检查提示白细胞计数异常，则采取抗生素治疗”。

算法具有四大特征：有穷性、确定性、可行性和输入输出。

（1）有穷性

算法必须在有限的步骤内完成。这意味着，无论算法多么复杂，它都应该在执行一定数量的步骤后结束。有穷性保证了算法在有限的时间内能够给出结果，而不是陷入无限循环。例如，持续等待永远不会返回检测结果的算法属于无效算法。

（2）确定性

算法的每一步都必须有明确的定义，不会产生歧义。确定性保证了对于相同的输入，算法总是会产生相同的输出。在算法中，不应该存在“随机选择”或“任意决定”的步骤，因为这样的步骤会导致算法的结果不可预测。例如，“取 5mL 静脉血”需要明确采样部位和计量单位，而非模糊的“适量采血”。

（3）可行性

算法中的每个步骤都必须是可行的，即每个操作都能够通过基本的计算步骤在有限的时间内完成。可行性要求算法不包含任何超出现实世界计算能力的操作。例如，一个算法要求解一个数学问题，它所采用的数学方法必须是可计算的，而不是理论上存在但无法实际操作的。

（4）输入输出

算法可以有零个或多个输入，但至少有一个输出（如诊断结论）。输入是算法执行过程中需要处理的数据。输入可以是原始数据、参数或任何形式的信息。输入的存在使算法能够针对不同的数据进行操作，从而解决各种问题。算法的输出可以是问题的解决方案、所需的数据或者是对输入数据的某种转换。输出是算法执行的价值所在，为用户提供了所需的信息或结果。

【例 5-1】 计算用户输入的两个数字之和。

分析： 此算法计算一次即结束，计算次数是有限的；算法的功能是计算两个确定数之和，结果也是确定的；每个步骤都是可行的，结果是有效的；用户输入两个数字，最后输出计算结果，有输入输出。

程序代码如下：

```
def calculate_sum(num1, num2):  # 计算两个数字之和的函数
    return num1 + num2
```

主程序代码如下：

```
number1 = float(input("请输入第一个数字: "))
number2 = float(input("请输入第二个数字: "))
result = calculate_sum(number1, number2)  # 调用函数计算和
    print(f"{number1} 和 {number2} 的和为: {result}")  # 输出结果
```

2. 程序

程序是算法的物理实现，是用特定编程语言表达的指令集合。二者的关系可以类比为建筑设计图（算法）与实体建筑（程序）的关系，如表 5-1 所示。

表 5-1　算法和程序的关系

维度	算法	程序
形式	抽象的逻辑描述	具体的代码实现
载体	自然语言、流程图、伪代码	Python、C、Java 等编程语言
侧重点	解决问题的思路	可执行的机器指令

【例 5-2】 算法转换为程序。

体温异常预警算法的自然语言描述如下：

```
记录 8 次体温测量值
计算平均值
若平均值>37.2℃则触发预警
```

实现上述算法的程序代码如下：

```
temperatures = []
```

```
for i in range(8):
    temp = float(input(f"第{i+1}次体温（℃）："))
    temperatures.append(temp)
average = sum(temperatures) / 8
if average > 37.2:
    print("体温异常，建议复查！")
else:
    print("体温监测正常")
```

此例展示了如何将临床监测需求转换为可执行程序，体现了算法到程序的完整映射过程。

5.1.2 Python 语言概述

Python 是一门面向对象的解释型高级编程语言，由荷兰人吉多·范罗苏姆（Guido van Rossum）于 1989 年发明，1991 年发布首个正式版本。其源代码和官方解释器 CPython 遵循通用公共许可证（General Public License，GPL）协议①，是开源自由软件的典范。Python 以强制缩进规则和简洁语法著称，易于学习和使用。2023 年，Python 3.13 版本引入即时（just-in-time，JIT）编译器提升运行效率，并实验性支持自由线程模式突破全局锁限制。

Python 就像一个“万能胶水”，能轻松把不同语言编写的程序模块粘合在一起使用，故被称为“胶水语言”。例如，在开发 AI 这类复杂系统时，程序员可以先用 Python 快速搭建原型，然后将需要高性能的部分（如图形处理）转换为 C/C++来提速，最后再整合回 Python 中运行。这种灵活性让它成为 AI 开发的首选工具——像 PyTorch 这样的主流 AI 框架和量子计算模拟库 Qiskit 都深度依赖 Python。

根据 2025 年编程语言排行榜，Python 以超过 23%的使用率稳居第一，该排行榜主要来源于 TIOBE 编程社区指数。这得益于它在 AI、大数据等热门领域的广泛应用，如用 Python 编写的代码可以驱动高性能显卡处理海量数据，还能模拟量子计算机的运行原理，帮助科学家研究未来技术。简单来说，Python 既能让复杂任务变简单，又能连接前沿科技，是普通人也能上手的高效工具。

2000 年，Python 2.0 发布；2010 年，Python 2.7 发布，这是 Python 2 的最后一个版本。Python 2 已于 2020 年停止维护。

2008 年，Python 3.0 发布，这是一项重大改革。Python 3 彻底解决了 Python 2 的中文支持问题，统一使用 Unicode 编码，避免了乱码困扰。其语法也更严谨，如 print 必须加括号，强制缩进规范，降低了新手犯错概率。Python 3 的活跃生态（如人工智能库 PyTorch、数据分析库 Pandas）和持续更新，使其成为编程入门的首选语言，如同掌握“未来通行证”。

Python 作为一门高级编程语言，凭借其简洁的语法和丰富的生态系统，在多个领域展现出强大的应用能力。

1. Python 语言的特点

Python 语言具有以下特点。

1）简单易学。Python 采用简洁的语法结构，接近自然语言，代码可读性高，如用 print("Hello World")即可输出文本，初学者能快速上手。强制使用缩进（空格或制表符）代

---

① GPL 协议是由自由软件基金会（Free Software Foundation，FSF）制定的一种开源软件许可证，旨在确保软件的自由使用、修改和传播，同时保护软件的开源性和用户的基本自由。

替大括号，减少代码冗余，统一编码风格。

2）开源免费与社区支持。使用 Python，用户可自由使用、修改和分发代码，全球开发者共同维护，社区资源丰富。

3）跨平台兼容性。Python 支持 Windows、Linux、macOS 等主流操作系统，代码无须修改即可在不同平台执行，只需要安装对应平台的 Python 解释器。

4）面向对象与模块化。Python 是一门面向对象编程的语言，支持类、继承、多态等特性，代码结构清晰，易于维护和扩展。此外，在 Python 中，动态类型、变量类型在运行时确定，开发灵活性高。

5）丰富的库和框架。

标准库强大：Python 内置了大量标准库，覆盖文件操作、数学计算等常用功能。

第三方库生态强大：Python 提供了强大的第三方库生态，如数据分析（NumPy、Pandas）、机器学习（TensorFlow、PyTorch）、Web 开发（Django、Flask）等，避免“重复造轮子”问题。

6）可扩展性与集成性。

性能优化：关键代码可用 C、C++语言编写扩展模块，提升了执行效率。

胶水语言：易与其他语言（如 C、Java）集成，从而实现复杂系统。

2. Python 的应用领域

Python 的应用领域十分广泛，以下是其部分应用领域。

（1）Web 开发

主流框架：Django（全功能框架）、Flask（轻量级框架）等快速构建高效、安全的网站。

案例：YouTube、Dropbox、豆瓣等网站后端均使用 Python 构造。

（2）数据科学与人工智能

数据分析：Pandas（数据分析库）处理清洗数据，Matplotlib（数据可视化库）、Seaborn（高级绘图库）可视化数据，助力商业决策。

机器学习：Scikit-learn（传统机器学习库的代表）提供经典算法，TensorFlow（机器学习框架）、PyTorch（深度学习框架）支持深度学习（如图像识别、自然语言处理）。

（3）自动化与运维

脚本编写：批量处理文件、定时任务，提升工作效率。

工具集成：Ansible（自动化工具）、SaltStack（自动化管理和配置管理系统）实现自动化部署，监控服务器状态。

（4）网络爬虫

高效抓取：Scrapy（开源网络爬虫）框架支持大规模数据采集，用于搜索引擎优化、市场分析等。

（5）科学计算与工程

数学工具：SciPy（科学计算库）处理积分、微分方程，NumPy（数值计算库）支持矩阵运算。

工程模拟：流体动力学、结构分析等领域广泛应用。

（6）金融分析

量化交易：通过历史数据建模，预测股票价格，优化投资策略。

（7）游戏开发

2D/3D 引擎：Pygame（2D）、Panda3D（3D）支持游戏逻辑和画面渲染。

（8）物联网

硬件控制：MicroPython 运行于嵌入式设备，实现传感器数据采集与设备控制。

（9）教育与科研

教学语言：全球高校采用 Python 作为编程入门课程。

科研计算：天文学、生物学等领域利用 Python 处理实验数据。

（10）桌面应用开发

跨平台工具：Tkinter、PyQt 开发图形界面，如文本编辑器、图像处理工具。

5.1.3 Python 开发环境配置

集成开发环境（integrated development environment，IDE）是用于提供程序开发环境的应用程序，包括代码编辑器、编译/解释器、调试器和图形用户界面等工具。简单理解，它是程序员的高效“全能工具箱”，把写代码、查错误、跑程序等所有开发步骤所需的工具都整合到一个软件中。

1. Python 语言解释器

解释器（interpreter）是一种能够把一行行代码转换为计算机可执行指令的核心工具。Python 的解释器就像个“同声翻译官”，专门负责把编写的 Python 代码“翻译”成计算机能够理解的指令。简单来说，它就是让 Python 程序“活起来”的必备工具。当 Python 代码编写完成后，需要由 Python 解释器转换并执行。Python 语言官方网站提供了不同版本的解释器软件，用户可以根据需要下载。

本书以 Python 3.13 版本为例介绍 Python 在 Windows 环境下的使用，后续也是以 Python 3.13 版本作为开发环境。Python 官网下载地址：https://www.python.org/downloads/。

2. IDLE 简介

集成开发与学习环境（integrated development and learning environment，IDLE）是 Python 自带的免费集成开发环境，由 Python 之父 Guido van Rossum 基于 Python 的 Tkinter 库开发而成，专为学习者和轻量级编程设计。这是一个简洁实用的编辑器，初学者可以利用它方便地创建、运行和调试 Python 程序。作为 Python 安装包的标准组件，它无须额外配置即可直接使用，尤其适合初学者入门。

（1）核心功能

代码编辑与执行：提供基础的代码编辑器，支持语法高亮、自动补全，可直接运行或逐行调试代码。

交互式解释器：内置交互窗口（shell），允许实时编写并立即执行代码片段，便于快速测试语法或算法逻辑。

跨平台兼容：支持 Windows、macOS 及 Linux 操作系统，界面简洁统一，操作直观。

调试支持：内置调试器可设置断点、单步执行，帮助定位代码错误。

（2）特点优势

零门槛：无须安装第三方工具，开箱即用，适合编程新手快速上手。

轻量化：占用资源少，启动迅速，适合处理小型项目或学习练习。

教育导向：通过交互式环境降低学习曲线，助力理解 Python 语法与编程思维。

（3）适用场景

Python 初学者学习基础语法、练习编程逻辑；编写简单脚本或小型工具，无须复杂功能；作为代码调试的辅助工具，结合其他 IDE 使用。

（4）局限性

对于大型项目开发，IDLE 功能稍显不足（如缺乏高级调试、版本控制集成），此时可转向 PyCharm、VSCode 等工具。但作为 Python 学习的“第一站”，其简洁性与易用性使其成为入门的理想选择。

3. 编写并运行一个 Python 程序

Python 开发环境配置完成后，编写并运行一个 Python 程序——“Hello World!”。执行 Python 程序有两种方式：交互式和文件式。

1）交互式执行。交互式是指逐条输入 Python 指令并由 Python 解释器逐条执行。交互式执行有两种启动方法。

第一种交互式方法，是在“开始”菜单中选择 Python 3.13（64-bit）命令，打开 Python 命令行解释器窗口，如图 5-1 所示。在命令行提示符>>>后输入 Python 指令，按 Enter 键后显示输出结果“Hello World!”。

```
Python 3.13 (64-bit)
Python 3.13.1 (tags/v3.13.1:0671451, Dec  3 2024, 19:06:28) [MSC v.1942
 64 bit (AMD64)] on win32
Type "help", "copyright", "credits" or "license" for more information.
>>> print("Hello World!")
Hello World!
>>>
```

图 5-1 在 Python 命令行解释器窗口交互式执行 Python 代码

第二种交互式方法，是在“开始”菜单中选择 IDLE（python 3.13 64-bit）命令，打开 Python 自带的 IDLE 窗口，如图 5-2 所示。在命令提示符>>>后输入 Python 指令，按 Enter 键后显示输出结果“Hello World!”。

```
IDLE Shell 3.13.1
File Edit Shell Debug Options Window Help
    Python 3.13.1 (tags/v3.13.1:0671451, Dec  3 2024, 19:06:28) [MSC
    v.1942 64 bit (AMD64)] on win32
    Type "help", "copyright", "credits" or "license()" for more infor
    mation.
>>> print("Hello World!")
    Hello World!
>>>
                                                        Ln: 5 Col: 0
```

图 5-2 在 IDLE 窗口中交互式执行 Python 代码

2）文件式执行。文件式 Python 程序将需要执行的多条语句存放在文件中，在需要时直接运行该文件。具体操作步骤如下：打开 IDLE 窗口，选择 File→New File 命令，或按 Ctrl+N 组合键，打开一个新窗口，在文本编辑区输入 print("Hello World!")，并保存为 Hello.py 文件；选择 Run→Run Module 命令，或按快捷键 F5，即可运行该文件，运行结果显示在

Shell 窗口中，如图 5-3 所示。

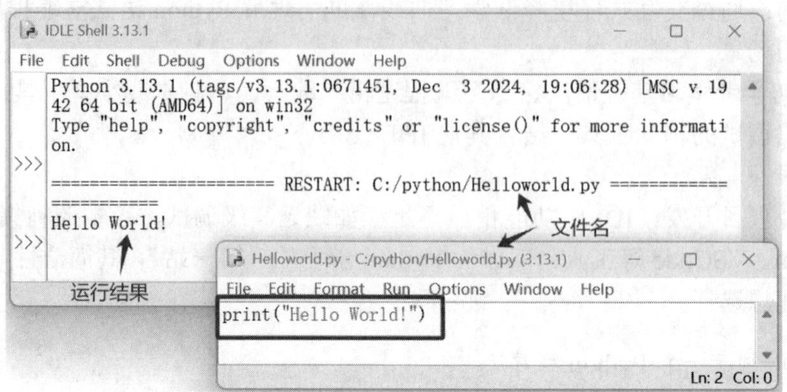

图 5-3 在 IDLE 窗口中文件式执行 Python 代码

4. PyCharm 简介

PyCharm 是 JetBrains 公司开发的 Python 集成开发环境，被广泛认为是 Python 开发者最强大的工具之一。它专为提升编码效率设计，同时兼顾初学者友好性，是学习 Python 的理想选择。

作为一个专业 IDE 工具，PyCharm 提供了智能代码补全和实时错误检查功能，能自动提示函数、变量及语法错误，以帮助新手快速掌握代码规范。其内置调试器支持断点设置和逐行执行代码，直观定位问题，降低了排查 bug 的难度。对于项目开发，PyCharm 提供清晰的目录管理和虚拟环境配置，以便初学者组织代码文件及依赖库。此外，它深度集成了 Git 等版本控制工具，为后续协作开发打下了坚实基础。

PyCharm 分为社区版（免费）和专业版（付费）。社区版已涵盖 Python 基础开发所需功能，适合学习基础语法、小型项目实践；专业版则支持 Web 开发（如 Django、Flask）、数据科学（如 Jupyter Notebook）等高级功能，可按需选择。

JetBrains 公司还提供了详细的官方文档和社区教程，以帮助用户解决常见问题。无论是编写第一个 Python 程序“Hello World!”，还是开发数据分析脚本，PyCharm 都能通过智能工具和流畅体验，让学习过程更高效、更愉悦。PyCharm 适合追求高效开发的 Python 用户使用，对于希望深入 Python 的开发者，它更是迈向专业开发的跳板。

利用 PyCharm 编写并执行 Python 程序的具体操作步骤如下。

1）访问网址 https://www.jetbrains.com.cn/en-us/pycharm/download/?section=windows，选择社区版（PyCharm Community）下载，根据提示安装即可。

2）PyCharm 安装成功后，在“开始”菜单中单击 PyCharm Community Edition 图标，启动 PyCharm，选择 New Project（新建项目）命令，新建一个项目，右击该项目名称，在弹出的快捷菜单中选择 New（新建）→Python File（Python 文件）命令，在打开的对话框中输入文件名“Helloworld.py”按 Enter 键，在代码编辑区中输入代码，运行结果如图 5-4 所示。

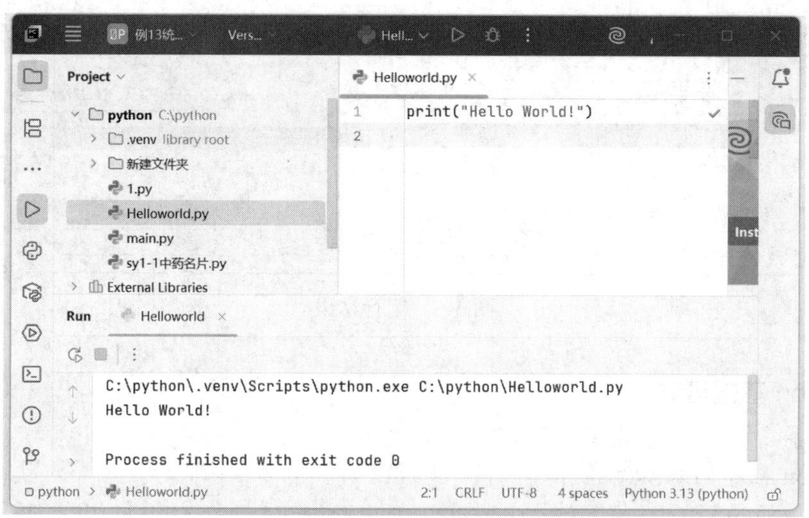

图 5-4 在 PyCharm 中交互式执行 Python 代码

5. Anaconda 简介

Anaconda 是由 Anaconda 公司（原 Continuum Analytics）于 2012 年推出的开源 Python 发行版，专为简化科学计算和数据分析环境配置而生。其诞生源于科研与工程领域对复杂依赖包管理和跨平台兼容性的迫切需求。Anaconda 通过集成丰富的科学计算库和工具，为开发者提供“一站式”解决方案，尤其适合数据分析和机器学习项目。

其核心功能包括集成的包管理工具 conda，支持创建独立虚拟环境、自动解决依赖关系，避免版本冲突。Anaconda 预装了 NumPy、Pandas、Matplotlib 等常用库，用户无须手动安装即可快速开始项目。同时，它兼容 Windows、macOS、Linux 操作系统，提供图形界面 Anaconda Navigator 及命令行操作，满足不同使用习惯。

Anaconda 的特点在于环境标准化，通过预配置环境减少开发者配置时间，确保项目可复现性。其生态支持扩展，用户可通过 conda 或 pip 安装其他库，灵活适配多样化需求。此外，Anaconda 还提供商业版及培训服务，从而满足企业级团队协作与合规性要求，是数据科学领域的常用工具之一。

Anaconda 默认集成了 Jupyter Notebook。安装 Anaconda 后可直接通过命令行启动 Jupyter Notebook，无须额外配置环境。Jupyter Notebook 是基于 Web 的交互式环境，支持代码、文本、可视化混合编写，适合数据分析和教学演示。在 Jupyter Notebook 中编写和执行 Python 程序的过程，如图 5-5 和图 5-6 所示。

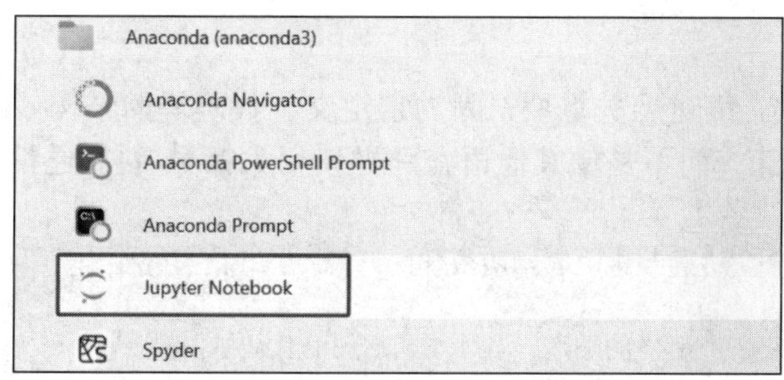

图 5-5 Jupyter Notebook 启动页面

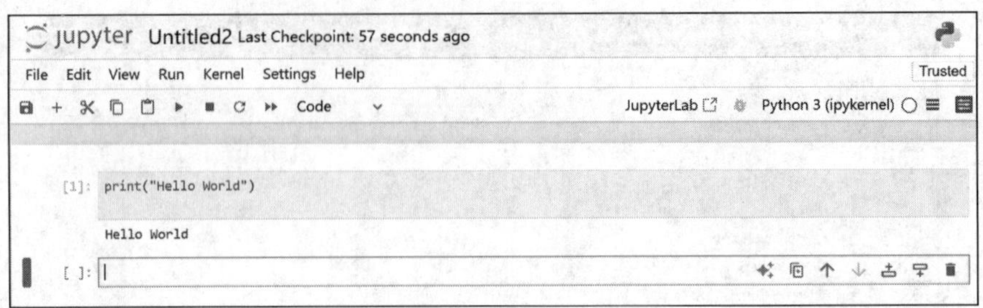

图 5-6 运行结果

5.1.4 Python 基础语法

1. Python 程序的基本结构

在 Python 中，模块、语句和表达式是构建程序的核心要素，它们相互协作，赋予 Python 强大的编程能力。

1）模块是 Python 程序组织结构的基本单位，本质上是一个包含变量、函数、类等定义，以及可执行代码的.py 文件。示例 1：

```
# 模块：circle_area.py
import math                              # 导入 math 库，目的是使用 math 库中的常量 pi
def circle_area(radius):                 # 定义函数
    return math.pi* radius ** 2
if __name__ == "__main__":
    print(circle_area(10))               # 模块直接运行时执行
```

2）语句是 Python 程序中执行特定操作的指令。它是程序运行逻辑的基本单元，如赋值、循环、条件判断等。示例 2：

```
m = 2 + 3          # 赋值语句，执行时从右向左，先执行 2+3，再把得到的结果 5 赋值给变量 m。
if m < 10:    # 条件语句
print("{}小于 10".format(m))
```

3）表达式是由操作数（变量、常量等）和运算符组成的代码片段，会计算出一个值，如运算、函数调用等。示例 3：

```
2 + 3              # 算术表达式
len("Python")      # 函数调用表达式
```

2. 编码规范

Python 遵循以下编码规范。

（1）代码缩进

在 Python 编程中，缩进至关重要，因为它定义了代码块的结构。Python 使用缩进来表示代码块的开始和结束，而不是像其他语言那样使用大括号 {}。通常，缩进的标准是 4 个空格。示例 4：

```
# 这是一个 4 个空格的缩进，表示函数体的开始
def check_age(age):
    # 这是一个 8 个空格的缩进，表示 if 语句的代码块
    if age >= 18:
```

```
            # 这是一个 12 个空格的缩进，表示嵌套在 if 语句中的 for 循环
            for i in range(3):
                print(f"Adult check {i+1}: {age}")
        # 这是一个 8 个空格的缩进，表示 else 语句的代码块
        else:
            print("Minor detected.")
```

（2）跨行

在 Python 中，有时一行代码过长，尤其是处理长字符串、列表、元组、字典时，为了提高代码的可读性，需要进行跨行编写。以下是几种常见的跨行处理方法。

1）使用括号（()、[]、{}）。如果内容被括号包围，那么可以在括号内部进行换行。示例 5：

```
my_list = [
    1, 2, 3,
    4, 5, 6,
    7, 8, 9
]
```

2）使用三引号（''' 或 """）。对于多行字符串，可以使用三引号。示例 6：

```
sql_query = """
    SELECT name, age
    FROM patients
    WHERE age > 60
    AND diagnosis = 'Hypertension'
"""
```

3）使用反斜杠（\）。在行尾添加\，表示下一行是当前行的延续，需要注意的是，反斜杠后面不能有空格，否则会报错。示例 7：

```
report = "患者 ID: " + patient_id + \
        ", 诊断结果: " + diagnosis + \
        ", 建议: 定期复查"
```

当一行代码过长时，可使用反斜杠将一条语句分成多行书写，让代码更具可读性。对于由三引号定义的字符串("""…."""）、元组[(…)]、列表([…])和字典({…})可以放多行，而无须使用\。

4）结合使用()和\。括号中可以包含任何表达式。示例 8：

```
result = (a - b +
          c + d *
          (e% f))
```

（3）注释

在 Python 中，良好的代码注释至关重要，不仅能提高代码的可读性，还能方便对代码进行调试和纠错，以及更好地帮助他人理解代码的功能和逻辑。Python 中有两种主要的注释方式：单行注释和多行注释。

1）单行注释。在 Python 中，#被用作单行注释符号。以#开头，后接注释内容的部分，不会被 Python 解释器执行，通常用于解释一行代码的作用或提供简短的说明。示例 9：

```
teacher_name = "Tom"  # 定义一个变量，存储教师的姓名
```

2）多行注释。在 Python 中使用三个连续的单引号'''或双引号"""来表示多行注释，常用于对函数、类或一段代码块进行详细的解释，包括模块名、功能描述、作者、版本号、完

成日期、参数说明、返回值说明和注意事项等。示例 10：

```
def score_average(scores):
    """
    计算给定成绩列表的平均值。
    param scores: 包含成绩的列表，例如 [80, 75, 93, 65, 55]
    type scores: list
    return: 列表中成绩的平均值，如果列表为空则返回 0
    rtype: float
    """
    if not scores:
        return 0
    total = sum(scores)
    return total / len(scores)
```

5.2 Python 语言基础

5.2.1 变量与常量

1. 变量

变量是存储数据的容器，不仅用于保存各种类型的数据，并且可以根据需要随时更改这些数据。在 Python 中，变量不需要声明其类型；解释器会根据赋给变量的值自动推断变量的类型。在 Python 中使用变量时，需要遵守以下规则。

1）变量名允许使用字母（A～Z, a～z）、数字和下划线（_），但必须以字母或下划线开头，不能以数字开头。例如，Python6 是一个合法的变量名，而 6Python 不能作为变量名。

2）变量名中不能包含空格，但可以通过下划线来分隔单词。例如，hello world 这样的变量名会导致错误，而 hello_world 则是合法的变量名。

3）变量中的大小写字母是有区别的，如 name 和 NAME 是两个不同的变量。

4）变量名不能与 Python 的关键字或内置函数名冲突。例如，print 是 Python 的内置函数，因此不能用作变量名。

关键字又称保留字，是系统已经定义过的特定标识符，在程序中有特定的含义。Python 中常用的关键字如表 5-2 所示。

表 5-2 Python 中常用的关键字

if	in	from	assert	def
elif	pass	import	raise	return
else	is	try	yield	nonlocal
for	and	except	True	global
while	or	finally	False	lambda
break	not	with	class	await
continue	None	as	del	async

示例 11：

```
>>>x = 10                      # 整型变量
>>>y = "Hello, world!"         # 字符串变量
>>>z = True                    # 布尔型变量
>>>print(type(x),type(y),type(z))
<class 'int'> <class 'str'> <class 'bool'>
```

Python 允许在一个语句中为多个变量赋值或者同时为不同变量赋不同的值。示例 12：

```
a = b = c = 1
a, b, c = 1, 2, "three"
```

2. 常量

在 Python 中，常量是指在程序执行期间不会发生变化的值。虽然 Python 没有内置的语法来强制定义常量，但是程序员通常通过全大写字母的方式来定义一个应该不被改变的变量，表示这是一个“常量”。需要注意的是，这只是一种约定俗成的做法，并不能防止该“常量”被修改。示例 13：

```
>>>PI = 3.14159265359
>>>GRAVITY = 9.8
>>>print(PI)
>>>print(GRAVITY)
3.14159265359
9.8
```

尽管 PI 和 GRAVITY 按照惯例被视为常量，但是实际上它们的值仍然可以被修改。因此，在 Python 中实现真正的不可变常量可能需要依赖于类或者模块级别的机制来确保其不可变性。示例 14：

```
# 使用模块来定义全局常量
# constants.py   # 在一个名为 constants.py 的模块中定义常量
>>>PI = 3.14159
>>>SPEED_OF_LIGHT = 299792458
# 在其他文件中导入这些常量
# main.py
>>>import constants
>>>print(constants.PI)
>>>print(constants.SPEED_OF_LIGHT)
3.14159
299792458
```

示例 15：

```
# 使用类来定义常量
# constants.py
>>>class Constants:
>>>PI = 3.14159
>>>SPEED_OF_LIGHT = 299792458
# 在其他文件中使用这些常量
# main.py
>>>from constants import Constants
>>>print(Constants.PI)
>>>print(Constants.SPEED_OF_LIGHT)
3.14159
299792458
```

5.2.2 基本数据类型

Python 作为一种动态类型语言，提供了多种基本数据类型，允许程序员在不声明变量类型的情况下进行编程。在 Python 中，变量是一个指向内存中对象的引用，而所谓的“类型”是指变量所指向的内存中对象的类型。Python 中的基本数据类型有多种，主要包括数值、字符串、布尔值、列表、元组、集合和字典，本节主要介绍前三种类型，其余的数据类型将在 5.5 节中介绍。

1. 数值

Python 数值数据类型用于存储数值。Python 支持无小数部分的整数（int）、包含小数部分的浮点数（float）和复数（complex），如表 5-3 所示。数值数据类型不允许改变，这就意味着如果改变数值数据类型的值，将重新分配内存空间。示例 16：

```
>>>a = 42          # int
>>>b = 3.14        # float
>>>c = 2 + 3j      # complex
```

表 5-3 Python 中的基本数据类型

int	float	complex
10	0.0	3.14j
100	15.20	45.j（45j）
−786	−21.9	9.322e−36j（$9.322*10^{-36}$j）
080	32.3e+18	.876j（0.876j）
−0490	−90.	−.6545+0J（−0.6545+0j）
−0x260	−32.54e100	3e+26J（$0+3*10^{26}$j）
10	0.0	3.14j
0x69	70.2e−12	4.53e−7j（$0+4.53*10^{-7}$j）

2. 字符串

字符串是一系列字符，使用单引号（'）、双引号（"）或三重引号（'''）来表示。字符串是不可变的，这意味着一旦创建就不能修改其内容。示例 17：

```
>>>s1 = 'Hello, world!'
>>>s2 = "Python programming"
>>>s3 = '''多行
字符串'''
>>>print(s1)
>>>print(s2)
>>>print(s3)
Hello, world!
Python programming
多行
字符串
```

在 Python 中，字符串是由字符按顺序组成的序列，其中每个字符都有一个基于其位置的编号，称为索引。值得注意的是，索引是从 0 开始计算的，这意味着第一个字符的索引是 0。此外，索引还可以使用负数，以从字符串末尾开始计数，如最后一个字符的索引是 -1。通过使用方括号（[]）操作符，可以轻松访问字符串内的特定字符或子串。例如，"hello world"[0]会得到 'h'，而使用负数索引如"hello world"[-1] 则会得到 'd'。这种方法让提取字符串中的字符或子串变得既简单又直观。

在 Python 中，使用分片操作可以方便地访问字符串中一定范围的元素，而不影响原始字符串。这里简要介绍两种分片格式：S[i:j]和 S[i:j:k]。示例 18：

```
>>>str = "hello world"
>>>print(str[1:4])
>>>print(str[-5:-2])
>>>print(str[3:-2])
>>>print(str[0:len(str):2])
ell
wor
lo wor
hlowrd
```

3. 布尔值

布尔值只有两个值：True 和 False，通常用于逻辑运算和条件判断。

例如，布尔值的基本定义。示例 19：

```
>>>is_python_fun = True
>>>is_coding_hard = False
>>>print(is_python_fun)
>>>print(is_coding_hard)
True
False
```

又如，其他类型到布尔值（bool() 转换规则）的转换。示例 20：

```
>>>print(bool(0))
>>>print(bool(42))
>>>print(bool(""))
>>>print(bool("Hi"))
>>>print(bool([]))
>>>print(bool([1]))
>>>print(bool(None))
False
True
False
True
False
True
False
```

再如，布尔值到其他类型（int() 转换规则）的转换。示例 21：

```
>>>print(int(True))
```

```
>>>print(int(False))
1
0
```

5.2.3 运算符与表达式

1. 运算符

运算符是一些特殊的符号，主要用于数学计算、比较大小和逻辑运算等。Python 的运算符主要包括算术运算符、赋值运算符、比较（关系）运算符和逻辑运算符。

2. 表达式

使用运算符将不同类型的数据按照一定的规则连接起来的式子，称为表达式。

3. 常见的算术运算符与表达式

（1）常见的算术运算符

Python 中的算术运算符包括双目运算符 +（加）、-（减）、*（乘）、/（除）、//（整除）、%（取余）和 **（幂）。它们的优先级从高到低依次如下：第一级：**；第二级：*、/、%、//；第三级：+、-。

不同类型之间的数据运算，会发生隐式类型转换。转换规则为低优先级类型向高优先级类型转换。可以进行算术运算的各种数据类型，从低到高排列为 bool<int<float<complex。

（2）算术运算符与表达式示例

Python 常见运算符与表达式的说明与示例如表 5-4 所示。其中 a=3，b=5。

表 5-4 Python 常见运算符与表达式的说明与示例

运算符	说明	表达式示例
+	加：使两个操作数相加，获取操作数的和	a + b，结果为 8
-	减：使两个操作数相减，获取操作数的差	a - b，结果为 -2
*	乘：使两个操作数相乘，获取操作数的积	a * b，结果为 15
/	除：使两个操作数相除，获取操作数的商	a / b，结果为 0.6
//	整除：使两个操作数相除，获取商的整数部分	a // b，结果为 0
%	取余：使两个操作数相除，获取余数	a % b，结果为 3
**	幂：使两个操作数进行幂运算，获取底数的指数次幂	a ** b，结果为 243

4. 赋值运算符

在 Python 中，赋值运算符又分为普通赋值运算符和复合赋值运算符。

（1）普通赋值运算符

Python 的赋值运算符“=”用于将右侧的值（或表达式结果）赋给左侧的变量。其基本形式如下。

a. 简单赋值：变量名=表达式；

b. 链式赋值：变量名 1=变量名 2=表达式，（多个变量赋相同值）；

c. 多变量赋值：变量名 1，变量名 2=值 1，值 2（同时赋不同值）。

注意：=是赋值，==是比较，二者不可混淆。

示例 22：输入两个数，交换两个变量的值。

```
>>>str_number01 = input("请输入第一个变量：")
>>>str_number02 = input("请输入第二个变量：")
# 方式 1：利用临时变量交换
>>>temp = str_number01
>>>str_number01 = str_number02
>>>str_number02 = temp
# 方式 2：原地交换
>>>str_number01, str_number02 = str_number02, str_number01
>>>print("变量一是：" + str_number01)
>>>print("变量二是：" + str_number02)
请输入第一个变量：1
请输入第二个变量：2
变量一是：2
变量二是：1
```

（2）复合赋值运算符

复合赋值运算符结合了算术运算和赋值运算，使代码更简洁，如表 5-5 所示。

表 5-5　Python 复合赋值运算符及示例

运算符	说明	示例（a = 5）	等价于	结果
+=	加后赋值	a += 3	a = a + 3	8
−=	减后赋值	a −= 2	a = a − 2	3
*=	乘后赋值	a *= 4	a = a * 4	20
/=	除后赋值	a /= 2	a = a / 2	2.5
//=	整除后赋值	a //= 2	a = a // 2	2
%=	取余后赋值	a %= 3	a = a % 3	2
**=	幂运算后赋值	a **= 2	a = a ** 2	25

（3）赋值运算符常见形式

表 5-6 所示为 Python 赋值运算符的常见形式及示例。

表 5-6　Python 赋值运算符的常见形式及示例

形式	示例	说明
简单赋值	x = 10	将 10 赋给 x
链式赋值	a = b = 5	a 和 b 均为 5
多变量赋值	x, y = 3, "hello"	x=3, y="hello"
复合赋值（+=）	count += 1	count 自增 1
交换变量（Python 风格）	x, y = y, x	无须临时变量交换 x 和 y

5. 关系运算符与表达式

关系运算符也称为比较运算符，用于对两个数值型或字符串型数据、变量或表达式的结果进行大小、真假等比较，返回一个“真（True）”或“假（False）”的布尔值。

（1）关系运算符

作用：比较两个值（数值、字符串等），返回布尔值（True 或 False）。示例 23：

```
>>>word_01 = "abc"
>>>word_02 = "abc"
>>>print(word_01 == word_02)
>>>print(word_01 is word_02)
True
True
```

关系运算符具有以下特点。

1）返回值类型：bool（True/False）。

2）所有关系运算符优先级相同。

3）字符串按字典顺序逐字符比较（空字符<数字<大写字母<小写字母<汉字）。

4）比较两个浮点数是否相等时，建议用 abs(a－b) <极小值进行判断，避免精度误差。

5）is 比较对象内存地址（是否同一对象），==比较值是否相等。

（2）关系运算符与表达式示例

表 5-7 所示为 Python 关系运算符与表达式的说明与示例。

表 5-7 Python 关系运算符与表达式的说明与示例

运算符	说明	表达式示例
>	大于	5>2 返回 True；'5'> '12' 返回 True
>=	大于或等于	'a'>='A' 返回 True；'ab'>='a' 返回 True
<	小于	5<2 返回 False；'5'<12' 返回 False
<=	小于或等于	'a'<='A' 返回 False；'ab'<='a' 返回 False
==	等于	5==2 返回 False；'5'==5 返回 False
!=	不等于	5!=2 返回 True；"5'!=5 返回 True
is	等于	5 is 2 返回 False；'5' is 5 返回 False
is not	不等于	5 is not 2 返回 True；'5'is not 5 返回 True

6. 逻辑运算符与表达式

（1）逻辑运算符

Python 提供三种逻辑运算符，用于组合或修改布尔值（True/False），分别为 and（逻辑与）、or（逻辑或）和 not（逻辑非）。其中 or 与 and 为双目运算符，not 为单目运算符。

Python 的逻辑运算符具有短路求值的特性，能够高效地处理逻辑表达式。对于 and 运算符，如果第一个操作数为 False，系统会直接返回 False 而不再计算第二个操作数；同理，对于 or 运算符，如果第一个操作数为 True，系统会立即返回 True 而跳过第二个操作数的计算。这种机制不仅提高了程序的执行效率，还能避免不必要的计算或潜在错误。

逻辑运算符的优先级从高到低依次为 not、and、or。如果需要改变默认的运算顺序，可以使用()明确指定表达式的计算顺序，从而确保逻辑判断的正确性。

1）单目运算符是指只需一个操作数（即被操作的对象）就能完成运算的运算符。示例 24：

```
>>>a = 5
>>>print(-a)
```

```
>>>print(not False)
-5
True
```

2）双目运算符是指需要两个操作数才能完成运算的运算符。示例 25：

```
>>>a = 5
>>>b = 3
>>>print(a + b)
>>>print(a == b)
8
False
```

3）not 优先级最高。示例 26：

```
>>>x = True
>>>y = False
>>>print(not x and y)
False
```

4）and 优先级高于 or，低于 not。示例 27：

```
>>>a = True
>>>b = False
>>>c = True
>>>print(a or b and c)
True
```

5）使用 () 改变优先级。示例 28：

```
>>>a = True
>>>b = False
>>>c = True
>>>print((a or b) and c)
True
```

（2）逻辑运算符与表达式示例

表 5-8 所示为 Python 逻辑运算符与表达式的说明与示例。

表 5-8　Python 逻辑运算符与表达式的说明与示例

运算符	说明	表达式示例	返回值	解释
and	逻辑与运算符（全真为真）	True and False	False	仅当两侧均为 True 时返回 True
		3 > 2 and 'a' == 'a'	True	条件组合判断
or	逻辑或（一真即真）	False or True	True	任意一侧为 True 即返回 True
		5 < 3 or 2 == 2	True	第二个条件为真
not	逻辑非（取反）	not True	False	反转布尔值
		not (5 >= 5)	False	表达式结果为 True，取反后为 False

5.2.4　常用内置函数

内置函数是 Python 编程的基础，对于初学者而言，理解和掌握这些函数至关重要。

1. print()

print()函数是 Python 中用于打印输出的基础函数，其核心功能是将文本或变量值输出到标准输出流（通常是屏幕）。print()函数的功能非常灵活，支持多种参数和格式化方式。下面详细介绍 print()的各种用法及其医学应用场景。

1）基本输出。例如，输出简单的医学提示信息。示例 29：

```
>>>print("请患者空腹 8 小时后进行血糖检测")
请患者空腹 8 小时后进行血糖检测
```

2）变量输出。例如，输出患者体温数据。示例 30：

```
>>>patient_name = "张伟"
>>>temperature = 37.2
>>>print("患者", patient_name, "的当前体温是", temperature, "℃")
患者 张伟 的当前体温是 37.2℃
```

3）格式化输出。例如，输出血液检测结果。示例 31：

```
>>>wbc = 6.5          # 白细胞计数(10^9/L)
>>>rbc = 4.8          # 红细胞计数(10^12/L)
>>>print("白细胞计数：%.1f，红细胞计数：%.2f" % (wbc, rbc))
白细胞计数：6.5，红细胞计数：4.80
```

4）与 str.format()组合使用。例如，输出患者用药信息。示例 32：

```
>>>drug = "阿司匹林"
>>>dose = 100
>>>frequency = "每日一次"
>>>print("药物：{}，剂量：{}mg，用法：{}".format(drug, dose, frequency))
药物：阿司匹林，剂量：100mg，用法：每日一次
```

5）输出 f-string。例如，输出患者体质指数（body mass index，BMI）计算结果。示例 33：

```
>>>height = 1.75          # 米
>>>weight = 68            # 千克
>>>bmi = weight / (height ** 2)
>>>print(f"患者身高{height}米，体重{weight}千克，BMI 为{bmi:.1f}")
患者身高 1.75 米，体重 68 千克，BMI 指数为 22.2
```

6）多行输出。例如，输出医学检查报告摘要。示例 34：

```
>>>print("""
=== 医学检查报告摘要 ===
患者 ID：P20230567
检查项目：肝功能全套
检查日期：2023-05-15
注意事项：结果异常请及时复查
""")

=== 医学检查报告摘要 ===
患者 ID：P20230567
检查项目：肝功能全套
检查日期：2023-05-15
注意事项：结果异常请及时复查
```

2. input()

input()函数是 Python 中用于获取用户输入的标准内置函数，它会暂停程序运行，等待

用户输入一段文本后按回车键，然后将输入的内容作为字符串返回。下面详细介绍 input()的各种用法及其医学应用场景。

input()函数可实现基本输入。例如，获取患者基本信息。示例 35：

```
>>>patient_name = input("请输入患者姓名：")
>>>print(f"患者姓名：{patient_name}")
请输入患者姓名：张三
患者姓名：张三
```

医学数据通常需要特定的数据类型进行计算和分析，下面介绍一些数据类型转换的例子。

1）转换为整数（int）。例如，获取患者年龄并计算最大心率。示例 36：

```
>>>age = int(input("请输入患者年龄(岁)："))
>>>max_heart_rate = 220 - age
>>>print(f"根据年龄计算的最大心率为：{max_heart_rate}次/分")
请输入患者年龄(岁)：18
根据年龄计算的最大心率为：202 次/分
```

2）转换为浮点数（float）。例如，计算 BMI。示例 37：

```
>>>height = float(input("请输入患者身高(米)："))
>>>weight = float(input("请输入患者体重(千克)："))
>>>bmi = weight / (height ** 2)
>>>print(f"患者的 BMI 为：{bmi:.1f}")
请输入患者身高(米)：1.8
请输入患者体重(千克)：65
患者的 BMI 为：20.1
```

3）转换为布尔值（bool）。例如，评估患者吸烟状况。示例 38：

```
>>>smoking = input("患者是否有吸烟史?(是/否)：").lower() == "是"
>>>if smoking:
        print("警告：吸烟是导致心血管疾病的危险因素!")
患者是否有吸烟史?(是/否)：否
患者是否有吸烟史?(是/否)：是
警告：吸烟是导致心血管疾病的危险因素!
```

3. eval()

eval()函数用于将字符串作为 Python 表达式进行解析并执行，返回计算结果。因为 eval()函数可执行字符串中包含的任何有效的 Python 表达式，因此应避免接受外部输入的字符串，以避免安全风险和不受控制的行为。下面详细介绍 eval()的各种用法及其医学应用场景。

1）基本用法。例如，用于计算医学公式。示例 39：

```
>>>bmi_formula = "70 / (1.75 ** 2)"        # 体重(kg)/身高(m)^2
>>>bmi = eval(bmi_formula)
>>>print(f"BMI 计算结果：{bmi:.1f}")        # 输出：BMI 计算结果：22.9
BMI 计算结果：22.9
```

2）动态医学公式计算。例如，根据用户输入动态计算肌酐清除率。示例 40：

```
>>>age = 65
>>>weight = 70
```

```
>>>scr = 1.2
>>>gender = "female"
# Cockcroft-Gault 公式（不同性别不同计算）
>>>formula = f"((140 - {age}) * {weight} * {'0.85' if gender == 'female'
   else '1'}) / (72 * {scr})"
>>>crcl = eval(formula)
>>>print(f"肌酐清除率: {crcl:.1f} mL/min")  # 输出: 肌酐清除率: 51.6 mL/min
肌酐清除率: 51.6 mL/min
```

3）医学单位转换器。例如，建立医学单位转换字典。示例 41：

```
>>>conversions = {
   "mg/dL_to_mmol/L": "value * 0.0259",      # 血糖转换
   "mmHg_to_kPa": "value * 0.1333",          # 血压转换
   "lbs_to_kg": "value * 0.4536"             # 体重转换
}
# 使用 eval()函数动态执行转换
>>>def convert(value, conversion_type):
   try:
       return eval(conversions[conversion_type], {"value": value})
   except KeyError:
       raise ValueError("未知的转换类型")
>>>glucose_mg_dL = 92
>>>glucose_mmol_L = convert(glucose_mg_dL, "mg/dL_to_mmol/L")
>>>print(f"{glucose_mg_dL} mg/dL = {glucose_mmol_L:.1f} mmol/L")
92 mg/dL = 2.4 mmol/L
```

4. 其他常用函数

表 5-9 所示为 Python 常用文件操作方法及其说明。

表 5-9 Python 常用文件操作方法及其说明

方法	说明
file.read(size=-1)	从文件中读入整个文件内容。参数可选，如果给出，读入前 size 长度的字符串或字节流
file.readline(size = -1)	从文件中读入一行内容。参数可选，如果给出，读入该行前 size 长度的字符串或字节流
file.readlines(hint=-1)	从文件中读入所有行，以每行为元素形成一个列表。参数可选，如果给出，读入 hint 行
file.seek(offset)	改变当前文件操作指针的位置，offset 的值：0，文件开头；1，文件当前位置；2，文件结尾
len()	获取数据结构（如字符串、列表、元组、字典等）的长度
range()	生成一个整数序列，通常与 for 循环一起使用，用于迭代一定范围内的整数
list()，tuple()，dict()	创建列表、元组和字典
max() 和 min()	查找可迭代对象中的最大值和最小值
sum()	计算可迭代对象中的所有元素的和
abs()	获取数字的绝对值
sorted()	对可迭代对象进行排序，返回一个新的已排序列表

表 5-10 所示为 Python 常用内置函数。

表 5-10　Python 常用内置函数

样例		说明
数学运算	divmod(a, b)	返回 a 除以 b 的商和余数
	pow(a, b, c)	返回 a 的 b 次幂，如果给出 c，则返回 a 的 b 次幂后对 c 取余的结果
	round(a, n)	返回 a 四舍五入到 *n* 位小数后的值
数据类型转换	bool(x)	将 x 转换为布尔类型
	int(x, base=10)	将 x 转换为整型，base 指定进制
	float(x)	将 x 转换为浮点型
	complex(real, imag=0)	返回一个复数，real 为实部，imag 为虚部
	str(x)	将 x 转换为字符串
	bytes(iterable_of_ints)	将可迭代对象转换为字节类型
	bytearray(iterable_of_ints)	返回由整数可迭代对象生成的字节数组
	memoryview(obj)	返回给定参数的“内存查看”对象
	ord(c)	返回字符 c 的 Unicode 码点
	chr(i)	返回 Unicode 码点为 *i* 的字符
	bin(x)	将整数 x 转换为二进制字符串
	oct(x)	将整数 x 转换为八进制字符串
	hex(x)	将整数 x 转换为十六进制字符串
	ascii(x)	返回一个表示对象的可打印字符串
迭代器	iter(iterable)	获取迭代器（由可迭代对象返回迭代器）
	next(iterator[, default])	返回下一项，耗尽返回 default，未提供则抛出 StopIteration 异常
	import module	导入模块
	from...import...	从模块中导入指定的部分
	__import__(name, globals=None, locals=None, fromlist=(), level=0)	动态导入模块

5.3　程序的控制结构

程序的控制结构是编程逻辑的核心框架，决定了代码的执行路径与行为模式。在 Python 中，所有程序均由语句构成，语句由常量、变量、表达式、函数等基础元素组合而成。通过顺序结构、选择结构与循环结构三大核心机制，开发者能够以结构化思维组织代码，实现从简单操作到复杂逻辑的全方位控制。

（1）顺序结构

程序默认遵循顺序执行原则，即按代码的物理书写顺序逐行执行。这是程序的基础运行模式，确保每一步操作均以前一步的完成为前提，构成线性逻辑链条。

（2）选择结构

选择结构也称为分支结构，即根据不同条件选择执行不同语句的结构。例如，在数据验证、异常处理等场景下，选择结构赋予程序灵活响应不同输入或状态的能力。

（3）循环结构

在循环结构中，程序根据条件重复执行特定代码块直至满足终止条件。循环结构不仅简化了批量数据处理（如列表遍历、文件读取），还能实现实时监控、迭代计算等需要持续运行的任务。

5.3.1 顺序结构

顺序结构就是按程序中语句出现的先后顺序依次执行，就像排队一样，前面的任务不完成，后面的任务就得等待。计算机处理数据通常是按照输入原始数据、处理数据、输出结果的顺序进行的。顺序结构是程序最基本的控制结构，与选择结构、循环结构一起构成复杂的程序。

1. 程序编写的基本步骤

编写一个 Python 程序就像准备一顿简单的饭菜，需要按照步骤一步步完成。无论程序多么复杂，通常都遵循以下几个基本步骤，而顺序结构正是这些步骤得以有序执行的核心基础。

1）分析问题，明确需求。首先，搞清楚程序要完成什么任务。例如，是计算两个数的和，还是处理一份用户名单？

2）规划逻辑，确定算法。根据需求，设计程序的执行流程。例如，先获取输入数据，再处理数据，最后输出结果。

3）编写代码。将逻辑转换为 Python 代码，如定义变量、编写计算公式、调用函数等。

4）运行与调试。运行程序，检查是否按照预期工作，如果有错误，就逐步排查并修正。

在编写代码时，顺序结构是最基本的执行方式。它就像一道菜谱，告诉程序“先做什么，再做什么”。在顺序结构中，代码会按照从上到下的顺序逐行执行，不会跳过任何一步。例如：

```
# 示例：计算两个数的和并打印结果
# 第一步：获取输入
a = 10
b = 20
# 第二步：执行计算
result = a + b
# 第三步：输出结果
print("两个数的和是：", result)
两个数的和是： 30        # 输出结果
```

通过顺序结构，可以将复杂的任务拆解为一系列简单的步骤，让程序一步步完成目标。就像做饭一样，先洗菜，再切菜，最后炒菜，每一步都不可或缺。掌握顺序结构，是编写任何 Python 程序的第一步！

2. 顺序结构的基本特点

顺序结构具有以下基本特点。

1）简单直观：顺序结构符合人类的思维习惯，代码易读易写。

2）基础支撑：即使程序包含复杂的逻辑（如条件判断或循环），这些逻辑也是由多个顺序执行的代码块组成的。

3）确保正确性：顺序结构保证每一步都在前一步完成后执行，避免了逻辑混乱。

3. 顺序结构的程序举例

【例 5-3】 计算 BMI。根据用户输入的身高（单位：m）和体重（单位：kg），计算 BMI。

BMI 由 19 世纪中期的比利时统计、数学、天文学家凯特尔（Quetelet）最先提出。它是一个计算值，主要用于统计。当需要比较及分析一个人的体重对于不同高度的人所带来的健康影响时，BMI 是一个中立而可靠的指标。BMI 的定义如下：

BMI=体重/身高的平方（单位：kg/m^2）

1）分析问题，明确需求。这是一个数学计算问题。BMI 的数学公式为 BMI=体重/（身高^2）。本例题的基本解题过程如下。

① 获取用户输入的身高和体重；

② 使用公式 BMI = 体重/ (身高^2) 计算 BMI；

③ 输出 BMI。

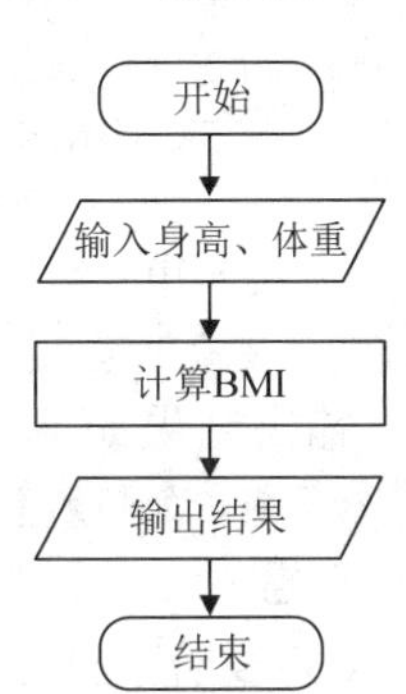

图 5-7　BMI 算法流程图

2）规划逻辑，确定算法。BMI 算法流程如图 5-7 所示，按程序三部曲（输入、处理、输出）结合问题需求，确定算法的每一步。

3）编写代码。根据算法，将每一个步骤具体落实，写出相应的代码语句。

参考代码如下：

```
# 计算 BMI
# 1. 获取用户输入
height = float(input("请输入身高（m）："))    # 将一个数值或字符串转换为浮点数
weight = float(input("请输入体重（kg）："))
# 2. 计算 BMI
bmi = weight / (height ** 2)    # 此处用 ** 表示 乘方，**2 表示 2 次幂，即平方
# 3. 输出结果，保留两位小数
# f 表示使用 Python 的 f-string（格式化字符串） 功能，用于格式化并输出 BMI。
print(f"您的 BMI 是：{bmi:.2f}")
```

4）运行与调试。在 IDLE 中编写上述代码，进行调试，观察是否存在语法错误等，若有则改正。正常运行则输入测试数据，观察其运行结果的正确性。当输入身高 1.75m，体重 65kg 时，输出结果为 21.22。

输入身高、体重：

```
请输入身高（m）：1.75
请输入体重（kg）：65
```

输出结果如下：

```
您的 BMI 是：21.22
```

注意：

① 确保输入的单位正确（身高为 m，体重为 kg）。

② 使用浮点数计算以避免精度丢失，通过格式控制输出结果精度。

【例 5-4】 计算患者每日热量需求。根据患者的体重（kg）和活动水平系数，计算每日所需热量（kcal，即千卡）。具体公式为

每日热量=体重×活动系数（假设活动系数固定为 25kcal/kg • 天）

参考代码如下：

```
# 计算患者每日热量需求
# 1. 获取患者体重
weight = float(input("请输入患者体重（kg）："))
# 2. 计算每日热量需求
activity_factor = 25  # 活动系数（kcal/kg·天）
daily_calories = weight * activity_factor
# 3. 输出结果
print(f"患者每日所需热量为：{daily_calories:.0f} kcal")
```

输入体重：

```
请输入患者体重（kg）：60
```

输出结果如下：

```
患者每日所需热量为：1500kcal
```

注意：

① 活动系数可根据实际情况调整（如轻度活动为 20，重度活动为 30）。

② 输出结果可保留整数（kcal 通常为整数）。

【例 5-5】生成患者信息标签。根据用户输入的姓名、年龄和病历号，生成一个格式化的患者信息标签，用于医疗记录或药品标注。

参考代码如下：

```
# 生成患者信息标签
# 1. 获取用户输入
name = input("请输入患者姓名：")
age = input("请输入患者年龄：")
medical_id = input("请输入病历号：")
# 2. 拼接信息标签
info_label = f"患者信息：\n 姓名：{name}\n 年龄：{age}岁\n 病历号：{medical_id}"
# 3. 输出结果
print(info_label)
```

输入患者的姓名、年龄和病历号。

```
姓名：张三
年龄：45
病历号：A2503250001
```

输出结果如下：

```
患者信息：
姓名：张三
年龄：45
病历号：A2503250001
```

注意：

① 这里使用了 Python 的 f-string（格式化字符串）功能，用于生成一段格式化的患者信息标签。

② f-string 是 Python 3.6 引入的一种字符串格式化方式，前缀为 f，允许在字符串中直接嵌入变量或表达式。嵌入的变量或表达式用 {} 括起来，Python 会在运行时将其替换为对应的值。通过 f-string，可以高效处理字符串拼接和格式化需求。

③ 就本例题解析 f-string 的用法。

本例题的字符串整体表示患者信息，包含固定文本和变量占位符两部分。固定文本：

"患者信息："、"姓名："、"年龄："、"病历号："。变量占位符：{name}、{age}、{medical_id}，这些占位符会被对应变量的值替换。例如：

```
#{name}：会被变量 name 的值替换（如患者姓名）
#{age}：会被变量 age 的值替换（如患者年龄）
#{medical_id}：会被变量 medical_id 的值替换（如病历号）
```

④ 本例题中使用换行符控制患者信息标签的输出格式。\n 是换行符，用于在字符串中插入换行。这里的\n 将信息分成多行，使输出更清晰。

5.3.2　分支结构

能自动根据不同情况选择执行不同的程序功能是对计算机程序的一个基本要求。这样的控制可以用选择结构来实现。Python 提供了条件运算符和选择控制语句两种选择结构。

条件运算符是一种简单的选择结构，语法格式如下：

```
表达式1 if 条件表达式 else 表达式2
```

此结构也称为三元运算符。如果条件表达式的值为 True，计算并返回表达式 1 的值；否则，计算并返回表达式 2 的值。

选择结构根据给定的条件成立与否，执行不同的语句。选择结构主要用于解决生活中的选择问题。Python 语言中仅有一种选择语句：if 语句。if 语句又分为单分支、双分支和多分支三种格式，if 语句还可以嵌套。

1. 布尔变量

某一个变量对应的值为布尔值时，称为布尔变量。布尔变量通常用于判定某个条件是否为真。布尔值对应真值和假值。

真值：True，所有的非空值。

假值：False，None，所有类型的数字 0、空序列、空字典。

2. 条件运算符

当程序控制只需根据条件选择不同运算结果时，可以使用条件运算符。Python 中条件运算符的语法格式如下：

```
表达式1 if 条件表达式  else  表达式2
```

执行时，先计算条件表达式，如果条件为 True，则返回表达式 1 的计算结果；否则，返回表达式 2 的计算结果。

【例 5-6】输入两个数，输出较大值。

参考代码如下：

```
# 输入两个数，输出较大值
# 1.获取用户输入
a,b = eval(input("a,b = ")) # eval()将字符串形式的表达式转换为实际的值，分别赋给 a 和 b
# 2.判断较大值
max = a if a > b else b
# 3.输出结果
print("Max = ",max)
```

输入两个数：

```
a,b = 65,34
```

输出结果如下：

```
Max = 65
```

3. 单分支选择结构（if语句）

单分支结构的if语句语法格式如下：

```
if 条件表达式:
    语句块
```

当满足条件只需执行一条语句时，写作格式如下：

```
if 条件表达式：单语句
```

其中，条件表达式可以是比较表达式或逻辑表达式，也可以是一个布尔值或变量。如果条件表达式的值为真（True或等价于True）时，则执行语句块；若结果为假（False或等价于False）时，则跳过该语句块，继续执行单分支结构的后续语句。用一句话概括if语句的作用：如果……条件成立，就做……。单分支选择结构的流程图如图5-8所示。

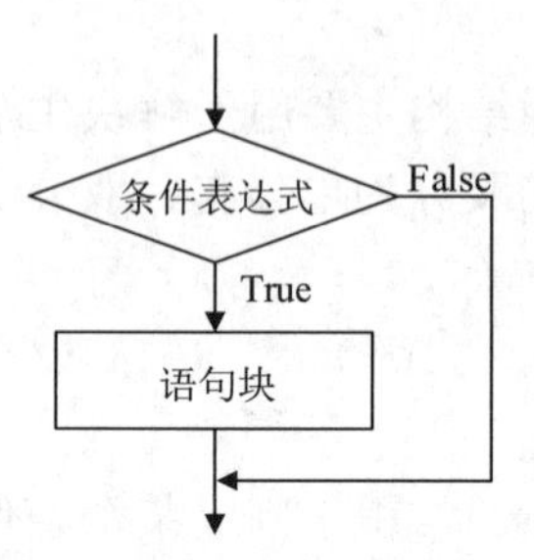

图5-8 单分支选择结构的流程图

注意：

① 条件表达式多数为比较表达式或逻辑表达式，但也可以是其他计算结果的表达式。

② 关键字if与条件表达式之间用空格隔开，条件表达式后接英文冒号，语句块的全部语句均缩进4个空格。

【例5-7】体温异常提醒。根据用户输入的体温值，判断是否需要提醒用户可能存在发热症状。若体温≥37.5℃，则提示“体温偏高，建议就医”；否则不输出任何提醒。

分析：首先需要根据要求输入体温；然后根据条件判断体温是否过高，过高则输出结果。此处涉及条件的判断，需要使用选择结构。

参考代码如下：

```
# 输入体温
temperature = float(input("请输入您的体温（℃）："))
# 单分支选择结构：判断体温是否偏高
if temperature >= 37.5:
    print(f"您的体温是：{temperature:.1f}℃，体温偏高，建议就医。")
```

运行程序后，输入体温36.5℃，无输出结果。输入体温39℃，则输出如下结果。

```
您的体温是：39℃，体温偏高，建议就医。
```

4. 双分支选择结构（if...else语句）

双分支结构用于二选一的条件。双分支选择结构的语法格式为

```
if 条件表达式:
    语句块1
else:
    语句块2
```

如果满足条件，则执行if后面的语句块，否则执行else后面的语句块。用一句话概括if...else语句的作用：如果……条件成立，就做……；否则，就做……。双分支选择结构的流程如图5-9所示。

注意：else 后必须加冒号；语句块 1 和语句块 2 的缩进方式保持一致。

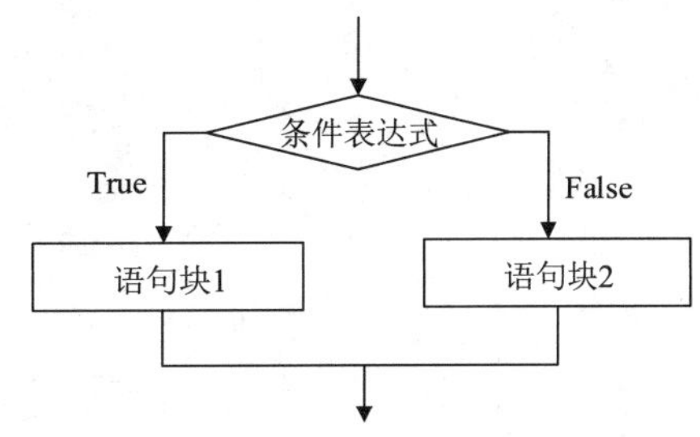

图 5-9　双分支选择结构的流程图

【例 5-8】计算 BMI，并判断。根据用户输入的身高（单位：m）和体重（单位：kg），计算 BMI，并判断体重是否正常（BMI 标准：18.5～23.9 为正常）。

分析：延续例 5-3。首先需要根据身高、体重计算 BMI；然后根据 BMI 的范围判断并输出相应的结果。此处涉及条件判断，会有两个不同的结果，因此需要使用双分支选择结构来实现。

参考代码如下：

```
# 计算 BMI，并判断
# 1. 获取用户输入
height = float(input("请输入身高（m）："))
weight = float(input("请输入体重（kg）："))
# 2. 计算 BMI
bmi = weight / (height ** 2)
# 3. 输出结果
print("您的 BMI 是：",round(bmi,2))  # round 函数用于四舍五入保留 2 位小数
if 18.5 <= bmi <= 23.9:
    print("体重正常")
else:
    print("体重异常，请注意健康")
```

输入身高、体重：

```
请输入身高（m）：1.70
请输入体重（kg）：70
```

输出结果如下：

```
您的 BMI 是：24.22
体重异常，请注意健康
```

5. 多分支选择结构（if…elif…else 语句）

多分支结构的语法格式如下：

```
if 条件表达式 1:
    语句块 1
elif 条件表达式 2:
    语句块 2
…
else:
    语句块 n
```

程序执行的顺序：依次计算条件表达式的值，如果某个条件表达式的值为真（成立），就执行它后面的语句，其余语句被忽略；当所有条件都为假（不成立）时，则执行 else 后面的语句 n，结束多分支结构。多分支选择结构的流程图如图 5-10 所示。

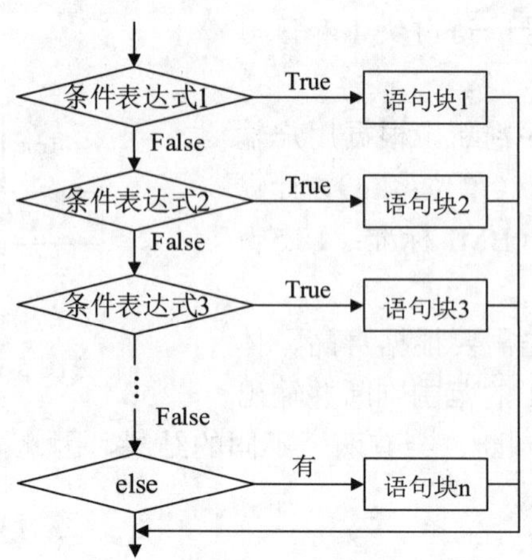

图 5-10　多分支选择结构的流程图

注意：

① 每一个 elif 表达式后必须加冒号。

② else 子句应该写在最后，且可以省略。当所有条件表达式都不成立时，若存在 else 部分，则执行语句块 n；若省略 else 部分，则不执行任何语句。

③ 语句块 1～语句块 n 的缩进方式应保持一致。

【例 5-9】 计算 BMI，并判断其分类。根据用户输入的身高（单位：m）和体重（单位：kg），计算 BMI，根据表 5-11 判断其分类。

表 5-11　BMI 对照表

BMI 分类	中国标准
<18.5	体重过轻
18.5～23.9	体重正常
24.0～27.9	超重
28.0～29.9	肥胖
≥30	严重肥胖

分析： 延续例 5-3。首先需要根据身高体重计算 BMI，然后根据 BMI 的范围判断并输出相应的结果。这里显然涉及多种情况的判断，属于多分支选择结构，需要用到 if…elif…else 语句。

方法一：

```
# 计算 BMI，并判断其分类
# 1. 获取用户输入
# eval()函数将字符串形式的表达式转换为实际的值
height = eval(input("请输入身高（m）："))
weight = eval(input("请输入体重（kg）："))
# 2. 计算 BMI
bmi = weight / height ** 2
# 3. 输出结果
print("BMI", round(bmi, 2))      # round()函数用于四舍五入保留 2 位小数
if  bmi < 18.5:
```

```
    print("体重过轻")
elif 18.5 <= bmi < 24:          # 注意，这里也可写成bmi>=18.5 and bmi<24
    print("体重正常")
elif  24 <= bmi < 28:
    print("超重")
elif  28 <= bmi < 30:
    print("肥胖")
else:
    print("严重肥胖")
```

输入身高、体重：

```
请输入身高（m）：1.60
请输入体重（kg）：45
```

输出结果如下：

```
BMI 17.58
体重过轻
```

输入身高、体重：

```
请输入身高（m）：1.80
请输入体重（kg）：100
```

输出结果如下：

```
BMI 30.86
严重肥胖
```

如果将判定条件改写为以下两种形式，请进一步思考方法二和方法三是否正确？

方法二：

```
if bmi < 18.5:
    print("体重过轻")
elif bmi < 24:
    print("体重正常")
elif bmi < 28:
    print("超重")
elif bmi < 30:
    print("肥胖")
else:
    print("严重肥胖")
```

方法三：

```
if bmi > 18.5:
    print("体重正常")
elif bmi > 24:
    print("超重")
elif bmi > 28:
    print("肥胖")
elif bmi >= 30:
    print("严重肥胖")
else:
    print("体重过轻")
```

6. 选择结构的嵌套

控制结构的嵌套是指一个控制结构的内部有另一个控制结构。此处的选择嵌套特指一个选择语句中包含另一个选择结构。这种结构常用于处理多层次的条件判断，使程序能够根据不同的条件组合执行不同的代码块。

当多个条件需要同时满足并且条件之间有递进关系时，可以使用选择结构的嵌套，即在一个选择语句的内容中包含另一个选择结构。if 子句、elif 子句、else 子句中均可嵌套 if 语句或 if…elif…else 子句。

注意：

① 选择结构嵌套要求以锯齿形缩进格式书写，以便分清层次关系。

② 确保每一层嵌套都比上一层缩进 4 个空格。

③ 嵌套层次不宜过多，否则会降低代码可读性。

④ 如果嵌套过深，可以考虑使用函数或其他结构来简化逻辑。

⑤ 确保所有可能的条件都被覆盖，避免遗漏。

```
if 条件表达式 1:
    # 条件 1 为真时执行的代码块
    if 条件表达式 2:
        语句块 1    # 条件表达式 1 和条件表达式 2 都为真时执行
    的代码块
    else:                                                      内层 if 语句
        语句块 2    # 条件表达式 1 为真但条件表达式 2 为假时执
    行的代码块
elif 条件表达式 3:
    语句块 3        # 条件表达式 1 为假且条件表达式 3 都为真时执行的代码块
    …
else:
    语句块 n        # 条件表达式都为假时执行的代码块
```

【例 5-10】患者用药剂量智能推荐。某医院需要根据患者基本信息动态计算抗生素（阿莫西林）的推荐剂量，假设规则如下。

1）年龄限制：12 岁以下儿童需使用儿童剂量，儿童剂量公式：20mg/kg。

2）肾功能调整：根据肾小球滤过率（glomerular filtration rate，GFR）调整剂量，具体如下。

GFR≥60mL/min：正常剂量，成人基础剂量 500mg；

30≤GFR<60：剂量减少 25%；

GFR<30：剂量减少 50%且需要医生二次确认。

3）过敏检测：对青霉素过敏者禁止使用。

参考代码如下：

```
# 输入患者信息
age = int(input("请输入患者年龄："))
weight = float(input("请输入体重(kg)："))
gfr = float(input("请输入肾小球滤过率(GFR)："))
is_allergic = input("是否对青霉素过敏(y/n)：").lower() == 'y'
# 嵌套选择结构实现
if is_allergic:
    print("⚠警告：患者存在青霉素过敏史，禁止使用阿莫西林！")
else:
    if age < 12:
```

```
        base_dose = weight * 20              # 儿童剂量公式：20mg/kg
        print(f"儿童基础剂量：{base_dose}mg")
    else:
        base_dose = 500                      # 成人基础剂量 500mg
        # 肾功能调整判断
        if gfr >= 60:
            final_dose = base_dose
        elif 30 <= gfr < 60:
            final_dose = base_dose * 0.75
        else:
            final_dose = base_dose * 0.5
            print("!!GFR 值过低，请医生确认用药安全性！")
                print(f"成人推荐剂量：{final_dose}mg"
# 示例输入输出：
# 输入：age = 8, weight = 25, gfr = 70, is_allergic = n
# 输出：儿童基础剂量：500.0mg
# 输入：age = 35, weight = 60, gfr = 45, is_allergic = n
# 输出：成人推荐剂量：375.0mg
# 输入：age = 40, weight = 70, gfr = 25, is_allergic = y
# 输出：⚠警告：患者存在青霉素过敏史，禁止使用阿莫西林！
```

此例题既体现了选择结构的嵌套特性，又展示了医疗决策系统中典型的“排除禁忌→分类处理→参数调整”逻辑链条，并运用了三级嵌套结构来实现。

第一层：过敏检测筛选绝对禁忌症。

第二层：区分儿童与成人用药规则。

第三层：根据肾功能细化剂量调整。

5.3.3　循环结构

循环结构是控制程序执行流程的核心工具之一，用于高效地处理重复任务。在编程中，许多任务需要重复执行相同的操作，如遍历列表中的每个元素并打印，或者计算 1 到 100 的累加和。若手动编写重复代码，不仅烦琐，还容易出错。循环结构通过自动化重复执行，解决了这一问题。即使是实现复杂的逻辑流程，循环结构也能显著简化代码，提高开发效率。

循环结构是指在满足一定的条件下反复执行某段程序，直到条件不成立则停止执行的一种选择结构。被反复执行的语句称为循环体。

在 Python 语言中，可以实现循环结构的语句有两种：while 语句和 for 语句。

1. while 语句

while 循环结构根据条件来判断是否继续重复执行循环体中的语句，故也称为条件循环。用一句话概括 while 循环的作用：只要……条件成立，就一直做……。无论循环的次数是否预知，都可以用 while 语句来循环执行循环体。

while 语句的语法格式如下：

```
while 条件表达式：
    循环体
```

while 语句执行过程：首先计算条件表达式的值，当条件表达式的值为 True 时，则执行循环体，并返回条件处，然后重新计算条件表达式的值决定是否重复执行循环体；当表达式的值为 False 时，则结束循环，执行 while 循环体外的后续语句。循环体可以是一条语句，也可以是复合语句。

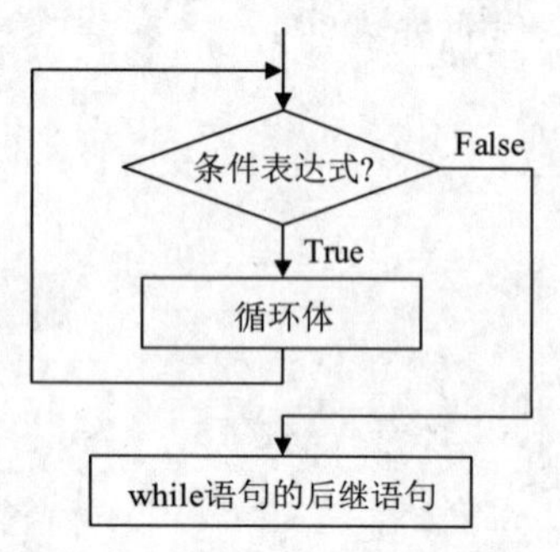

图 5-11　while 语句的执行流程图

while 语句的执行流程如图 5-11 所示。

注意：

① 与 if 语句类似，while 语句的条件表达式可以是比较表达式或逻辑表达式，也可以是其他计算结构的表达式。

② 条件表达式后必须加冒号。

③ 循环体中的所有语句行都应向右缩进对齐，保持一致的缩进方式。

④ 先计算条件表达式的值，再执行循环体，故有可能 while 的循环体一次都不执行。

⑤ 如果条件表达式的值永远为 True，则循环将无限执行下去，俗称死循环。若出现死循环，可按 Ctrl+C 组合键中断程序执行。编写程序时，注意在循环体内改变条件表达式中各变量的值，使得条件表达式的结果为 False，从而避免死循环的出现。

【例 5-11】用 while 循环计算 1+2+3+…+99+100 的值。

分析：这是一道计算 1～100 的累加和题，需要从 1 加到 100，反复求和，用循环实现。

解题步骤：

第一步，初始化变量，i=1，sum=0。i 表示被加数 1～100，sum 用于存放 1～100 的累加值。

第二步，判断 i≤100 是否成立（真），如果成立，将 i 累加到 sum 中，然后 i+1。

第三步，重复第二步，直到 i≤100 为假，结束循环。

第四步，输出累加值 sum。

求 1～100 累加和的算法流程，如图 5-12 所示。

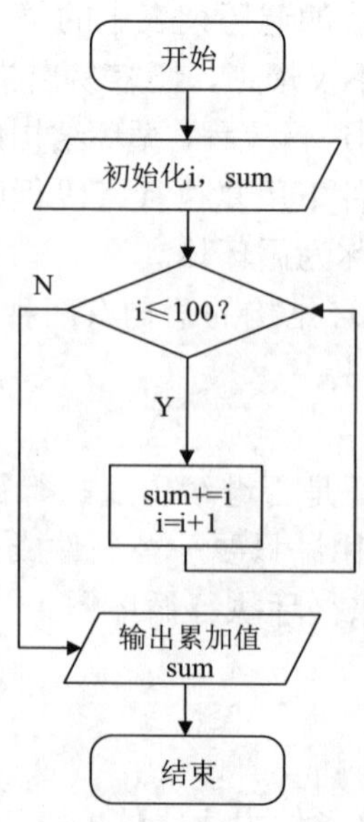

图 5-12　求 1～100 累计和的算法流程图

参考代码如下：

```
# 初始化变量
i = 1                  # 定义变量 i，初始值为 1，表示当前累加的数字
sum = 0                # 定义变量 sum，初始值为 0，用于存储累加和
# 循环条件判断
while i <= 100:        # 当 i 小于或等于 100 时，持续执行循环体
    sum += i           # 将当前 i 的值累加到 sum 中（等价于 sum = sum + i）
    i = i + 1          # 将 i 的值增加 1，准备下一次循环
# 循环结束后，输出最终结果
print("1+2+3+…+100=", sum)  # 打印 1 到 100 的累加和
```

运行结果如下：

```
1+2+3+…+100=5050
```

【例 5-12】患者按医嘱服药提醒。某患者按医嘱每天服用一次药物，共需服用 7 天。具体情况如下：药盒中有 7 粒药，每天服用 1 粒，药盒中剩余药量减少 1 粒。若患者忘记服药，可手动输入“跳过”以跳过当天服药。当药盒中剩余药量为 0 时，提示患者疗程结束。请编写程序模拟这一过程，输出每天的服药情况及剩余药量。

分析：

① 初始条件：药盒中初始药量为 7 粒，疗程天数为 7 天。

② 循环终止条件：药盒中剩余药量为 0。

③ 动态变化：每天服用 1 粒药，剩余药量减少 1 粒；若患者选择跳过，剩余药量不变。

解题步骤：

第一步，初始化变量：remaining_pills（剩余药量）、day（当前天数）。

第二步，使用 while 循环模拟每天服药过程，直到剩余药量为 0。

第三步，在循环中：提示用户是否服药；根据用户输入更新剩余药量；输出当天服药情况及剩余药量。

第四步，循环结束后，提示疗程结束。

参考代码如下：

```
# 初始化变量
remaining_pills = 7       # 初始剩余药量
day = 1                   # 当前天数
print("开始服药疗程，共需服用 7 天。")
 # 循环模拟每天服药
while remaining_pills > 0:
    print(f"\n 第 {day} 天：")
    user_input = input("是否服药？（输入“跳过”以跳过当天服药，直接回车键表示继
续服药）：")
    if user_input == "跳过":
        print("您选择跳过今天的服药。")
    else:
        remaining_pills -= 1
        print("您已服药。")
    # 输出剩余药量
    print(f"剩余药量：{remaining_pills} 粒")
    # 判断是否结束疗程
    if remaining_pills == 0:
        print("\n 药盒已空，疗程结束。请咨询医生后续安排。")
```

```
    else:
        day += 1
```

假设每天都照常服药，测试结果如下：

```
开始服药疗程，共需服用 7 天。
第 1 天：
是否服药？（输入“跳过”以跳过当天服药，直接回车键表示继续服药）：
您已服药。
剩余药量：6 粒
第 2 天：
是否服药？（输入“跳过”以跳过当天服药，直接回车键表示继续服药）：
您已服药。
剩余药量：5 粒
第 3 天：
是否服药？（输入“跳过”以跳过当天服药，直接回车键表示继续服药）：
您已服药。
剩余药量：4 粒
第 4 天：
是否服药？（输入“跳过”以跳过当天服药，直接回车键表示继续服药）：
您已服药。
剩余药量：3 粒
第 5 天：
是否服药？（输入“跳过”以跳过当天服药，直接回车键表示继续服药）：
您已服药。
剩余药量：2 粒
第 6 天：
是否服药？（输入“跳过”以跳过当天服药，直接回车键表示继续服药）：
您已服药。
剩余药量：1 粒
第 7 天：
是否服药？（输入“跳过”以跳过当天服药，直接回车键表示继续服药）：
您已服药。
剩余药量：0 粒
药盒已空，疗程结束。请咨询医生后续安排。
```

2. for 语句

for 循环结构通常用于遍历序列或迭代对象中的元素。在 for 循环结构中，循环的控制需要有序列或可迭代对象参与，循环过程中对序列或可迭代序列对象中的元素逐一处理，故又称为遍历循环。

for 循环结构一般适用于以下情况：循环次数已知；需要遍历处理 Python 的序列结构或可迭代对象中的每一个元素。

for 语句的语法格式如下：

```
for 循环变量 in 序列或迭代对象:
    循环体
```

for 语句执行过程：从序列或迭代对象中逐一提取元素，为循环变量赋值；循环次数等于元素的个数，每次循环中循环变量的值即为当前提取的元素值。其中，“对象”指待遍历或迭代的对象，可包括字符串、列表、元组、集合、字典等有序序列或可迭代对象。循环体是每次循环中需要重复执行的语句块。

for 语句的执行流程如图 5-13 所示。

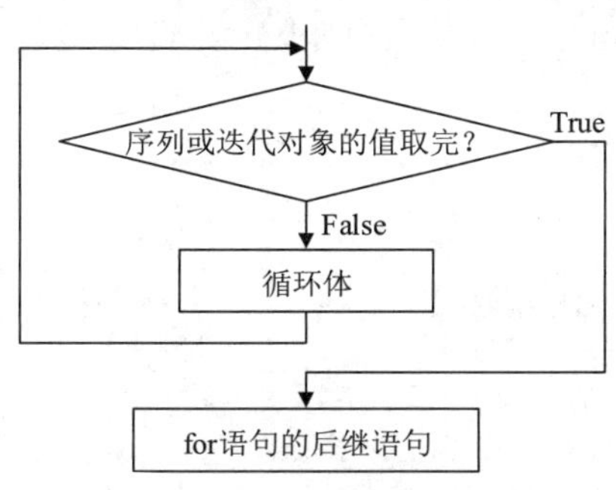

图 5-13 for 语句的执行流程图

注意：

① for 循环的循环次数等于序列或迭代对象的元素个数。

② 序列或迭代对象后必须加冒号。

③ 循环体中的所有语句行都应向右缩进对齐，保持一致的缩进方式。

④ 若需要指定次数循环，可以使用 range()函数产生的一系列连续的整数。range()函数语法格式如下：

```
range(start, end, step)
```

其各参数说明如下。

start：用于指定计数的起始值，可以省略；若省略，则默认为 0。

end：用于指定计数的结束值（但不包括该值，如 range(5)得到的是 0～4 之间的整数，不包括 5）；不能省略。当 range()函数中只有一个参数时，即表示指定计数的结束值。

step：用于指定步长，即相邻两数之间的间隔，可以省略；若省略，则默认为 1。例如，range（0,5）等价于 range(0,5,1)，将得到 0、1、2、3、4。

【例 5-13】用 for 循环实现计算 1+2+3+…+99+100 的值。

参考代码如下：

```
i = 1
sum = 0
for i in range(1, 101):      #range(1, 101)用于生成 1 到 100 的整数
    sum += i
print("1+2+3+…+100=", sum)
```

运行结果：

```
1+2+3+…+100=5050
```

【例 5-14】输出所有三位数的“水仙花数”。“水仙花数”是指一个三位整数，其各位数字立方和等于该数本身。例如，153 是一个水仙花数，因为 $153=1^3+5^3+3^3$。

分析：

① 如何从一个三位数中提取各位数字是关键。

② 借助%和//来完成。

方法一：

```
for i in range(100, 1000):
    a = i%10                # 个位数
    b = i//10%10            # 十位数
```

```
    c = i//100          # 百位数
    if(i == a ** 3 + b ** 3 + c ** 3):
        print(i, end=" ")
```

运行结果如下：

```
153  370  371  407
```

方法二：

```
for i in range(100, 1000):
    a, temp = divmod(i, 100)
    b, c = divmod(temp, 10)
    if(i == a ** 3 + b ** 3 + c ** 3):
        print(i, end=" ")
```

思考：方法二与方法一有什么不同？方法二中的 a、b、c 分别是哪个数位上的值？

3. 循环控制语句

循环控制语句又称为跳转语句，是一种特殊的控制语句，根据某种特殊的需要，从当前程序执行的位置跳出，转到规定的位置重新开始执行。例如，跳出循环体或者结束本次循环，开始下一次循环。常用的循环控制语句有 break 语句、continue 语句和 pass 语句，它们常用在循环语句中。存在循环控制语句的循环执行流程如图 5-14 所示。

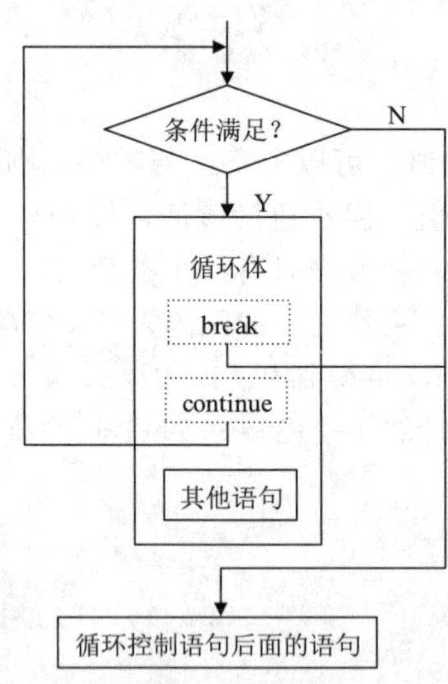

图 5-14　存在循环控制语句的循环执行流程图

（1）break 语句

在循环中使用 break 语句，可以跳出包含 break 语句的那层循环，从而提前结束该循环。跳出循环后，继续执行当前层循环的后面的语句。

break 语句一般与 if 语句搭配使用，表示在某种条件下跳出循环。

【例 5-15】输入若干学生的成绩，求平均分。要求输入分数为负数时退出循环。

分析：

① 学生个数不定，即循环次数不定，故需要用 while 循环。

② 求平均分，需要知道总分及人数，故循环体，即程序需要重复的做的事情是输入成绩，计算求和，累计人数。

③ 当输入的分数为负数时，退出循环。

④ 使用 f-string 格式化字符串动态生成提示信息，{i}是一个格式化占位符，它会被替换为当前循环中 i 变量的值。每次循环时，“f"请输入成绩{count}："” 会将 {i} 替换为当前 i 的值。

参考代码如下：

```
s = 0; n = 0
while 1:                         # 永真循环
    mark = eval(input(f"请输入成绩{n+1}: "))
    if mark < 0:                 # 输入的成绩为负数，则退出循环
        break                    # 退出循环
    s += mark                    # 累加求和
    n += 1                       # 计数器，计算人数
if n > 0:
    print("平均分为: ", round(s/n, 2))     #round()函数用于保留 2 位小数
```

运行结果如下：

```
请输入成绩 1: 95
请输入成绩 2: 87
请输入成绩 3: 56
请输入成绩 4: -1
平均分为: 79.33
```

（2）continue 语句

在循环中使用 continue 语句，可以提前结束本次循环，跳过循环体的其余部分，直接转回到循环结构首行，重新进行循环条件判断，并根据重判结果决定是否继续循环。

continue 语句一般会与 if 语句组合使用，表示在某种条件下，跳出当前循环的剩余语句，然后进行下一轮循环。continue 语句只能用在循环语句中。其作用只是结束本次循环，而不终止整个循环的执行；而 break 语句则是使整个循环提前终止。

【例 5-16】修改例 5-15，输入若干学生的成绩，求平均分。要求输入的成绩为负数时退出循环，输入的成绩超过 100 分的为无效成绩。

分析：

① 当输入的成绩在 0～100 之间时，重复输入成绩，计算求和，累计人数。

② 当输入的分数为负数时，退出循环。

③ 当输入的成绩超过 100 分时，视为无效数据，该成绩无须计算，直接输入下一个成绩。

参考代码如下：

```
s = 0; n = 0
while 1:                  # 永真循环
    mark = eval(input(f"请输入成绩{n+1}: "))
    if mark < 0:          # 输入的成绩为负数时，退出循环
        break
    elif mark > 100: # 输入的成绩超过 100，则跳过后面的累和求和步骤，累计人数
        continue
    s += mark             # 累加求和
    n += 1                # 计数器，计算人数
if n > 0:
    print("平均分为: ", round(s/n, 2))  #round()函数用于保留 2 位小数
```

运行结果如下：

```
请输入成绩 1：88
请输入成绩 2：92
请输入成绩 3：67
请输入成绩 4：2341
请输入成绩 4：79
请输入成绩 5：-3
平均分为： 81.5
```

由运行结果可以看出当输入的成绩超过 100 时，程序执行 continue 语句，直接跳过语句 s+=mark 和 n+=1，进入到下一次输入成绩语句。

（3）pass 语句

在 Python 中，pass 语句又称为空语句，是一个表示空操作的特殊语句。它不会执行任何实际操作，但在语法上却起到了填充代码块的作用，使得程序结构保持完整。pass 语句的特点在于其简洁性和灵活性，它允许开发者在尚未确定具体实现逻辑时，先构建出程序的基本框架。

pass 语句的适用情况相当广泛。首先，它常用于函数和类的定义中，当开发者暂时不想实现具体功能时，可以用 pass 语句作为占位符，避免语法错误。其次，在编写条件语句、循环语句或异常处理语句时，如果某些分支或情况尚未处理，也可以使用 pass 语句来保持程序结构的完整性。此外，pass 语句还可以作为代码框架的构建工具，帮助开发者理清程序逻辑，提高开发效率。

（4）else 语句

while 语句和 for 语句后边还可以带 else 子句，用于处理循环结束后的“收尾”工作。else 语句的语法格式如下：

```
for 变量 in 序列或迭代对象:
    循环体
else:
    else 子句代码块
```

```
while 条件表达式:
    循环体
else:
    else 子句代码块
```

在 Python 中，for…else 的作用是如果 for 循环中的 if 条件一直不满足，则执行 else 子句。在 for 循环中加入 break 语句，循环会在 if 条件满足时退出，后面的 else 子句不执行。while…else 的使用方法与此类似。

【例 5-17】输入一个正整数 m，判断 m 是否为素数。

分析：判断素数的算法是，如果 m 能被 2～（m−1）之间任何一个整数整除，则可以判断 m 不是素数；如果 m 不能被 2～（m−1）之间任何一个整数整除，则可以判断 m 是素数。

参考代码如下：

```
m = int(input('请输入一个正整数：'))
for i in range(2, m):                # 分别取 2～（m-1）之间的数
    if m % i == 0:                   # m 能被 i 整除
        print(m, '不是素数!')
        break                  # 已经得到结果，无须继续判断
else:                          # 没有通过 break 退出，即 2～（m-1）之间的数均不能整除
    print(m,'是素数!')
```

运行结果如下：

```
请输入一个正整数：65
65 不是素数!
>>>================RESTART=================>>>
请输入一个正整数：17
17 是素数!
```

注意：

① 如果存在多重循环，break 语句只能跳出自己所属的那层循环。

② break 语句和 continue 语句通常与 if 语句组合使用。

③ 当循环是因为执行了 break 语句而提前结束时，不会执行 else 子句的代码。

4. 循环语句嵌套

循环语句可以嵌套使用，即在一个循环体（外层循环）内嵌另一个完整的循环结构（内层循环），如图 5-15 所示。内嵌的循环中还可以嵌套循环，这就构成了多重循环，常用的有二重循环和三重循环。

注意：

① 外层循环执行一次，内层循环就要执行一个完整的循环。

② 如果外层循环执行 n 次，内层循环执行 m 次，则整个循环要执行 n × m 次。

③ for 和 while 循环都可以嵌套，也可以互相嵌套，用于解决复杂的问题。

④ 循环嵌套要注意语句的缩进与对齐，错误的缩进会使语句属于错误的循环层。

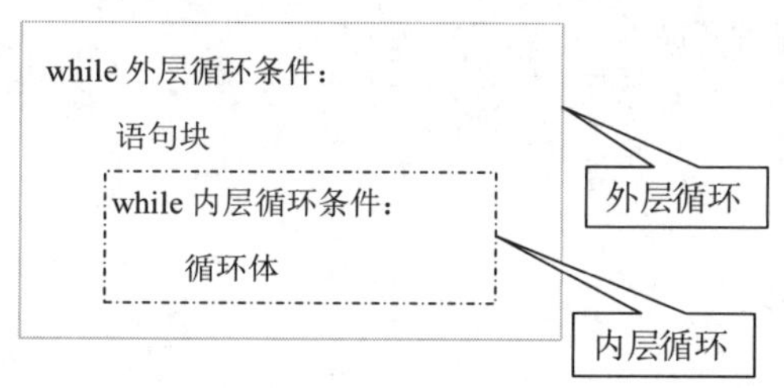

图 5-15 循环嵌套

【例 5-18】在医院药房中，药师需要根据医生开具的药方为患者配药，每个药方上列有多个药品及其价格。通过键盘输入获取每个患者的药方信息，然后统计每个患者的总药费。

分析：

① 使用嵌套的 for 循环结构。

② 外层循环用于输入每个患者的姓名和药品的种类。

③ 内层循环用于输入每个患者药方上的药品及其价格，并累加药费。

④ 打印每个患者的总药费。

参考代码如下：

```
# 获取患者数量
patient_count = int(input("请输入患者数量："))
# 外层循环
for i in range(patient_count):
    # 获取患者姓名
    patient_name = input(f"请输入第{i+1}个患者的姓名：")
    # 初始化药费变量
```

```
        total_cost = 0
        # 获取药方药品数量
        medicine_count = int(input(f"{patient_name}的药方上有多少种药品？"))
        # 内层循环遍历药品
        for j in range(medicine_count):
            # 获取药品名称和价格
            medicine_name = input(f"请输入第{j+1}种药品的名称：")
            medicine_price = float(input(f"请输入{medicine_name}的价格："))
            # 累加药费
            total_cost += medicine_price
        # 打印药费
        print(f"{patient_name}的总药费为：{total_cost}元")
```

运行结果如下：

```
请输入患者数量：2
请输入第 1 个患者的姓名：王丽
王丽的药方上有多少种药品？2
请输入第 1 种药品的名称：抗病毒口服液
请输入抗病毒口服液的价格：32
请输入第 2 种药品的名称：阿莫西林
请输入阿莫西林的价格：12
王丽的总药费为：44.0 元
请输入第 2 个患者的姓名：赵云
赵云的药方上有多少种药品？1
请输入第 1 种药品的名称：腹可安
请输入腹可安的价格：3
赵云的总药费为：3.0 元
```

5.3.4 控制结构综合案例

【例 5-19】在一家医院的急诊室中，医生需要快速监测一批患者的体温。为了及时发现并处理可能的发热患者，医生希望有一个程序能够读取体温数据，统计正常体温和异常体温的人数，当遇到超过 38.5℃的体温时发出警告。

分析：

① 逐次输入每个患者的体温测量记录，按回车键确认。输入 q，则监测终止。

② 当体温正常时，统计正常体温（小于或等于 37.3℃）的人数；体温超过 37.3℃但小于或等于 38.5℃时，统计为低热状态人数（仍须发出警告，但纳入正常体温范围）。

③ 如果遇到体温测量值超过 38.5℃的患者，发出警告，并提示该患者需要进一步检查。

④ 打印统计结果。

参考代码如下：

```
print("=== 急诊体温快速监测 ===\n")
normal = 0          # 正常体温计数器
abnormal = 0        # 异常体温计数器
while True:
    temp_input = input("请输入患者体温（输入 q 结束监测）：")
    if temp_input.lower() == 'q':
        break       # 退出监测循环
```

```
    try:
        temp = float(temp_input)
    except ValueError:
        print("⚠输入错误，请输入有效数字或 q 退出")
        continue
    if temp > 38.5:
        print(f"⚠警报：发现体温 {temp}℃超过正常范围！请进一步核查！")
        abnormal += 1
    else:
        normal += 1
# 最终统计报告
print("\n=== 监测汇总 ===")
print(f"正常体温患者：{normal}人")
print(f"异常体温患者：{abnormal}人")
print("监测任务已完成")
```

运行结果如下：

```
=== 急诊体温快速监测 ===

请输入患者体温（输入 q 结束监测）：36
请输入患者体温（输入 q 结束监测）：36.5
请输入患者体温（输入 q 结束监测）：hd
⚠ 输入错误，请输入有效数字或 q 退出
请输入患者体温（输入 q 结束监测）：3535
⚠ 警报：发现体温 3535.0℃超过正常范围！请进一步核查！
请输入患者体温（输入 q 结束监测）：37.8
请输入患者体温（输入 q 结束监测）：39
⚠ 警报：发现体温 39.0℃超过正常范围！请进一步核查！
请输入患者体温（输入 q 结束监测）：q

=== 监测汇总 ===
正常体温患者：3 人
异常体温患者：2 人
监测任务已完成
```

该程序是专为医院急诊场景设计的体温监测程序，满足医生对异常体温即时预警和统计正常体温的需求。该程序具有以下功能特点。

1）极简交互：逐次输入体温，按回车键确认；输入 q 随时结束监测；自动过滤非数字输入。

2）核心统计：实时累计正常、异常人数；双计数器独立统计；大字体警示符号提醒。

3）临床优化：异常体温即时警报；不中断持续监测流程；终端输出信息分级显示。

5.4　函数和代码复用

函数是编程中的一个基本概念，是一段可以重复使用的代码，用于执行特定的任务，可以在需要的地方调用执行，而无须在每个执行的地方重复“造轮子”。函数可以接收输入（称为参数），并返回输出（称为返回值）。

其实，读者在前面的学习中已经见过不少函数了，如 print()、eval()、len()等就是 Python 提供的内置函数。可以把内置函数理解为 Python 开发者已经封装好的可以直接被调用的函数。通过这些内置函数，可以简化编程。例如，当要求某个对象的长度时，可以直接调用内置函数 len()，而不需要自己来编写实现这个功能的代码。

在医学领域，函数的概念可以类比为生物体内的各种生理过程。例如，可以将心脏的功能抽象为一个函数。心脏的主要任务是泵送血液，确保氧气和营养物质能够输送到全身的各个部分。

参考函数定义如下：

```
def heart_function(oxygen_level, nutrient_level):
    # 心脏的功能：根据氧气和营养物质的水平来泵送血液
    if oxygen_level < 50 or nutrient_level < 50:
        return "Increase heart rate"
    else:
        return "Maintain current heart rate"
```

其中，heart_function 为函数名；oxygen_level 表示血液中的氧气水平；nutrient_level 表示血液中的营养物质水平。它的功能是，如果氧气水平或营养物质水平低于 50，则心脏会提高心率，以便更快地泵送血液，确保身体能够获得足够的氧气和营养；如果氧气和营养物质水平正常，心脏则维持当前的心率。

当调用该函数时，会返回一个字符串，指示心脏的状态（是提高心率还是维持当前心率）。

例如：

```
# 输出：Increase heart rate
result = heart_function(40, 60)print(result)
# 输出：Maintain current heart rate
result = heart_function(70, 80)print(result)
```

通过这个医学案例，可以了解函数的概念如何应用于生物体的生理过程。心脏的功能就像一个函数，根据输入的氧气和营养水平来决定输出的反应。这种抽象化的思维方式在编程中非常重要，可以帮助人们更好地组织和管理代码。当其他地方需要使用心脏功能时，只需调用这个函数，这就是代码复用。

代码复用是编程中的一种最佳实践，能够帮助开发者更高效地构建和维护软件系统。

5.4.1 函数的定义与调用

函数本质上是一段实现了特定功能、可重用的代码。可以通过函数名来进行功能调用。

在 Python 中，函数定义的语法形式如下：

```
def functionname([parameters1, parameters2, ...]):
        "函数说明文档字符串"
        function_body
        [return[expression/value]]
```

在使用该语法时，需要注意以下几点。

1）函数定义。定义一个函数时，必须以 def 关键字开头，接着是函数名、括号、括号中的参数以及冒号。参数可以有零个或多个。如果有多个参数，需要用逗号分隔；如果没有参数，参数列表的圆括号不能省略。

2）函数体。代码换行后，需要在缩进块中编写函数体。

3）返回值。函数值可以通过 return 语句返回给调用方。return 语句是可选的，可以在函数体内的任何位置出现，表示函数调用到此结束。如果没有 return 语句，或者 return 语句未被执行，或者 return 语句没有明确的返回值，Python 将返回空值 None。

4）形参与实参。函数定义中的参数称为形式参数，简称形参。在定义函数时，不需要说明形参的类型，Python 解释器会根据实际参数（在函数调用中传入的参数，简称实参）的值自动推断形参的类型。

5）返回值类型。函数定义时不需要指定返回值的类型，返回值的类型由 return 语句返回的值的类型决定。

6）文档字符串。文档字符串用于告诉调用者该函数的功能，虽然是可选的，但建议添加以提高代码的可读性。

在定义函数后，一段实现特定功能的代码（函数体）就被封装起来，后续需要使用这一特定功能时，直接调用这个函数就可以了。每一次函数调用，就是执行了一遍函数定义中函数体中的代码。

在 Python 中，函数调用的语法格式如下：

```
functionname([parameters1, parameters2, ...]):
```

注意：此处是函数调用的语法格式，因此该语法格式中的参数 parameters1, parameters2,…是函数调用时指定的，它们被称为实参。当程序执行函数调用语句时，这里的实参将被传递给函数定义中的形参。

当一个程序调用一个函数时，具体的调用过程包括以下几个步骤。

1）调用程序（即调用函数的程序）在调用处暂停执行。

2）在函数调用时将实参的引用传递给形参。

3）执行函数体中的语句。

4）函数调用结束时给出返回值，调用程序回到调用前的暂停处继续执行。

下面看一个简单的例子。

【例 5-20】定义并调用一个不带参数的 print_Bookname()函数。

参考代码如下：

```
def print_Bookname():
    print('医学信息技术基础')
# 调用 print_Bookname()函数
print_Bookname()
```

运行结果如下：

```
医学信息技术基础
```

另外，由于 print_Bookname()函数的函数体中没有 return 语句，因此该函数的返回值为 None。当把该函数赋值给一个变量时，该变量的值为 None，即如下程序的运行结果为 None。

```
def print_Bookname():
    print('医学信息技术基础')
x = print_Bookname()        # 调用 print_Bookname()函数
print(x)                    # 运行结果为 None
```

5.4.2　函数参数

在定义和调用函数时，函数的参数很重要。函数参数主要有位置参数、关键字参数、默认值参数、可变长度参数等类型，下面分别进行介绍。

1. 位置参数

位置参数必须以正确的顺序传入函数。函数调用时实参的数量必须与函数定义时形参数量一样。

【例 5-21】定义一个函数 addTwo()，用于计算两个数的和。

```
def addTwo(x, y):
    print(x + y)
# 调用函数
addTwo(20, 30)          # 结果为50
```

由于该函数在定义时使用了两个位置参数，因此要求必须传入两个参数，否则会出现语法错误。

当只传入一个实参时，程序如下：

```
addTwo(1)
```

该调用将报错：

```
Traceback(most recent call last):
    File "<pyshell#16>", line 1, in <module>
    addTwo(1)
TypeError: addTwo() missing 1 required positional argument: 'y'
```

注意：位置参数要求形参和实参的对应关系严格一致，一是要求数量上一样，二是要求在顺序上也一致。

2. 关键字参数

关键字参数和函数调用关系紧密，其在函数调用时明确指定要将值传给哪一个参数。使用关键字参数允许函数调用时给出的参数顺序与函数定义时不一致，因为 Python 解释器能够用参数名匹配参数值。

【例 5-22】定义一个函数 Display()，用于显示姓名、年龄和分数。

```
def Display(name, age, score):
    "输出姓名，年龄和分数"
    print ("your Name is: ", name)
    print ("your Age is: ", age)
    print ("your score is: ", score)
```

在函数调用时，可以按位置参数的形式输入：

```
Display('XiaoZhang', 18, 85)
```

也可以不考虑形参的顺序，按关键字参数的形式输入：

```
Display(score=85, name='XiaoZhang', age=18)
```

以上两种调用方式，都可以得到结果：

```
your Name is:  XiaoZhang
your Age is:  18
your score is:  85
```

可以看到，即使实参的顺序与形参完全不一样，也会得到同样的结果。

3. 默认值参数

在定义函数时，可以给某些形参设置默认值，这样，在调用函数时，默认值参数的值如果没有传入，则被认为是预先设定好的默认值。

例如，在上面的定义 Display()函数时，可以设定 score 的默认值为 85，这样，如果实参调用时，score 值没有被传入，则输出默认值 85。

```
def Display(name, age, score=85):
    "输出姓名，年龄和分数"
    print ("your Name is: ", name)
    print ("your Age is: ", age)
    print ("your score is: ", score)
```

在函数调用时，仅输入前面的两个实参，例如：

```
Display('Xiaoming', 20)
```

也可以得到结果：

```
your Name is:  XiaoZhang
your Age is:  18
your score is:  85
```

从结果可知，尽管实参没有传入具体的值，但是 score 依然会按在函数定义时设置的默认值输出。

值得注意的是，在定义函数时，任何带默认值的形参右侧都不能再有不带默认值的普通位置参数。例如，将上例改写为以下形式：

```
def Display(name, age = 18, score):
    "输出姓名，年龄和分数"
    print("your Name is: ", name)
    print("your Age is: ", age)
    print("your score is: ", score)
```

则会报以下语法错误：

```
SyntaxError: non-default argument follows default argument
```

4. 位置参数与关键字参数混合使用

在函数调用时，可以混合使用位置参数和关键字参数，但必须遵循以下规则：位置参数必须出现在所有关键字参数之前。例如：

```
def Display(name, age, score):
    print("姓名:", name)
    print("年龄:", age)
    print("分数:", score)
 # 正确：位置参数在前，关键字参数在后
Display("XiaoMing", 20, score=85)
```

如果关键字参数在位置参数之前，便会报错。例如：

```
# 错误：关键字参数在位置参数之前
Display(name="XiaoMing", 20, score=85)
SyntaxError: positional argument follows keyword argument
```

5. 可变长度参数

在使用函数的过程中，有时可能需要一个函数能处理比当初定义时更多的参数。考虑这一点，可以在函数定义时将一些参数设置为可变长度参数。可变长度参数主要有以下两种形式。

1）在形参前面加一个星号*，表示可以接收多个位置参数并把它们放到一个元组中。

2）在形参前面加两个星号**，表示可以接收多个关键参数并把它们放到一个字典中。

【例 5-23】定义一个 add()函数，接收可变长度参数并计算所有参数的和。

参考代码如下：

```
def add(a, b, *args, **kwargs):
    print(a, b, args,kwargs)
    return a + b + sum(args) + sum(kwargs.values())
```

在调用 add()函数时，前面两个参数为固定的位置参数，除这两个参数之外的多余位置参数被传递给可变长度参数*args，关键参数被传递给可变长度参数**kwargs。例如：

```
add(1, 2, 3, 4, x=5, y=6, z=7)
```

运行结果如下：

```
1 2 (3, 4) {'x': 5, 'y': 6, 'z': 7}
28
```

可变长度参数比较灵活，可以让调用者不必在参数的个数和顺序上花费精力和时间，但也有一定的局限，如想在函数内处理可变长度参数中的某个具体的参数时，没有前面几种参数简洁。

注意：当函数定义中需要同时使用上述两种可变长度参数时，前加两个星号**的可变长度参数要在前加一个星号*的可变长度参数之后，否则也会报语法错误。默认值参数也不可以出现在可变长度参数之后。

5.4.3 参数传递

在 Python 函数中，经常需要将一个参数的值传递给另一个参数，下面对此展开介绍。

1. 参数传递的实现

前面已学习函数定义时使用的参数称为形参，函数调用时使用的参数称为实参。当程序执行函数调用语句时，实参将被传递给形参。实参传递给形参，就是参数传递。但要注意，这里的参数传递，传递的是参数的“引用”。引用指的是变量指向对象的机制。Python 中的所有变量都是引用，即变量名并不直接存储对象的值，而是指向存储对象的内存地址。因此，多个变量可以同时引用同一个对象，从而共享对同一个数据的修改。若实参是 Python 可变序列，而在函数体中使用下标或序列自身原地操作的方式修改形参，则修改后的结果可以反映到实参上。例如：

```
def changeInt(param_X):
    print(param_X)
# 调用 changeInt()函数
arg_B = 10
ChangeInt(arg_B)
print(arg_B)
```

上述程序段首先定义了函数 changeInt()。然后在函数内部打印参数 param_X。接着在主程序中调用 changeInt()，这时主程序会将实参 arg_B 传递给形参 param_X，此时传递的是 arg_B 的引用，传递后，param_X 和 arg_B 均指向整数 10。因此打印结果均为 10，如图 5-16 所示。

arg_B=10
changeInt(arg_B)
print(arg_B)

def changeInt(param_X):
    print(param_X)

arg_B　10　param_X

图 5-16　函数命名空间

下面修改一下上例的程序代码：

```
def changeInt(param_X):
    param_X = 25
    print(param_X)
# 调用 changInt()函数
arg_B = 10
changeInt(arg_B)
print(arg_B)
```

如图 5-17 所示，当执行函数调用语句 changeInt(arg_B)时，会将实参 arg_B 传递给形参 param_X，此时传递的是 arg_B 的引用，传递后 param_X 和 arg_B 均指向整数 10。参数传递后开始执行函数体 param_X=25，但由于整数是不可变数据类型，因此在函数体内执行 param_X= 25 时，实际是创建了一个新的整数对象 25，再让 param_X 指向该对象。即执行 param_X = 25 后，param_X 和 arg_B 指向的不再是同一个整数对象，param_X 指向了整数 25，arg_B 仍然指向整数 10。因此，上方程序执行后，函数内打印结果为 25，主程序打印出来的 arg_B 值仍然为 10。也就是说，函数内部对不可变类型的形参的修改，不会影响实参。

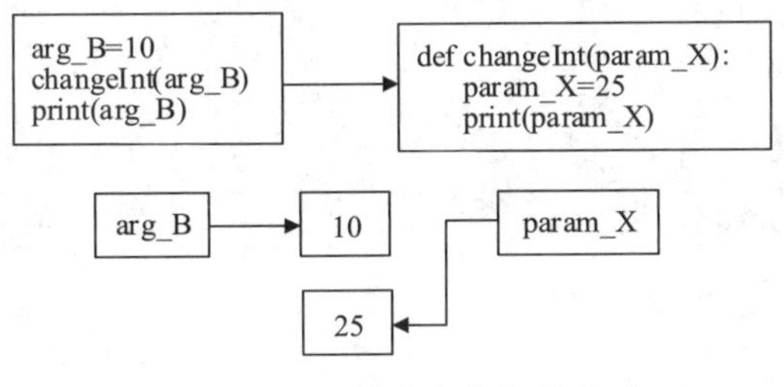

图 5-17　函数命名空间的修改

对于可变类型，如列表、字典等，如下程序：

```
def change(param_List):
    "修改传入的列表"     # 函数文档说明
    param_List[0] = 100;
    print("函数内取值: ", param_List)
    return
# 调用 change()函数
arg_List = [10, 20, 30];
change(arg_List);
print("函数外取值: ", arg_List)
```

运行结果如下：

```
函数内取值: [100, 20, 30]
函数外取值: [100, 20, 30]
```

由于参数传递的是引用，因此执行调用语句 change(arg_List)时，实参 arg_List 和形参

param_List 的引用一致，均指向列表[10,20,30]。列表的 param_List[0]=100 又是一个对列表进行原地修改的方法，因此对形参的修改就同样体现在了实参上，如图 5-18 所示。

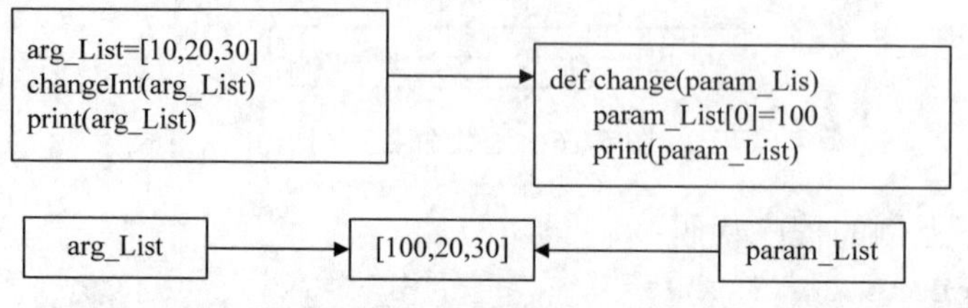

图 5-18　函数命名空间在可变对象中修改

2. 参数传递时的序列解包

传递参数时，可以在实参序列前加一个星号，此时 Python 解释器会将该实参序列进行序列解包，然后传递给多个单变量形参。如果函数实参是字典，还可以在该实参字典前面加两个星号进行解包，等价于关键参数。例如：

```
def demo(a, b, c):
    print(a+b+c)
lst = [1, 2, 3]
demo(*lst)
tup = (4, 5, 6)
demo(*tup)
set = {7, 8, 9}
demo(*set)
dic = {'a': 10, 'b': 11, 'c': 12}
demo(*dic)
demo(*dic.values())
demo(**dic)
```

运行结果如下：

```
6
15
24
abc
33
33
```

其中 demo(*dic)的实参是一个字典对象，其前面只有一个星号，此时表示对字典进行序列解包后，用字典的键传递给形参 a、b、c。若想要用字典的值传递给形参 a、b、c，则要用 demo(*dic.values())。demo(**dic)的字典实参前面有两个星号，表示把字典解包为关键参数进行传递，此时字典的键作为参数名，字典的值作为参数值。

5.4.4　匿名函数

Python 使用 lambda 表达式来创建匿名函数。匿名函数是指定义时未指定函数名的函数，可以理解为人们日常生活中的匿名信。在功能上，lambda 表达式等价于一个函数，常用在临时需要一个函数的功能但又不想使用定义函数的语法去定义一个函数的场景，可把它看作一个简化的函数定义方式。

lambda 只有一个表达式，函数体比 def 简单很多。lambda 的主体是一个表达式，而不是一个代码块。这意味着 lambda 表达式中只能封装有限的逻辑。

lambda 表达式只包含如下一个语句：

```
[函数名 = ]lambda [ arg1, arg2, ..., argn]: expression
```

其中 arg1,arg2,…,arg*n* 为参数列表，是可选项，如果包含多个参数应使用逗号分隔，如果没有参数列表则 lambda 表达式相当于一个不接收参数的函数。

expression 为 lambda 表达式所声明的匿名函数的返回值，其不能包含分支或循环结构（但允许使用条件表达式），如果其为元组，则应用圆括号将其括起来。

可以把整个 lambda 表达式赋值给一个变量，则该变量就是该 lambda 表达式的函数名。

下面是一个用 lambda 函数求两数之和的例子。

```
>>> sum = lambda arg1, arg2: arg1 + arg2
>>> sum(10, 20)
30
```

下面的例子加了条件语句，根据参数是否为 1 决定参数 s 为 yes 还是 no。

```
>>> s = lambda x : "yes" if x == 1 else "no"
>>> s(0)
'no'
>>> s(1)
'yes'
```

此例中，将 if...else 语句缩减为单一的条件表达式，称为条件表达式，其语法格式如下：

```
expression1 if A else expression2
```

如果 A 等价于 True，则条件表达式的结果为 expression1，否则为 expression2。

当一个函数的参数要求是一个函数时，除了将该参数赋值为已有的函数名，还可以直接指定一个 lambda 表达式作为该参数的值（因为整个 lambda 表达式就定义了一个函数）。例如，内置函数 sorted()、max()、min()、map()、filter()、列表的内置方法 sort()的 key 参数。

例如，查看 sorted()函数的帮助文档：

```
>>> help(sorted)
```

可以得到如下结果：

```
Help on built-in function sorted in module builtins:
    sorted(iterable, /, *, key = None, reverse = False)
    Return a new list containing all items from the iterable in ascending
order.
    A custom key function can be supplied to customize the sort order,
and the reverse flag can be set to request the result in descending order.
```

由该帮助文档可知，sorted()函数的作用是对一个可迭代对象进行排序，返回一个新的可迭代对象；其中的 key 参数是一个函数，可以用来指定排序规则，默认排序规则为 None；reverser 参数是一个布尔类型的参数，默认值为 Flase，表示升序排序。另外，这个帮助文档中的“/”符号，表示/前的参数只能是位置参数，不能是关键字参数；“*”符号，表示*后面的形参只能为关键字参数，不能是位置参数。

尝试以下代码：

```
>>> data = [33, 2, 111]
>>> print(sorted(data))
[2, 33, 111]
```

```
>>> print(sorted(data, key = lambda num: str(num)))
[111, 2, 33]
```

可见，sorted()函数默认按照要排序的列表中的值本身的大小进行排序（key 参数是默认值参数，默认值为 None），而列表中的三个数据是整型，因此返回的新列表为[2, 33, 111]。指定排序规则 key 参数为 lambda 表达式 lambda num: str(num)时，表示将原列表中的值按照这些值转换为字符串后的大小进行排序，因此返回的新列表为[111, 2, 33]。上例就是一个将函数的函数参数指定为一个 lambda 表达式的例子。

使用 lambda 表达式应该注意，lambda 表达式定义的是单行函数，如果需要复杂的函数，则应定义普通函数。

5.4.5 作用域

一个程序的所有变量并不是在哪个位置都可以访问的。访问权限决定于这个变量是在哪里被赋值的。变量的作用域决定了在哪一部分程序可以访问哪个特定的变量名。两种最基本的变量作用域为全局作用域和局部作用域。

定义在函数内部的变量拥有一个局部作用域，因此被称为局部变量；定义在函数之外的变量拥有全局作用域，因此被称为全局变量。

局部变量只能在其被定义的函数内部被访问，而不能在函数外被访问。例如，定义一个 fun()函数，在 fun()函数内部定义局部变量 x，然后在 fun()函数外部通过 print(x)访问变量 x，由于 x 是局部变量，不能在函数外部被访问，因此程序报错。

```
>>> def fun():
        x = 10              # 函数内的局部变量 x
>>> print(x)                # x 是局部变量，不能在函数 fun()外被访问
Traceback (most recent call last):
    File"<pyshell#2>", line 1, in<module>
    print(x)
NameError: name 'x' is not defined
```

定义在函数之外的变量为全局变量，可以在整个程序范围内被访问。

```
x = 10
def fun():
    print(x)
fun()
```

运行结果如下：

```
10
```

在这段代码中，变量 x 在函数 fun()外声明，属于全局变量，可以在整个程序范围内被访问，因此在函数 fun()内仍然可以访问 x。

注意一种特殊情况，当一个变量既在函数之外有定义，又在函数内部有定义时，可以把它们看作两个不同的变量来处理。例如：

```
total = 0                   # 这是一个全局变量
def sum(x, y):
    # 返回两个参数的和
    total = x + y           # total 在这里是局部变量
    print("函数内的局部变量 total: ", total)
    return total
```

```
sum(10, 20)                    # 调用 sum()函数
print("函数外的全局变量 total: ", total)
```

运行结果如下：

```
函数内的局部变量 total:  30
函数外的全局变量 total:  0
```

函数内的变量 total 和函数外的变量 total，尽管变量名一样，但是也可以当作不同的变量来理解。

下面这种情况，编写代码时极易出错。

```
x = 10
def fun():
    x = x + 10
    print(x)
fun()
```

程序运行行后，系统将在 x=x+10 这一行报错：

```
UnboundLocalError: local variable 'x' referenced before assignment
```

但如果修改程序，在函数内增加一条变量的声明语句，则程序正常执行：

```
x = 10
def fun():
    x = 20
    x = x + x
    print(x)
fun()
```

运行结果如下：

```
40
```

造成前面第一个程序报错、而前面第二个程序正确的原因是，如果在函数内只有引用某个变量值而没有为其赋值的操作，则该变量被认为是全局变量。如果在函数内有为变量赋值的操作，则该变量就被认为是局部变量，除非在函数内赋值操作之前用关键字 global 进行了声明。如果局部变量与全局变量具有相同的名称，则该局部变量会在自己的作用域内暂时隐藏同名的全局变量。

因此，若将前面第二个程序修改如下：

```
x = 10
def fun():
    global x
    x = x + 10
    print(x)
fun()
```

则该程序不会报错，且运行结果如下：

```
20
```

另外，一个 global 关键字可以同时声明多个变量，如 global x, y, z。

5.4.6　代码复用与模块设计

在软件开发领域，流传着一个著名的“三原则”：第一次编写某个功能时可以直接实现，第二次重复实现时需要警惕，第三次出现相同代码时就必须进行重构。这个原则深刻揭示了代码复用的重要性。函数封装的直接作用就是代码复用。

【例 5-24】计算圆面积。

1）计算半径为 5cm 的圆面积。

2）计算长 8cm、宽 4cm 的矩形面积。

3）计算半径为 7.5cm 的圆面积。

4）计算长 10cm、宽 6cm 的矩形面积。

方式一：非代码复用实现。

```
# 计算第一个圆面积
radius1 = 5
area_circle1 = 3.14159 * radius1 ** 2
print(f"半径 5cm 的圆面积: {area_circle1:.2f}cm²")
# 计算第一个矩形面积
length1 = 8
width1 = 4
area_rect1 = length1 * width1
print(f"8*4cm 矩形面积: {area_rect1}cm²")
# 计算第二个圆面积
radius2 = 7.5
area_circle2 = 3.14159 * radius2 ** 2
print(f"半径 7.5cm 的圆面积: {area_circle2:.2f}cm²")
# 计算第二个矩形面积
length2 = 10
width2 = 6
area_rect2 = length2 * width2
print(f"10*6cm 矩形面积: {area_rect2}cm²")
```

这样的编程有很多缺点：重复计算公式，圆周率重复出现 2 次；维护困难，修改计算精度需要修改多处；无错误处理，负数输入会导致错误结果；代码冗余，相同逻辑重复编写。

方式二：函数封装（代码复用）实现。

```
import math
def circle_area(radius):
    """计算圆面积并自动处理异常"""
    if radius < 0:
        raise ValueError("半径不能为负值")
    return math.pi * radius ** 2
def rectangle_area(length, width):
    """计算矩形面积并校验数据有效性"""
    if length <= 0 or width <= 0:
        raise ValueError("长宽必须为正数")
    return length * width
# 统一调用接口
try:
    print(f"半径 5cm 的圆面积: {circle_area(5):.2f}cm²")
    print(f"8*4cm 矩形面积: {rectangle_area(8, 4)}cm²")
    print(f"半径 7.5cm 的圆面积: {circle_area(7.5):.2f}cm²")
    print(f"10*6cm 矩形面积: {rectangle_area(10, 6)}cm²")
except ValueError as e:
    print(f"输入错误: {str(e)}")
```

第二种编程方式相较第一种编程方式而言，显然好得多，主要体现在以下几个方面：编写 circle_area()、rectangle_area()函数实现统一计算，便于主程序进行调用；增强代码的健壮性，设置异常检测功能；促进代码复用，如果把计算面积的方法保存为 geometry.py 文件，并保存在 Python 的 lib 库文件夹中，就可以方便下次导入使用。例如：

```
# 在其他模块直接导入使用
from geometry import circle_area
print(f"灯泡横截面积: {circle_area(3.2):.2f}cm²")
```

当程序的代码越来越长时，如果不划分模块，程序的可读性就会变得非常差。因此，可以把这些很长的程序代码划分为多个小的程序段，划分的规则是以每一段能完成一个独立的功能为基准。

对程序合理划分功能模块并基于模块设计程序是软件工程设计中常用的方法之一，称为“模块化设计”。在软件工程设计理念中，在经过合理的需求分析之后，就可进行总体设计了，模块划分也是总体设计的一个重要部分。模块化设计一般遵循以下设计原则。

1）分而治之的编程思想。把大的问题分解为若干个小问题，再来进行求解。

2）单一职责原则。一般一个模块或函数只完成一件事。

3）高内聚、低耦合的设计理念。即模块内部功能要高内聚，模块之间的联系要低耦合。

4）设计模块具有可重用性与可扩展性考量。

【例 5-25】编写一个程序，对感冒药品价格情况进行统计，统计内容包括：计算平均价格、对价格进行排序、查找最高价药品和最低价药品。

分析：因为要对药品价格情况进行各项操作，根据模块化设计思路，将每一种操作分别设计为一个函数，按照题目要求，这里设计 4 个函数，分别完成计算平均价格、对价格进行排序、查找最高价药品和最低价药品的功能。

根据模块化设计思想，首先完成框架搭建。

1）计算平均价格。

```
def average_price(prices):
    …
```

2）价格排序。

```
def sorted_price(prices):    # 对价格从高到低排序
    …
```

3）查找最高价药品。

```
def max_price(prices):       # 价格最高的药品名和价格
    …
```

4）查找最低价药品。

```
def min_price(prices):       # 价格最低的药品名和价格
    …
```

再细化每个模块的功能与代码。

```
def average_price(prices):
    """计算药品平均价格"""
    # 使用字典的 values()获取所有价格，用 sum()求和后除以数量
    return sum(prices.values()) / len(prices)
def sorted_price(prices):
    """对药品价格从高到低排序"""
```

```
        # 使用sorted()函数按值排序，reverse=True表示降序
        # 用items()同时获取药品名和价格，key指定按第二元素(价格)排序
        return sorted(prices.items(), key = lambda x: x[1], reverse = True)
    def max_price(prices):
        """查找价格最高的药品"""
        # 使用max()函数，key指定比较价格的规则
        return max(prices.items(), key = lambda x: x[1])
    def min_price(prices):
        """查找价格最低的药品"""
        # 使用min()函数，key指定比较价格的规则
        return min(prices.items(), key = lambda x: x[1])
```

然后完成主程序的调用。

```
    # 药品价格字典
    medicine_price = {"感康（复方氨酚烷胺片）": 25,    "999感冒灵颗粒": 20,
 "白加黑（氨麻美敏片）": 30,    "连花清瘟胶囊": 18,    "新康泰克（复方盐酸伪麻黄碱缓释胶
囊）": 12.8,    "快克（复方氨酚烷胺胶囊）": 22,    "小儿氨酚黄那敏颗粒": 15,    "板蓝根
颗粒": 14.5,    "维C银翘片": 10}
    # 调用函数并输出结果
    ave = average_price(medicine_price)
    print("平均价格是: {:.2f}元".format(ave))  # 保留两位小数
    sor = sorted_price(medicine_price)
    print("\n药品价格从高到低排序:")
    for name, price in sor:                    # 遍历排序后的列表
        print(f"{name}: {price}元")
    expensive = max_price(medicine_price)
    print("\n最高价的药品: {} ({}元)".format(expensive[0], expensive[1]))
    cheap = min_price(medicine_price)
    print("最低价的药品: {} ({}元)".format(cheap[0], cheap[1]))
```

运行结果如下：

```
平均价格是: 18.59元
药品价格从高到低排序:
白加黑（氨麻美敏片）: 30元
感康（复方氨酚烷胺片）: 25元
快克（复方氨酚烷胺胶囊）: 22元
999感冒灵颗粒: 20元
连花清瘟胶囊: 18元
小儿氨酚黄那敏颗粒: 15元
板蓝根颗粒: 14.5元
新康泰克（复方盐酸伪麻黄碱缓释胶囊）: 12.8元
维C银翘片: 10元
最高价的药品: 白加黑（氨麻美敏片） (30元)
最低价的药品: 维C银翘片 (10元)
```

为了便于描述药品与价格的对应关系，这里使用字典作为存放药品价格的容器。关于字典的操作参见5.5节。

5.5 序列数据类型

在 Python 编程中，组合数据类型是常用的数据结构，为存储和操作数据提供强大的工具。其中包括列表、元组、字典、集合。每种数据类型都有其独特的特点和用途，适用于不同的场景。列表适用于需要频繁修改数据的场景；元组适用于需要数据不变的场景；集合适用于需要快速查找和去重的场景；字典适用于需要键值对存储的场景。理解这些组合数据类型的特性和用法，对高效解决问题、优化代码具有重要意义。例如，列表可以记录患者在不同时间的血压、心率和血糖水平，可方便地添加、删除或修改数据，从而更好地跟踪患者的健康状况变化。通过字典，研究人员可以快速查找和更新患者的特定信息，提高数据管理的效率。通过集合，研究人员可以轻松地找出不同患者之间共同的基因变异位点，从而为疾病的研究和治疗提供重要线索。本章通过介绍 Python 的组合数据类型知识内容，使读者掌握 Python 组合数据类型的基本语法和用途；并通过相关案例，帮助读者了解相关知识。

5.5.1 列表

列表是一个有序且可更改的集合，是常用的 Pyhon 数据类型，通过[]定义，内部由元素组成，元素之间用逗号分隔。其具有有序性和可变性，可以存储不同类型的数据，如整数、字符串等。

1. 列表的优势

1）列表是动态的，可以根据需要随时添加、删除、修改元素。这种灵活性使得列表非常适合用于处理不断变化的数据集合。

2）列表是有序的。即列表中的元素是有序排列的，可以通过索引来访问特定位置的元素。这种有序性使得列表非常适合用于存储和处理具有时间序列或顺序关系的数据。

3）列表是多样的。它可以存储不同类型的数据元素，包括整数、浮点数、字符串甚至其他列表等。这种多样性使得列表可以方便地存储和处理复杂的数据结构。

4）列表具有丰富的操作支持。例如，添加元素、删除元素、修改元素、查找元素、列表合并、排序等。这些操作使得列表的使用非常方便，可以高效地对数据进行各种处理。

2. 列表的基本操作

列表是可变对象，可以通过元素赋值、元素删除、分片赋值等方法进行修改。

（1）索引

将列表中的元素从 0 开始编号，并将编号作为其下标。当要输出列表中的某一个具体元素时，需要带上其下标。例如：

```
>>> list = [21, 56.41, "list", ["Halo", "World"], False]
>>> list[2]
"list"
```

（2）反向索引

除了常规的索引操作，列表还支持反向索引，即从后往前计算。从最后一个元素开始，将其下标记为“-1”，每向前一个元素，下标减 1。例如：

```
>>> list = [21, 56.41, "list", ["Halo", "World"], False]
>>> list[-3]
"list"
```

（3）切片

除此之外，列表还可以进行切片，即一次输出列表中的多个元素。在输出时将单个下标替换为“起始下标：结束下标+1”。起始下标为输出第一个元素的下标，结束下标为输出的最后一个元素的下标。结束下标不可超出列表中最后一个元素的下标。例如：

```
>>> list = [21, 56.41, "list", ["Halo", "World"], False]
>>> list[1:4]
[56.41, "list", ["Halo", "World"]]
```

若想输出元素之间的间隔为 1，则应在输出时在下标后加上步长。例如：

```
>>> list = [21, 56.41, "list", ["Halo", "World"], False]
>>> list[0: 5: 2]
[21,"list", False]
```

若进行倒序输出，则需要将步长改为“-1”，此时需要以大的下标作为起始下标，而结束下标则为-1。例如：

```
>>> list = [21, 56.41, "list", ["Halo", "World"], False]
>>> list1[4: 0: -1]
[False, ["Halo", "World"], "list", 56.41]
```

（4）元素类型转换

将列表中的元素转换为字符串时，使用一个空字符串接收由列表转换的字符串。

可使用内置函数 str()直接将列表转换为字符串，但是这种方法会将列表中的[]，以及引号也作为字符串进行转换。例如：

```
>>> list = ["a", "b", "c", "d", "e"]
>>> str_list = str(list)
>>> str_list
['a', 'b', 'c', 'd', 'e']
```

（5）元素拼接

将列表中的字符串元素拼接成一个单独的字符串，可以使用 join()方法进行元素拼接。例如：

```
>>> list = ["a", "b", "c", "d", "e"]
>>> str_join = "".join(list)
>>> str_join
abcde
```

（6）字符串转列表

将字符串转换为列表，其中每个字符都是列表中的一个元素，可以使用内置函数 list()实现。例如：

```
>>> str = "abcde"
>>> list = list(str)
>>> list
['a', 'b', 'c', 'd', 'e']
```

（7）列表的添加

在列表中添加单个元素，可以使用方法 append()。例如：

```
>>> list = ['a', 'b', 'c', 'd', 'e']
>>> list.append('f')
```

```
>>> list
['a', 'b', 'c', 'd', 'e' 'f']
```

在列表中添加多个元素，可以使用方法 extend()。例如：

```
>>> list = ['a', 'b', 'c', 'd', 'e']
>>> list.extend(['f', 'h'])
>>> list
['a', 'b', 'c', 'd', 'e' 'f', 'h']
```

当在列表的任意位置加入元素时，可以使用方法 insert()。例如：

```
>>> list = ['a', 'b', 'c', 'd', 'e']
>>> list.insert(0, 'h')
>>> list
['h', 'a', 'b', 'c', 'd', 'e']
```

（8）列表的删除

当需要删除列表最后一个或指定位置元素时，可以使用 pop()方法实现。该方法不仅可以删除元素，还会返回被删除的元素值。例如：

```
>>> list = ['a', 'b', 'c', 'd', 'e']
>>> remove_element = list.pop()
>>> remove_element
e
>>> list
['a', 'b', 'c', 'd']

>>> list = ['a', 'b', 'c', 'd', 'e']
>>> remove_element = list.pop(2)
>>> remove_element
c
>>> list
['a', 'b', 'd', 'e']
```

当需要删除列表中特定的元素时，可以使用方法 remove()。此时删除的是列表中出现的第一个指定元素，后续在此出现的相同元素并不会被删除。例如：

```
>>> list = ['a', 'b', 'c', 'd', 'e']
>>> list.remove('e')
>>> list
['a', 'b', 'c', 'd']
```

当需要清除列表中所有元素时，可以使用方法 clear()。例如：

```
>>> list = ['a', 'b', 'c', 'd', 'e']
>>> list.clear()
>>> list
[]
```

（9）列表的修改

当需要修改列表中指定下标元素的值时，可以采用直接赋值的方法。例如：

```
>>> list = ['a', 'b', 'c', 'd', 'e']
>>> list[1] = 'j'
>>> list
['a', 'j', 'b', 'c', 'd', 'e']
```

（10）列表的其他应用

当需要统计列表的总长度时，可以使用 len()函数。例如：

```
>>> list = ['a', 'b', 'c', 'd', 'e']
>>> len(list)
5
```

当需要对列表进行逆序排序时，可以使用 sort()方法，并指定参数 reverse=True。例如：

```
>>> list = [7, 4, 9, 88, 1, 5.6]
>>> list.sort(reverse = True)
>>> list
[88, 9, 7, 5.6, 4, 1]
```

当需要对列表进行翻转时，可以使用 reversed()函数。例如：

```
>>> list = ["B", 7, 4, 9, 88, 1, 5.6, "a"]
>>> reversed_list = reversed(list)
>>> reversed_list
<list_reverseiterator object at 0x000001AE6F35E0B0>
>>> list(reversed_list)
['a', 5.6, 1, 88, 9, 4, 7, 'B']
```

5.5.2 元组

元组是一种常用且重要的数据结构，用 () 表示。元组可以包含任意类型的元素，包括数字、字符串、列表甚至其他元组。元组与列表相似，唯一的不同在于元组不能修改。元组的不可变性使得其在某些场景下非常有用，如作为函数的返回值或者作为字典的键。

1. 元组的优势

元组是 Python 中不可变的数据结构，具有安全性高、性能好、使用简洁、节省内存等优势。由于不可变性，元组适合作为字典的键，且在需要确保数据不被修改的场景下非常有用。此外，元组支持序列操作，使得数据访问和处理更为方便。

2. 元组的基本操作

（1）创建元组

Python 可以一次给多个变量赋值，该方式称为序列解包。采用此方式赋值，只需一个表达式就可以完成多个变量赋值操作。例如：

```
>>> tup = (1, 2, 3)
>>> tup
(1, 2, 3)
```

元组也可以通过 tuple()函数创建，将可迭代对象（如列表、字符串）转换为元组。例如：

```
>>> list = [1, 2, 3]
>>> tup = tuple(list)
>>> tup
(1, 2, 3)
```

（2）访问元组

元组中的元素可以通过索引访问，索引从 0 开始。负索引从-1 开始，表示从末尾向前数。例如：

```
>>> tup = (1, 2, 3, 4, 5)
```

```
>>> tup[0], tup[-1]
(1, 5)
>>> len(tup)
5
```

（3）切片

同列表一样，元组也可以通过切片操作一次输出元组中的多个元素。例如：

```
>>> tup = (1, 2, 3, 4, 5)
>>> tup[1:4]
(2, 3, 4)
```

（4）合并和重复

元组可以使用“+”操作符合并，使用“*”操作符重复。例如：

```
>>> tup1 = (1, 2, 3)
>>> tup2 = (4, 5, 6 )
tup3 = tup1 + tup2
>>> tup3
(1, 2, 3, 4, 5, 6)
>>> tup4 = tup1 * 3
>>> tup4
(1, 2, 3, 1, 2, 3, 1, 2, 3)
```

（5）成员操作符

元组可以使用 in 和 not in 操作检查元素是否在元组中。例如：

```
>>> tup = (1, 2, 3, 4, 5)
>>> 3 in tup, 6 not in tup
(True, True)
```

（6）输出最值

元组通过 max()函数和 min()函数来返回元组中的元素最大值和最小值。例如：

```
>>> tup1 = (4, 6, 2, 0, -5)
>>> max(tup1), min(tup1)
(6, -5)
>>> tup2 = ('a', 'z', 'A', 'Z')
>>> max(tup2), min(tup2)
('z', 'A')
```

（7）解包元组

该操作允许将元组中的元素赋值给多个变量。例如：

```
>>> tup = (1, 2, 3)
>>> a, b, c = tup
>>> a, b, c
(1, 2, 3)
```

5.5.3　字典

字典在 Python 中是一种强大的数据类型。作为唯一的映射类型，它是一个可变的容器，能够存储任意数量的 Python 对象（包括其他容器类型）。与列表、元组等序列类型按数值顺序排列不同，字典通过键-值映射存储数据，键必须是不可变且唯一的，值则可以是任何类型；它支持用键作为索引访问数据，但不支持切片（因键不具备连续性）。

1. 字典的优势

相较于序列类型（列表、元组等），字典的核心优势体现在如下几方面。

1）高效的查找能力：通过键直接映射到值，无须像序列那样按顺序遍历，数据存取速度更快，尤其适用于大规模数据查询场景。

2）灵活的关联型存储：键-值结构天然适合表示“属性-值”关系（如用户信息中的“姓名-张三”“年龄-30”），能够更直观地反映数据间的关联逻辑。

3）动态可扩展性：作为可变容器，可随时新增、修改或删除键值对，且无须预先定义固定长度，适应数据动态变化的需求。

2. 字典的基本操作

（1）创建字典

在 Python 中，字典可以通过多种方式创建，常见的有使用大括号{}（内部用逗号分隔键值对，语法格式为“键:值”）、字典推导式以及 dict()构造函数。需要注意的是，当不提供位置参数时，会创建一个空字典；若给出的位置参数属于映射类型，则会创建一个与该映射对象具有相同键值对的字典；否则，位置参数必须是一个可迭代对象，且该可迭代对象中的每个元素本身也必须是一个包含两个元素的可迭代对象，每个元素的第一个元素将成为新字典的一个键，第二个元素将成为该键对应的值。如果某个键在可迭代对象中出现多次，那么该键的最后一个值将成为新字典中对应的值。此外，若提供了关键字参数，则这些关键字参数及其对应的值将被添加到基于位置参数创建的字典中；如果关键字参数中的键在基于位置参数创建的字典中已存在，则关键字参数中的值将覆盖原有值。例如：

```
>>> dict = {'a': 1, 'b': 2, 'c': 3}
>>> dict['b']
2
>>> dict
{'a': 1, 'b': 2, 'c':3}
```

（2）访问字典的值

访问字典中的值，可以把相应的键放入方括号中。例如：

```
>>> dic = {'a': 1, 'b': 2, 'c': 3}
>>> dic['a']
1
```

（3）修改字典元素

字典是一种可变的容器，这意味着可以修改字典中已存在的元素的值。例如：

```
>>> dic = {'a': 1, 'b': 2, 'c': 3}
>>> dic['b'] = 4
>>> dic
{'a': 1,'b': 4, 'c': 3}
```

（4）添加字典元素

通过直接赋值的方式向字典中添加一个新元素。例如：

```
>>> dic = {'a': 1, 'b': 2, 'c': 3}
>>> dic['d'] = 4
>>> dic
```

```
{'a': 1, 'b': 2, 'c': 3, 'd': 4}
```

（5）删除字典元素

删除字典中的元素可以通过多种方法实现，其中最常用的方法是使用del命令。del命令可以删除字典中的特定键值对，也可以删除整个字典变量。例如：

```
>>> dic = {'a': 1, 'b': 2, 'c': 3}
>>> del dic['b']
>>> dic
{'a': 1, 'c': 3}
```

（6）清空字典元素

清空一个字典中的所有元素，可以使用clear()方法。这是一个非常直接和高效的方法，只需要一行代码就可以完成操作。例如：

```
>>> dic = {'a': 1, 'b': 2, 'c': 3}
>>> dic.clear
>>> dic
{}
```

也可以直接赋值为空字典。例如：

```
>>> dic = {'a': 1, 'b': 2, 'c': 3}
>>> dic = {}
>>> dic
{}
```

这种方法会创建一个新的空字典，并让原来的字典变量指向这个新的空字典，从而实现清空原字典的效果。

（7）计算字典的元素个数

len()函数用于获取对象的长度，当应用于字典中时，返回字典中键值对的数量，也就是键的总数。这是因为在字典中，每个键都是唯一的，并且每个键都对应一个值，所以键的数量就是字典中元素的总数。例如：

```
>>> dic = {'a': 1, 'b': 2, 'c': 3}
>>> len(dic)
3
```

（8）返回整个字典的键

keys()函数以列表的形式返回一个字典所有的键，这个视图是动态的，意味着如果字典发生变化，视图中的内容也会相应地变化。dict.keys()返回的是一个dict_keys对象。例如：

```
>>> dic = {'a': 1, 'b': 2, 'c': 3}
>>> dic.keys()
dic_keys(['a', 'b', 'c'])
```

（9）返回整个字典的值

values()方法以列表的形式返回字典中的所有值。例如：

```
>>> dic = {'a': 1, 'b': 2, 'c': 3}
>>> dic.values()
dic_values([1, 2, 3])
```

（10）返回整个字典

items()方法以列表的形式返回可遍历的（键，值）元组，数组中这些键值对以元组的形式表示，每个元组包含一个键和一个值。它返回的是一个dict_items对象。例如：

```
>>> dic = {'a': 1, 'b': '2', 'c': 3}
>>> dic.items()
dic_items([('a', 1), ('b', 2), ('c', 3)])
```

（11）删除并返回指定值

pop()方法删除字典给定键 key 所对应的值，返回值为被删除的值。如果指定的键不存在，则会抛出 KeyError 异常。pop()方法可以用来从字典中安全地移除元素，并获取被移除元素的值。例如：

```
>>> dic = {'a': 1, 'b': 2, 'c': 3}
>>> dic.pop('a')
1
>>> dic
>>> {'b': 2, 'c':3}
```

5.5.4 集合

Python 中的集合（set）与数学中的集合概念相似，主要用于存储不重复的元素。它包含两种类型：可变集合（set）和不可变集合（frozenset）。集合通常以大括号表示，其中元素用逗号分隔。由于集合中的每个元素都是唯一的，因此它的最佳应用之一就是去重。

1. 集合的优势

集合在 Python 中的优势主要体现在自动去重、高效的成员检查、支持集合运算、内存效率、可变性、简洁性、有序性（在 Python 3.7 及以上版本）、函数式编程的适用性以及多线程安全等方面。集合自动确保元素唯一性，成员检查的平均时间复杂度为 $O(1)$，支持并集、交集、差集等数学运算，对于只需存储唯一元素的场景更节省内存，可以随时添加或删除元素。使用集合可以编写出更简洁易懂的代码。从 Python 3.7 开始集合保持元素的插入顺序，其不可变性适合函数式编程，虽然不是线程安全的，但在适当的同步下可在多线程环境中使用，这些特点为集合在处理唯一元素集合、进行高效的成员检查和集合运算时提供了显著的优势。

2. 集合的基本操作

（1）创建集合

Python 提供了两种创建集合的方法，一种是直接使用{}创建；另一种是通过 set()函数将列表、元组等可迭代对象转换为集合。例如：

```
>>> collection = {1, 2, 3, 4, 5}
>>> collection
{1, 2, 3, 4, 5}
```

（2）向集合中添加元素

在 Python 中，使用 add()方法可以将元素添加到集合中，如果元素已存在，则不进行任何操作。例如：

```
>>> set = {"Google", "Runoob", "Taobao"}
>>> set.add("Facebook")
>>> set
{'Google', 'Runoob', 'Facebook', 'Taobao'}
```

（3）从集合中删除元素

在 Python 中，使用 remove()方法可以将一个元素从集合中移除，如果元素不存在，则会发生错误。remove()方法会从集合中移除指定的元素，前提是该元素存在于集合中。如果尝试移除一个不存在的元素，remove()方法会抛出一个 KeyError 异常。例如：

```
>>> set = {"Google", "Runoob", "Taobao"}
>>> set.remove("Taobao")
>>> set
{'Google', 'Runoob'}
>>> set.remove("Facebook")  # 尝试移除不存在的元素
Traceback (most recent call last):
   File "<stdin>", line 1, in <module>
KeyError: 'Facebook'
```

此外，在 Python 中，discard()方法也可以用于移除集合中的指定元素，与 remove()不同的是，如果要移除的元素不存在，discard()不会抛出错误，而是无操作。例如：

```
>>> set = {"Google", "Runoob", "Taobao"}
>>> set.discard("Taobao")
>>> set
{'Google', 'Runoob', 'Facebook'}
>>> set.discard("Facebook")  # 尝试移除不存在的元素，无报错
>>> set  # 集合保持不变
{'Google', 'Runoob'}
```

还可以使用 pop()方法随机删除集合中的一个元素。例如：

```
>>> set = {"Google", "Runoob", "Taobao", "Facebook"}
>>> x = set.pop()
>>> x
'Google'
```

（4）计算集合元素个数

在 Python 中，len()函数用于计算集合元素个数。例如：

```
>>> set = {"Google", "Runoob", "Taobao", "Facebook"}
>>> len(set)
4
```

（5）清空集合

在 Python 中，clear()方法用于清空集合。例如：

```
>>> set = {"Google", "Runoob", "Taobao", "Facebook"}
>>> set.clear()
>>> set
set()
```

（6）判断元素是否在集合中存在

在 Python 中，可以使用关键字 in 判断一个元素是否在集合中，存在返回 True，不存在返回 False。例如：

```
>>> set = {"Google", "Runoob", "Taobao", "Facebook"}
>>> "Runoob" in set
True
>>> "Facebook" in set
True
```

3. 集合的常用操作

集合的常用操作包括交集、并集、差集等。

（1）交集

交集是指两个或多个集合中共有的元素组成的集合。在 Python 中，可以使用“&”运算符或 intersection()方法来获取两个集合的交集。例如：

```
>>> set_01 = {1, 2, 3}
>>> set_02 = {1, 2}
>>> set_01 & set_02
{1, 2}
>>> set_01.intersection(set_02)
{1,2}
```

（2）并集

并集是指两个或多个集合中所有的元素组成的集合，重复的元素在并集中只出现一次。在 Python 中，可以使用“|”运算符或 union()方法来获取两个集合的并集。例如：

```
>>> set_01 = {1, 2, 3}
>>> set_02 = {1, 2, 4}
>>> set_01 | set_02
{1, 2, 3, 4}
>>> set_01.union(set_02)
{1, 2, 3, 4}
```

（3）差集

差集是指属于第一个集合但不属于第二个集合的元素组成的集合。在 Python 中，可以使用“-”运算符或 difference()方法来获取两个集合的差集。例如：

```
>>> set_01 = {1, 2, 3}
>>> set_02 = {1, 2, 4}
>>> set_01 - set_02
{3}
>>> set_01.difference(set_02)
{3}
```

5.5.5 字符串

在 Python 中，字符串是一种用于表示文本数据的基本数据类型。它由一系列字符组成，这些字符可以是字母、数字、符号、空格，甚至是 Unicode 字符。字符串是不可变的序列类型，一旦创建，其内容不能被修改。在 Python 中，字符串可以用单引号（'）、双引号（"）或三引号（'''或"""）来定义。字符串广泛用于存储和处理文本信息，如姓名、地址、消息等。它们支持各种操作，如拼接、切片、格式化等，是编程中处理文本数据的核心工具。

1. 字符串的优势

在 Python 中，字符串具有许多优势。首先，字符串是不可变的，确保了数据的稳定性和高效性。其次，支持单引号、双引号和三引号定义，能够处理换行符、特殊字符和 Unicode 编码，适用于多语言文本。Python 为字符串提供了丰富的内置方法，如拼接、切片、格式化、查找和替换等，操作简单高效。不可变性还带来了内存效率优势，Python 会自动对相同内容的字符串进行内存共享，节省了内存空间。此外，字符串支持跨平台兼容性，能够处理多语言字符，确保文本一致性。最后，字符串易于与其他数据类型交互，这使得它在文本处理、数据交换（如 JSON、XML）以及自然语言处理等领域表现出色。总之，Python 中的字符串设计简洁而强大，是处理文本数据的理想选择。

2. 字符串的基本操作

（1）求字符串的长度

在 Python 中，字符串的长度可以通过 len()函数获取。例如：

```
>>> str_demo = "Hello, World!"
>>> len(str_demo)
13
```

（2）格式化字符串

在 Python 中，可以使用 format()方法实现格式化字符串。例如：

```
>>> str_demo = "Hello, {}!"
>>> str_demo.format("World")
'Hello, World!'
```

（3）字母小写转换为大写

在 Python 中，可以使用 upper()方法将小写字母转换为大写字母。例如：

```
>>> str_demo = "Hello, World!"
>>> str_demo.upper()
'HELLO, WORLD!'
```

（4）字母大写转换为小写

在 Python 中，可以使用 lower()方法将大写字母转换为小写字母。例如：

```
>>> str_demo = "Hello, World!"
>>> str_demo.lower()
'hello, world!'
```

（5）首字母转换为大写

在 Python 中，有时需要将字符串的第一个字符转换为大写，其余字符转换为小写，这时可以使用 capitalize()方法实现。例如：

```
>>> str_demo = "hello, world!"
>>> str_demo.capitalize()
'Hello, world!'
```

（6）每个单词首字母转换为大写

在 Python 中，有时需要将字符串中每个单词的首字母转换为大写，这时可以使用 title()方法实现。例如：

```
>>> str_demo = "hello, world!"
>>> str_demo.title()
'Hello, World!'
```

（7）字符串去空格或指定字符

在 Python 中，有时需要去除字符串头部和尾部的空格或指定字符，这时可以使用 strip()方法实现。例如：

```
>>> str_demo = " Hello, World! "
>>> str_demo.strip()
```

```
'Hello, World!'
>>> str_demo = "!!!Hello, World!!!"
>>> str_demo.strip('!')
'Hello, World'
```

（8）字符串头部去空格或指定字符

在 Python 中，使用 lstrip()方法可以去除字符串头部的空格或指定字符。例如：

```
>>> str_demo = "   Hello, World!"
>>> str_demo.lstrip()
'Hello, World!'
>>> str_demo = "!!!Hello, World!"
>>> str_demo.lstrip('!')
'Hello, World!'
```

（9）字符串尾部去空格或指定字符

在 Python 中，使用 rstrip()方法可以去除字符串尾部的空格或指定字符。例如：

```
>>> str_demo = "Hello, World!"
>>> str_demo.rstrip()
'Hello, World!'
>>> str_demo = "Hello, World!!!"
>>> str_demo.rstrip('!')
'Hello, World'
```

（10）字符串切片

在 Python 中，使用 split()方法可以通过指定分隔符对字符串进行切片。例如：

```
>>> str_demo = "Hello, World!"
>>> str_demo.split(', ')
['Hello', 'World!']
```

（11）字符串连接

在 Python 中，使用 join()方法可以将可迭代对象中的元素以指定的字符串连接生成一个新的字符串。例如：

```
>>> str_demo = "-"
>>> str_demo.join(["a", "b", "c"])
'a-b-c'
```

（12）字符串替换

在 Python 中，可以使用 replace(old,new,count）方法将字符串中的 old 替换为 new。其中 count 是替换次数，如果指定 count，则替换不超过 count 次。例如：

```
>>> str_demo = "Hello, World!"
>>> str_demo.replace("Hello", "Hi")
'Hi, World!'
```

（13）查找字符串的子字符串

在 Python 中，使用 find(str[,start[,end]])方法检测字符串中是否包含子字符串 str，如果指定范围 start 和 end，则检查是否包含在指定范围内，如果包含子字符串返回开始的索引值，否则返回-1。例如：

```
>>> str_demo = "Hello, World!"
>>> str_demo.find("World")
7
```

（14）计算字符串的子字符串

在 Python 中，使用 count(str[,start[,end]])方法返回字符串中子字符串 str 出现的次数，可以指定范围 start 和 end。例如：

```
>>> str_demo = "Hello, World!"
>>> str_demo.count("l")
3
```

5.5.6　综合案例

【例 5-26】医学数据存储与整理。在医院信息系统中，每天都会产生大量的医学检查数据。假如你是一位医疗数据处理专员，需要对这些数据进行整理与分析。首先，你需要将不同的医学检查项目（血常规、尿常规等）及其对应的指标列表和适用科室信息通过定义一个 medical_data 医疗数据字典进行记录。字典中的“血常规”检查项目，其“指标”对应的值是一个列表，列表中的每个元素是一个包含指标名称（如“白细胞”“红细胞”）及其对应数值或状态的小列表；“科室”对应的值是一个元组，第一个元素为适用科室（“内科”），第二个元素为检查结果有效期（“7 天”）。接着，从这些数据中提取所有的检查指标名称，并将其整理成一个无重复的集合。同时，还需要统计并整理出每个科室对应的检查项目数量，以便更好地了解不同科室的检查工作量分布情况。

参考代码如下：

```
# 定义一个名为 medical_data 的医疗数据字典，内容如题干所示
medical_data = {
    "血常规": {
        "指标": [["白细胞", 7.5], ["红细胞", 4.8]],
        "科室": ("内科", "7 天")
    },
    "尿常规": {
        "指标": [["尿蛋白", "阴性"], ["尿潜血", "阴性"]],
        "科室": ("内科", "7 天")
    }
}
# 提取所有检查项目的指标名称
indicators = set()                      # 初始化一个空集合，用于存储指标名称
for proj in medical_data.values():      # 遍历每个检查项目
    for item in proj["指标"]:            # 遍历检查项目的每个指标
        indicators.add(item[0])         # 将指标名称添加到集合中（自动去重）
# 统计每个科室的检查项目数量
dept_count = {}                         # 初始化一个空字典，用于存储科室和检查数
for proj, info in medical_data.items(): # 遍历每个检查项目及其信息
    dept = info["科室"][0]               # 获取科室名称
    # 如果科室已存在，加 1；否则初始化为 1
    if dept in dept_count:
        dept_count[dept] += 1
    else:
        dept_count[dept] = 1
# 打印结果
print("指标集合：", indicators)
print("科室检查数：", dept_count)
```

5.6 文件和数据格式化

在设计程序时，存储在变量或列表、元组等中的数据并不能长期保存，随着应用程序的关闭退出，变量、列表和元组等会释放所占内存空间。若长期保存，则需要将数据保存在文件中，以备后续使用。因此，处理文件是程序员必须要掌握的基本技术。本节将介绍文件相关基本操作。

5.6.1 文件概述

1. 文件概念

文件是相关数据的集合，这些数据以某种特定的格式组织在一起并存储在外部介质上，通过文件名和路径唯一标识。

2. 文件分类

在计算机系统中，按不同的文件分类标准，文件有不同的划分。按文件用途分类，可分为系统文件、应用程序文件、用户数据文件、日志文件等。按存储方式分类，可分为本地文件、网络文件等。按内容格式分类，可分为文本文件和二进制文件。文本文件包含纯文本数据，如文档说明、日志记录、CSV 文件、Python 程序文件（.py）等，这些数据通常以可理解的字符编码（如 UTF-8，GBK）存储。二进制文件存放的是各种数据的二进制代码，如视频、图像、声音、可执行文件等，通常是不能直接识别的，必须使用相应的应用程序打开。

3. 文件读写

在 Python 中，文件的操作是一个非常重要的部分。一般来说，文件处理流程分三步，如图 5-19 所示，第一步打开文件，第二步进行读/写等操作，第三步关闭文件。

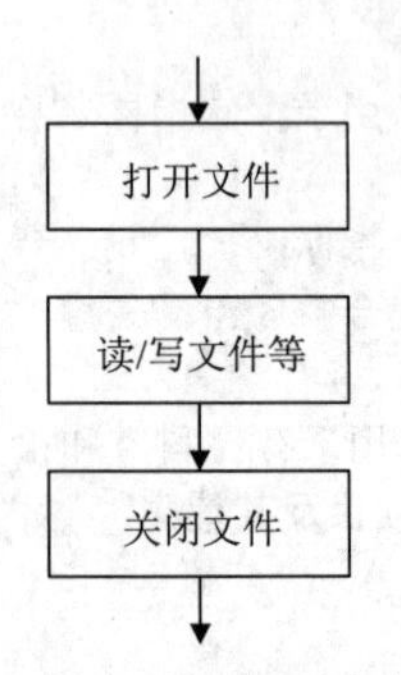

图 5-19 文件处理流程

打开文件时，系统在内存中为文件开辟一个专门的数据存储区域，称为文件缓冲区。

对文件的操作主要有两类：一是读操作，即将数据从存储在外部介质上的文件中读给变量（内存中的一块首地址）供程序使用；二是写操作，即将数据从变量（内存中的一块首地址）写进存储在外部介质上的文件中。

写文件时，先是将数据写进文件缓冲区暂存，直到文件缓冲区满了或文件关闭时才会一次性写进文件。反之，读文件时，先是将数据读到文件缓冲区，然后再赋给变量，如图 5-20 所示。这样处理的目的是节省操作时间。

文件操作完成后，务必要关闭文件，因为打开文件后，对文件的读写操作都是在内存缓冲区中进行的，如果不关闭文件，那么内存会一直被占用，容易造成内存泄露。另外，如果不关闭文件而直接结束程序，那么缓冲区中的数据可能没有写入文件，导致数据丢失。

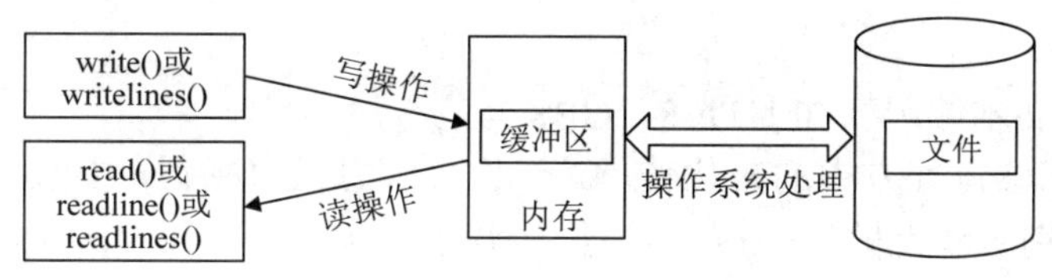

图 5-20 文件读写操作示意图

5.6.2 文件基本操作

Python 提供了内置的 open()函数来打开文件，并提供了各种方法来操作文件内容。以下是一些常用的文件操作函数和方法。

1. 打开文件

在 Python 中，可以使用 open()函数打开一个文件，并返回一个文件对象，通过访问这个对象就可以调用相关函数进行读/写操作。其语法格式如下：

```
File = open(file_name [, access_mode][, buffering][, encoding])
```

各个参数的含义如下。

1）file_name：要访问的含文件路径的文件名称的字符串值。根据索引目标文件的方式不同，打开文件的形式也不同，具体打开形式有以下几种。

① 绝对路径：从根目录开始的完整路径。

```
file = open('D:\\test\\prescription.txt')
```

② 相对路径：相对当前打开文件位置的路径。

```
file = open('./data/prescription.txt')
```

③ 省略路径：文件与程序在相同文件夹下时可不加路径。

```
file = open('prescription.txt')
```

2）access_mode：文件访问模式。例如，r 为只读，w 为写入，a 为追加等。这个参数不是必需的，文件访问模式默认为只读（r）。常用的文件访问模式见表 5-12。

表 5-12 常用的文件访问模式

文件访问模式	操作及说明
r	以读模式打开文件，文件不存在时，抛出 FileNotFoundError 异常
rU 或 U	以读模式打开文件，同时提供通用换行符支持
w	以写模式打开文件，当文件不存在时，创建文件；当文件存在时，会覆盖原文件
a	以追加模式打开文件，从 EOF 开始，必要时创建新的文件
r+	以读写模式打开文件
w+	以写读模式打开文件
a+	以追加读写模式打开文件
rb	以二进制读模式打开文件
wb	以二进制写模式打开文件
ab	以二进制追加模式打开文件

3）buffering：一个可选整数，用于设置缓冲策略。0 切换缓冲关闭（仅在二进制模式下可用），1 选择行缓冲（仅在文本模式下可用），>1 指示固定大小的块缓冲区的大小（以

字节为单位）。

4）encoding：文本编码（如 UTF-8，GBK）。

【例 5-27】风寒感冒处方中的文化传承。一位患者患风寒感冒，中医大夫根据明代《摄生众妙方》中的“荆防败毒散”（方剂名）给他开了一个处方，以文件的形式保存在 D 盘根目录下，文件名为 prescription.txt，内容如下：

```
柴胡，10g
前胡，10g
川芎，10g
茯苓，10g
桔梗，6g
甘草，3g
荆芥，6g
防风，10g
羌活，6g
独活，6g
```

打开文件 prescription.txt 并打印出文件中的各行内容，然后调用 close()函数关闭文件。参考代码如下：

```
test_file = open("D:/prescription.txt", "r", encoding='utf-8')
for line in test_file:    # 每个循环获得文件中的一行数据，行末有一个换行符'\n'
    print(line)
test_file.close()
```

运行结果如下：

```
"柴胡，10g"
"前胡，10g"
"川芎，10g"
"茯苓，10g"
"桔梗，6g"
"甘草，3g"
"荆芥，6g"
"防风，10g"
"羌活，6g"
"独活，6g"
```

2. 关闭文件

文件使用完毕必须关闭文件对象，以确保对文件中数据的所有改变都写回到文件中，释放文件的读写权限，使其他程序可以操作该文件。在 Python 中，使用 close()函数关闭文件。其语法格式如下：

```
file.close()                    # 关闭文件变量 file 所指向的文件
```

为了避免忘记关闭文件，通常使用 with 语句来管理文件上下文，确保文件在操作完成后自动关闭。其语法格式如下：

```
with open('文件路径', access_mode='文件操作模式', encoding='utf-8') as f:
```

3. 读取文件

文件被打开后，根据打开方式的不同可以对文件进行相应的读写操作。以文本文件方式打开时，采用当前计算机使用的编码或指定编码，读写按照字符串方式进行；以二进制文件方式打开时，读写按照字节流方式进行。

Python 中常用的文件内容读取方法如表 5-13 所示。

表 5-13　常用的文件内容读取方法

方法	说明
file.read(size=-1)	从文件中读取整个文件内容。参数可选，如果给出，读入前 size 长度的字符串或字节流
file.readline(size = -1)	从文件中读取一行内容。参数可选，如果给出，读入该行前 size 长度的字符串或字节流
file.readlines(hint=-1)	从文件中读取所有行，以每行为元素形成一个列表。参数可选，如果给出，则读入前 hint 行
file.seek(offset)	使用 seek()方法改变当前文件操作指针的位置，其中，offset 表示偏移量；参数值：0，文件开头；1，文件当前位置；2，文件结尾

read()示例如下：

```
with open('prescription.txt', 'r', encoding='utf-8') as file:
    content = file.read(21)       # 读取前 21 个字符
    print(content)                # '柴胡，10g\n 前胡，10g\n 川芎，10g\n'
    content = file.read()         # 读取文件中的全部剩余数据
    # '茯苓，10g\n 桔梗，6g\n 甘草，3g\n 荆芥，6g\n 防风，10g\n 羌活，
    # 6g\n 独活，6g\n'
    print(content)
```

readline()示例如下：

```
with open('prescription.txt', 'r', encoding='utf-8') as file:
   content = file.readline()     # 读取一行字符
   print(content)                # '柴胡，10g\n'
   print(file.readline(2))       # 读 2 个字符，'前胡'
   print(file.readline(7))       # 读到行末，'，10g\n'
   print(file.readline())        # 读一行，'川芎，10g\n'
```

readlines()示例如下：

```
with open('prescription.txt', 'r', encoding='utf-8') as file:
     content = file.readlines()   # 读取所有行
# ['柴胡，10g\n', '前胡，10g\n','川芎，10g\n','茯苓，10g\n','
# 桔梗，6g\n','甘草，3g\n','荆芥，6g\n','防风，10g\n','羌活，6g\n',
# '独活，6g\n']
print(content)
file.seek(0)               # 移动指针到文件起始位置
    content = file.readlines（9）  # 从当前位置读取到第 9 个字符所在行结束
    print(content)        # ['柴胡，10g\n', '前胡，10g\n']
```

4. 写入文件

在 Python 中，使用 write()函数可以将给定字符串或字节流对象写入文件。

```
file.write(s)                  #将给定的字符串或字节流对象写入文件
```

常用的文件内容写入方法如表 5-14 所示。

表 5-14　常用的文件内容写入方法

方法	说明
file.write(s)	向文件写入一个字符串或字节流
file.writelines(lines)	将一个元素为字符串的列表写入文件

file.write(s)向文件写入字符串 s，每次写入后，会记录一个写入指针。该方法可以反复调用，并在写入指针后分批写入内容，直至文件被关闭。

【例 5-28】使用 file.write()方法将“荆防败毒散”处方写入文件中。

参考代码如下：

```
    modern_prescription = '荆芥，12g\n 防风，12g\n 羌活，12g\n 独活，12g\n 柴胡，12g\n 前胡，12g\n 川芎，12g\n 枳壳，12g\n 茯苓，12g\n 桔梗，12g\n 甘草，6g\n'
    # 将字符串 modern_prescription 从文件头写入文件
    with open('modern_prescription.txt', 'w', encoding = 'utf-8') as file:
        file.write(modern_prescription)
    with open('modern_prescription.txt', 'r', encoding = 'utf-8') as file:
        print(file.read())
```

运行结果如下：

```
荆芥，12g
防风，12g
羌活，12g
独活，12g
柴胡，12g
前胡，12g
川芎，12g
枳壳，12g
茯苓，12g
桔梗，12g
甘草，6g
```

【例 5-29】使用 file.writelines()方法将一个元素全为字符串的列表写入文件。

参考代码如下：

```
    new_prescription = ['桂枝，9g\n', '白芍，9g\n', '炙甘草，6g\n','生姜，9g\n','大枣，3 枚\n']
    with open('new_prescription.txt', 'w', encoding = 'utf-8') as file:
        file.writelines(new_prescription)        # 将列表写入文件
    with open('new_prescription.txt', 'r', encoding = 'utf-8') as file:
        print(file.read())
```

运行结果如下：

```
桂枝，9g
白芍，9g
炙甘草，6g
生姜，9g
大枣，3 枚
```

5.6.3 CSV 文件操作

CSV 文件是一种常用的数据存储格式。它以纯文本形式存储表格数据，每行表示一条记录，字段之间通常由逗号分隔。CSV 文件易于读取及更改，因此在各数据领域中应用广泛。

Python 内置了 csv 模块，其中包含两个构造函数 reader()和 writer()。reader()构造函数返回 reader 对象，该对象可以用来遍历文件；writer()构造函数则会创建 csv.writer 对象，参数是以写方式打开的文件对象。csv.writer 使用 writerow 将数据行写入对应的文件中。

1. 读取 CSV 文件

在读取 CSV 文件之前，首先要使用 import 导入 csv 模块。其语法格式如下：

```
import csv
```

【例 5-30】假设有一个名为 medical_data.csv 的 CSV 文件，内容如下：

```
patient_id, age, gender, blood_pressure, cholesterol, diabetes
1, 45, M, 120, 200, 0
2, 50, F, 135, 220, 1
3, 36, M, 128, 180, 0
4, 60, F, 140, 230, 1
# 打开 csv 文件
with open('medical_data.csv', 'r', encoding='utf-8-sig') as file:
    reader = csv.reader(file)          # 创建 csv 读取器
    for row in reader:                 # 逐行读取数据
        print(row)
```

运行结果如下：

```
['patient_id', 'age', 'gender', 'blood_pressure', 'cholesterol', 'diabetes']
['1', '45', 'M', '120', '200', '0']
['2', '50', 'F', '135', '220', '1']
['3', '36', 'M', '128', '180', '0']
['4', '60', 'F', '140', '230', '1']
```

2. 写入 CSV 文件

在写入 CSV 文件之前，首先要使用 import 导入 csv 模块。

【例 5-31】假设医学数据包含患者姓名、年龄、病症、诊断结果信息，现将这些数据写入 CSV 文件。

参考代码如下：

```
import csv
# 要写入的数据
medical_cases = [
    ["张三", 30, "咳嗽、发热", "普通感冒"],
    ["李四", 45, "胸痛、呼吸困难", "肺炎"],
    ["王五", 25, "腹痛、腹泻", "肠胃炎"]
]
# 打开 csv 文件，若文件不存在则创建
with open('medical_cases.csv', 'w', encoding = 'utf-8-sig', newline = '') as file:
    writer = csv.writer(file)          # 创建 csv 写入器
    for row in medical_cases:          # 逐行写入数据
        writer.writerow(row)
```

5.6.4　目录常用操作

目录也称文件夹，用于分层管理文件。通过目录不仅可以分门别类地存放文件，而且可以快速找到目标文件。然而，Python 并没有提供直接操作目录的函数或者对象，而是使

用内置的 os 库。使用语句“import os”导入库，即可使用库中的函数或对象。os 库常用函数如表 5-15 所示。

表 5-15 os 库常用函数

函数	说明
os.getcwd()	返回当前工作目录
os.chdir(path)	将 path 设置为当前工作目录，如 os.chdir("D:\\test\\example")
os.path.exist(name)	检查 name 文件或目录是否存在，存在则返回 True，否则返回 False
os.rename(src, dst)	重命名文件或目录，其中 src 是要修改的文件或目录名，dst 是修改后的文件或目录名
os.listdir(path)	列出目录中的文件和子目录名称，以列表的形式存放
os.mkdir(path_name)	创建一个名为 path_name 的目录
os.rmdir(path_name)	删除 path_name 目录，但要求 path_name 目录是空目录，否则会抛出 OSError 异常
os.path.join(path1[,path2[, ...]])	将多个路径拼接

os 库常用操作示例：

```
# 获取当前工作目录
current_path = os.getcwd()
print(current_path)
# 前面斜杠转义字符“\\”解析为“\”，可写成 os.chdir('D:/test/example')
os.chdir('D:\\test\\example')     # 改变当前工作目录
if os.path.exists('user/patient/patient_num'):     # 检查目录是否存在
    print('该目录存在')
else:
    print('该目录不存在')
os.rename('user/patient/patient_num1', 'user/patient/patient_num2')
# rename()重命名文件或文件目录
# 获取指定的目录中所有内容的名称列表
lst_result = os.listdir('D:/test/example')
print(lst_result)
os.mkdir('patient_num')   # mkdir()创建目录
os.rmdir('patient_num')   # 删除空目录
# 将返回 user/patient/patient_num（在 Windows 上可能是
# user\\patient\\patient_num）
full_path = os.path.join('user', 'patient', 'patient_num')
```

◆思政案例

全球代码，中国答案：Python 开源生态的自主创新范式

Python 开源生态深度融入我国科技发展，体现开放创新与自主突破的辩证统一。国产 AI 框架昇思（MindSpore）基于 Python 开源协议构建，助力突破智能算力封锁，打破 NVIDIA CUDA 生态垄断；嫦娥五号轨道计算依托 NumPy 开源库完成，展现“用开源而不唯开源”的智慧。中国开发者在 PyPI 平台年均提交 15 万+开源包，其中 27%涉及 AI、量子计算等前沿领域，堪成“站在巨人肩膀上攀登”的技术迭代模式。既贡献全球知识共享，又催生自主技术生态。教育部“智能基座”计划将 Python 开源项目纳入高校课程，培养既懂国际规则、又有家国情怀的开发者。这种以开源促创新、以协作谋自强的实践，生动诠释了构建人类命运共同体与实现科技自立自强的内在统一，为新时代科技创新人才培育提供价值指引。

第 6 章

Python 医学数据智能分析

Python 在医学数据智能分析中具有广泛应用，凭借其丰富的库和工具（如 Pandas、NumPy、Scikit-learn、TensorFlow 等），能够高效处理、分析和建模医学数据。通过 Pandas 和 NumPy，可进行数据清洗、预处理和统计分析；Matplotlib 和 Seaborn 等可视化工具，帮助直观展示分析结果；Scikit-learn 支持机器学习算法用于疾病预测、诊断分类等任务；TensorFlow 和 PyTorch 用于深度学习，处理医学影像、基因组数据等复杂数据。本章主要介绍 Python 医学数据预处理、统计分析、可视化、线性回归和逻辑回归分析等案例，帮助读者了解医学数据智能分析的相关知识。

6.1 Python 在医学数据分析中的应用

Python 具有丰富的可以实现高效存储、处理和分析数据的工具库，在科学计算方面优势明显，可以广泛应用于数据分析和交互、探索性计算及数据可视化等领域。因此，在数据分析领域，Python 具有独一无二的优势，已经成为非常重要的程序设计语言。

6.1.1 医学数据智能分析的意义与应用

医学数据是医疗保健过程中产生的多源、多类型信息的集合，包括结构化数据（如电子病历、实验室检测结果）、非结构化数据（如 X 射线、CT、MRI 等医学影像资料）和半结构化数据（如基因测序数据、传感器数据）。其来源广泛，涵盖医院信息系统、影像学检查、基因测序、可穿戴设备、临床试验和患者自我报告等。随着医疗信息化的快速发展，医学数据的规模和复杂性不断增加，智能分析技术为医学研究和临床实践带来了革命性的变化。通过 AI 技术，包括机器学习、深度学习、大语言模型等方法，对医学领域内产生的海量数据进行智能分析，可挖掘出隐藏在数据中的信息和知识，以支持临床研究、医疗决策、诊断和治疗优化、预后评估等。

1. 医学数据智能分析的意义

医学数据智能分析的意义主要体现在以下几个方面。

1）提升诊断的精准性。智能分析能够快速处理和分析大量的临床病历数据，帮助医生更准确地诊断疾病。例如，在乳腺癌筛查中，AI 通过分析患者的电子病历、影像数据和基因组数据，辅助医生识别病灶、判断病情严重程度、识别潜在风险，大幅提高了早期诊断的准确性。

2）制定个性化治疗方案。智能分析技术能够结合患者的基因信息、临床病史、生活习惯及环境影响等因素，制定个性化的治疗方案。例如，在癌症治疗中，通过分析肿瘤基因组数据，可以为患者选择最有效的靶向药物，这不仅提高了治疗效果，还减少了不必要的药物副作用，实现了精准医疗的目标。

3）降低医疗成本。通过预测疾病风险、优化资源分配和减少不必要的检查，智能分析技术可以显著降低医疗成本。例如，AI 可以预测心血管患者的心梗风险，帮助医疗团队提前采取预防性措施，从而有效降低心梗发生率，减少住院时间和费用。

4）促进医学研究与创新。智能分析技术能够从大量医学数据中发现新的规律和知识，推动医学研究的进步。例如，研究人员可以通过分析临床试验数据，发现新的治疗靶点、评估药物疗效和安全性，有助于新药开发和治疗方法的创新。

5）改善公共卫生管理。智能分析技术可以用于疾病监测和流行病预测，帮助公共卫生部门及时采取措施，防止疾病传播。例如，通过分析搜索数据与流感病例报告的相关性，AI 模型可以提前数周预测流感传播趋势，帮助公共卫生部门提前部署防控措施。

2. 医学数据智能分析的应用

医学数据智能分析的应用具体如下。

1）疾病预测与预防。利用历史病历数据和流行病学调查结果，对人群健康状况进行监测，预测疾病的发生风险，提前采取干预措施以防止疾病的发生或减轻其严重程度。

2）辅助诊断和治疗。智能分析技术在医学影像领域的应用尤为突出，结合图像识别技术和自然语言处理技术，对 X 射线、CT 等影像资料以及电子病历中的文本信息进行分析，可以自动鉴别病灶良恶性，提高诊断效率和准确性。结合实时影像处理和智能分析技术，手术导航系统可以在手术过程中为医生提供指导。

3）基因组学与精准医疗。通过分析基因组数据，AI 可识别疾病相关基因突变，为患者提供个性化治疗方案。预测患者对特定药物的反应，减少副作用并提高疗效。

4）药物研发与临床试验。在药物研发过程中，AI 可以分析临床试验数据，提高药物研发的效率和成功率。利用数据挖掘技术，发现新的药物靶点和候选药物，大幅缩短了药物研发周期并降低了成本。

5）患者实时监护和慢病健康管理。利用可穿戴设备和远程监测技术，实时跟踪患者的生理参数，及时发现患者的健康问题并发出预警。智能分析个人健康数据，提供个性化的健康建议和慢性病管理方案。

6）医疗资源优化。智能分析医院的运营数据，实现对床位分配、手术室排班和药品库存的精细化管理。利用历史数据预测住院需求和手术时长，优化床位使用率和手术室安排方案，减少患者等待时间并提高效率。通过分析门诊量、急诊人数等信息预测未来一段时间内的患者流量，合理调配医护人员和医疗设备。

7）医学自然语言处理。医学自然语言处理技术在解析和理解医学文献、临床笔记等文本数据方面展现出巨大潜力。它通过自动化摘要生成、知识图谱构建等功能，帮助研究人员快速获取关键信息，促进医学知识的积累与发展，辅助医生决策和科研。

6.1.2 Python 在医学数据智能分析中的优势

Python 作为一门高级编程语言，在医学数据智能分析中展现了多方面的优势，使其成为处理和分析复杂医疗数据的首选工具之一。

1. 数据获取

数据获取是数据分析的基础。Pandas 提供了简单易用的接口，支持从多种文件格式（如 CSV、XLSL、JSON、SQL、Parquet）读取和写入数据。在 Python 数据分析中，以 Pandas 库对象为基础的几种数据获取方法如表 6-1 所示。

表 6-1 不同格式的数据获取方法

格式	读取函数	写入函数	库
CSV	read_csv('/*.csv')	to_csv('/*.csv')	Pandas
JSON	read_json()	to_json()	Pandas
XLSX	read_excel('/*.xlsx')	to_excel('/*.xlsx')	Pandas

2. 数据预处理

数据预处理是对原始数据中包含的缺失值、异常值、不一致的值进行处理，目的是保证数据分析最终目标的质量。缺失值是指变量的属性信息缺失。对变量的缺失值，可以采用删除法、填补法和插值法进行处理。异常值是指数据样本中的个别值，其数值明显偏离对应字段的所有观察值。异常值又称离群点，异常值分析是指检验数据集中是否存在输入错误及不合常理的数据。Python 的 Pandas 和 NumPy 库可以快速进行数据清洗、转换和整理，为后续分析做好准备。Python 中常用的数据预处理函数如表 6-2 所示。

表 6-2 Python 中常用的数据预处理函数

函数	函数功能	所属扩展库
interpolate()	一维，高维数据插值	Scipy
unique()	去除数据中的重复元素，得到单值元素序列，它是对象的方法名	Pandas 或 NumPy
isnull()	判断是否空值	Pandas
notnull()	判断是否非空值	Pandas
PCA()	对指标变量矩阵进行主成分分析	Scikit-Learn
random()	生成随机矩阵	NumPy

3. 数据建模与分析

数据在经过数据探索与数据预处理后，即可进入模型构建阶段。根据数据分析目标和数据形式，可以建立分类与预测、聚类分析、关联规则、时间序列分析等模型。Python 中的主要模型算法如表 6-3 所示。

表 6-3 Python 中的主要模型算法

算法名称	算法描述
回归分析	回归分析用于确定预测属性（数值型）及其他变量间相互依赖的定量关系，是常用的统计学方法之一，包括线性回归、非线性回归、逻辑（logistic）回归、岭回归、主成分回归、偏最小二乘回归等模型
决策树	决策树采用自顶向下的传递方式，在内部节点进行属性值的比较，并根据不同的属性值，从该节点向下分支，最终得到的叶节点就是学习划分的类
人工神经网络	人工神经网络是一种模仿大脑神经网络结构和功能而建立的信息处理系统，是表示神经网络的输入与输出变量之间的关系的模型
贝叶斯网络	贝叶斯网络又称信度网络，是贝叶斯（Bayes）方法的扩展，是目前不确定知识表达和推理领域最有效的理论模型之一

续表

算法名称	算法描述
支持向量机	支持向量机（support vector machine，SVM）是一种通过某种非线性映射，把低维的非线性可分转换为高维的线性可分，在高维空间进行线性分析的算法
随机森林	其算法思想与决策树类似，精度通常比决策树高，缺点是由于其随机性丧失了决策树的可解释性

Python 在数据建模中的优势主要体现在以下几点。

1）丰富的机器学习库。Scikit-learn 提供了广泛的机器学习算法，包括分类、回归、聚类、降维等，适合快速构建和评估模型。XGBoost、LightGBM、CatBoost 提供了高效的梯度提升框架，适用于结构化数据的预测任务。Statsmodels 专注于统计建模，支持线性回归、时间序列分析等传统统计方法。

2）强大的深度学习框架。TensorFlow 和 PyTorch 两大主流深度学习框架支持构建复杂的神经网络模型，适用于图像、文本、时间序列等非结构化数据的建模。Keras 简化深度学习模型的构建过程，适用于快速原型开发。

3）广泛的算法覆盖。Python 支持从传统机器学习算法（如决策树、SVM、K-最近邻）到现代深度学习算法（如 CNN、RNN、Transformer）的全面覆盖。针对特定任务（如自然语言处理、计算机视觉），Python 有专门的库（如 NLTK、SpaCy、OpenCV）。

4）可视化支持。Matplotlib、Seaborn、Plotly 等库支持模型结果的可视化，便于理解模型行为和解释结果。SHAP、LIME 等库提供模型可解释性分析，有助于理解复杂模型的决策过程。

6.2 医学数据预处理

医学数据预处理是医学数据分析和建模的基础步骤，其目的是提高数据质量，确保后续分析的准确性和可靠性。在进行数据分析之前，通常需要进行数据的清洗、标准化和整合等操作。本节将详细介绍医学数据来源以及数据预处理方法。

6.2.1 医学数据类型与来源

医学数据是医学研究和临床决策的重要基础。医学数据来源广泛且应用场景各有不同，主要有电子病历数据、医学影像数据、生理信号数据、生命组学数据等。

1. 电子病历（EMR）数据

电子病历是指医务人员在医疗活动过程中，使用医疗机构信息系统生成的文字、符号、图标、图形、数据、影像等数字化信息，并能实现存储、管理、运输和重现的医疗记录，是病历记录的一种记录形式。

现代电子病历系统会收录患者在医院内产生的全部数据，包含但不限于基本信息、就诊信息、生命体征、诊断信息、治疗信息等。这些数据均是在医疗服务过程中产生的，包含每个患者从踏入医院就诊开始，直到结束一次诊疗的所有信息。每个人的数据汇集到医院，医院的数据又汇集成为一个总体。随着科技的进步与创新，诊疗模式与方法也在不断变化，更多种类的医疗数据在不断地产生并加入电子病历大数据当中。电子病历主要包含以下信息。

1）基本信息：包括患者的身份标识、人口学数据和健康基础档案，如姓名、年龄、联系方式、职业、过敏史及家族遗传病史等。同时，这也是隐私监管中最为关注的信息。

2）就诊信息：包含就诊类型、时间、科室、主诉及转诊记录，完整反映患者就医流程。

3）生命体征：一般包含患者本次记录中与生理相关的测量数据，如身高、体重、体温、脉搏、血压等，若是住院患者，还应包括持续监测的动态趋势。

4）诊断信息：从初步判断到最终确诊均按标准编码归档，一般包含医生的查体记录以及诊断的相关信息，如病历报告、影像学相关内容和报告等，既有文字也有图像视频等，并且附医生分析依据。

5）检验检查信息：包括实验室检验结果（如血常规、尿常规、生化指标等）和影像学检查报告（如 X 射线、CT、MRI、超声等）。这些数据为医生提供了客观的诊疗依据，并可通过系统自动对比历史结果，辅助判断病情变化趋势。

6）治疗信息：用药方案、手术操作、物理治疗及疗效评估详细记录，从而形成诊疗全过程的数字化闭环。

7）随访与健康档案：拓展传统病历的时间边界，记录出院后随访计划、复诊提醒、慢性病管理数据（如血糖、血压居家监测），甚至整合可穿戴设备上传的健康数据，形成动态健康档案。

图 6-1 所示为电子病历住院病案示例。

住 院 病 案 首 页

医疗付款方式：7

健康卡号：-　　第 3 次住院　　病案号：1001

姓名：xx　性别：1　1.男 2.女　出生日期 xxxx-xx-xx　年龄：xx 岁　国籍 xx

（年龄不足一周岁的）年龄：　月　新生儿出生体重：　克　新生儿入院体重：　克

出 生 地：　省（区、市）　市　县　籍贯　省　市　民族：

身份证号：xxxxxxxxxxxxxxxxxxxx　职业 xxxx　婚姻：9　1.未婚 2.已婚 3.丧偶 4.离异 9.其它

现住地：　省（区、市）　市　县　电话：　邮编

户口地址：　省（区、市）　市　-　县　邮编 xxxxxx

工作单位及地址：xxxxxxxx　电话 xxxxxxxxxxx　邮编 xxxxxx

联系人姓名 xx　关系　地址　电话 xxxxxxxxxxx

入院途径：9　1.急诊 2.门诊 3.其他医疗机构转入 9.其他

入院日期：xxxx-xx-xx xx 时　入院科别　病房：　转科科别

出院日期：xxxx-xx-xx xx 时　出院科别　病房：　实际住院 xx 天

门急诊诊断：应激相关障碍　疾病编码：F43

出院诊断	疾病编码	入院病情	出院诊断	疾病编码	入院病情
主要诊断：应激相关障碍	F43		其他诊断：		
其他诊断：					

图 6-1　电子病历住院病案示例

2. 医学影像数据

医学影像数据是由各种医学影像设备所产生的数据，一般为图像或者视频。不同的医学影像设备产生的数据不同，包括 X 射线影像、CT 影像、MRI 影像、超声影像等，如图 6-2

所示。这些影像数据以图像形式存储，包含了丰富的患者生理和病理信息。医学影像的非结构化特点在于其内容无法直接用数值或文本形式表示，需要通过图像处理和分析技术提取有用的特征信息。例如，在肿瘤诊断中，医生需要通过观察影像上病变的形态、边缘、密度等特征来判断肿瘤的性质和范围。

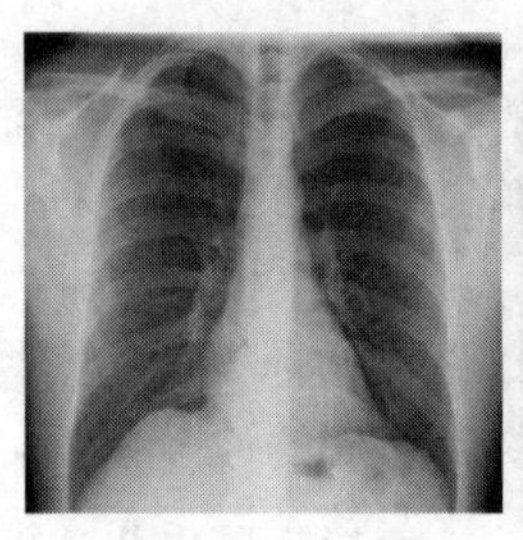
肺部 X 射线影像

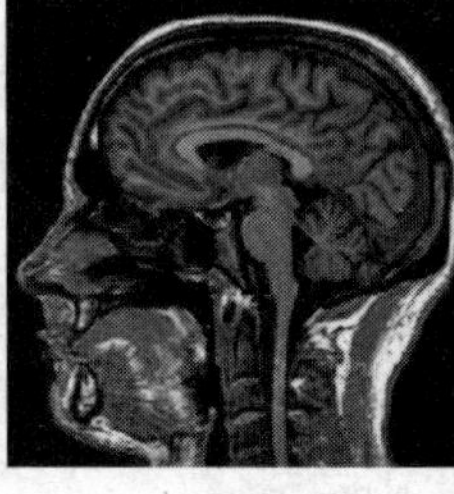
MRI 影像

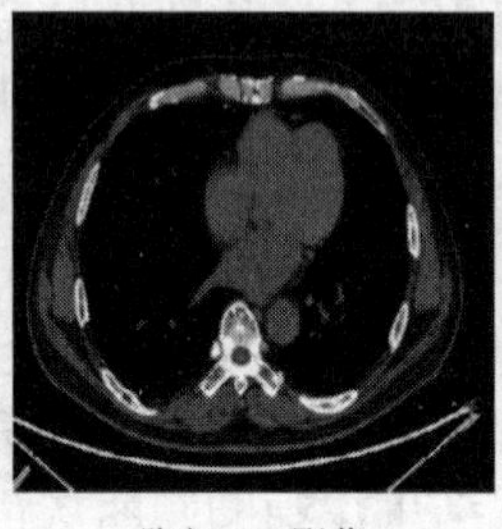
腹部 CT 影像

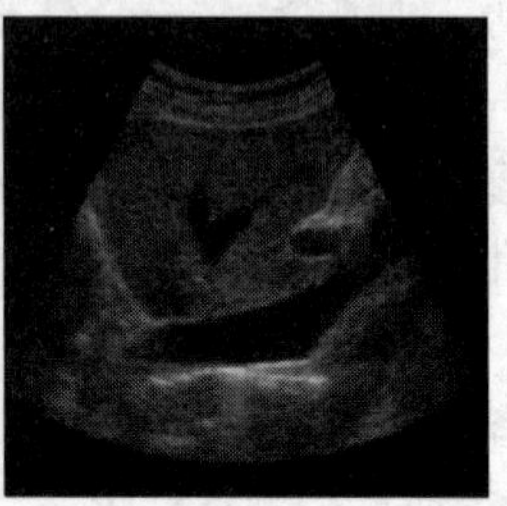
超声影像

图 6-2　医学影像数据示例

近年来，随着 AI 技术的进步推动了医学影像分析领域的发展。计算机辅助诊断系统现在能够处理和分析大量的医学影像数据。原本只有通过知识和经验的累计才能将这些信息从浩瀚的数据海洋中提取出来，现在基于深度学习等算法，AI 就能够自动识别病变特征，为医生提供诊断参考。

通过机器学习训练模型对医学影像图像进行分割、配准、识别、分类和映射等操作后，AI 所提供的成果可以辅助影像医生进行更加精确、便捷的服务。虽然 AI 无法完全取代影像医生，但是也无法否认 AI 在医学影像中的作用。只有两者结合，才能更加有效地挖掘出隐藏在医学影像数据背后的信息与知识。

3. 生理信号数据

随着人类科学技术的进步，传感器与数据解析设备不断革新优化，各类生物电信号也得以被逐步发现。按照人体系统的不同，这些生物电信号大致可分为：循环系统生理信号、呼吸系统生理信号、神经系统生理信号及运动系统生理信号。

生理健康数据的主要来源之一是健康检测设备的收集。例如，涉及麻醉的手术当中，生理监控设备会全程运转并持续记录患者的相关生理信号。当然，这种情况并不会出现在常规医疗服务当中，通常只有在特定的情况下（如重症监护、睡眠监测、临床实验等）才会记录这一类数据。这些设备的使用，往往需要投入不少专业人力和物资成本，并且患者需要长时间佩戴，难免影响其正常生活。此外，这些数据体量庞大，但是有价值的信息占比极低，大部分的数据存在冗余或利用价值不高的问题。因此，需要研究者们深入挖掘，充分释放数据的潜在价值。

随着可穿戴设备的兴起，健康传感器已成为生理信号数据的重要来源。个人通过可穿戴设备及传感器获取的信息，如睡眠监测数据、体重变化曲线、每日步数等，都可纳入生理信号数据的范畴。此外，像每日饮食摄入量、所处环境因素、心理状态等更复杂的信息，也能作为有效补充，丰富生理数据的维度。

特定类型的传感器可针对性采集相应生理信号数据，如运动传感器，能够获取体温、脉搏、呼吸频率、血氧含量、血压等指标；还有可植入体内的微型传感器，可收集血糖数据或局部区域的血流量信息等。如今，这类传感器的功能日益强大，通过相互组网形成庞大的数据网络体系，展现出广阔的应用前景。若能结合更专业的医学场景进行设计，进一步获取符合诊疗需求的数据，将能更有效地辅助医生做出决策。

4. 生命组学数据

生命组学数据是通过测序技术获得的与人类相关的生物信息数据。目前，这类数据几乎由机器生成，且均为高度定制化、具有固定格式的信息，其中涵盖 DNA 序列数据、蛋白质组学数据、转录组学数据、代谢组学数据等多个类别。

作为生命组学数据中最核心的组成部分，DNA 序列数据自人类基因组计划启动以来，首次让人类得以窥见自身 DNA 序列的全貌。随着技术的不断进步，基因测序技术的使用门槛已大幅降低，目前已被用于精准医疗、罕见病及家族遗传性疾病等领域的诊断与治疗。

蛋白质作为生理活动的主体，催生了蛋白质组学的诞生。通过质谱技术可以测得蛋白质的核酸序列，如蛋白质的三维空间结构等。蛋白质组学的内容一般包括生物质谱图谱、蛋白质与多肽序列、翻译修饰信息、结构信息等。

转录组学和代谢组学等功能性组学数据构成了 DNA 序列数据和蛋白质组学数据之外的一个研究领域。人们在生物医学的领域中不断探索前行，并且开始关注那些曾经被忽略的细胞组成部分，如核糖核酸（ribonucleic acid, RNA）、细胞器、细胞代谢小分子等。随着单细胞测序等技术的不断进步，这些原本不容易获取的数据现在也都可以展现在人们面前。

随着生物医学研究的不断深入、相关生物信息技术的不断完善，相应的机器设备持续研发迭代，组学数据的研究正在向着更加广阔的空间进行拓展，出现了如糖组学、脂类组学、药物基因组学、营养基因组学、毒理基因组学、连接组学、相互作用组学、干细胞组学等多个分支。这些组学数据有各自的侧重点，产生的数据内容不同，数据格式不同，但是均由机器生成，因此便于通过机器进行处理。由于基因序列数据的长度通常非常长，且包含大量的复杂信息，对其进行分析需要借助生物信息学工具和算法，如基因序列比对、基因变异检测等，才能有效挖掘其中的生物学意义和临床价值。例如，通过分析基因序列中的突变位点，可以精准定位某些遗传性疾病的致病基因，为疾病的诊断和治疗提供依据。

6.2.2　数据清洗与标准化

数据清洗与标准化是医学数据预处理的核心环节，其目的是去除数据中的错误、噪声和冗余信息，将数据转换为统一的格式和标准，提高数据质量和一致性，为后续的数据分析和挖掘提供可靠的数据基础。

1. 数据质量

数据质量的评估维度包括准确性、一致性、合规性、完整性、及时性五个核心方面。

（1）数据准确性

数据准确性是衡量数据真实反映客观事实程度的关键指标，其核心在于确保记录值与实际情况的高度吻合。具体表现为数据不存在异常数值（如超出合理范围的极大值、极小值或无效数据）、字符信息规范完整（无乱码或格式错误），同时要求数据在逻辑上自洽且未超出时效范围。在医疗数据等专业领域，准确性尤为重要，如患者年龄必须为正值且与病程记录相匹配，任何数值异常或信息失真都将直接影响后续分析的可靠性。当前数据准确性问题主要源于人工输入误差、采集设备偏差以及系统间的标准不统一等，这些问题若不及时修正，将导致分析结果出现系统性偏差。确保数据准确性是保障数据质量的基础环节，直接关系到决策支持系统的有效性。

（2）数据一致性

数据一致性要求数据的值在信息含义上不存在冲突、遵循统一的规范、在逻辑关系上是正确和完整的，确保符合既定标准和分布规律。在医疗领域，数据标准尚未统一且涉及众多厂商，异构数据源常导致规范不一致（如手机号位数差异），但这未必代表数据错误。例如，单细胞测序需要消除不同时期或平台的批次效应，使数据趋于一致以支持后续分析。保持一致性不仅能保障数据的合理使用，更能显著提升数据价值和分析结果的可靠性。

（3）数据合规性

数据合规性要求数据在获取、处理和使用过程中符合行业政策法规。大数据发展引发了两大伦理问题：隐私泄露和信息安全。人类遗传资源项目需要通过伦理审查，确保样本及数据的实际用途与受访者授权一致，并经过中国人类遗传资源管理办公室审批和机构层面的质量控制。若管理不善，轻则延缓项目进度，重则违法违规甚至危害社会稳定。合规性是数据合法性和分析有效性的根本保障。

（4）数据完整性

数据完整性是指数据不存在缺失（整体或部分字段）。医学大数据因信息孤岛问题、区域卫生平台覆盖不足及医疗机构外部数据获取困难，常导致数据不完整（如患者随访数据因失联缺失）。完整性可通过记录值和唯一值评估（如我国省级行政区唯一性统计），是数据质量追溯的基础标准。

（5）数据及时性

数据及时性是指数据从产生到可用的时间间隔，也称数据的延时时长，是反映数据世界与客观世界的同步程度。突发公共卫生事件中，及时采集和更新数据至关重要。大数据及时性能缩短无序和复杂性，提升重大事件应对能力。

另外，数据质量还包括可信性和可解释性两个关键维度。

1）可信性：反映用户对数据的信赖程度。若历史错误导致用户信任缺失，即使数据本身准确完整，仍会被视为低质量的。

2）可解释性：指数据是否易于理解。例如，使用未知编码或晦涩术语会导致使用单位无法解析，降低数据可用性。

2. 数据清洗

针对缺失值、异常值以及数据不一致等问题，可以进行数据清洗，具体操作包括填充缺失值、平滑噪声数据、识别或删除离群点等。

（1）缺失值处理

在医学数据中，缺失值是常见的问题之一。缺失值产生的可能原因包括数据采集不完整、患者信息缺失、设备故障等。缺失值的存在会影响数据分析的准确性和可靠性，因此需要采取适当的处理方法。

1）删除法：如果缺失值的数量较少，且缺失数据对分析结果的影响较小，可以选择删除含有缺失值的样本或特征。这种方法简单直接，但可能导致数据量减少，从而影响分析结果的代表性。例如，在一个包含1000个样本的数据集中，只有5个样本的某个特征值缺失，且该特征对分析结果的重要性较低，此时可以考虑删除这5个样本。

2）填充法：对于缺失值较多的情况，删除法可能会导致大量数据丢失，此时可以采用填充法来处理缺失值。常见缺失值填充方法如表 6-4 所示。

表 6-4 常见缺失值填充方法

填充方法	方法描述
均值填充	用该特征的均值来填充缺失值。这种方法适用于数值型特征，且当数据分布较为均匀时效果较好。例如，对于一个患者的身高数据缺失的情况，可以用所有患者身高的均值来填充
中位数填充	用该特征的中位数来填充缺失值。中位数填充对数据中的异常值不敏感，适用于数据分布存在偏态或异常值的情况。例如，在处理收入数据时，由于收入分布通常存在右偏，使用中位数填充可以更好地反映数据的中心趋势
众数填充	用该特征的众数来填充缺失值。这种方法适用于分类特征。例如，在处理患者的性别数据缺失时，可以用样本中出现次数最多的性别来填充
基于模型的填充	利用已知数据建立预测模型，如线性回归、决策树等，根据其他特征的值来预测缺失值。这种方法考虑了数据之间的相关性，能够更准确地填充缺失值，但需要一定的建模和计算成本。例如，在一个包含多个生理指标的数据集中，如果某个指标的值缺失，可以利用其他相关指标的值建立回归模型来预测缺失值

3）多重插补法：这是一种较为先进的缺失值处理方法。它通过建立多个预测模型，对缺失值进行多次填充，生成多个完整的数据集。然后对每个完整的数据集进行分析，最后将分析结果进行汇总和合并。这种方法能够充分考虑数据的不确定性，提高分析结果的准确性和可靠性，但计算复杂度较高，适用于对分析结果要求较高的情况。

【例 6-1】医学数据集见表 6-5，包含字段 PatientID（患者编号）、Age（年龄）、Height（身高，单位：cm）、Weight（体重，单位：kg）、BloodPressure（血压，单位：mmHg）、Diagnosis[疾病（Disease）诊断结果，属于分类数据]，使用 Pandas 库处理缺失值。

表 6-5 缺失值处理数据示例

PatientID	Age	Height	Weight	BloodPressure	Diagnosis
1	35	170	70	120	DiseaseA
2	NaN	160	NaN	130	DiseaseB
3	45	NaN	80	140	DiseaseA
4	50	175	75	150	DiseaseC

注：NaN 表示缺失值；Disease 表示疾病。

部分方法示例代码：

```
import pandas as pd
import numpy as np
# 创建示例数据
data = {
    'PatientID': [1, 2, 3, 4],
    'Age': [35, np.nan, 45, 50],
    'Height': [170, 160, np.nan, 175],
    'Weight': [70, np.nan, 80, 75],
    'BloodPressure': [120, 130, 140, 150],
    'Diagnosis': ['DiseaseA', 'DiseaseB', 'DiseaseA', 'DiseaseC']}
df = pd.DataFrame(data)
# 删除含有缺失值的行
df_dropped = df.dropna()
print("删除缺失值后的数据：")
```

```
print(df_dropped)
# 使用均值填充数值型特征的缺失值
df_filled = df.copy()
df_filled['Age'] = df_filled['Age'].fillna(df_filled['Age'].mean())
df_filled['Weight']=df_filled['Weight'].fillna(df_filled['Weight'].mean())
df_filled['Height'] = df_filled['Height'].fillna(df_filled['Height'].mean())
print("\n 使用均值填充后的数据：")
print(df_filled)
```

运行结果如图 6-3 所示。

```
删除缺失值后的数据：
   PatientID   Age  Height  Weight  BloodPressure Diagnosis
0          1  35.0   170.0    70.0            120  DiseaseA
3          4  50.0   175.0    75.0            150  DiseaseC

使用均值填充后的数据：
   PatientID        Age      Height  Weight  BloodPressure Diagnosis
0          1  35.000000  170.000000    70.0            120  DiseaseA
1          2  43.333333  160.000000    75.0            130  DiseaseB
2          3  45.000000  168.333333    80.0            140  DiseaseA
3          4  50.000000  175.000000    75.0            150  DiseaseC
```

图 6-3 缺失值处理运行结果

（2）异常值处理

原始数据可能存在噪声（被测量的变量的随机误差或方差）、错误或离群等异常值，如属性“年龄”等于“-10”。常见异常值处理方法如表 6-6 所示。

表 6-6 常见异常值处理方法

异常值处理方法	方法描述
删除含有异常值的记录	直接将含有异常值的记录删除
视为缺失值	将异常值视为缺失值，利用缺失值处理的方法进行处理
平均值修正	可用前后两个观测值的平均值修正该异常值

离群数据可以通过聚类、箱线图等方法检测，进而删除原始数据中的离群点。噪声数据离群点箱线图如图 6-4 所示。

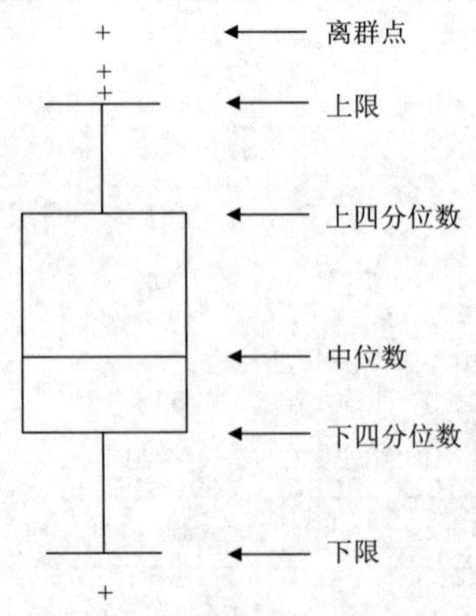

图 6-4 噪声数据离群点箱线图

（3）数据不一致处理

数据不一致包括属性中代码不一致或名称不符。例如，某事物曾经评级为“1,2,3”，但是现在评级为“A,B,C”，因不一致的评级代码会导致数据不一致的问题。这类问题通常可以采用计算推理、替换或者全局替换等方法来处理。

3. 数据标准化

数据标准化是指为保障数据的内部使用和交换的一致性与准确性而制定的规范性约束流程。数据标准管理是一套由管理制度、管控流程、技术工具共同组成的体系，通过这套体系的推广，应用统一的数据定义、数据分类、记录格式和转换、编码等实现数据的标准化。建立统一的医学数据标准是实现数据互通共享的关键，能有效连接医疗机构、药企、科研单位和患者，提升数据使用效率。标准化工作对医疗行业发展具有基础支撑作用，不仅能促进新型诊疗模式发展、加速药物研发、优化监管流程，还将推动个性化医疗和精准医学的实现。

（1）电子病历数据标准化

电子病历数据标准化主要包括语义标准和信息模型标准两大体系。在语义标准方面，WHO 制定的国际疾病分类（international classification of diseases，ICD）编码系统和全球通用的系统化医学名词-临床术语（systematized nomenclature of medicine-clinical terms，SNOMED CT）系统是核心标准，中国也配套制定了《疾病分类与代码》（GB/T 14396—2016）。信息模型标准主要采用健康信息第七层临床文档架构（Health Level Seven Clinical Document Architecture，HL7 CDA）标准和 openEHR 双层架构模型，包含参考模型（reference model，RM）和原型模型（archetype model，AM），确保电子病历数据的结构化存储和系统互操作性。这些标准共同构成了电子病历数据标准化的完整框架。

例如，采用结构化数据录入与统一医学术语编码；使用 ICD-10 对疾病诊断进行编码，如将“2 型糖尿病”编码为 E11.9；采用 SNOMED CT 标准化临床术语，如“高血压”对应编码 38341003；符合 HL7 FHIR 标准，实现不同医院电子病历系统的互操作性。

（2）医学影像数据标准化

医学影像数据标准化主要依托影像存储与传输系统（picture archiving and communication system，PACS）实现数字化存储与传输，其国际通用标准为医学数字成像和通信（DICOM）格式。DICOM 标准由美国放射学会（American College of Radiology，ACR）和美国国家电气制造商协会（National Electrical Manufacturers Association，NEMA）联合制定，是全球医学影像互通的核心规范，有效解决了跨设备、跨地域的影像数据兼容问题。为推进标准落地，中国于 2017 年正式实施《医学数字影像和通信（DICOM）中文标准符合性测试规范》（WS/T 548—2017）。

例如，为了确保医学影像数据的兼容性和互操作性，所有医学影像（包括 CT、MRI 和 X 射线等）均以 DICOM 格式进行存储。PACS 是实现医学影像数据存储和共享的关键技术。它不仅支持医院内部的影像管理，还能实现跨机构的影像共享。为了确保国内设备与国际标准接轨，我国制定了《医学数字影像通信（DICOM）中文标准符合性测试规范》（WS/T 548—2017）。这一规范旨在验证国内医学影像设备是否符合 DICOM 标准，从而保障国内设备与国际设备之间的互操作性。

（3）生理信号标准化

生理信号标准化采用国际通用的《医用电气设备》（*Medical electrical equipment*，IEC

60601）系列标准及我国《医用电气设备　医用电气设备周期性测试和修理后测试》（YY/T 0841—2011）系列标准，涵盖心电、脑电、肌电、血氧和血压等关键生理参数检测。

在心电领域，2009 年美国心脏协会（American Heart Association，AHA）、美国心脏病学会（American College of Cardiology，ACC）和心律学会（Heart Rhythm Society，HRS）联合发布的心电图标准化及解析指南获 ISCE 国际认可，我国通过《心电图标准化和解析的建议与临床应用国际指南 2009》等系列标准实现本土化应用。脑电检测则遵循 ACNS 2016［美国临床神经生理学学会（American Clinical Neurophysiology Society）在 2016 年发布的脑电图检查指南］及中国抗癫痫协会于 2022 年发布的《临床脑电图技术操作指南》。此外，针对肌电、血氧和血压监测，国内外均建立了完善的标准体系，包括肌电生物反馈仪、血氧仪安全要求和血压监测设备规范等具体标准。

例如，规范信号采集、存储与解析标准具体如下。

心电图（electrocardiogram，ECG）：采用 AHA/ACC/HRS 2009 指南，统一导联放置与数据解读。

脑电图（electroencephalogram，EEG）：遵循 ACNS 2016 标准，确保脑电波分析的准确性。

血氧/血压：符合《医疗电气设备—第 2-61 部分：脉搏血氧仪设备的基本安全和基本性能的特殊要求》（*Medical electrical equipment — Part 2-61: Particular requirements for basic safety and essential performance of pulse oximeter equipment*）（ISO 80601-2-61：2017），保证测量一致性。

（4）生命组学数据标准化

以由美国食品药品监督管理局（FDA）主导的一个国际合作计划——微阵列/测序质量控制（MicroArray Quality Control / Sequencing Quality Control，MAQC/SEQC）项目为核心的生命组学数据标准化框架，从 2005 年持续至 2021 年，期间建立了一套覆盖从基因芯片到高通量测序的全流程质量控制标准。该项目的四大里程碑成果——MAQC-I（基因表达分析，2006 年）、MAQC-II（生物标志物，2010 年）、MAQC-III（转录组测序，2014 年）和 MAQC-IV（基因组测序，2021 年）——均发表在《自然生物技术》（*Nature Biotechnology*）杂志上，为组学数据的质量控制提供了一套系统的解决方案。

例如，建立测序和芯片数据的质量控制与分析规范；基因表达数据，采用 MAQC/SEQC 标准，确保 RNA 测序（RNA-seq）数据的可重复性；基因组数据，遵循全球基因组与健康联盟（GA4GH）的标准，以促进数据共享；蛋白质组学，使用 mzML 标准格式存储质谱数据，便于跨平台分析。

这些成就和规范为生命科学研究提供了坚实的基础，确保了数据的准确性和可靠性，同时促进了全球范围内的数据共享和合作。

4. 数据归一化

数据归一化也是数据预处理中的重要步骤，用于将数据转换到统一的尺度上，消除不同特征之间的量纲差异，提高模型训练的效率和准确性。数据的归一化常常用于数值型的数据上，如影像数据中像素值、实验室指标（血糖值、红细胞计数等）或者身高、体重等生理指标。

【例 6-2】使用 Scikit-learn 库对 5 名患者的生理指标进行标准化和归一化。

参考代码如下：

```
from sklearn.preprocessing import StandardScaler, MinMaxScaler
import pandas as pd
# 示例数据集（包含 5 名患者的生理指标）
data = {
    'PatientID': [101, 102, 103, 104, 105],
    'Age': [45, 32, 67, 28, 53],
    'Height': [175, 168, 182, 160, 171],
    'Weight': [72, 65, 90, 58, 80],
    'BloodPressure': [120, 115, 140, 110, 135]
}
df = pd.DataFrame(data)
print("原始数据：")
print(df)
# Z-score 标准化
scaler = StandardScaler()
df_scaled = df.copy()
numeric_cols = ['Age', 'Height', 'Weight', 'BloodPressure']
df_scaled[numeric_cols] = scaler.fit_transform(df[numeric_cols])
print("\n 标准化后的数据（均值为 0，标准差为 1）：")
print(df_scaled)
# Min-Max 归一化
min_max_scaler = MinMaxScaler()
df_normalized = df.copy()
df_normalized[numeric_cols] = min_max_scaler.fit_transform(df[numeric_cols])
print("\n 归一化后的数据（值域[0,1]）：")
print(df_normalized)
```

运行结果如图 6-5 所示。

```
原始数据：
   PatientID  Age  Height  Weight  BloodPressure
0        101   45     175      72            120
1        102   32     168      65            115
2        103   67     182      90            140
3        104   28     160      58            110
4        105   53     171      80            135

标准化后的数据（均值为0，标准差为1）：
   PatientID       Age    Height    Weight  BloodPressure
0        101  0.000000  0.520206 -0.089229      -0.345547
1        102 -0.916493 -0.438069 -0.713831      -0.777482
2        103  1.550989  1.478481  1.516890       1.382189
3        104 -1.198491 -1.533240 -1.338432      -1.209416
4        105  0.563996 -0.027379  0.624602       0.950255

归一化后的数据（值域[0,1]）：
   PatientID       Age    Height   Weight  BloodPressure
0        101  0.435897  0.681818  0.43750       0.333333
1        102  0.102564  0.363636  0.21875       0.166667
2        103  1.000000  1.000000  1.00000       1.000000
3        104  0.000000  0.000000  0.00000       0.000000
4        105  0.641026  0.500000  0.68750       0.833333
```

图 6-5　标准化和归一化处理运行结果

医学数据预处理作为医学数据分析和建模的基础环节，通过系统化的数据清洗、标准化和归一化流程，显著提升了数据质量和分析可靠性。数据清洗重点解决了缺失值、异常值和数据不一致性问题；标准化工作针对电子病历、医学影像、生理信号和生命组学四类核心医学数据，分别建立了包括 ICD 疾病编码、DICOM 影像格式、AHA 心电标准和 MAQC 测序质控在内的完整标准体系；归一化处理则有效消除了不同特征间的量纲差异。这些预处理技术不仅保障了数据的准确性、一致性和合规性，更为临床决策支持、精准医疗实践和医学研究提供了坚实的数据基础，同时随着人工智能技术的发展，智能化预处理方法正在推动医学数据管理向更高效、更精准的方向发展。

6.3 医学数据的统计分析

医学数据的统计分析涵盖描述性统计、推断性统计、相关性分析、多变量分析、生存分析、时间序列分析以及机器学习等多个方面。通过合理的统计分析，研究人员可以从医学数据中提取有价值的信息，为医学研究和临床决策提供科学依据。本节主要讲述利用Python进行描述性统计分析、假设检验与统计推断的常规方法和经典案例。

6.3.1 描述性统计分析

1. 描述性统计分析基本概念

描述性统计分析是一种用于汇总和描述数据集特征的方法，通过计算数据的集中趋势（如均值、中位数、众数）、离散程度（如方差、标准差、极差、四分位距）、分布形态（如偏度、峰度）、分类数据描述（如频数、比例、交叉表）等关键统计量，显示直观的可视化图表（如直方图、箱线图、条形图、散点图），展示数据集的分布和变异性，为复杂数据分析奠定基础。统计分析常见类别及术语描述如表6-7所示。

表6-7 统计分析常见类别及术语描述

类别	术语	描述
集中趋势	均值（mean）	数据集所有值相加后除以数据集的数量，衡量数据集中趋势
	中位数（median）	数据集按大小顺序排列时位于中间的数值，适用于存在极端值的数据
	众数（mode）	数据集中出现频率最高的数值，适用于分类数据
离散程度	方差（variance）	各数据点与平均值之差的平方的平均数，用于度量数据分散程度
	标准差（standard deviation）	方差的平方根，提供关于数据分布离散程度的信息，并且与原始数据单位相同
	极差（range）	数据集中最大值与最小值之间的差距，是最简单的离散程度度量
	四分位距（inter quartile range，IQR）	第三四分位数与第一四分位数之间的差距，用于衡量中间50%数据的散布情况
分布形态	偏度（skewness）	衡量数据分布不对称性的指标，正偏表示长尾向右，负偏表示长尾向左
	峰度（kurtosis）	衡量数据分布尖峭或平坦程度的指标，高峰度表示数据分布较尖锐，低峰度表示分布较平坦
分类数据描述	频数（frequency）	各类别出现的次数
	比例（proportion）	某类别在总体中所占的比例
	交叉表（cross-tabulation）	展示两个或多个分类变量之间关系的表格形式
数据可视化	直方图（histogram）	显示连续型数据分布的图形
	箱线图（boxplot）	提供数据分布、中心趋势、离散程度及异常值信息的图表
	条形图（bar chart）	比较不同类别间数据大小的图表
	散点图（scatter plot）	显示两变量间可能存在的关系或模式的图形

2. Python描述性统计分析基本语法

Python 提供了丰富的库和函数来进行描述性统计分析。Pandas库用于数据整理和基本统计量计算，NumPy 库用于高效的数值计算，SciPy 库用于更高级的统计分析，Matplotlib 和 Seaborn 库用于数据可视化。

（1）Pandas 库

Pandas 是一个强大的数据分析库，其提供的统计特征函数用于计算数据的均值、方差、标准差、分位数、相关系数和协方差等。其常见函数及功能如表 6-8 所示。这些函数多以方法形式集成于 Pandas 的两种核心数据结构中：一维的 Series 和二维的 DataFrame，便于在 Python 环境中直接调用。

表 6-8　常见函数及功能

函数	函数功能
sum()	计算数据样本的总和（按列计算）
mean()	计算数据样本的算术平均数
var()	计算数据样本的方差
std()	计算数据样本的标准差
corr()	计算数据样本的 Spearman（Pearson）相关系数矩阵
cov()	计算数据样本的协方差矩阵
skew()	计算样本值的偏度（三阶矩）
kurt()	计算样本值的峰度（四阶矩）
describe()	给出样本的基本描述（基本统计量如均值、标准差等）

注意：代码运行前需事先安装好 Pandas 库，在 Anaconda 环境下，打开 Anaconda Prompt，输入命令 conda install pandas 并按回车键，如果提示确认安装，输入 y 并按回车键继续，等待安装完成即可，Conda 会自动处理依赖关系。如果是 IDLE 或 PyCharm 环境，可以执行 pip install pandas，pip 会下载最新版本并处理依赖。

1）对 Series 计算。以 skew()函数为例，计算 Series 的偏度，参考代码如下：

```
import pandas as pd
# 创建一个 Pandas Series
s = pd.Series([1, 2, 2.5, 400, 6, 0])
# 计算偏度
skewness = s.skew()
print(f"Series 的偏度: {skewness}")
```

运行结果如下：

```
Series 的偏度: 2.4486227232624698
```

2）对 DataFrame 计算。以 skew()函数为例，按列计算 DataFrame 的偏度，参考代码如下：

```
# 创建一个 DataFrame
df = pd.DataFrame({
    'A': [1, 2, 3, 4, 5],
    'B': [-10, 20, 30, -40, 50],
    'C': [1, 1, 2, 1, 1]
})
# 按列计算偏度（默认 axis = 0）
column_skews = df.skew()
print(f"按列计算偏度: \n{column_skews}")
```

运行结果如下：

```
按列计算偏度：
A    0.000000
B   -0.565685
C    2.236068
dtype: float64
```

3）describe()函数：生成 DataFrame 各列的描述性统计信息。

对数值型数据和非数值型数据进行统计汇总。对于数值型数据，提供一系列的统计摘要，如计数、均值、标准差等；对于非数值数据（如对象或分类数据），则会显示不同的统计信息，如唯一值的数量、最常见的值及其频率。其语法格式如下：

```
DataFrame.describe(percentiles=None, include=None, exclude=None, datetime_is_numeric=False)
```

各参数说明如下。

- percentiles（可选）：指定要计算的分位数，默认为 [.25, .5, .75]，即第 25 百分位数、中位数（第 50 百分位数）和第 75 百分位数。例如，percentiles=[.1, .5, .9] 会计算第 10、第 50 和第 90 百分位数。
- include（可选）：指定要包含的数据类型。其值如下。
  'all'：包含所有列。
  'number'：仅包含数值型列（默认）。
  'object'：仅包含非数值型列（如字符串）。
  list：指定具体的数据类型，如 include=['int', 'float']。
  None：不包含任何列。
- exclude（可选）：指定要排除的数据类型。例如，exclude=['object'] 会排除所有非数值型列。
- datetime_is_numeric（可选）：如果为 True，则将日期时间列视为数值型列进行统计。其默认值为 False。
- 返回值：返回一个 DataFrame。针对数值型数据，返回以下统计量。
  count：非空值的数量。
  mean：均值。
  std：标准差。
  min：最小值。
  25%：第 25 百分位数。
  50%：第 50 百分位数，即中位数。
  75%：第 75 百分位数。
  max：最大值。

针对非数值型数据（如字符串），返回以下统计量。

- count：非空值的数量。
- unique：唯一值的数量。
- top：出现频率最高的值。
- freq：最高频值的出现次数。

【例 6-3】创建一个包含患者年龄、血糖、血压及性别的数据集。对这些数据进行各种描述性统计分析，包括计算均值、中位数、众数、标准差、方差、最小值、最大值、百分位数、偏度、峰度及分类变量的频数分布，并基于性别分组来计算血糖和血压的平均值。

参考代码如下：

```
# 创建 DataFrame，包含 Age、BloodSugar、BloodPressure 和 Gender 列
data = {
    'Age': [45, 30, 55, 60, 35],                          # 患者年龄
    'BloodSugar': [120, 95, 140, 180, 85],                 # 血糖水平 (mg/dL)
    'BloodPressure': [120, 110, 140, 160, 100],  # 血压 (收缩压 mmHg)
    'Gender': ['Male', 'Female', 'Male', 'Female', 'Male']  # 性别
}
df = pd.DataFrame(data)
# 描述性统计
print("基本统计量: \n", df.describe(), "\n")        # 计算数值列的基本统计量
print("Age 的均值: ", df['Age'].mean(), "\n")       # 计算某列的均值
# 计算某列的中位数
print("BloodSugar 的中位数: ", df['BloodSugar'].median(), "\n")
# 计算某列的众数
print("BloodPressure 的众数: \n", df['BloodPressure'].mode(), "\n")
print("Age 的标准差: ", df['Age'].std(), "\n")  # 计算某列的标准差
print("BloodSugar 的方差: ", df['BloodSugar'].var(), "\n")# 计算某列的方差
# 计算某列的最小值
print("BloodPressure 的最小值: ", df['BloodPressure'].min(), "\n")
print("Age 的最大值: ", df['Age'].max(), "\n")  # 计算某列的最大值
print("BloodSugar 的第 25 百分位数: ", df['BloodSugar'].quantile(0.25), "\n")
# 计算某列的第 25 百分位数
print("Age 的偏度: ", df['Age'].skew(), "\n")  # 计算某列的偏度
# 计算某列的峰度
print("BloodSugar 的峰度: ", df['BloodSugar'].kurt(), "\n")
# 计算某列的分类频数（适用于非数值数据）
print("Gender 的分类频数: \n", df['Gender'].value_counts(), "\n")
# 按 'Gender' 分组并计算 'BloodSugar'和'BloodPressure'的平均值
grouped_stats = df.groupby('Gender')[['BloodSugar', 'BloodPressure']].mean()
print("按性别分组后计算的血糖和血压平均值: \n", grouped_stats)
```

运行结果如图 6-6 所示。

```
基本统计量:
             Age  BloodSugar  BloodPressure
count   5.000000    5.000000       5.000000
mean   45.000000  124.000000     126.000000
std    12.747549   37.980258      24.083189
min    30.000000   85.000000     100.000000
25%    35.000000   95.000000     110.000000
50%    45.000000  120.000000     120.000000
75%    55.000000  140.000000     140.000000
max    60.000000  180.000000     160.000000

Age的均值:  45.0

BloodSugar的中位数:  120.0

BloodPressure的众数:
0    100
1    110
2    120
3    140
4    160
dtype: int64
```

图 6-6　数据描述性统计分析运行结果

（2）NumPy 库

NumPy 库提供了基础的统计函数来帮助进行描述性统计分析。以下是使用 NumPy 进行描述性统计分析的一些常用方法及其语法。

1）求平均值：numpy.mean(a, axis=None)。计算数组 a 中元素的算术平均值，参数 axis 可以指定沿着哪个轴计算平均值。

2）求中位数：numpy.median(a, axis=None)。计算数组 a 中元素的中位数。

3）求标准差：numpy.std(a, axis=None, dtype=None)。计算数组 a 中元素的标准差，dtype 指定返回数组的类型。

4）方差：numpy.var(a, axis=None, dtype=None)。计算数组 a 中元素的方差。

5）求最小值和最大值。

最小值：numpy.min(a, axis=None)。求数组 a 中的最小值。

最大值：numpy.max(a, axis=None)。求数组 a 中的最大值。

6）求百分位数：numpy.percentile(a, q, axis=None)。计算数组 a 的第 q 百分位数。

（3）SciPy 库

SciPy 库是一个基于 NumPy 的开源 Python 库。尽管基本的统计量如均值、中位数、标准差等可以通过 NumPy 直接计算，但是 SciPy 提供了一些额外的功能来处理更复杂的统计需求。scipy.stats.describe()计算输入数组 a 的多个描述性统计量，包括数值、最小值、最大值、平均值、方差、偏度和峰度。其语法格式如下：

```
scipy.stats.describe(a, axis=0, ddof=1, bias=True)
```

其中，参数 ddof 表示无偏估计时的自由度调整，默认值为 1（即样本方差）；参数 bias 控制偏度和峰度的计算是否进行偏差校正，默认值为 True。

【例 6-4】用 NumPy 和 SciPy 来计算一组数据的各种描述性统计量。

参考代码如下：

```
import numpy as np
# 示例数据
data = np.array([25, 30, 35, 40, 45])
# 计算基本统计量
mean = np.mean(data)
median = np.median(data)
std_dev = np.std(data)
variance = np.var(data)
min_val = np.min(data)
max_val = np.max(data)
percentile_25 = np.percentile(data, 25)
print(f"均值: {mean}")
print(f"中位数: {median}")
print(f"标准差: {std_dev}")
print(f"方差: {variance}")
print(f"最小值: {min_val}")
print(f"最大值: {max_val}")
print(f"第 25 百分位数: {percentile_25}")
# 对于峰度和偏度，需要使用 SciPy
from scipy.stats import kurtosis, skew
kurt = kurtosis(data)
```

```
skewness = skew(data)
print(f"峰度: {kurt}")
print(f"偏度: {skewness}")
```

运行结果如下：

```
均值: 35.0
中位数: 35.0
标准差: 7.0710678118654755
方差: 50.0
最小值: 25
最大值: 45
第 25 百分位数: 30.0
峰度: -1.3
偏度: 0.0
```

3. 医学数据的描述性统计分析综合案例

数据集 Insurance 是某保险公司的医疗保险投保人的相关信息，其数据格式如表 6-9 所示。

表 6-9 医疗保险投保人信息表

住址区域（District）	年保额（Group）	年龄（Age）	投保人数量（Holders）	理赔人数量（Claims）
1	<1000	<25	197	38
1	<1000	25～39	264	35
1	<1000	30～35	246	20
⋮	⋮	⋮	⋮	⋮
4	1000～1500	>35	3582	400
4	>2000	<25	133	19

其各属性说明如下。

District：投保人家庭住址区域，取值范围为 1～4。

Group：投保人所缴纳的年保额，分为小于 1000，1000～1500，1500～2000，大于 2000 四个等级。

Age：投保人的年龄。

Holders：投保人的数量。

Claims：要求理赔的投保人数量。

数据集以.csv 格式存储。本案例使用 Python 中 Pandas 库和 Matplotlib 库的相关函数进行描述性统计分析。

（1）数据集生成

本例使用 DeepSeek 生成数据集 Insurance.csv。根据上述描述输入提示词，可参考以下描述。

"数据集 Insurance 是某保险公司医疗保险投保人的相关信息，属性包括住址区域（District）、年保额（Group）、年龄（Age）、投保人数量（Holders）、理赔人数量（Claims）。请生成一份数据集，包含 100 条数据。"

DeepSeek 生成结果如下，复制生成一份.txt 文件。

```
# 数据集示例(前 10 行)
# CSV 复制
```

```
District,Group,Age,Holders,Claims
1,<1000,25,50,5
2,1000-1500,34,120,12
3,1500-2000,45,80,8
4,>2000,56,30,3
1,<1008,29,68,6
2,1000-1500,38,110,11
3,1500-2000,42,90,9
4,>2000,60,25,2
1,<1000,27,55,5
2,1000-1500,36,115,11
```

用 Python 将.txt 文件转换为.csv 文件，参考代码如下：

```
import pandas as pd
# 定义输入和输出文件路径
input_txt_file = "e:/Insurance.txt"      # 输入的 .txt 文件路径
output_csv_file = "e:/Insurance.csv"     # 输出的 .csv 文件路径
# 读取 .txt 文件
# 假设文件的第一行是列名
df = pd.read_csv(input_txt_file, delimiter = ",")
# 保存为 .csv 文件
df.to_csv(output_csv_file, index = False)
print(f"文件已成功转换为 {output_csv_file}")
```

（2）探索性分析

数据集加载后，通过 data.shape 获得数据集的维度，通过 data.dtypes 获得数据集的属性列表及其类型，通过 data.head()函数展示前五行数据，由此对数据集结构有一个整体把握。

参考代码如下：

```
import pandas as pd
import numpy as np
import matplotlib.pyplot as plt
data = pd.read_csv("E:/Insurance.csv")
print(data.shape)
print(data.dtypes)
data.head()
```

运行结果如图 6-7 所示。

```
(132, 5)
District     int64
Group       object
Age          int64
Holders      int64
Claims       int64
dtype: object
```

	District	Group	Age	Holders	Claims
0	1	<1000	25	50	5
1	2	1000-1500	34	120	12
2	3	1500-2000	45	80	8
3	4	>2000	56	30	3
4	1	<1000	29	60	6

图 6-7　数据集结构分析运行结果

（3）变量详情分析

使用 data.select_dtypes()函数，可以将变量中的数值变量与分类变量区分开来，从而获取更详细的变量信息。对于数值变量而言，通过 describe()函数可以获取其样本总个数、均值、标准差、最大（小）值、四分位数等详细信息；对于分类变量而言，通过 value_counts()函数可以获取各分类变量的频数。

参考代码如下：

```
data_numeric = data.select_dtypes(include = [np.number])
data_non_numeric = data.select_dtypes(exclude = [np.number])
numeric_cols = (data_numeric.columns.values)
non_numeric_cols = (data_non_numeric.columns.values)
print(numeric_cols)
print(non_numeric_cols)
print(data[numeric_cols].describe())
print(data["District"].value_counts())
print(data["Group"].value_counts())
print(data["Age"].value_counts())
```

运行结果如图 6-8 所示。

```
['District' 'Age' 'Holders' 'Claims']
['Group']
         District         Age     Holders      Claims
count  132.000000  132.000000  132.000000  132.000000
mean     2.500000   31.500000   80.234848    7.757576
std      1.122293   14.953618   50.523800    5.269995
min      1.000000    1.000000    1.000000    0.000000
25%      1.750000   20.750000   36.000000    3.000000
50%      2.500000   31.500000   70.000000    7.000000
75%      3.250000   42.000000  125.000000   12.250000
max      4.000000   64.000000  180.000000   18.000000
1    33
2    33
3    33
4    33
Name: District, dtype: int64
<1000        33
1000-1500    33
1500-2000    33
>2000        33
```

图 6-8　变量分析运行结果

（4）分布指标

分布是指数据集中某变量的取值情况，下面通过偏度和峰度两个指标展开介绍。偏度衡量数据的偏倚程度，正态分布是偏倚的基准指标，其偏度为 0。当偏度取值在[−1,1]区间时，说明数据对称性较强，不存在明显的左偏或右偏；当偏度绝对值大于 1 时，说明数据存在显著偏倚，若偏度为正值则表示该数据总体大于均值，即有右偏趋势；反之，则表示该数据总体小于均值，即有左偏趋势。

参考代码如下：

```
data[numeric_cols].skew()
```

运行结果如下：

```
District    0.000000
Age         0.100974
Holders     0.278766
```

```
Claims        0.319646
dtype: float64
```

从输出结果可以看出，District、Age、Holders、Claims 的偏度取值均在[-1,1]区间，数据对称性较强，不存在左偏或右偏。

峰度与偏度共同使用，用于衡量数据分布的集中和分散程度，同样以正态分布为衡量基准。当峰度为 0 时，为标准峰度；当峰度大于 0 时，表示数据分布与正态分布相比较为陡峭，为尖顶峰度；当峰度小于 0 时，表示数据分布较为平坦，为平顶峰度。峰度的绝对值越大，表示其分布形态的陡缓程度与正态分布的差异程度越大。

参考代码如下：

```
data[numeric_cols].kurt()
```

运行结果如下：

```
District   -1.366087
Age        -0.622201
Holders    -1.254379
Claims     -1.311401
dtype: float64
```

从运行结果可以看出，Holders 和 Claims 的峰度都小于 0，为平顶峰度，说明数据分布较为平坦。

（5）相关性

相关性用于描述变量间的相关程度，取值区间为[-1,1]，绝对值越接近 1 相关性越大，正负号表示是正相关还是负相关。

参考代码如下：

```
data[numeric_cols].corr()
```

运行结果如图 6-9 所示。

	District	Age	Holders	Claims
District	1.000000	0.765526	–0.036551	–0.099381
Age	0.765526	1.000000	–0.198788	–0.224148
Holders	–0.036551	–0.198788	1.000000	0.993849
Claims	–0.099381	–0.224148	0.993849	1.000000

图 6-9　相关性分析运行结果

从运行结果可以看出，Holders 和 Claims 的相关系数值为 0.993849，说明这两个变量之间具有强相关性。

（6）可视化显示

直方图是直观了解数据分布情况最常用的图形类型之一。它将连续性数据分为几个等间距的组，并以矩形的高低来显示相应组中所含数据的频数或频率大小，是一种简单快速探索数据分布的方式。箱线图是更能深入展现数据分布情况的图形类型。它不仅能够给出重要分位点的位置，而且会剥离异常点，当进一步标注出均值等重要指标的位置和数值后，数据的整体结构就能够被清晰地勾勒在图形中。下面以 Insurance 数据集中的“索赔量”变量 Claims 为例，使用 Matplotlib 库中的 hist()函数和 boxplot()函数分别来绘制直方图和箱线图（Matplotlib 库的基本用法和常见图表类型绘制及语法详见 6.4 节），观察该变量的分布情况。参考代码如下：

```
# 绘制直方图的代码
plt.hist(data["Claims"])                          # 绘制直方图
plt.title('Histogram of Freq of Claims')          # 显示直方图的标题
plt.show()                                         # 显示图
# 绘制箱线图代码
plt.boxplot(data["Claims"])                        # 绘制箱线图
plt.title('Distribution of Claims')                # 显示箱线图的标题
plt.show()
```

运行结果分别如图 6-10 和图 6-11 所示。

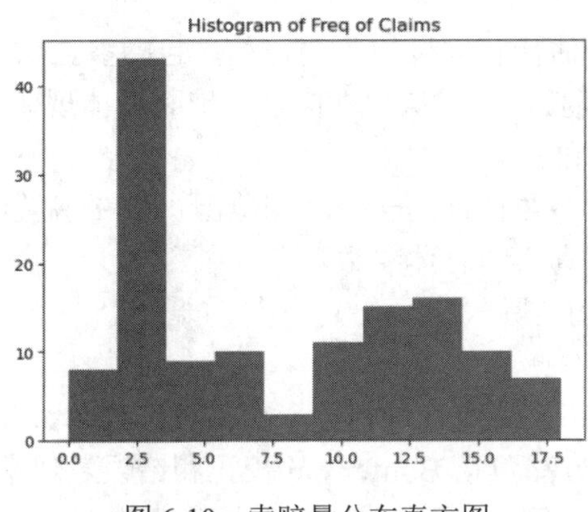

图 6-10　索赔量分布直方图

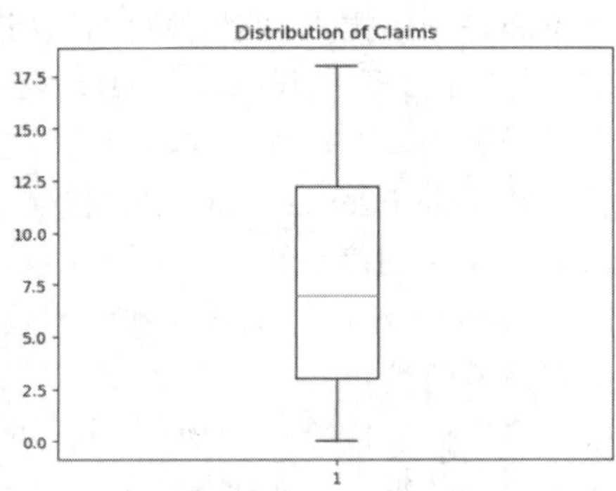

图 6-11　索赔量分布箱线图

6.3.2　假设检验与统计推断

1. 假设检验与统计推断基本概念

（1）假设检验

假设检验是统计学中用于判断样本数据是否支持某个关于总体参数的假设的方法。以下是假设检验的基本步骤。

1）提出如下假设：

原假设（H_0）——通常表示无效应或无差异；

备择假设（H_1）——表示有效应或有差异。

2）选择显著性水平（α）：通常设为 0.05。

3）计算检验统计量：根据数据类型和分布选择合适的检验方法。

4）做出决策：根据 p 值与显著性水平的比较，决定是否拒绝原假设。

常用假设检验方法如表 6-10 所示。

表 6-10　常用假设检验方法

假设检验方法	方法描述
t 检验	单样本 t 检验：检验样本均值是否等于已知值
	独立样本 t 检验：检验两组独立样本的均值是否有显著差异
	配对样本 t 检验：检验同一组样本在不同条件下的均值差异

续表

假设检验方法	方法描述
方差分析（analysis of variance，ANOVA）	单因素 ANOVA：检验多组独立样本的均值是否有显著差异
	多因素 ANOVA：检验多个因素对结果变量的影响
卡方检验（Chi-square Test）	用于检验分类变量之间的独立性或拟合优度
非参数检验	Mann-Whitney U 检验：用于非正态分布的两组独立样本比较
	Wilcoxon 符号秩检验：用于非正态分布的配对样本比较
	Kruskal-Wallis 检验：用于非正态分布的多组独立样本比较

（2）统计推断

统计推断是利用样本数据对总体特征进行估计和假设检验的过程，包括参数估计（如点估计和置信区间）和假设检验（如显著性检验），旨在从样本信息中推断总体规律，为决策提供科学依据。以下是统计推断中的一些术语。

置信区间（confidence interval）：提供总体参数估计的一个区间范围，如 95%置信区间意味着人们有 95%的信心认为这个区间包含了真实的总体参数。

效应量（effect size）：衡量观察到的效果的实际大小。

（3）多重检验校正

在进行多次假设检验时，为了控制假阳性率（即错误地拒绝了原假设的概率），需要对显著性水平进行调整。在这种情况下，常用的方法包括 Bonferroni 校正和错误发现率校正。

Bonferroni 校正：将每个检验的显著性水平调整为原来的检验次数的倒数，以降低整体的 I 型错误率。

错误发现率（false discovery rate，FDR）校正：一种较新的方法，旨在控制所有被错误拒绝的假设的比例，比 Bonferroni 校正更灵活且有力。

2. Python 统计推断常用语法

在 Python 中，可以使用 scipy.stats 和 statsmodels 等库来实现假设检验和统计推断。

1）单样本 t 检验。参考代码如下：

```
from scipy import stats
# 示例数据：某班级学生的考试成绩
data = [85, 90, 78, 92, 88, 95, 80]
# 原假设 H0：样本均值等于 85
t_stat, p_value = stats.ttest_1samp(data, 85)
print(f"t 统计量：{t_stat}, p 值：{p_value}")
if p_value < 0.05:
    print("拒绝原假设：样本均值不等于 85")
else:
    print("不拒绝原假设：样本均值可能等于 85")
```

运行结果如下：

```
t 统计量：0.7887242164220362, p 值：0.46029272627259077
不拒绝原假设：样本均值可能等于 85
```

2）独立样本 t 检验。参考代码如下：

```
from scipy import stats
# 示例数据：两组学生的考试成绩
```

```
group1 = [85, 90, 78, 92, 88]
group2 = [80, 75, 70, 65, 72]
# 原假设 H0：两组均值相等
t_stat, p_value = stats.ttest_ind(group1, group2)
print(f"t 统计量：{t_stat}, p 值：{p_value}")
if p_value < 0.05:
    print("拒绝原假设：两组均值有显著差异")
else:
    print("不拒绝原假设：两组均值可能无显著差异")
```

运行结果如下：

```
t 统计量：4.062119930603421, p 值：0.00362277411787355
拒绝原假设：两组均值有显著差异
```

3）配对样本 t 检验。参考代码如下：

```
from scipy import stats
# 示例数据：同一组学生在两次考试中的成绩
before = [85, 90, 78, 92, 88]
after = [88, 92, 80, 95, 90]
# 原假设 H0：两次考试的成绩均值相等
t_stat, p_value = stats.ttest_rel(before, after)
print(f"t 统计量：{t_stat}, p 值：{p_value}")
if p_value < 0.05:
    print("拒绝原假设：两次考试的成绩均值有显著差异")
else:
    print("不拒绝原假设：两次考试的成绩均值可能无显著差异")
```

运行结果如下：

```
t 统计量：-9.797958971132713, p 值：0.0006081849444633356
拒绝原假设：两次考试的成绩均值有显著差异
```

4）单因素方差分析 (ANOVA)。参考代码如下：

```
# 示例数据：三组学生的考试成绩
group1 = [85, 90, 78, 92, 88]
group2 = [80, 75, 70, 65, 72]
group3 = [88, 91, 85, 93, 87]
# 原假设 H0：所有组的均值相等
f_stat, p_value = stats.f_oneway(group1, group2, group3)
print(f"F 统计量：{f_stat}, p 值：{p_value}")
if p_value < 0.05:
    print("拒绝原假设：至少有一组均值与其他组有显著差异")
else:
    print("不拒绝原假设：所有组均值可能无显著差异")
```

运行结果如下：

```
F 统计量：16.67040673211781, p 值：0.00034367791962456283
拒绝原假设：至少有一组均值与其他组有显著差异
```

5）卡方检验。参考代码如下：

```
# 示例数据：观察值和期望值（拟合优度检验）
observed = [40, 50, 60]          # 观察频数
expected = [50, 50, 50]          # 期望频数
# 原假设 H0：观察分布与期望分布一致
```

```
chi2_stat, p_value = stats.chisquare(observed, expected)
print(f"卡方统计量: {chi2_stat}, p 值: {p_value}")
if p_value < 0.05:
    print("拒绝原假设：观察分布与期望分布不一致")
else:
    print("不拒绝原假设：观察分布与期望分布可能一致")
```

运行结果如下：

```
卡方统计量: 4.0, p 值: 0.1353352832366127
不拒绝原假设：观察分布与期望分布可能一致
```

6）Mann-Whitney U 检验。参考代码如下：

```
# 示例数据：两组学生的考试成绩
group1 = [85, 90, 78, 92, 88]
group2 = [80, 75, 70, 65, 72]
# 原假设 H0：两组分布相同
u_stat, p_value = stats.mannwhitneyu(group1, group2, alternative ='two-sided')
print(f"Mann-Whitney U 统计量: {u_stat}, p 值: {p_value}")
if p_value < 0.05:
    print("拒绝原假设：两组分布有显著差异")
else:
    print("不拒绝原假设：两组分布可能无显著差异")
```

运行结果如下：

```
Mann-Whitney U 统计量: 24.0, p 值: 0.015873015873015872
拒绝原假设：两组分布有显著差异
```

7）Wilcoxon 符号秩检验。参考代码如下：

```
# 示例数据：同一组学生在两次考试中的成绩
before = [85, 90, 78, 92, 88]
after = [88, 92, 80, 95, 90]
# 原假设 H0：两次考试的成绩分布相同
w_stat, p_value = stats.wilcoxon(before, after)
print(f"Wilcoxon 统计量: {w_stat}, p 值: {p_value}")
if p_value < 0.05:
    print("拒绝原假设：两次考试的成绩分布有显著差异")
else:
    print("不拒绝原假设：两次考试的成绩分布可能无显著差异")
```

运行结果如下：

```
Wilcoxon 统计量: 0.0, p 值: 0.0625
不拒绝原假设：两次考试的成绩分布可能无显著差异
```

8）Kruskal-Wallis 检验。参考代码如下：

```
# 示例数据：三组学生的考试成绩
group1 = [85, 90, 78, 92, 88]
group2 = [80, 75, 70, 65, 72]
group3 = [88, 91, 85, 93, 87]
# 原假设 H0：所有组的分布相同
h_stat, p_value = stats.kruskal(group1, group2, group3)
print(f"Kruskal-Wallis H 统计量: {h_stat}, p 值: {p_value}")
if p_value < 0.05:
    print("拒绝原假设：至少有一组分布与其他组有显著差异")
```

```
    else:
        print("不拒绝原假设：所有组分布可能无显著差异")
```

运行结果如下：

```
Kruskal-Wallis H 统计量：8.851612903225814, p 值：0.011964558571539495
拒绝原假设：至少有一组分布与其他组有显著差异
```

9）计算置信区间。参考代码如下：

```
import numpy as np
from scipy import stats
# 示例数据：某班级学生的考试成绩
data = [85, 90, 78, 92, 88, 95, 80]
# 计算 95% 置信区间
mean = np.mean(data)
std_err = stats.sem(data)  # 标准误差
confidence_interval = stats.t.interval(0.95, len(data)-1, loc=mean,
scale=std_err)
print(f"95% 置信区间：{confidence_interval}")
```

运行结果如下：

```
95% 置信区间：(81.09560445445976, 92.61868125982596)
```

10）多重检验校正。参考代码如下：

```
from statsmodels.stats.multitest import multipletests
# 示例数据：多个假设检验的 p 值
p_values = [0.01, 0.04, 0.03, 0.005]
# 使用 Bonferroni 校正
reject, corrected_p_values, _, _ = multipletests(p_values, method='bonferroni')
print(f"Bonferroni 校正后的 p 值：{corrected_p_values}")
print(f"是否拒绝原假设：{reject}")
# 使用 FDR 校正
reject, corrected_p_values, _, _ = multipletests(p_values, method='fdr_bh')
print(f"FDR 校正后的 p 值：{corrected_p_values}")
print(f"是否拒绝原假设：{reject}")
```

运行结果如下：

```
Bonferroni 校正后的 p 值：[0.04 0.16 0.12 0.02]
是否拒绝原假设：[True False False  True]
FDR 校正后的 p 值：[0.02 0.04 0.04 0.02]
是否拒绝原假设：[True  True  True  True]
```

3. 医学数据的假设检验与统计推断综合案例

【例 6-5】假设有一组医学数据，包含两组患者的血压测量值（如治疗组和对照组）。希望通过假设检验来判断两组患者的血压是否存在显著差异。

参考代码如下：

```
import numpy as np
import pandas as pd
from scipy import stats
import matplotlib.pyplot as plt
import seaborn as sns
# 创建模拟数据
np.random.seed(42)
# 治疗组血压
treatment_group = np.random.normal(loc = 120, scale = 10, size = 50)
```

```
    # 对照组血压
    control_group = np.random.normal(loc = 130, scale = 10, size = 50)
    # 将数据存储到 DataFrame
    data = pd.DataFrame({
       'Group': ['Treatment'] * 50 + ['Control'] * 50,
       'BloodPressure': np.concatenate([treatment_group, control_group])
    })
    # 查看数据
    print(data.head())
    # 描述性统计
    print("\n 描述性统计：")
    print(data.groupby('Group')['BloodPressure'].describe())
    # 可视化数据分布，如图 6-6 所示
    plt.figure(figsize=(10, 6))
    sns.boxplot(x = 'Group', y = 'BloodPressure', data = data)
    plt.title('Blood Pressure Distribution by Group')
    plt.show()
    # 假设检验：独立样本 t 检验
    # 原假设 H0：两组血压无显著差异
    # 备择假设 H1：两组血压有显著差异
    t_stat, p_value = stats.ttest_ind(treatment_group, control_group)
    print(f"\n 独立样本 t 检验结果：t = {t_stat:.3f}, p = {p_value:.3f}")
    # 判断显著性
    alpha = 0.05
    if p_value < alpha:
       print("拒绝原假设，两组血压存在显著差异。")
    else:
       print("无法拒绝原假设，两组血压无显著差异。")
    # 置信区间
    # 计算两组血压均值的差异及其 95% 置信区间
    mean_diff = np.mean(treatment_group) - np.mean(control_group)
    ci = stats.t.interval(0.95, len(treatment_group) - 1, loc=mean_diff,
scale = stats.sem(treatment_group - control_group))
    print(f"\n 两组血压均值的差异：{mean_diff:.2f}")
    print(f"95% 置信区间：({ci[0]:.2f}, {ci[1]:.2f})")
```

运行结果如图 6-12 所示。

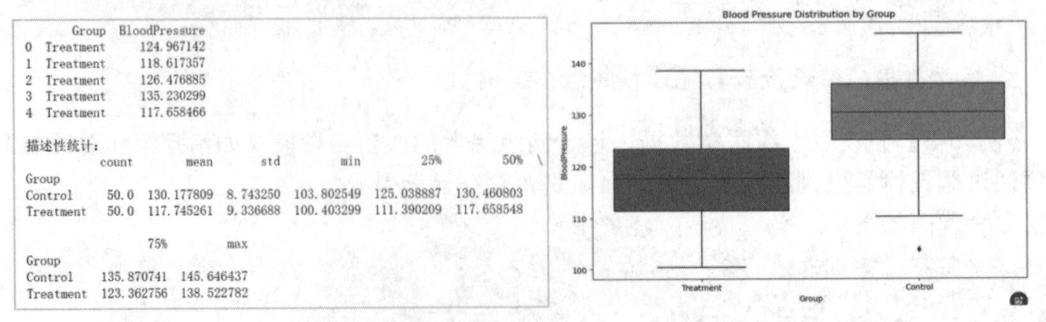

```
       Group  BloodPressure
0  Treatment     124.967142
1  Treatment     118.617357
2  Treatment     126.476885
3  Treatment     135.230299
4  Treatment     117.658466

描述性统计：
           count        mean       std         min         25%         50%  \
Group
Control     50.0  130.177809  8.743250  103.802549  125.038887  130.460803
Treatment   50.0  117.745261  9.336688  100.403299  111.390209  117.658548

                  75%         max
Group
Control    135.870741  145.646437
Treatment  123.362756  138.522782
```



```
独立样本 t 检验结果：t = -6.873, p = 0.000
拒绝原假设，两组血压存在显著差异。

两组血压均值的差异：-12.43
95% 置信区间：(-15.86, -9.00)
```

图 6-12　血压分布箱线图

代码解析如下。

1）数据生成：使用 np.random.normal()生成两组模拟数据，分别代表治疗组和对照组的血压值。将数据存储到 Pandas DataFrame 中。

2）描述性统计：使用 groupby()和 describe()计算每组的描述性统计量（如均值、标准差等）。

3）数据可视化：使用 Seaborn 库的 boxplot()绘制箱线图（Seaborn 库的基本用法和常见图表类型绘制及语法详见 6.4 节），展示两组的血压分布。

4）假设检验：使用 scipy.stats.ttest_ind 进行独立样本 t 检验，判断两组血压是否存在显著差异。根据 p 值与显著性水平（α=0.05）判断是否拒绝原假设。

5）置信区间：使用 scipy.stats.t.interval()计算两组血压均值差异的 95% 置信区间。

6.4　医学数据的可视化

6.4.1　Matplotlib、Seaborn、Plotly 等库的使用

Matplotlib、Seaborn 和 Plotly 是 Python 中非常流行的数据可视化库。每个库都有其独特的特性和用途，在医学数据可视化方面有着广泛的应用。使用时根据具体的需求选择合适的库，可以有效提高工作效率和图表的美观度。下面是这三个库的基本介绍和使用案例。

1. Matplotlib

Matplotlib 库是 Python 中最经典、最全面的绘图库之一，支持多种图表类型（如折线图、散点图、柱状图等）。Matplotlib 提供了 pyplot 接口（快速绘图）和面向对象接口（复杂图表），适用于科学绘图和数据可视化。

（1）基本用法

首先需要导入 Matplotlib 的 pyplot 模块：

```
import matplotlib.pyplot as plt
```

如果无法导入，需要检查环境中是否已安装 Seaborn 和 Matplotlib 库。如果未安装，可以使用 pip 安装：

```
pip install seaborn matplotlib
```

（2）常见图表类型及其语法格式

1）折线图。参考代码如下：

```
plt.plot([1, 2, 3, 4], [1, 4, 9, 16])
plt.title('Simple line plot')
plt.xlabel('X axis')
plt.ylabel('Y axis')
plt.show()
```

2）散点图。参考代码如下：

```
plt.scatter([1, 2, 3, 4], [10, 20, 25, 30])
plt.title('Scatter plot')
plt.xlabel('X axis')
plt.ylabel('Y axis')
plt.show()
```

3）柱状图。参考代码如下：

```
plt.bar(['A', 'B', 'C', 'D'], [3, 7, 5, 4])
plt.title('Bar chart')
plt.xlabel('Categories')
plt.ylabel('Values')
plt.show()
```

4）直方图。参考代码如下：

```
data = [1, 2, 2, 3, 3, 3, 4, 4, 4, 4]
plt.hist(data, bins = 4)
plt.title('Histogram')
plt.xlabel('Value')
plt.ylabel('Frequency')
plt.show()
```

【例 6-6】 绘制折线图。为了解某社区 60 岁以上老人的健康状况，帮助纠正不良生活习惯，促进身体健康，某社区卫生服务站，定期在社区设置随访点为辖区该年龄段群众提供免费测量血压、血糖等服务，以.csv 格式的文件记录某居民 10 个月的血糖和血压相关数据。使用 Matplotlib 绘制一个血糖和血压变化折线来观察患者的身体状况。

参考代码如下：

```
import matplotlib.pyplot as plt
import csv
with open('data.csv', 'r',encoding = 'utf-8-sig') as file:
    reader = csv.reader(file)
    rows = list(reader)
patient_id = input("请输入患者的编号（如：患者_2）:")
time = [row[1] for row in rows if row[0] == patient_id]
blood_glucose = [int(row[2]) for row in rows if row[0] == patient_id]
blood_pressure = [int(row[3]) for row in rows if row[0] == patient_id]
# 使用 subplot()绘制两个图
plt.figure(figsize = (10, 6))
# 绘制血糖图
plt.subplot(2, 1, 1)                         # 2 行 1 列的网格中的第一个图
# 绘制散点
plt.plot(time, blood_glucose, marker = 'o', linestyle = '-', color='b')
plt.title('Blood Glucose Level Over Time') # 设置标题
plt.xlabel('Time')                           # 设置横坐标标题
plt.ylabel('Blood Glucose (mg/dL)')          # 设置纵坐标标题
plt.grid(True)                               # 设置网格
# 绘制血压图
plt.subplot(2, 1, 2)                         # 2 行 1 列的网格中的第二个图
# 绘制散点
plt.plot(time, blood_pressure, marker='o', linestyle='-', color='r')
plt.title('Blood Pressure Over Time')        # 设置标题
plt.xlabel('Time')                           # 设置横坐标标题
plt.ylabel('Blood Pressure (mmHg)')          # 设置纵坐标标题
plt.grid(True)                               # 设置网格
# 显示图例
plt.tight_layout()  # 自动调整子图参数，使之填充整个图像区域
plt.show()  # 显示图
```

运行结果如图 6-13 所示。

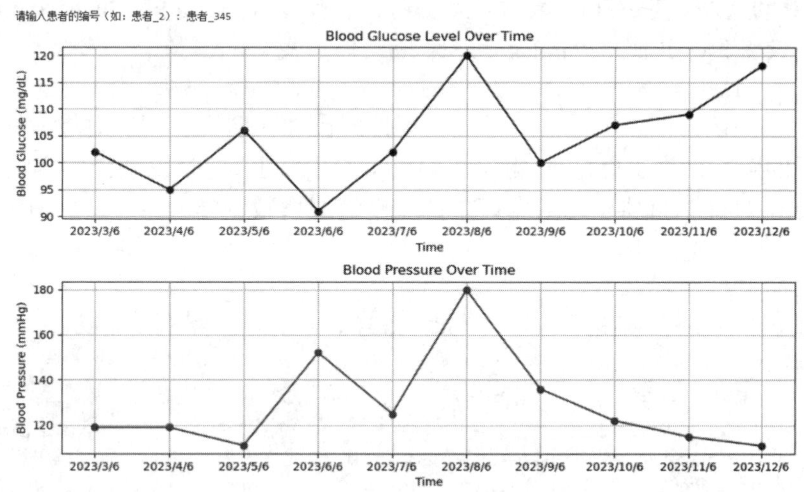

图 6-13　居民血糖和血压随时间变化图

从图 6-13 中可以看出，该居民 2023 年 8 月 6 日的血糖和血压达到峰值。

2. Seaborn

Seaborn 库是基于 Matplotlib 构建的高级接口库，专门用于绘制统计图形。它简化了更复杂的数据可视化任务。

（1）基本用法

首先需要导入 Seaborn 库，通常同时也会导入 Pandas 库来处理数据：

```
import seaborn as sns
import pandas as pd
```

（2）常见图表类型及其语法格式

1）分布图（dist plot）——展示单变量分布：

```
tips = sns.load_dataset("tips")  # 加载内置数据集
sns.displot(tips["total_bill"], kde = False)
plt.show()
```

2）箱线图（box plot）——显示分组数值变量的分布情况：

```
sns.boxplot(x = "day", y = "total_bill", data = tips)
plt.show()
```

3）热力图（heatmap）——展示矩阵数据的强度：

```
flights = sns.load_dataset("flights")
flights = flights.pivot("month", "year", "passengers")
sns.heatmap(flights, annot = True, fmt = "d")
plt.show()
```

4）成对关系图（pair plot）——探索多个变量之间的关系：

```
iris = sns.load_dataset("iris")
sns.pairplot(iris, hue = "species")
plt.show()
```

5）计数图（count plot）——显示分类变量每个类别的观察次数：

```
sns.countplot(x = 'sex', data = tips)
plt.show()
```

注意：Seaborn 的 load_dataset()函数需要从互联网下载数据集，如果因为网络连接或者 Seaborn 库自身的问题，导致 tips 数据集无法打开，可以在网上搜索 Seaborn tips dataset，手动下载这个数据集，并使用 Pandas 库从本地文件加载它，例如：

```
tips = pd.read_csv('path_to_downloaded_file/tips.csv')
```

【例 6-7】绘制热力图。糖尿病是一种全球性的慢性代谢性疾病，对患者的生活质量和健康产生深远的影响。为了更好地理解糖尿病的发病机制，选择伦敦大学学院（University College London，UCL）机器学习数据库中的一个糖尿病数据集，并通过热力图可视化各特征的互相关系。

参考代码如下：

```
# 导入必要的库
import pandas as pd
import seaborn as sns
import matplotlib.pyplot as plt
data = pd.read_csv('diabetes.csv') # 加载糖尿病数据
# 计算相关系数矩阵
correlation_matrix = data.corr()
# 绘制热力图
plt.figure(figsize=(10, 8)) # 设置图形大小
sns.heatmap(correlation_matrix, annot=True, cmap='coolwarm', linewidths=0.5)
plt.title('Correlation Heatmap of Diabetes Data') # 设置标题
plt.show() # 显示图
```

运行结果如图 6-14 所示。

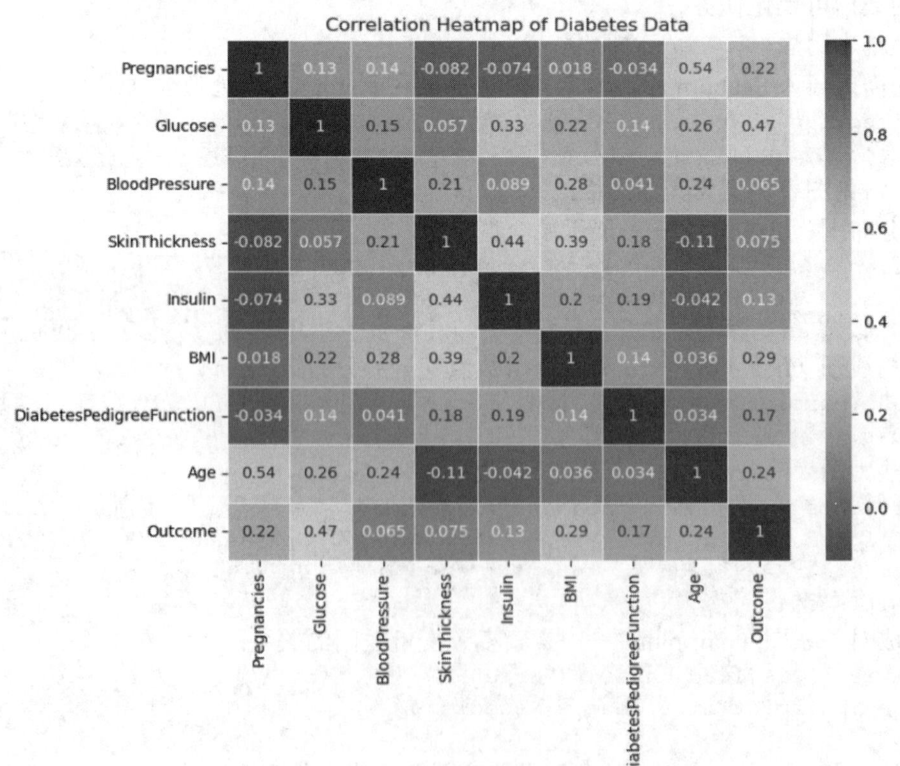

图 6-14　相关系数矩阵热力图

从图 6-14 中可以看出葡萄糖（Glucose）与糖尿病结果（Outcome）具有最强的正相关（0.47），表明较高的葡萄糖水平与糖尿病密切相关，BMI 与糖尿病具有中度正相关（0.29），年龄（Age）与糖尿病具有中度正相关（0.24），皮肤厚度（Skin Thickness）和胰岛素（Insulin）具有中度相关性（0.44），可能与代谢因素有关，血压（BloodPressure）与大多数变量的相关性较弱。图中 DiabetesPedigreeFunction 的含义是糖尿病家族遗传函数。

总之，葡萄糖水平是糖尿病最关键的预测因素（结果）。糖尿病患者的血压功能对糖尿病的影响有限，而年龄、BMI 和胰岛素则提供了补充见解。皮肤厚度和胰岛素等变量可能反映了潜在的代谢模式。

3. Plotly

Plotly 是一个交互式绘图库，支持多种图表类型，并且可以轻松地创建动态和交互式图表。Plotly 提供了两种接口：plotly.express（高级接口）和 plotly.graph_objects（低级接口）。

Plotly 库使用前需要先安装，语法格式如下：

```
pip install plotly
```

（1）基本用法

首先需要导入 plotly 的 express 模块：

```
import plotly.express as px
```

如果无法导入，则检查环境中是否安装 Plotly 库。如果未安装，可以使用 pip 安装：

```
pip install plotly
```

（2）常见图表类型及其语法格式

1）折线图。参考代码如下：

```
fig = px.line(df, x='time_column', y='value_column', line_group='category', title='趋势图')
fig.show()
```

2）散点图。参考代码如下：

```
fig = px.scatter(df, x='x_column', y='y_column', color='category', title='标题')
fig.show()
```

3）条形图或柱状图。参考代码如下：

```
fig=px.bar(df, x='category_column', y='value_column', color='sub_category', barmode='group')
fig.show()
```

4）箱线图。参考代码如下：

```
fig = px.box(df, x='category_column', y='value_column', color='group_column')
fig.show()
```

5）热力图。参考代码如下：

```
fig = px.imshow(data_matrix, x=x_labels, y=y_labels, color_continuous_scale='Viridis')
fig.show()
```

6）饼图。参考代码如下：

```
fig = px.pie(df, names='category_column', values='value_column', title='占比图')
fig.show()
```

7）动画图表。参考代码如下：

```
    fig = px.scatter(df, x='x', y='y', animation_frame='year', size='population', color='continent')
    fig.show()
```

【例 6-8】绘制动态散点图。使用例 6-6 中的数据，利用 Plotly 库绘制一个动态散点图来观察这些指标随时间的变化情况。

参考代码如下：

```
    # 导入必要的库
    import plotly.express as px
    import pandas as pd
    import csv
    df = pd.read_csv('data.csv') # 加载数据
    # 绘制动态散点图
    fig = px.scatter(df, x='血糖', y='血压', animation_frame='日期',
                     animation_group='患者 ID', color='患者 ID',
                     title='患者血糖与血压随时间变化动态散点图',
                     labels={'血糖': '血糖值', '血压': '血压值', '日期': '日期'})
    fig.show()
```

运行结果如图 6-15 所示。

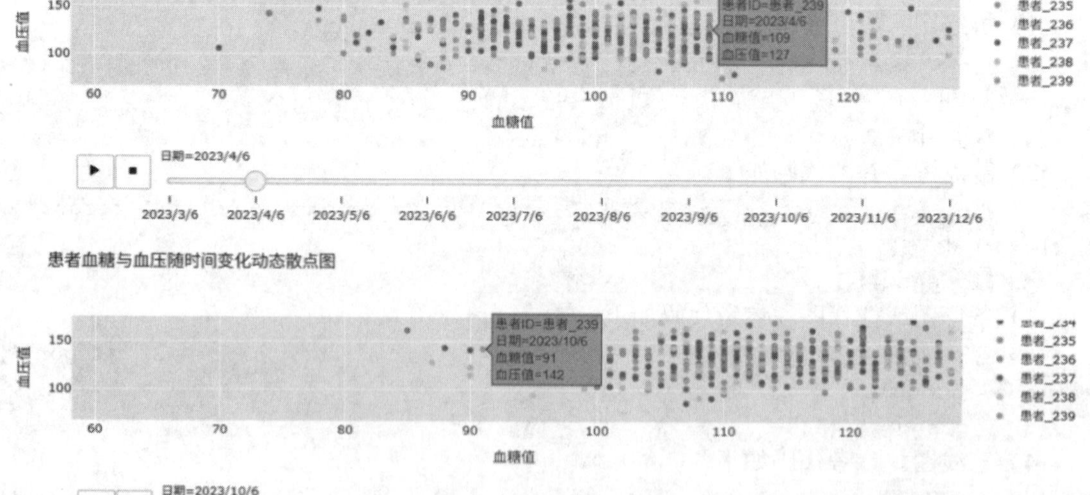

图 6-15 血糖和血压在一段时间内的动态散点图

从图 6-15 中可以看出，患者血糖与血压随时间变化能够根据时间点进行动态展示，通过暂停按钮可以查看患者_239 在 2023 年 4 月 6 日的血糖值为 109，血压值为 127；在 2023 年 10 月 6 日的血糖值为 91，血压值为 142。这反应该患者 2023 年 10 月 6 日的血糖值下降了而血压值升高了。

6.4.2　医学影像可视化

1. 医学影像可视化概述

医学影像可视化是指利用计算机图形学、图像处理及人工智能等技术，将 CT 和 MRI 等数字化成像技术获得的人体信息在计算机上直观地表现出来，以便医生、患者和科研人员更好地理解和分析，同时也为医学生提供直观的教学资源。随着 AI 技术的不断进步和应用的不断拓展，医学影像可视化技术将与 AI 技术深度融合，实现更加智能化、自动化的数据处理和分析，为医生提供更加实时、准确的诊断信息。

2. 医学影像可视化常用方法

（1）二维图像显示

将 CT、MRI 等数字化成像技术获取的数据在计算机上显示有两种方式，一是直接显示，即对获得的数据不加以处理；二是处理后再显示，即经过边缘增强、滤波、旋转和缩放等处理后，再显示。

（2）三维重建

在医学影像的三维重建中，表面绘制和体绘制是两种常用的方法。表面绘制从三维数据中提取物体的表面信息，通过连接相邻的边界点形成三角形面片，构建物体的表面模型，然后进行渲染显示，可清晰展示物体的外观形态，如骨骼、肿瘤的表面轮廓。体绘制直接对三维体数据进行处理，根据每个体素的属性值，如灰度、透明度等，通过光线投射等算法将三维数据投影到二维平面上显示，能同时展示物体内部和表面的信息，可用于观察血管、肝脏等内部结构复杂的器官。

（3）多模态融合

多模态融合中的图像配准和融合显示是医学影像处理中的重要环节。图像配准将不同模态的医学影像，如 CT 与 MRI、正电子发射断层成像（positron emission tomography，PET）与 CT 等，通过空间变换等方法进行精确对齐，使它们在空间上相互对应，以便综合分析不同模态图像所提供的信息。融合显示将配准后的多模态图像进行融合处理，以某种方式将不同模态的信息叠加显示在同一图像中，如将 PET 的功能信息与 CT 的解剖信息融合，有助于更准确地定位病变和判断病变的性质。

3. 医学影像可视化应用领域

医学影像可视化的应用领域广泛，大体体现在以下几个方面。

1）辅助医生观察：将 CT、MRI 等影像数据转换为直观的图像，帮助医生观察器官形态、结构及病变特征，如通过肺部 CT 影像可视化，医生能清晰看到肺部结节的位置、大小、形态，判断其良恶性。

2）医学教育：通过三维模型、虚拟现实等可视化手段，帮助学生更深入地了解人体结构和病理变化。

3）科研创新：医学影像可视化技术为医学研究提供了丰富的数据支持，推动了医学研究的深入发展。

CT 和 MRI 是两种重要的医学成像技术，它们所产生的数据在计算机中常以 DCM 和

NIFTI 这两种格式存储。Python 提供了强大的库来帮助读取并可视化 CT 和 MRI 数据。这些库主要包括 Matplotlib、PyDicom、Nibabel 等。下面通过几个简单的示例来展示如何使用这些工具进行医疗影像数据的可视化。

【例 6-9】 使用 Matplotlib 和 PyDicom 可视化脑 CT 的 DCM 格式文件。

参考代码如下：

```
import matplotlib.pyplot as plt
import pydicom
# 加载 DICOM 文件
file_path = 'path_to_your_dicom_file.dcm'
dcm_file = pydicom.dcmread(file_path)
image_data = dcm_file.pixel_array
# 显示图像
plt.imshow(image_data, cmap=plt.cm.gray)
plt.show()
```

运行结果如图 6-16 所示。

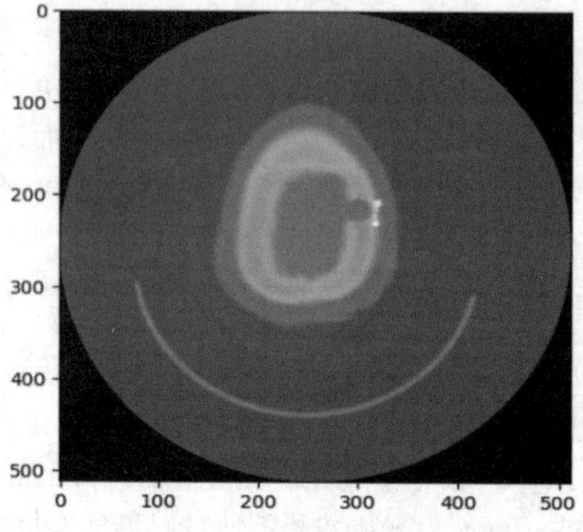

图 6-16　脑 CT 的 DCM 格式文件可视化

【例 6-10】 使用 Matplotlib 和 Nibabel 可视化肝脏肿瘤的 NIfTI 格式文件。

参考代码如下：

```
import matplotlib.pyplot as plt
import nibabel as nib
# 加载 nifti 文件
file_path = 'path_to_your_dicom_file.nii'
img = nib.load(file_path)
data = img.get_fdata()
# 显示图像
plt.imshow(data[:, :, 50], cmap='gray')  # 选择一个切片来显示
plt.title('CT Scan Slice')
plt.show()
```

运行结果如图 6-17 所示。

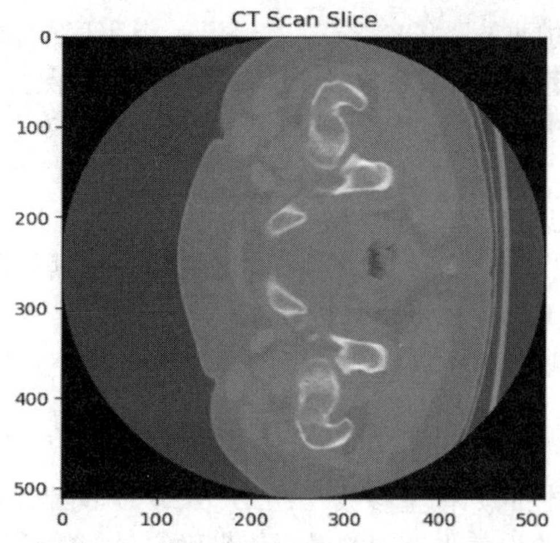

图 6-17　肝肿瘤的 NIfTI 格式文件可视化

6.5　线性回归分析

6.5.1　线性回归模型简介

在医学研究及医疗实践中，探索变量之间关系对于疾病的预防、诊断及治疗方案的制定有至关重要的意义。例如，希望了解一个人的年龄、体重、生活习惯等因素与某种疾病发病风险之间的关联，研究药物的剂量与治疗效果之间的关系等。线性回归模型作为一种广泛应用的统计方法，能够帮助定量地描述变量之间的线性关系，从而为上述医学问题的研究提供有力的工具。在最简单的情况下，即只有一个自变量时，称为简单线性回归；当涉及多个自变量时，称为多元线性回归。其核心思想是通过寻找一条“最佳”的直线（简单线性回归）或超平面（多元线性回归），使得数据点到这条直线或超平面的距离之和最小。

1. 简单线性回归模型

对于简单线性回归模型，可以用数学公式表示为

$$Y=\beta_0+\beta_1X+\varepsilon \tag{6-1}$$

其中，Y 是预测或解释的因变量，也称为响应变量；X 是自变量，是影响因变量的因素；β_0 是截距；β_1 是斜率；ε 是误差项。

例如，使用大量数据拟合儿童身高（Y）与年龄（X）关系的简单线性回归方程为 $Y=60+5X+\varepsilon$。这意味着，儿童每增长一岁，身高会增加 5cm。当年龄为 0 时（刚出生时），平均身高为 60cm。误差项 ε 包含了诸如遗传因素、营养差异等影响身高的不确定因素。

2. 多元线性回归模型

多元线性回归模型是简单线性回归模型的扩展，包含多个自变量。其数学表达式为

$$Y=\beta_0+\beta_1X_1+\beta_2X_2+\cdots+\beta_pX_p+\varepsilon \tag{6-2}$$

其中，Y 是预测或解释的因变量；$X_1,X_2,\cdots,X_p$ 是 p 个不同的自变量；β_0 依然是截距；$\beta_1,\beta_2,\cdots,\beta_p$ 分别是对应自变量的回归系数，表示在其他自变量保持不变的情况下，相应自变量每变化一个单位，因变量 Y 平均变化的量。误差项 ε 的含义与简单线性回归模型中的含义相同。

例如，某疾病的发病风险（Y）与年龄（X_1）、体重指数（X_2）、吸烟量（X_3）的多元线性回归方程为 $Y=0.5+0.03X_1+0.1X_2+0.2X_3+\varepsilon$。这表明，在其他因素不变时，年龄每增加一岁，发病风险平均增加 0.03；体重指数每增加一个单位，发病风险平均增加 0.1；吸烟量每增加一个单位，发病风险平均增加 0.2。

3. 最小二乘法拟合线性回归

最小二乘法是求解线性回归模型参数（$\beta_0,\beta_1,\cdots,\beta_p$）的常用方法。其基本思想是通过观测值 Y_i 与理论值 $\hat{Y}_i$ 之间的误差平方和的最小值来确定最佳的模型参数。

1）误差平方和的表达式为

$$\text{SSE}=\sum_{i=1}^{n}\left(Y_i-\hat{Y}_i\right)^2 \tag{6-3}$$

其中，n 是观测数据（Y）的数量；Y_i 是第 i 个观测值；$\hat{Y}_i$ 是根据模型预测的第 i 个理论值。对于简单线性回归模型，理论值 $\hat{Y}_i=\beta_0+\beta_1X_i$；对于多元线性回归模型，$\hat{Y}_i=\beta_0+\beta_1X_{i1}+\beta_2X_{i2}+\cdots+\beta_pX_{ip}$。

通过对误差平方和 SSE 关于 $\beta_0,\beta_1,\cdots,\beta_p$ 求偏导数，并令这些偏导数等于 0，可以得到一组线性方程组，解这个方程组就能得到使 SSE 最小的参数估计值 $\beta_0,\beta_1,\cdots,\beta_p$。这些估计值所确定的直线或超平面就是人们所说的“最佳拟合”线或面。

2）均方误差的表达式为

$$\text{MSE}=\text{SSE}/n \tag{6-4}$$

MSE 在评估模型误差时，去除了样本量的影响，因而能更公平地反映模型的预测能力。下面举例加以说明。

目标：比较两个预测患者血糖水平的模型。

模型 A：在 100 例患者中，SSE = 200，MSE = 2。

模型 B：在 50 例患者中，SSE = 100，MSE = 2。

结论：尽管 SSE 不同，但是 MSE 相同，说明两个模型的平均误差水平一致。

3）均方根误差的表达式为

$$\text{RMSE}=\sqrt{\text{MSE}} \tag{6-5}$$

RMSE 是 MSE 的平方根，单位与相应变量一致。实际项目中，它通常与 MSE 同时使用。

4. 决定系数 R^2

决定系数 R^2 是用于评估线性回归模型拟合优度的重要指标，取值范围为 0～1。R^2 越接近 1，说明模型对数据的拟合效果越好，即自变量能够解释因变量的大部分变异。其计算公式为

$$R^2=1-\text{SSE}/\text{SST} \tag{6-6}$$

其中，SSE 是误差平方和；SST 是总平方和，$\text{SST}=\sum_{i=1}^{n}\left(Y_i-\bar{Y}\right)^2$，$\bar{Y}$ 是因变量 Y 的均值。

例如，如果一个线性回归模型的 $R^2 = 0.8$，这意味着自变量能够解释因变量 80%的变异，剩余 20%的变异是由模型中未包含的其他因素或随机误差引起的。

6.5.2 Python 实现线性回归

下面将介绍如何用 Python 实现线性回归。

1. *数据介绍*

随着医学生物信息学技术的发展，通过基于大数据的统计分析来确认影响疾病的主要因素已经变得越来越重要。作为医学专业本科生，有必要尽早开始类似的实践练习。本小节介绍使用糖尿病的一个大数据来学习如何使用 Python 线性回归模型确定糖尿病进展的预测模型。Sklearn 库的糖尿病（diabetes）数据集包含 442 个患者的 10 个生理特征变量（即上文自变量 $X_1, X_2,\cdots, X_{10}$）以及一个病情进展指标（即上文因变量 Y）。

（1）特征变量（共 10 列）

这些特征变量均已进行了标准化处理，因此它们的值没有直接的物理意义，但可以用于比较不同特征对病情进展的相对影响。

11 年龄（age）：患者的年龄。

22 性别（sex）：患者的性别。

33 体质指数（BMI）：衡量人体胖瘦程度与健康状况的标准。

44 平均血压（average blood pressure，BP）：患者的平均血压值。

55 S1（total serum cholesterol）：血清总胆固醇含量。

66 S2（low-density lipoproteins）：低密度脂蛋白含量。

77 S3（high-density lipoproteins，HDL）：高密度脂蛋白含量。

88 S4（total cholesterol / HDL）：总胆固醇与高密度脂蛋白的比值。

99 S5（log of serum triglycerides level）：血清甘油三酯水平的对数。

1010 S6（blood sugar level）：血糖水平。

（2）目标变量

与特征变量类似，该变量已进行了标准化处理。病情进展（disease progression）：一个定量指标，用于衡量患者在一年后糖尿病病情的进展情况。

2. *数据加载*

首先导入数据分析的基本模块，然后加载数据集。

参考代码如下：

```
import pandas as pd       # 载入 pandas 模块，并命名为 pd
import numpy as np        # 载入 numpy 模块，并命名为 np
from sklearn.datasets import load_diabetes    # 加载数据集
diabetes = load_diabetes(as_frame=True) # 以 Pandas DataFrame 形式加载
diabetes_df = diabetes.frame            # 获取 DataFrame
diabetes_df.head()                      # 显示数据前 5 行
```

运行结果如图 6-18 所示。

	age	sex	bmi	bp	s1	s2	s3	s4	s5	s6	target
0	0.038076	0.050680	0.061696	0.021872	−0.044223	−0.034821	−0.043401	−0.002592	0.019907	−0.017646	151.0
1	−0.001882	−0.044642	−0.051474	−0.026328	−0.008449	−0.019163	0.074412	−0.039493	−0.068332	−0.092204	75.0
2	0.085299	0.050680	0.044451	−0.005670	−0.045599	−0.034194	−0.032356	−0.002592	0.002861	−0.025930	141.0
3	−0.089063	−0.044642	−0.011595	−0.036656	0.012191	0.024991	−0.036038	0.034309	0.022688	−0.009362	206.0
4	0.005383	−0.044642	−0.036385	0.021872	0.003935	0.015596	0.008142	−0.002592	−0.031988	−0.046641	135.0

图 6-18　数据加载运行结果

3. 数据探索

在 Sklearn 库的 datasets 模块中，info()函数用于打印数据集的相关信息，如特征名称、数据形状、目标变量描述等。当设置 verbose=True 时，除了基本的数据集形状（样本数、特征数）等信息外，还会输出特征名称、每个特征的简要描述以及目标变量的详细解释等内容。这些详细信息能帮助用户更深入地理解数据集的构成和含义，从而在进行数据分析和模型构建时，更好地把握数据的特征和潜在规律。

参考代码如下：

```
diabetes_df.info(verbose=True)    # 显示数据集的详细解释
```

运行结果如图 6-19 所示。

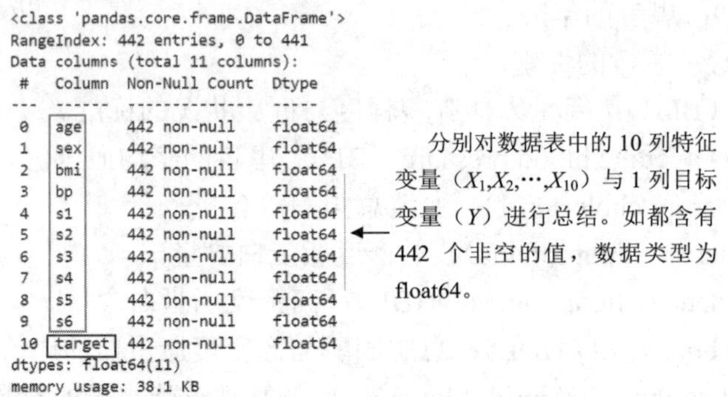

```
<class 'pandas.core.frame.DataFrame'>
RangeIndex: 442 entries, 0 to 441
Data columns (total 11 columns):
 #   Column  Non-Null Count  Dtype
---  ------  --------------  -----
 0   age     442 non-null    float64
 1   sex     442 non-null    float64
 2   bmi     442 non-null    float64
 3   bp      442 non-null    float64
 4   s1      442 non-null    float64
 5   s2      442 non-null    float64
 6   s3      442 non-null    float64
 7   s4      442 non-null    float64
 8   s5      442 non-null    float64
 9   s6      442 non-null    float64
 10  target  442 non-null    float64
dtypes: float64(11)
memory usage: 38.1 KB
```


图 6-19　数据探索运行结果

除了 info()函数，还可以使用 describe()函数获取每列的统计信息。

参考代码如下：

```
diabetes_df.describe()    # 显示每列（特征列和目标列）的统计信息
```

该代码将显示 10 个自变量和 1 个因变量的统计信息，包括样本数量、均值、标准差、最小值、25%分位（有 25%的数据小于该值）、50%分位（有 50%的数据小于该值，中位数）、75%分位（有 75%的数据小于该值）和最大值。

运行结果如图 6-20 所示。

	age	sex	bmi	bp	s1	s2	s3	s4	s5	s6	target
count	4.420000e+02	4.420000e+02	4.420000e+02	4.420000e+02	4.420000e+02	4.420000e+02	4.420000e+02	4.420000e+02	4.420000e+02	4.420000e+02	442.000000
mean	−2.511817e-19	1.230790e-17	−2.245564e-16	−4.797570e-17	−1.381499e-17	3.918434e-17	−5.777179e-18	−9.042540e-18	9.293722e-17	1.130318e-17	152.133484
std	4.761905e-02	4.761905e-02	4.761905e-02	4.761905e-02	4.761905e-02	4.761905e-02	4.761905e-02	4.761905e-02	4.761905e-02	4.761905e-02	77.093005
min	−1.072256e-01	−4.464164e-02	−9.027530e-02	−1.123988e-01	−1.267807e-01	−1.156131e-01	−1.023071e-01	−7.639450e-02	−1.260971e-01	−1.377672e-01	25.000000
25%	−3.729927e-02	−4.464164e-02	−3.422907e-02	-3.665608e-02	−3.424784e-02	−3.035840e-02	−3.511716e-02	−3.949338e-02	−3.324559e-02	−3.317903e-02	87.000000
50%	5.383060e-03	−4.464164e-02	−7.283766e-03	−5.670422e-03	−4.320866e-03	−3.819065e-03	−6.584468e-03	−2.592262e-03	−1.947171e-03	−1.077698e-03	140.500000
75%	3.807591e-02	5.068012e-02	3.124802e-02	3.564379e-02	2.835801e-02	2.984439e-02	2.931150e-02	3.430886e-02	3.243232e-02	2.791705e-02	211.500000
max	1.107267e-01	5.068012e-02	1.705552e-01	1.320436e-01	1.539137e-01	1.987880e-01	1.811791e-01	1.852344e-01	1.335973e-01	1.356118e-01	346.000000

图 6-20　使用 describe()函数运行结果

4. 特征选择

目标变量（*Y*）可能受到多个特征变量的影响，其中有些特征变量（*X*）对目标变量的影响较小，不需要纳入数据分析和建模的过程。为了分析各个特征变量对目标变量的影响程度，可以使用 corr()函数计算各个特征变量与目标变量的相关系数。

参考代码如下：

```
corr_diabetes = diabetes_df.corr()          # 相关系数矩阵
corr_diabetes["target"].sort_values()     # 各个特征变量与目标变量的相关系数
```

运行结果如下：

```
s3       -0.394789
sex       0.043062
s2        0.174054
age       0.187889
s1        0.212022
s6        0.382483
s4        0.430453
bp        0.441482
s5        0.565883
bmi       0.586450
target    1.000000
Name: target, dtype: float64 k
```

除了性别（sex）这个特征变量外，其他特征变量与目标变量（target）均具有较高的相关性。因此，在后续的模型构建中，应考虑使用除性别以外的特征变量。

5. 构建训练集和测试集

在构建预测模型时，需要将数据集拆分为训练集与测试集。训练集用于拟合模型，通过调整参数训练分类模型。待训练出最优模型后，用测试集进行预测，以此衡量模型性能与分类能力。在本案例中，训练集有 309 条数据（70%）用于模型训练，测试集有 133 条数据（30%）用于预测模型结果。在 Python 中，可借助 train_test_split()函数划分训练子集和测试子集，该函数会返回划分好的训练集样本、测试集样本、训练集标签以及测试集标签。

参考代码如下：

```
from sklearn.model_selection import train_test_split
source_x = diabetes_df[["s3", "s2", "age", "s1", "s6", "s4", "bp", "s5", "bmi"]]
source_y = diabetes_df["target"]
train_x, test_x, train_y, test_y=train_test_split(source_x, source_y, train_size=0.7, random_state=72)
```

6. 训练模型

在 Python 的线性回归模型中，LinearRegression()函数对训练集中的特征变量（*X*）和对应的目标变量（*Y*）进行最佳拟合，predict()函数对测试集数据进行预测。

参考代码如下：

```
from sklearn.linear_model import LinearRegression
```

```
lin_reg = LinearRegression()
lin_reg.fit(train_x, train_y)          # 模型训练
preds = lin_reg.predict(test_x)        # 预测测试集 x 对应的目标变量 y
preds
```

运行结果如图 6-21 所示。

```
array([ 57.19149204, 219.48994916,  64.43676884, 141.14725223,
        87.05726925, 133.21570367,  67.19147458, 130.81959174,
       127.18200902, 206.07262709, 100.64979212, 130.75197406,
       199.06501725, 225.69499781, 189.19555285,  77.134141  ,
       281.90373116, 143.78707269,  79.46480605, 197.78771401,
       128.10969159, 114.94321421, 190.57882692,  96.3808397 ,
       210.3920616 , 218.1196881 ,  52.76262081, 155.8022817 ,
       136.91385236,  75.43869032, 124.95549268, 255.80468732,
       140.19064656, 266.21676941, 168.83871642, 242.56609647,
       136.18209651, 141.56955508, 157.3321872 , 136.47057208,
       219.82750345, 193.00708981, 208.23095329, 163.5385102 ,
        81.73252879, 187.65208739, 238.50749278, 102.99089906,
       115.50908113, 131.95165557, 203.33190095,  56.65454814,
       126.61302592,  81.55127794, 141.68851549, 181.79645208,
       117.22145149, 221.49149639, 156.18778878, 127.63840514,
        88.43828954, 208.79860943, 164.07384952, 212.73383702,
       105.75374726, 100.43125756, 116.2196912 , 179.66612053,
       126.40874503, 142.21318386,  79.52680938, 109.66503023,

       164.60702818,  86.83069174, 256.691715  , 192.7328828 ,
       160.45006102, 234.96168727, 108.31747802, 231.4925909 ,
       240.57449448, 252.29102843, 103.16587045,  83.00934812,
       209.29786366, 190.86866624, 116.58959279, 123.77641456,
       120.56526693, 129.41240922, 154.02469646, 134.28096016,
       169.1252131 , 118.67151332, 174.12421449, 236.19897215,
       181.16754643,  91.08883713, 181.00114374, 113.64264073,
        80.37127792, 162.01257615,  79.64892024,  72.68056772,
       159.01072404, 170.25054283, 122.68172591, 190.61380369,
       224.47462987, 180.12389227, 178.31473526, 145.73045034,
       108.2096011 , 115.46336507, 165.27412672, 206.70289744,
        52.9511502 , 106.59418911,  73.34874662, 125.15692055,
       139.73629406, 138.23023498, 194.73738983, 198.89218593,
       116.58769247, 173.49804685,  91.25602591, 115.72135655,
        52.10784693, 159.37664294,  90.31429072, 264.25687173,
       197.85590861])
```

图 6-21　模型训练运行结果

7. 模型评价

在获得线性回归模型的拟合结果后，需要使用决定系数（R^2）来评估拟合结果的准确度。参考代码如下：

```
from sklearn.metrics import mean_squared_error, r2_score
r2 = r2_score(test_y, preds)  # 评估真实测定和模型预测目标变量值的相关程度
r2
```

运行结果如下：

```
0.6080591923298477
```

决定系数（R^2）用于评估模型对数据的拟合优度，本模型的 R^2值约 0.61。这表明模型能够解释 61%的数据变异，说明模型在捕捉数据内在规律方面有一定成效。以该糖尿病数据集为例，意味着模型所选取的特征变量（如 s3、s2、age 等）与目标变量（糖尿病病情相关指标）之间存在一定的线性关系，并且可以解释大部分数据的变化情况。然而，R^2值未达到 1，说明仍有 39%的数据变异无法被当前模型解释。这可能是数据中存在一些未被纳入模型的重要因素（如其他生理指标、遗传因素、环境因素等），或者数据本身存在噪声干扰。

6.6　逻辑回归分析

6.6.1　逻辑回归模型简介

医学数据分析中，结果变量通常为分类变量。例如，某诊断结果是“阳性”或“阴性”；某结局事件是“生存”或“死亡”；药物治疗效果是“有效”或“无效”等。为便于计算，结果通常用 0 和 1 表示。对于此类资料，可采用结果变量的优势比（odds ratio）进行建模，优势比的对数值 log（odds ratio）称为“logit”，建立的模型即 Logistic 回归模型（逻辑回归模型）。对于二分类变量，结果变量 y=1 或 y=0，影响 y 取值的 m 个自变量分别为 x_1, x_2, …, x_m。在 m 个自变量作用下“阳性”结果发生的条件概率 $p=p$（$y=1|x_1,x_2,\cdots,x_m$），逻辑回归模型表示为

$$P=\frac{\exp(\beta_0+\beta_1x_1+\beta_2x_2+\cdots+\beta_mx_m)}{1+\exp(\beta_0+\beta_1x_1+\beta_2x_2+\cdots+\beta_mx_m)} \tag{6-7}$$

其中，β_0 为常数项（截距）；$\beta_1,\beta_2,\cdots\beta_m$ 为自变量的回归系数（偏回归系数），该模型与 Sigmoid()函数关系密切，将取值范围映射到区间（0,1），符合概率值在 0～1 之间。

对式（6-7）进行 logit 变换，逻辑回归可以用如下线性表达式表示：

$$\text{logit}(P)=\ln\left(\frac{P}{1-P}\right)=\beta_0+\beta_1x_1+\beta_2x_2+\cdots+\beta_mx_m \tag{6-8}$$

自变量可以是年龄、性别或其他测量的变量，这些变量中往往一个或几个变量是研究的目标变量，其余变量代表潜在的混杂因素，有时也称为协变量。多元逻辑回归模型允许调整一个或多个连续或分类混杂变量和相互作用变量，用于估计自变量与因变量之间关系的优势比。此外，条件逻辑回归被广泛用于分析匹配的病例对照研究，其中对照是根据匹配标准选择。由于匹配减少了数据中的变异，条件逻辑回归能够对预测变量的效应大小进行更精确的估计。

6.6.2　Python 实现逻辑回归

糖尿病近年来在全球范围内的发病率不断上升，中国的情况尤为突出。研究数据显示，我国的糖尿病患者数量占全球患者总数的四分之一，而早期诊断和治疗有助于降低糖尿病发病率。现有研究表明糖尿病发病风险和遗传与环境因素密切相关，如糖尿病家族史、体重指数、腰围、吸烟、高血压和饮酒等。下面用来自 UCI 机器学习库的一个糖尿病数据集为例，介绍如何利用 Python 实现逻辑回归分析，数据格式见表 6-11。

表 6-11　糖尿病风险因素表

ID	怀孕次数 (Pregnancies)	血糖 (Glocuse)	血压 (Blood-Pressure)	皮脂厚度 (Skin-Thickness)	胰岛素 (Insulin)	体质指数 (BMI)	糖尿病家族遗传函数 (Diabetes Pedigree-Function)	年龄 (Age)	糖尿病结果 (Outcome)
1	6	148	72	35	0	33.6	0.627	50	1
2	1	85	66	29	0	26.6	0.351	31	0
3	8	183	64	0	0	23.3	0.672	32	1
⋮	⋮	⋮	⋮	⋮	⋮	⋮	⋮	⋮	⋮
767	1	126	60	0	0	30.1	0.349	47	1
768	1	93	70	31	0	30.4	0.315	23	0

该数据集为北美皮马印第安人女性糖尿病风险数据集，包含 768 条数据，每条数据有 9 特征，分别是怀孕次数、血糖、血压、皮脂厚度、胰岛素、体质指数、糖尿病家族遗传函数（基于家族史的糖尿病遗传风险因素计算）、年龄和结果（0 代表未患糖尿病，1 代表患有糖尿病）。根据糖尿病风险因素表，该数据集适合用逻辑回归分析糖尿病的危险因素，且因变量“糖尿病结果（Outcome）”属于分类数据，即二元逻辑回归分析。

1. 加载数据集与数据探索

首先导入数据分析的基本模块，然后加载数据集。

参考代码如下：

```
import pandas as pd         # 载入 pandas 模块并重命名为 pd
import numpy as np          # 载入 numpy 模块并重命名为 np
diabetes = pd.read_csv("D:/diabetes.csv")  # 加载数据集
diabetes.head()             # 显示数据集前 5 行
```

运行结果如图 6-22 所示。

	Pregnancies	Glucose	BloodPressure	SkinThickness	Insulin	BMI	DiabetesPedigreeFunction	Age	Outcome
0	6	148	72	35	0	33.6	0.627	50	1
1	1	85	66	29	0	26.6	0.351	31	0
2	8	183	64	0	0	23.3	0.672	32	1
3	1	89	66	23	94	28.1	0.167	21	0
4	0	137	40	35	168	43.1	2.288	33	1

图 6-22　导入数据

通过 info()函数可获取数据集的样本量、特征个数，以及特征的列表及其属性、是否含有缺失值等信息。

```
diabetes.info(verbose=True)    # 显示数据集的基本信息
```

运行结果如图 6-23 所示。

```
<class 'pandas.core.frame.DataFrame'>
RangeIndex: 768 entries, 0 to 767
Data columns (total 9 columns):
 #   Column                    Non-Null Count  Dtype
---  ------                    --------------  -----
 0   Pregnancies               768 non-null    int64
 1   Glucose                   768 non-null    int64
 2   BloodPressure             768 non-null    int64
 3   SkinThickness             768 non-null    int64
 4   Insulin                   768 non-null    int64
 5   BMI                       768 non-null    float64
 6   DiabetesPedigreeFunction  768 non-null    float64
 7   Age                       768 non-null    int64
 8   Outcome                   768 non-null    int64
dtypes: float64(2), int64(7)
memory usage: 54.1 KB
```

图 6-23　获取数据集基本信息

进一步地，通过 describe()函数获取属性的统计信息。

```
diabetes.describe() # 显示每个特征的样本数、均值、标准差、最大（小）值、四分位数等
```

运行结果如图 6-24 所示。

	Pregnancies	Glucose	BloodPressure	SkinThickness	Insulin	BMI	DiabetesPedigreeFunction	Age	Outcome
count	768.000000	768.000000	768.000000	768.000000	768.000000	768.000000	768.000000	768.000000	768.000000
mean	3.845052	120.894531	69.105469	20.536458	79.799479	31.992578	0.471876	33.240885	0.348958
std	3.369578	31.972618	19.355807	15.952218	115.244002	7.884160	0.331329	11.760232	0.476951
min	0.000000	0.000000	0.000000	0.000000	0.000000	0.000000	0.078000	21.000000	0.000000
25%	1.000000	99.000000	62.000000	0.000000	0.000000	27.300000	0.243750	24.000000	0.000000
50%	3.000000	117.000000	72.000000	23.000000	30.500000	32.000000	0.372500	29.000000	0.000000
75%	6.000000	140.250000	80.000000	32.000000	127.250000	36.600000	0.626250	41.000000	1.000000
max	17.000000	199.000000	122.000000	99.000000	846.000000	67.100000	2.420000	81.000000	1.000000

图 6-24　获取数据属性的统计信息

通过 Matplotlib 中的 hist()函数绘制特征的直方图，观察变量的分布情况。

参考代码如下：

```
import matplotlib.pyplot as plt          # 载入matplotlib模块并重命名为plt
# 绘制直方图，共30个bin
plt.hist(diabetes["DiabetesPedigreeFunction"], bins=30)
plt.title('Histogram of Freq of Diabetes Pedigree Function') #为图加标题
plt.xlabel('Diabetes Pedigree')
plt.ylabel('Frequency')
```

运行结果如图 6-25 所示。

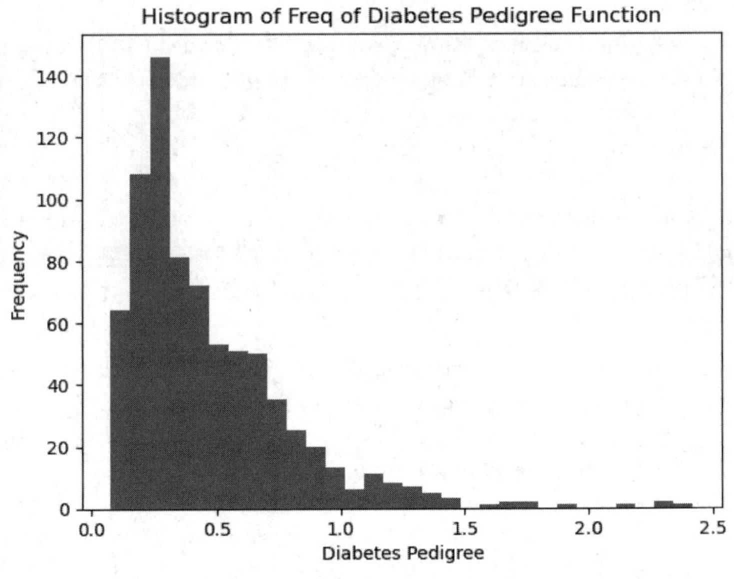

图 6-25　糖尿病家族遗传函数分布直方图

2. 缺失值处理

通过数据初探可知，数据集虽然没有缺失值，但是在其特征统计学信息分析中发现 Glucose、BloodPressure、SkinThick、Insulin、BMI 的最小数据为 0，可以理解为这些数据列没有数据输入，即存在数据缺失，需要对这些缺失值进行处理。缺失值处理思路：首先将这些属性为 0 的值转换为 NaN 值；再根据结果变量 Outcome 的两类分组计算出各列的均值；最后使用均值填充缺失值。

参考代码如下：

```
    diabetes_copy = diabetes.copy()    # 数据集的拷贝
    # 将数据集中Glucose、BloodPressure、SkinThick、Insulin、BMI属性值为0的
    # 值都换成NaN
    diabetes_copy[["Glucose", "BloodPressure", "SkinThickness","Insulin",
"BMI"]] = diabetes_copy[["Glucose", "BloodPressure", "SkinThickness", "Insulin",
"BMI"]].replace(0, np.nan)
    diabetes_copy.isnull().sum()       # 统计各变量缺失值的总数
```

运行结果如图 6-26 所示。

```
Pregnancies                   0
Glucose                       5
BloodPressure                35
SkinThickness               227
Insulin                     374
BMI                          11
DiabetesPedigreeFunction      0
Age                           0
Outcome                       0
dtype: int64
```

图 6-26　处理数据缺失值

根据结果变量 Outcome 的两类分组计算各属性的平均值。

参考代码如下：

```
    Glucose_mean = diabetes_copy.groupby("Outcome")["Glucose"].mean()
    BloodPressure_mean = diabetes_copy.groupby("Outcome")["BloodPressure"]
.mean()
    SkinThickness_mean = diabetes_copy.groupby("Outcome")["SkinThickness"]
.mean()
    Insulin_mean = diabetes_copy.groupby("Outcome")["Insulin"].mean()
    BMI_mean = diabetes_copy.groupby("Outcome")["BMI"].mean()
```

使用上述计算得出的各属性均值填充相应分组的缺失值。

参考代码如下：

```
    diabetes_copy.loc[(diabetes_copy["Outcome"]==0)&(diabetes_copy["Gluco
se"].isnull()), "Glucose"] = Glucose_mean[0]
    diabetes_copy.loc[(diabetes_copy["Outcome"]==1)&(diabetes_copy["Gluco
se"].isnull()), "Glucose"] = Glucose_mean[1]
    diabetes_copy.loc[(diabetes_copy["Outcome"]==0)&(diabetes_copy["Blood
Pressure"].isnull()), "BloodPressure"] = BloodPressure_mean[0]
    diabetes_copy.loc[(diabetes_copy["Outcome"]==1)&(diabetes_copy["Blood
Pressure"].isnull()), "BloodPressure"] = BloodPressure_mean[1]
    diabetes_copy.loc[(diabetes_copy["Outcome"]==0)&(diabetes_copy["SkinT
hickness"].isnull()), "SkinThickness"] = SkinThickness_mean[0]
    diabetes_copy.loc[(diabetes_copy["Outcome"]==1)&(diabetes_copy["SkinT
hickness"].isnull()), "SkinThickness"] = SkinThickness_mean[1]
    diabetes_copy.loc[(diabetes_copy["Outcome"]==0)&(diabetes_copy["Insul
in"].isnull()), "Insulin"] = Insulin_mean[0]
    diabetes_copy.loc[(diabetes_copy["Outcome"]==1)&(diabetes_copy["Insul
in"].isnull()), "Insulin"] = Insulin_mean[1]
    diabetes_copy.loc[(diabetes_copy["Outcome"]==0)&(diabetes_copy["BMI"]
```

```
.isnull()), "BMI"] = BMI_mean[0]
    diabetes_copy.loc[(diabetes_copy["Outcome"]==1)&(diabetes_copy["BMI"]
.isnull()), "BMI"] = BMI_mean[1]
```

3. 特征选择

数据集中的特征并不都是“平等”的，其中一些特征可能与问题无关，无须纳入数据分析和建模的过程，而有一些特征则对模型影响很大，需要纳入模型中，因此需要对特征进行一定的选择。为了分析变量之间的线性相关性，可以通过 corr()函数计算数据集中各特征与结果变量 Outcome 的相关系数。

参考代码如下：

```
    corrdiabetes = diabetes_copy.corr()         # 相关系数矩阵
    corrdiabetes["Outcome"].sort_values()       # 各特征与 Outcome 的相关系数
```

运行结果如图 6-27 所示。

```
DiabetesPedigreeFunction    0.173844
BloodPressure               0.175087
Pregnancies                 0.221898
Age                         0.238356
SkinThickness               0.308094
BMI                         0.315271
Insulin                     0.410918
Glucose                     0.495954
Outcome                     1.000000
Name: Outcome, dtype: float64
```

图 6-27　特征选择运行结果

从各特征与 Outcome 的相关系数可知，各特征与 Outcome 的相关性都较高，且都为正相关关系，因此所有特征均纳入预测模型。

4. 数据标准化

为了让数据具有可比性，需要进行数据标准化。下例中使用 StandardScaler()函数实现数据标准化。

参考代码如下：

```
    from sklearn.preprocessing import StandardScaler
    sc_x = StandardScaler()
    source_x = pd.DataFrame(sc_x.fit_transform(diabetes_copy.drop(
["Outcome"], axis=1), ), columns =["Pregnancies", "Glucose", "BloodPressure",
"SkinThickness", "Insulin", "BMI","DiabetesPedigreeFunction", "Age"])
    source_x.head()
```

运行结果如图 6-28 所示。

	Pregnancies	Glucose	BloodPressure	SkinThickness	Insulin	BMI	DiabetesPedigreeFunction	Age
0	0.639947	0.864020	-0.035389	0.645088	0.561272	0.167806	0.468492	1.425995
1	-0.844885	-1.205478	-0.531332	-0.027701	-0.300842	-0.850452	-0.365061	-0.190672
2	1.233880	2.013741	-0.696647	0.420825	0.561272	-1.330487	0.604397	-0.105584
3	-0.844885	-1.074081	-0.531332	-0.700491	-0.709475	-0.632253	-0.920763	-1.041549
4	-1.141852	0.502679	-2.680419	0.645088	0.123830	1.549727	5.484909	-0.020496

图 6-28　数据标准运行结果

5. 构建训练集和测试集

在构建生物医学预测模型时，需要把数据集分为训练集和测试集。训练集的作用是拟合模型，通过设置模型参数，训练分类模型。在模型训练后，使用测试集进行模型预测，用来衡量模型的性能和分类能力。一般而言，机器学习中训练集和测试集在数据集中所占的比例分别为 70%和 30%。本案例数据集按以上比例拆分，则训练集有 537 条数据，用于训练模型；测试集有 231 条数据，用于预测模型结果。

Python 中通过 train_test_split()函数划分训练子集和测试子集，该函数可以返回划分好的训练集样本、测试集样本和训练集标签、测试集标签。

参考代码如下：

```
    from sklearn.model_selection import train_test_split
    source_y = diabetes_copy.Outcome
    train_x, test_x, train_y, test_y = train_test_split(source_x, source_y,
train_size=0.7, random_state=0)
```

6. 训练模型

在 Python 中使用函数 LogisticRegression()进行训练集的模型训练。参考代码如下：

```
    from sklearn.linear_model import LogisticRegression
    log_mod = LogisticRegression()
    log_mod.fit(train_x, train_y)            # 训练模型，进行回归计算
```

使用 statsmodels 获得逻辑回归模型摘要。

参考代码如下：

```
    import statsmodels.api as sm
    model = sm.Logit(train_y, train_x).fit()
    print(model.summary())
```

运行结果如图 6-29 所示。

```
Optimization terminated successfully.
         Current function value: 0.504060
         Iterations 6
                           Logit Regression Results
==============================================================================
Dep. Variable:                Outcome   No. Observations:                  537
Model:                          Logit   Df Residuals:                      529
Method:                           MLE   Df Model:                            7
Date:                Wed, 07 May 2025   Pseudo R-squ.:                  0.2294
Time:                        22:41:45   Log-Likelihood:                -270.68
converged:                       True   LL-Null:                       -351.27
Covariance Type:            nonrobust   LLR p-value:                 1.802e-31
============================================================================================
                               coef    std err          z      P>|z|      [0.025      0.975]
--------------------------------------------------------------------------------------------
Pregnancies                  0.2638      0.123      2.137      0.033       0.022       0.506
Glucose                      0.8886      0.143      6.226      0.000       0.609       1.168
BloodPressure               -0.1821      0.121     -1.504      0.133      -0.419       0.055
SkinThickness                0.2234      0.139      1.610      0.107      -0.049       0.495
Insulin                      0.6086      0.166      3.662      0.000       0.283       0.934
BMI                          0.3782      0.139      2.715      0.007       0.105       0.651
DiabetesPedigreeFunction     0.2427      0.117      2.079      0.038       0.014       0.472
Age                          0.1470      0.128      1.148      0.251      -0.104       0.398
============================================================================================
```

图 6-29 训练模型运行结果

逻辑模型中各自变量的回归系数，其指数化即为优势比（odds ratio）。

参考代码如下：

```
    odds_ratios = np.exp(model.params)
```

```
odds_ratios
```

运行结果如图 6-30 所示。

```
Pregnancies                 1.301869
Glucose                     2.431662
BloodPressure               0.833559
SkinThickness               1.250285
Insulin                     1.837768
BMI                         1.459687
DiabetesPedigreeFunction    1.274709
Age                         1.158310
dtype: float64
```

图 6-30　计算回归系数

通过计算回归系数并转换为优势比，即预测一个单位的变化可引起响应变量 logit 的变化。结果表明，如标准化血糖水平（Glucose）优势比 2.43，说明标准化血糖水平升高一个单位（保持其他变量不变），则患糖尿病的优势比变为原来的 2.43 倍。

使用 predict()函数对测试集数据进行预测。参考代码如下：

```
predictions = log_mod.predict(test_x)     # 返回测试集数据的预测结果
predictions
```

运行结果如图 6-31 所示。

```
array([1, 0, 0, 1, 0, 0, 1, 1, 1, 0, 1, 1, 0, 0, 0, 0, 1, 0, 0, 0, 1, 0,
       0, 0, 0, 0, 0, 1, 0, 0, 0, 0, 0, 0, 0, 1, 0, 0, 0, 1, 0, 0, 0, 1,
       1, 0, 0, 0, 0, 0, 0, 0, 1, 0, 0, 0, 0, 1, 0, 0, 1, 1, 0, 1, 1, 1,
       1, 0, 0, 0, 0, 0, 0, 1, 1, 0, 0, 1, 0, 0, 0, 1, 0, 0, 0, 0, 0, 0,
       1, 0, 0, 0, 0, 0, 1, 0, 0, 1, 1, 0, 0, 0, 0, 0, 1, 0, 0, 0, 0, 1,
       0, 0, 1, 0, 1, 1, 0, 1, 0, 1, 0, 0, 0, 0, 0, 0, 0, 0, 0, 0, 0, 0,
       0, 1, 0, 0, 0, 0, 0, 0, 0, 0, 0, 0, 0, 0, 0, 0, 0, 0, 1, 0, 0,
       1, 0, 1, 0, 0, 1, 1, 1, 0, 0, 1, 0, 0, 0, 0, 0, 0, 0, 0, 0, 0, 0,
       0, 0, 0, 0, 0, 1, 0, 1, 1, 0, 0, 0, 0, 0, 0, 0, 0, 0, 0, 1, 1, 1,
       0, 0, 0, 0, 0, 0, 0, 0, 0, 0, 0, 0, 0, 0, 0, 0, 0, 0, 0, 0, 0, 0,
       0, 0, 0, 1, 1, 1, 0, 0, 0, 0, 0])
```

图 6-31　预测测试集数据运行结果

7. 模型评价

模型构建会得到一系列分析结果。模型评价的目的是通过对模型的预测能力进行评估，从而从多个模型中找出最优模型，并根据问题对模型进行解释和应用。本案例应用混淆矩阵和准确率、ROC 曲线评价所构建的模型。参考代码如下：

```
from sklearn.metrics import confusion_matrix, accuracy_score
confusion_matrix(text_y, preds)      # 混淆矩阵
```

运行结果如下：

```
array([141, 16],
      [36, 38])
```

由混淆矩阵可知，在测试集 231 人中，被正确识别为未患糖尿病的正常人的数量为 141 人，被正确识别为糖尿病患者的数量为 38 人，实际患有糖尿病但被错误地识别为未患病的患者数量为 16 人，被错误地识别为糖尿病患者的正常人的数量为 36 人。

```
accuracy_score(text_y, preds)        # 计算模型的准确率
```

运行结果如下：

```
0.7748917748917749
```

上述代码为计算模型的准确率，即该模型预测患者是否患糖尿病的准确率为 77.49%，在被预测的样本中，共有 179 人被准确预测。

AUC-ROC 是一种常用评估二分类模型性能的方法，通过坐标图式分析展示真阳性率（true positive rate，TPR）和假阳性率（false positive rate，FPR）在不同分类阈值下的关系曲线。AUC-ROC 值越接近 1，表示模型性能越好，即能够更好地区分正例和反例。在 Python 中，使用 Sklearn 库中 roc_curve()和 auc()函数计算 AUC-ROC。

参考代码如下：

```
from sklearn.metrics import roc_curve, auc
# 对测试集进行预测概率的估计
y_pred_prob = log_mod.predict_proba(test_x)[:, 1]
# 计算真阳性率（TPR）和假阳性率（FPR）
fpr, tpr, thresholds = roc_curve(test_y, y_pred_prob)
roc_auc = auc(fpr, tpr)                    # 计算 AUC-ROC 值
plt.figure()                               # 绘制 ROC 曲线
plt.plot(fpr, tpr, color='darkred', label='ROC cureve(area=%0.2f)' %
roc_auc)
plt.plot([0, 1], [0, 1], color='navy', linestyle='--')
plt.xlim([0.0, 1.0])
plt.ylim([0.0, 1.05])
plt.xlabel('False Positive Rate')
plt.ylabel('True Positive Rate')
plt.title('Receiver Operating Characteristic')
plt.legend(loc="lower right")
plt.show()
```

运行结果如图 6-32 所示。

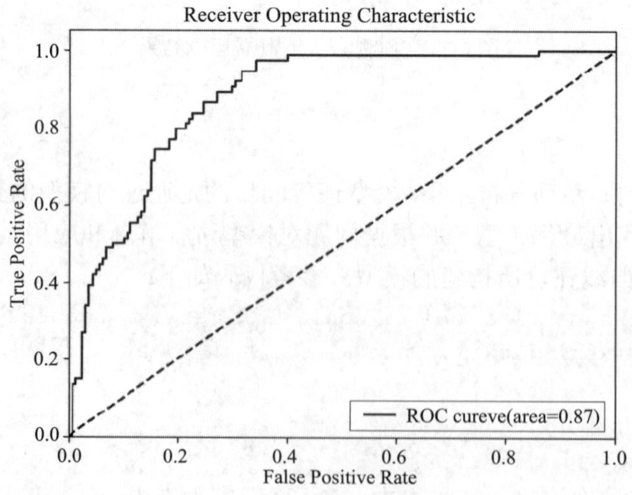

图 6-32 糖尿病预测模型 ROC 曲线

图 6-32 展示的是本例逻辑回归模型在测试集中的 ROC 曲线，AUC 值为 87%，模型效果较好。除了逻辑回归模型，其他分类模型如朴素贝叶斯（naive Bayesian，NB）、支持向量机（SVM）、K-最近邻、决策树（DT）、神经网络（neural network，NN）和随机森林（random forest，RF）等机器学习方法均可通过 Python 中的 Sklearn 库构建本数据集的预测模型。

◆思政案例

慢性病数字化管理

2025 年两会明确了健康卫生领域的八大工作重点，其中“慢性病数字化管理”的提出，标志着基层防控体系迎来新的升级契机。如今，慢性病管理正加速向数字化转型，这一转变不仅让基层防控能力得到实质性提升，更重塑了慢性病管理的模式与效能。通过数字化手段，基层医疗机构可实现对慢性病患者健康状况的动态追踪与精细化管理。这不仅能直接改善患者的生活质量，更能通过早期预警和及时干预，有效遏制病情进展，降低并发症风险。数字化管理的诸多优势，如高效的数据收集、分析与应用，助力医生精准判断病情，量身定制治疗方案，为患者健康保驾护航。

第7章

医学人工智能基础

7.1 人工智能的发展历程

在人工智能（AI）的发展历程中，形成了两大主要流派：符号主义（symbolism）和联结主义（connectionism）。符号主义主张通过逻辑规则和符号操作模拟智能行为，依赖人工编写的规则，典型应用包括专家系统；联结主义模仿人脑神经网络结构，通过数据驱动的方式自动学习特征和规律，典型技术如神经网络和深度学习。这两大流派代表了AI发展的不同阶段和思路。符号主义在AI早期占据主导地位，强调通过符号和规则模拟人类智能；随着数据量激增和计算能力提升，联结主义逐渐成为主流，凭借大数据和算法驱动的神经网络推动了现代AI的突破。

7.1.1 早期符号主义与专家系统

符号主义学派以逻辑推理为核心，认为人类智能可通过符号操作和演绎规则模拟。其典型代表是艾伦·纽厄尔（Allen Newell）与赫伯特·西蒙（Herbert Simon）于1956年开发的"逻辑理论家"（*Logic Theorist*）人工智能应用程序。"逻辑理论家"首次用计算机证明了罗素与怀特海合著的《数学原理》中的部分定理，并优化了某些证明步骤。这种基于规则的推理系统在数学推理、棋类游戏等领域取得突破，但受限于人工编码的确定性逻辑，难以处理现实世界中的模糊语义和复杂性。

1956年夏季，约翰·麦卡锡（John McCarthy）、马文·明斯基（Marvin Minsky）、克劳德·香农（Claude Shannon）、Allen Newell等学者在美国达特茅斯学院发起了一场为期六周的研讨会，首次正式提出"人工智能"这一概念，标志着AI作为独立学科的诞生。会议提出了AI研究的核心问题，包括知识表示（如何编码人类知识）、学习机制（如何从经验中改进）和自主决策（如何模拟人类推理），为后续数十年的研究指明了方向。会议的参与者成为AI领域的第一代领军人物，推动了卡内基梅隆大学（Carnegie Mellon University，CMU）、麻省理工学院（Massachusetts Institute of Technology，MIT）等研究重镇的崛起。

20世纪70年代，专家系统成为人工智能实用化的重要里程碑。其核心架构由"知识库+推理引擎"构成，通过模拟人类专家决策过程，提供专业领域的智能服务。例如，斯坦福大学开发的MYCIN系统能够识别69%以上的51种血液感染病原体，但其知识库仅包含约600条规则；DENDRAL是首个化学分子结构分析系统，能够推断未知有机化合物的结构，推动了化学研究和药物设计的发展；数字设备公司（Digital Equipment Corporation，DEC）开发的XCON系统用于计算机硬件配置，包含约2500条规则，每年为公司节省约

2500 万美元成本，成为首个大规模商业化的专家系统。

然而，到了 20 世纪 80 年代后期，专家系统逐渐暴露出明显缺陷。首先是知识获取瓶颈，专家系统的维护成本高昂，需要长期积累专家经验，且须持续更新人工验证规则，泛化能力有限。例如，XCON 系统需要维护超过 2500 条规则。其次是硬件限制，如专门运行专家系统语言 LISP 的专用机成本极高，约 10 万美元一台，且无法与主流计算机架构兼容。日本的第五代计算机计划（1982～1992 年）试图通过并行逻辑推理实现通用智能，但因缺乏数据驱动和自适应能力，最终被互联网时代兴起的统计学习与数据驱动方法所取代。

7.1.2　AI 的哲学奠基与思想实验：图灵测试

1950 年，英国数学家艾伦·图灵（Alan Turing）在其发表的论文《计算机器与智能》（*Computing Machinery and Intelligence*）中提出了著名的“图灵测试”（Turing Test），首次为机器智能提供了可操作的验证标准。测试的核心思想是，如果一台机器能通过自然语言对话使人类无法分辨其与真人的区别，则认为其具备人类水平的智能。测试设定为三方交互：评判者通过文字与隐藏身份的机器和真人对话，机器通过语言行为模仿人类。若评判者在经过若干询问以后，无法准确区分机器和真人，则机器通过测试。

图灵测试的重要意义在于将抽象的“机器能否思考”问题转换为具体的行为表现，即通过机器在交互中的表现来判断智能，从而回避了涉及“意识”“自我”等哲学概念的复杂争议。虽然图灵测试深刻影响了哲学、认知科学和技术伦理的讨论，但是其也存在局限性，如仅关注对话能力，未涉及感知、创造等更广泛的智能维度。尽管如此，图灵测试仍是 AI 发展史上的重要里程碑，其思想启发了哲学、认知科学和技术伦理的深刻讨论。

7.1.3　机器学习的兴起

20 世纪 80～90 年代，随着计算能力的显著提升和数据量的快速积累，机器学习逐渐取代传统的符号主义方法，成为 AI 研究的核心领域。机器学习的核心理念是通过数据驱动的方式，让机器从数据中自动发现规律和模式，而无须依赖人工编写的规则。这种方法在处理复杂、不确定性高的问题时展现出强大潜力，推动了 AI 从理论研究走向实际应用。

20 世纪 80 年代，统计学习成为机器学习的主流方向。支持向量机（SVM）是这一时期的代表性算法，由弗拉基米尔·瓦普尼克（Vladimir Vapnik）等提出。SVM 通过在高维空间中寻找最优超平面来实现分类任务，最大化类别之间的间隔，具有较强的数学理论基础。SVM 在文本分类（如垃圾邮件过滤）、图像识别和生物信息学等领域表现出色，但其计算复杂度较高，对大规模数据集的处理能力有限。同期，决策树算法因其直观的树形结构和易于解释的特点，被广泛应用于医疗诊断、信用评分和市场分析。例如，决策树通过逐层判断规则，能够从复杂数据中提取分类逻辑。贝叶斯网络（Bayesian networks）等概率图模型也在这一时期兴起，结合概率推理和图结构，广泛用于风险评估、故障诊断和自然语言处理。

这一时期，联结主义思想重新受到关注，神经网络（NN）研究迎来复兴。1986 年，杰弗里·辛顿（Geoffrey Hinton）等提出的反向传播（BP）算法极大地推动了多层神经网络的训练，使其能够通过梯度下降优化权重，从而学习复杂的数据模式。1989 年，杨立昆（Yann LeCun）将卷积神经网络（CNN）应用于手写数字识别，开发了 LeNet 模型，为后续深度学习奠定了基础。

然而，受限于当时的计算能力和数据规模，神经网络在实际应用中的表现不如统计学习方法。神经网络的训练需要大量计算资源，且容易陷入过拟合或梯度消失等问题。因此，到了20世纪90年代，SVM和决策树等方法开始占据主导地位，神经网络研究进入低谷期，被戏称为“AI的冬天”。

20世纪90年代末至21世纪初，机器学习的突破得益于互联网带来的海量数据和并行计算技术（如GPU）的进步。2001年，随机森林（RF）算法由利奥·布雷曼（Leo Breiman）提出，通过集成多个决策树提升了模型的鲁棒性和泛化能力，被广泛应用于金融、医疗和推荐系统。同期，梯度提升树（gradient boosting trees）如XGBoost和LightGBM逐渐成熟，因其高效性和高精度成为机器学习的主流算法之一。机器学习的应用也在这一时期迅速扩展。例如，语音识别系统开始采用隐马尔可夫模型（hidden Markov model，HMM）和高斯混合模型（Gaussian mixture model，GMM），为后续的深度学习语音识别奠定了基础。机器学习逐渐从学术研究走向商业化，改变了搜索引擎、电子商务和金融风控等领域的现状。

7.1.4 深度学习与大模型时代

2010年以来，深度学习（deep learning）的崛起标志着AI进入了一个全新的阶段。深度学习是机器学习的子领域，基于多层神经网络，通过海量数据和强大的计算能力实现特征的自动提取和复杂模式的建模。深度学习的突破得益于三个关键因素：大数据的积累、GPU等高性能计算硬件的普及，以及算法的持续优化。

2012年，杰弗里·辛顿领导的团队在ImageNet图像识别竞赛中推出了AlexNet模型，这是一个基于卷积神经网络的深度学习架构。AlexNet以显著优势击败传统方法，将图像分类错误率从约25%降低到15%，标志着深度学习在计算机视觉领域的突破。随后，深度学习在多个领域得到迅速扩展。

2017年，谷歌提出的Transformer架构成为深度学习的分水岭。Transformer通过注意力机制（attention mechanism）取代传统循环神经网络，显著提升了序列建模的效率和性能。此后，基于Transformer的大语言模型（LLM）开始主导AI研究。OpenAI在2018年发布了GPT-1，随后陆续发布了GPT-2（2019）、GPT-3（2020）、ChatGPT（2022）以及推理模型o1（2024）。这些模型通过数百亿甚至数千亿参数，结合海量数据训练，在对话、翻译和推理等任务中展现出惊人能力。

2025年初，中国杭州的深度求索（DeepSeek）公司发布并开源了基于混合专家架构（mixture of experts，MoE）的生成式大模型DeepSeek-V3和推理模型DeepSeek-R1，通过一系列底层技术创新，在大幅降低训练成本的同时，性能与OpenAI的o1模型比肩。此外，阿里云的千问（Qwen）系列大模型等也达到国际先进水平。

7.2 人工智能的基本方法

实现人工智能的技术路径多种多样，其中机器学习是当前主流的方法之一，因为它提供了一种通过经验自动改进的机制。本节将重点探讨机器学习这一核心范式。

7.2.1 机器学习的基本概念

机器学习的核心思想在于让算法能够通过经验（数据）自主学习来优化性能，而无须依赖人工编写的特定规则。以下将以图像识别任务为例，对比传统编程范式与机器学习方法的差异，假设目的是开发一个能够自动区分猫和狗的图片分类模型。

在传统编程范式（基于规则的方法）中，开发者需要手动设计一套分类逻辑。例如，针对猫狗分类任务，可能需要编写如下规则。

1）检测胡须的长度（猫的胡须通常与身体宽度相当，狗的胡须通常较短）。

2）检测瞳孔的形状（猫是垂直缝状瞳孔，狗是圆形瞳孔）。

3）检测耳朵的形状（猫的耳朵直立型较多，狗的耳朵下垂型较多）。

随后，程序须提取每张图片的上述特征，并根据预设规则输出分类结果。这种方法的局限性在于特征设计和规则制定高度依赖人工经验，且难以覆盖现实场景下多样的形态变化（如不同品种、不同拍摄角度等）。

机器学习方法则通过数据驱动的方式自动学习分类规律，具体工作流程如下。

1）数据准备：收集大量猫和狗的图片，并标注其分类，作为训练数据。

2）模型训练：将图片和分类标签输入模型，模型自动学习区分两类动物的关键视觉特征（如纹理、轮廓等），这些特征可能超出人类直觉设计的范畴。

3）模型应用：训练完成后，模型能够对未见过的图片进行分类。

相较于传统方法，机器学习的优势在于：①训练过程的自动化，特征提取与模式识别由算法自主完成，无须人工定义复杂的规则；②通过增加训练数据的数量和多样性，可以获得更准确的模型，适应现实场景的多样性；③可扩展性强，同一模型框架稍加调整即可迁移到其他分类任务（如鸟类识别）。这种从数据中自我演化的能力，正是机器学习推动人工智能发展的关键所在。

7.2.2　机器学习的不同范式

机器学习范式大致可分为三大类：监督学习（supervised learning）、无监督学习（unsupervised learning）和强化学习（reinforcement learning）。每种范式适用于不同类型的问题和应用场景。

1. 监督学习：从正确答案中学习

监督学习是一种通过有标签数据来训练模型的方法。输入模型进行训练的每个样本都包含特征和标签。模型通过学习输入与输出之间的映射关系，来预测新样本的输出，如图 7-1 所示。

监督学习应用场景广泛。例如，在医疗领域，它可以根据患者的症状、检查结果等数据，预测疾病的发生概率；在自然语言处理领域，它可用于情感分析，分析文本中体现的不同情感；在图像识别领域，通过对大量带有标签的图像进行学习，模型能够准确识别出图像中的物体类别。

根据标签值是离散数据还是连续数据，可以将学习任务分为“分类”任务和“回归”任务。例如，根据患者的临床数据判断患病风险，将所有患者分为患病和正常，就是分类任务；根据房屋基本信息进行房价预测，就是回归任务。

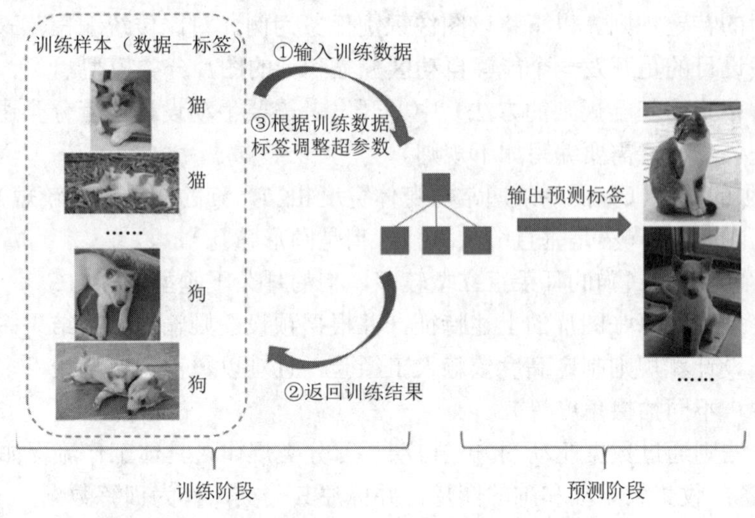

图 7-1　监督学习

2. 无监督学习：从数据特征中学习

无监督学习的训练数据没有标签，通常用于挖掘隐藏在数据中的模式，如图 7-2 所示。常见的无监督学习算法包括聚类和主成分分析（PCA）等。

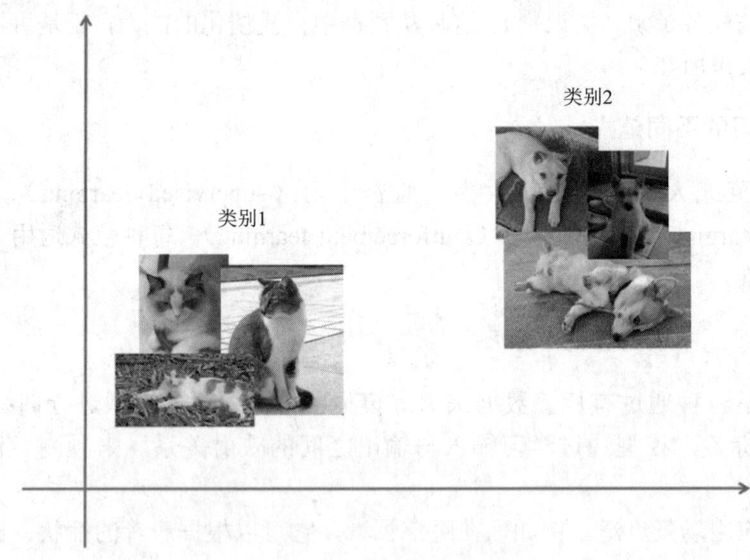

图 7-2　无监督学习

在生物信息学中，无监督学习可以帮助分析基因表达谱数据，发现基因之间的关联和模式；在异常检测中，无监督学习通过学习数据的一般模式，能自动检测偏离正常行为的异常情况，可以用于检测医疗记录或影像中的异常样本。

3. 强化学习：与环境之间互动学习

强化学习是一种独特的机器学习范式，强调智能体（agent）与环境之间的互动学习。

在强化学习中，智能体处于一个特定的环境中，它在策略（policy）模型的指引下执行一系列的动作与环境进行交互，每个动作使智能体从当前状态转变至下一个状态，同时环境根据奖励（reward）模型反馈给智能体一个奖励。强化学习的最终目标是使智能体在特定环境下学习到一个最优策略，使它获得最大长期累积奖励，如图 7-3 所示。例如，AlphaGo 是由 DeepMind 开发的围棋人工智能机器人，使用强化学习方法使模型学习到下棋的最优策略。在此情境下，AlphaGo 是智能体，棋盘与对手是环境，AlphaGo 根据当前状态与自身策略模型判断下一步落子方式，最终期望获得最大长期累积奖励，即获胜。

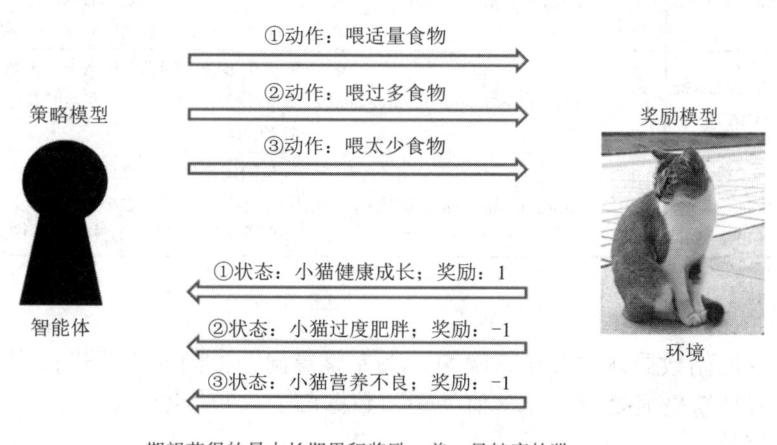

图 7-3 强化学习

典型的强化学习算法有 Q-Learning、深度 Q 网络、策略梯度算法等。强化学习在许多场景都有应用。例如，在 LLM 训练过程中，常常使用基于人类反馈的强化学习（reinforcement learning from human feedback，RLHF），该方法首先根据人类偏好数据构建一个奖励模型，LLM 在该奖励模型反馈作用下，输出符合人类偏好的数据；在自动驾驶场景下，强化学习被用于决策与控制的策略优化，使得汽车完成复杂环境中安全、高效的驾驶行为。

7.2.3 数据采集与处理

机器学习是数据驱动的技术，数据质量直接决定模型效果。因此数据的采集与处理是机器学习模型开发的重要步骤。

1. 数据采集

数据采集是指从不同渠道收集训练、评估模型所需的原始数据。按照数据类型，可将数据集分为结构化数据、半结构化数据和非结构化数据。结构化数据是指按照预定义的数据模型（通常是表格）组织和存储的数据。这类数据有固定格式，数据类型清晰，便于输入、查询、存储和分析。例如，Excel 表格数据就是一种结构化数据。半结构化数据不符合传统数据库表格的结构，但仍带有一定的结构化标记或标签，这种结构可以帮助分析和解析数据。例如，JSON、XML 文件。非结构化数据没有固定的数据模型或结构，数据格式复杂多样，传统数据库很难直接处理。例如，文本、图像、音频和视频数据。

数据采集的来源广泛，包括公开数据集、传感器数据、网络爬取数据和合成数据等。表 7-1 中列出了常用的医学人工智能领域数据库。

表 7-1 常用的医学人工智能领域数据库

数据库名称	网址	介绍
英国生物银行（UK Biobank）	https://www.ukbiobank.ac.uk/	全球最大的生物医学数据库之一，涵盖 50 万英国参与者的基因、生活方式、全身 MRI 影像（脑部、心脏、骨骼等）、超声数据及长期健康追踪信息。其影像数据规模达 10 万人，支持疾病风险预测和 AI 算法训练
重症医学数据库（Medical Information Mart for Intensive Care，MIMIC）	https://mimic.mit.edu/	麻省理工学院与哈佛医学院联合维护的重症监护数据库，包含 18 万住院患者的临床记录、实验室检测和生理监测数据，适用于 AI 驱动的疾病预测模型开发
癌症图像档案（The Cancer Imaging Archive，TCIA）	https://www.cancerimagingarchive.net/	提供多种癌症类型的 MRI、CT、PET 影像数据，支持肿瘤生长模式分析和治疗反应预测，促进多中心 AI 研究合作
监测、流行病学和最终结果（Surveillance, Epidemiology, and End Results，SEER）	https://seer.cancer.gov/	美国国家癌症研究所创建的一个公共数据库，收集了全美范围内的癌症病理、治疗及生存信息，支持 AI 在癌症预后预测和流行病学分析中的应用

2. 数据处理

收集得到的原始数据往往存在有噪声、不完整等问题，因此需要进行预处理，常用的数据处理方法包括缺失值处理、异常值处理、数据归一化和标准化、特征工程。

（1）缺失值处理

缺失值是指数据集中某些特征没有被观测或记录的情况。处理缺失值时，首先要了解数据缺失的原因，再针对性地进行处理。缺失值处理的方法包括：①删除法，当缺失值所占比例很小时，可以直接删除包含缺失值的样本；②填充法，使用均值填充、中位数填充、线性插值、多项式插值和样条插值等方法填充缺失值；③预测法，通过回归或分类模型预测缺失值，提高填充的准确性。

（2）异常值处理

异常值（离群值）是指数据集中显著偏离其他观测值的数据点，可能由输入错误或特殊情况引起。在进行数据处理时，可以先使用箱线图、Z 分数（Z score）等统计方法识别异常值，根据具体场景判断异常值出现原因，再选择删除或修正异常值。

（3）数据归一化和标准化

为了使特征具有相似的尺度，避免模型训练时某些特征对结果产生过大影响，常在数据输入模型前进行归一化或标准化，下面将以一组原始特征值 $X=(x_1,x_2,\cdots,x_i)$ 为例（其中，i 表示样本数量），介绍如何进行归一化和标准化。

归一化是指将数据缩放到特定区间（通常为[0, 1]），常用的归一化表达式为

$$X'=\frac{X-X_{\min}}{X_{\max}-X_{\min}} \tag{7-1}$$

式中，$X_{\min}$ 是特征值中的最小值；$X_{\max}$ 是特征值中的最大值。

标准化是指将数据转换为均值为 0、标准差为 1 的标准正态分布，常用的标准化表达式为

$$X'=\frac{X-\mu}{\sqrt{2}\sigma} \tag{7-2}$$

式中，μ 为均值；σ 为标准差。

（4）特征工程

特征工程是指从原始数据中选择、提取和转换特征，以提高模型的性能。常见的特征工程包括特征选择、特征提取和特征编码等。

特征选择是指通过统计分析方法（如方差分析、卡方检验等）和机器学习方法（如岭回归等）进行筛选，选择出对模型有显著影响的特征，减少特征维度。

特征提取是指通过降维方法（如 PCA）将原始特征转换为新的特征，捕捉数据的主要信息。

特征编码是指将分类特征转换为数值型特征。例如，独热编码（one-hot encoding）是一种常见的特征编码方式。独热编码使用 N 位编码对 N 种类别进行编码，每一个类别对应一位编码，如果当前样本属于该类别，则该位为 1，否则为 0。以 DNA 碱基为例，一共有四种可能的情况，即“A”“T”“C”“G”。因此可以使用四位独热编码对 DNA 碱基进行编码，如使用[1, 0, 0, 0]表示“A”，使用[0, 1, 0, 0]表示“T”，使用[0, 0, 1, 0]表示“C”，使用[0, 0, 0, 1]表示“G”。

7.2.4　模型训练与评估

1. 数据集的划分

在模型训练与评估过程中，人们常常将数据划分为训练集（training set）、验证集（validation set）和测试集（test set）。其中，训练集用于模型参数学习；验证集相当于“模拟考试”，用于评估模型的性能，并进一步优化模型；测试集相当于“正式考试”，用于对模型的性能进行最终评估。大多数情况下，训练集占总数据集的 60%～80%，验证集占总数据集的 10%～20%，测试集占总数据集的 10%～20%。训练集、验证集和测试集的占比具体取决于数据量和任务复杂度。

2. 过拟合与欠拟合

机器学习模型的训练目标是，使模型在新数据上也能有较好表现，这种能力称为泛化能力。当模型对训练集拟合过度，过度学习了训练数据中的细节和噪声，而没有学习到数据的普遍规律时，模型的泛化能力较差，这种情况称为过拟合（overfitting）。过拟合体现为在训练集上表现很好，而在验证集、测试集上表现很差。

当模型对训练数据拟合不足，无法捕捉数据规律时，称为欠拟合（underfitting）。欠拟合体现为在训练集、验证集和测试集上都表现很差。

过拟合与欠拟合的直观解释如图 7-4 所示。

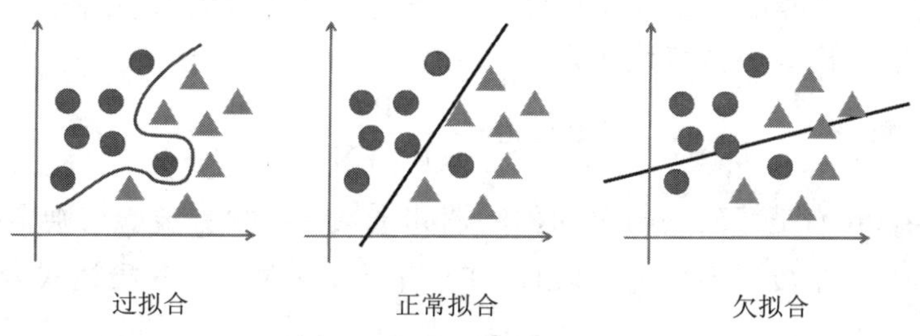

图 7-4　过拟合与欠拟合

过拟合与欠拟合都会严重影响模型的性能。为了解决过拟合问题，可以采取增加训练数据量、简化模型结构、使用正则化方法、进行早停策略等措施。增加训练数据量可以提供更多的信息，减少噪声的影响；简化模型结构可以避免模型学习到过多的细节；正则化方法可以限制模型的复杂度，防止模型拟合过度；早停策略则可以在模型性能开始下降之前停止训练。

对于欠拟合问题，可以采取增加模型的复杂度、选择更合适的特征、延长训练时间等措施。增加模型复杂度可以使模型更好地捕捉数据的特征；选择合适的特征可以提供更有价值的信息；延长训练时间可以让模型有更多的机会学习数据的规律。

3. 模型评估指标

监督学习的分类任务中，最简单也最常见的场景是二分类问题。在此情境下，样本被分为正类（positive class）和负类（negative class）。特别关注或希望模型检测出来的类别，称为“正类”，也称为“目标类”。与正类相对的类，往往是“不关注”的类别，称为负类。在医学人工智能应用中，如果使用机器学习模型对胸部 CT 影像进行预测，则“有病变”应归为正类，“无病变”应归为负类。

混淆矩阵（confusion matrix）是一种用于评估二分类模型性能的重要工具。它以表格形式呈现，清晰展示了模型预测结果与真实标签之间的关系，如表 7-2 所示。矩阵分为四个部分：真正例（true positive，TP）、假正例（false positive，FP）、假负例（false negative，FN）和真负例（true negative，TN）。TP 是指模型正确预测为正类的样本数量；FP 是指模型错误地将负类样本预测为正类的数量；FN 是指模型错误地将正类样本预测为负类的数量；TN 是指模型正确预测为负类的样本数量。

表 7-2　二分类混淆矩阵

真实	预测	
	Positive	Negative
Positive	TP	FN
Negative	FP	TN

精确率（precision）是预测为正的样本中真正为正类的比例，又称为查准率。其表达式为

$$\text{Precision} = \frac{\text{TP}}{\text{TP} + \text{FP}} \tag{7-3}$$

召回率（recall）是实际正样本中被预测为正类的比例，又称为查全率。在关注正样本的场景下，召回率非常重要，如疾病诊断中，需要尽可能多地识别出患者，因此需要提高模型召回率，降低漏诊率。其表达式为

$$\text{Recall} = \frac{\text{TP}}{\text{TP} + \text{FN}} \tag{7-4}$$

F1 值（F1-score）是精确率与召回率的调和平均数，综合考虑精确率和召回率。当正类样本和负类样本存在数据不平衡现象时，F1 值更具代表性。其表达式为

$$F1 = \frac{2 \times \text{Precision} \times \text{Recall}}{\text{Precision} + \text{Recall}} \tag{7-5}$$

受试者工作特征（ROC）曲线，源于“二战”中的雷达信号分析技术，后被引入机器学习领域。ROC 曲线以假阳性率（false positive rate，FPR）为横轴，真阳性率（true positive rate，TPR）为纵轴，展示分类模型在不同分类阈值下的性能。FPR 和 TPR 的表达式为

$$\mathrm{TPR}=\frac{\mathrm{TP}}{\mathrm{TP}+\mathrm{FN}} \tag{7-6}$$

$$\mathrm{FPR}=\frac{\mathrm{FP}}{\mathrm{TN}+\mathrm{FP}} \tag{7-7}$$

ROC 曲线绘制方法如图 7-5 所示。首先，获取模型对每个样本的正类预测概率以及每个样本的真实标签。接着，将测试样本按预测概率从高到低排序。然后从大到小调整分类阈值，初始时刻预测所有样本为负类，此时 TPR=0，FPR=0，对应点（0,0）；按顺序将样本预测概率作为阈值，计算当前阈值下的 TPR 和 FPR，记录坐标点；添加终点（1,1），表示所有样本被预测为正类。最后，连接所有点形成 ROC 曲线。

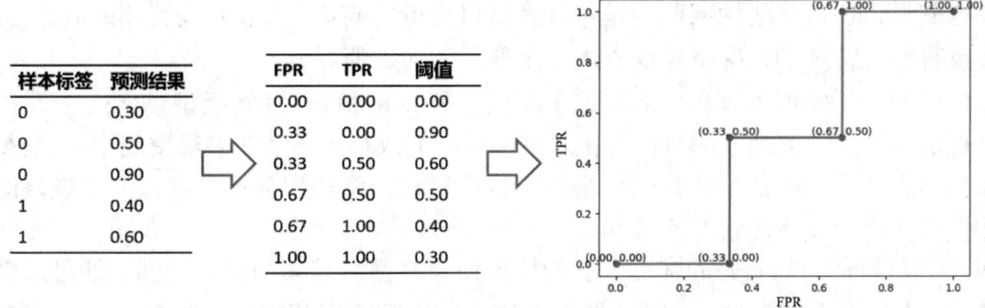

样本标签	预测结果
0	0.30
0	0.50
0	0.90
1	0.40
1	0.60

FPR	TPR	阈值
0.00	0.00	0.00
0.33	0.00	0.90
0.33	0.50	0.60
0.67	0.50	0.50
0.67	1.00	0.40
1.00	1.00	0.30

图 7-5　ROC 曲线绘制方法

可以通过比较模型的 ROC 曲线来比较模型性能，若某个模型的 ROC 曲线完全包住另一个模型的 ROC 曲线，则该模型更优。为了定量化比较，定义 ROC 曲线下面积（area under the curve，AUC），用于定量衡量分类器区分正负样本能力，如图 7-6 所示。

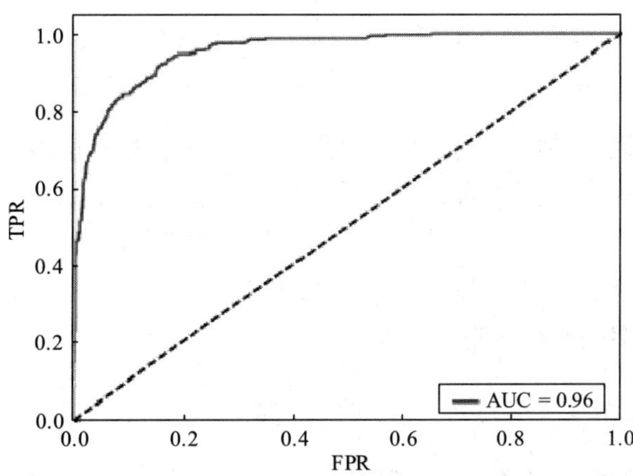

图 7-6　ROC 曲线与 AUC

7.2.5 机器学习的典型算法与应用示例

机器学习算法有很多，下面介绍其中的一些典型算法。

1. 线性回归

线性回归是一种基础且广泛应用的机器学习算法，主要用于预测连续值，即回归问题。其原理基于线性方程，构建一个线性模型描述特征和输出之间的线性关系。定义数据集 $D=\{(x_i,y_i)\}_{i=1}^{m}$，其中下标 i 表示数据集中样本的序号，m 表示样本特征数量。线性回归公式如下：

$$f(\boldsymbol{x})=\boldsymbol{w}^{\mathrm{T}}\boldsymbol{x}+b \tag{7-8}$$

式中，$f(\boldsymbol{x})$表示模型的预测函数，即给定输入 $\boldsymbol{x}$ 时，模型预测的输出值；$\boldsymbol{w}$ 表示权重向量，在简单线性回归中是斜率，在多元线性回归中是各个自变量的系数；向量 $\boldsymbol{w}$ 的转置 $\boldsymbol{w}^{\mathrm{T}}$ 表示 $\boldsymbol{w}$ 的行向量形式，用于与 $\boldsymbol{x}$ 进行点积运算；$\boldsymbol{x}$ 表示输入特征向量，在简单线性回归中是单个自变量，在多元线性回归中是包含多个自变量的向量；b 表示偏置项或截距，允许模型在没有输入特征的情况下也能预测一个非零的输出值。

线性回归模型的训练过程，即通过不断优化参数 $\boldsymbol{w}$ 和 b，使得模型 $f(x_i)\cong y_i$。简单来说，就是试图找到一条最佳的直线（在二维空间中）或超平面（在多维空间中），使得所有数据点到该直线或超平面的距离之和最小。这个过程通常使用最小二乘法来实现，即最小化预测值与实际值之间的误差平方和。

线性回归具有一些显著的优点。它的原理简单易懂，且模型解释性强。通过线性回归的系数 $\boldsymbol{w}$，人们可以清晰地了解每个特征对输出的影响方向和程度。例如，在预测房价时，如果房屋面积的系数为正，说明房屋面积越大，房价越高。此外，线性回归的计算效率高，训练速度快，适用于大规模数据集。

然而，线性回归也存在一些缺点。它假设特征和输出之间存在线性关系，这在实际情况中并不总是成立的。如果数据呈现非线性关系，线性回归模型的预测效果会很差。而且，线性回归对异常值比较敏感，一个异常值可能会对模型的系数产生较大影响，从而影响预测结果的准确性。

2. 逻辑回归

广义的线性回归模型使用联系函数 $g(\cdot)$ 将线性回归模型的输出 $z=\boldsymbol{w}^{\mathrm{T}}\boldsymbol{x}+b$ 映射到输出空间，实现输入空间到输出空间的非线性函数映射：

$$f(\boldsymbol{x})=g^{-1}(\boldsymbol{w}^{\mathrm{T}}\boldsymbol{x}+b) \tag{7-9}$$

逻辑回归，又称为对数几率回归，用于解决监督学习中的分类问题，主要用于二分类任务。它使用对数几率函数作为联系函数：

$$y=\frac{1}{1+\mathrm{e}^{-z}} \tag{7-10}$$

定义二分类任务的分类标签为 $y\in(0,1)$。从图 7-7 可以看出，对数几率函数将线性回归的输出值 z 映射到一个(0,1)的概率值，该概率值表示样本属于某个类别的可能性。当概率值大于某个阈值（通常为 0.5）时，样本被预测为正类；否则，被预测为负类。

将上式带入线性回归模型，可以发现：

$$y = \frac{1}{1+\mathrm{e}^{-(\boldsymbol{w}^{\mathrm{T}}\boldsymbol{x}+b)}} \tag{7-11}$$

$$\ln\frac{y}{1-y} = \boldsymbol{w}^{\mathrm{T}}\boldsymbol{x}+b \tag{7-12}$$

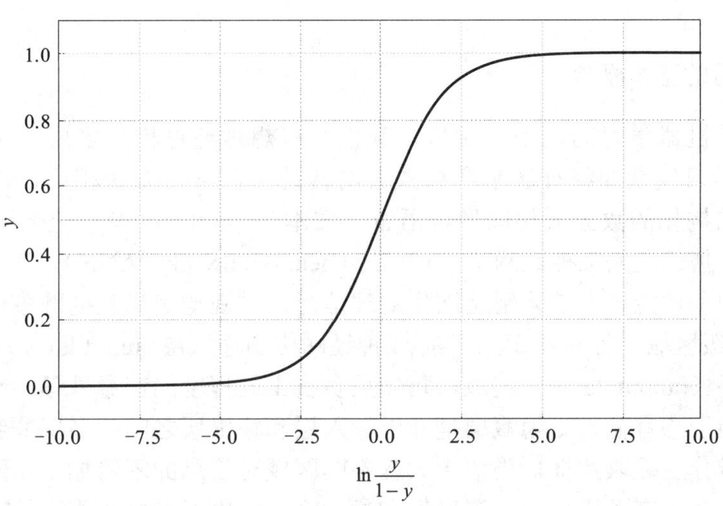

图 7-7　对数几率函数

几率（odds）是指事件发生概率（P）与不发生概率（$1-P$）的比值。在式（7-12）中，可将 y 视为样本是为正例的概率，$1-y$ 是样本不是正例的概率，两者比值 $y/(1-y)$ 即为“几率”，因此，式（7-12）左侧为“对数几率（logit）”，这就是逻辑回归又被称为对数几率回归的原因。

逻辑回归具有一些独特的特点。它的输出是一个概率值，这使得人们可以直观地了解样本属于某个类别的可能性大小。而且，逻辑回归模型的训练速度快，计算效率高，适合处理大规模数据集。此外，逻辑回归的模型解释性强，通过系数可以判断每个特征对分类结果的影响程度。在分类问题中，逻辑回归有着广泛的应用。在医疗领域，它可以用于疾病的诊断，根据患者的症状、检查结果等特征，预测患者是否患有某种疾病。在金融领域，它可用于信用风险评估，判断客户是否有违约的可能性。

3. 机器学习在医疗数据分析中的应用

机器学习在医疗数据分析中的应用正深刻改变着疾病风险预测的精准度和效率。通过整合电子健康记录、医学影像、基因组学等多源异构数据，机器学习能够构建复杂的预测模型，识别传统统计学方法难以捕捉的高维非线性关联。监督学习算法可基于患者年龄、生化指标、生活方式等特征预测糖尿病、心血管疾病等慢性病的发病概率。值得注意的是，医疗领域的特殊性要求模型具备强可解释性，因此沙普利加性解释（SHapley Additive exPlanations，SHAP）、模型无关的局部解释（local interpretable model-agnostic explanations，LIME）等解释性工具常被用于揭示关键风险因子（如特定基因突变或异常指标）对预测结果的贡献度。除了本节介绍的线性回归和逻辑回归，常用的机器学习算法还有支持向量机（SVM）、决策树（DT）、随机森林（RF），以及一系列集成学习模型。

当前挑战包括数据隐私保护、模型泛化能力提升以及临床落地的合规性验证，但通过联邦学习、强化学习等新兴技术与医疗场景的深度融合，机器学习正在推动个性化预防医学迈入新阶段。

7.3 深度学习入门

7.3.1 深度学习的基本概念

深度学习是机器学习的一个子领域，其核心思想是通过构建多层的神经网络模型，从数据中自动学习复杂的特征表示和模式。与传统机器学习方法相比，深度学习能够处理高维的、非结构化的数据（如图像、语音、文本等），并在许多任务中表现出色。

深度学习的基础是人工神经网络（artificial neural network，ANN），其灵感来源于生物神经系统的结构和功能。人脑采用层次化处理信息，如视觉信息从视网膜传递到初级视觉皮层，再到更高级区域进行对象识别。同样，神经网络由输入层（input layer）、隐藏层（hidden layer）和输出层（output layer）构成，每一层负责不同程度的信息处理。输入层负责接收外部数据，相当于感官输入。隐藏层是介于输入层和输出层之间的多层非线性变换单元，负责对输入信号分层提取特征，类似于大脑不同区域对信息的逐级加工。隐藏层的层数和每层的神经元数量决定了模型的“深度”和复杂度。输出层形成最终决策，类似于大脑对信息的理解和决策能力。神经网络的每一层由多个神经元组成，神经元之间通过权重连接，并通过激活函数引入非线性。

7.3.2 激活函数

在神经网络中，激活函数（activation function）是一个关键组件，决定了神经元是否被“激活”。其作用是为网络引入非线性，使模型能够拟合复杂的数据关系。没有激活函数，神经网络的每一层都只是对输入做线性变换，无法学习复杂的特征。因此，激活函数的引入使神经网络能够处理更复杂的数据模式，如图像、语音和自然语言。激活函数的主要作用是引入非线性。现实世界的许多问题都是非线性的，激活函数通过引入非线性帮助神经网络学习复杂的关系。

1. 常见的激活函数

常见的激活函数包括 Sigmoid 函数、ReLU 函数、Softmax 函数等。

（1）Sigmoid 函数

Sigmoid 函数的数学表达式为

$$\sigma(x)=\frac{1}{1+\mathrm{e}^{-x}} \tag{7-13}$$

Sigmoid 函数的输出区间为(0,1)，适用于二分类问题。图 7-8 所示为 Sigmoid 函数图像及其导数的图示。从图中可以看出，Sigmoid 函数在变量绝对值非常大时变得很平，其导函数的值趋近于 0，在反向传播过程中容易造成梯度消失，导致深层网络难以训练。

（2）ReLU 函数

ReLU 函数的数学表达式为

$$\mathrm{ReLU}(x)=\max(0,x) \tag{7-14}$$

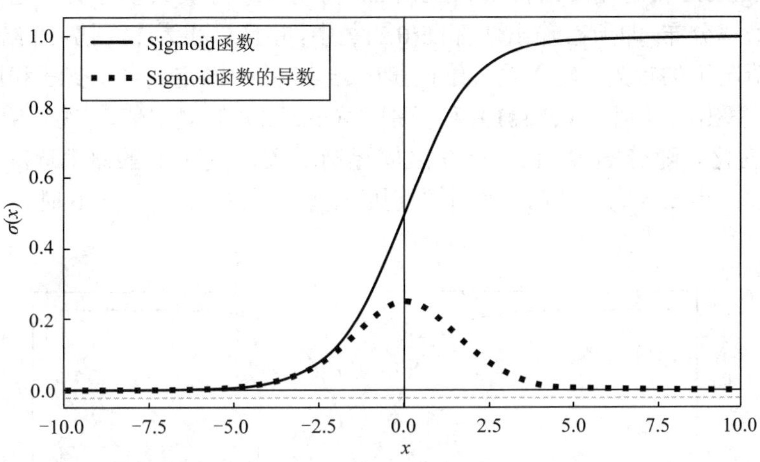

图 7-8　Sigmoid 函数图像及其导数

ReLU 函数计算简单，可大大加快神经网络训练。当输入 x>0 时，梯度恒为 1，反向传播时梯度无衰减，它解决了 Sigmoid 函数梯度消失问题，使深度神经网络更易训练。但可能导致“神经元死亡”，即当某神经元的输入长期为负时，其输出恒为 0，反向传播的梯度也为 0，导致权重无法更新。图 7-9 所示为 ReLu 函数图像。

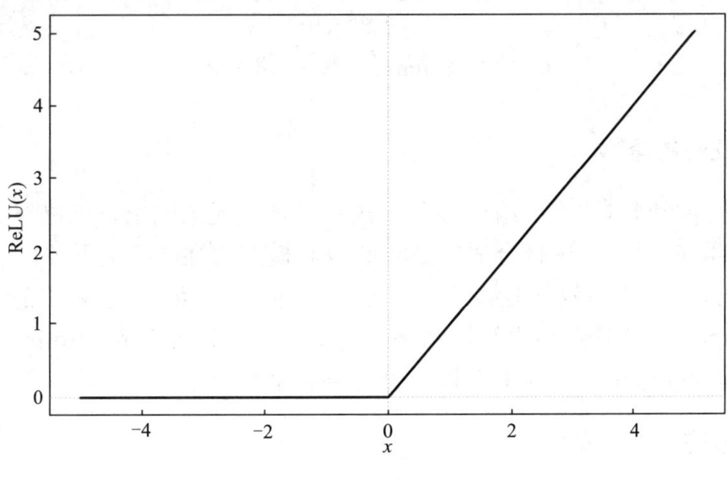

图 7-9　ReLU 函数图像

（3）Softmax 函数

Softmax 函数的数学表达式为

$$\mathrm{softmax}\left(x_i\right)=\frac{\mathrm{e}^{x_i}}{\sum_{j=1}^{n}\mathrm{e}^{x_j}} \tag{7-15}$$

式中，x_i 是输入向量中的第 i 个元素；分母 $\sum_{j=1}^{n}\mathrm{e}^{x_j}$ 是对所有元素求和，使得最终结果是概率分布。

Softmax 函数是用于多分类的归一化函数，与 Sigmoid 函数的数学形式类似（均基于指数函数），但 Sigmoid 仅适用于二分类，Softmax 可用于二分类或多分类。它能够将任意实数向量转换为概率分布，即所有输出值都在(0,1)之中，并且总和为 1。图 7-10 给出了 Softmax 函数在二分类情况下的行为，输入是二维向量$[z_1, z_2]$，其中固定$z_2=0$，实线和虚线分别表示 Softmax 函数计算出的类别 1（class1）和类别 2（class2）的概率值，因此 Softmax 函数只随z_1的变化而变化。随着z_1从−10 到 10 之间逐渐增大，类别 1 的概率逐渐增大而类别 2 的概率逐渐减小。当$z_1 = z_2 = 0$时，两个类别的概率均为 0.5，当$z_1=10$时，类别 1 的概率趋近于 1。

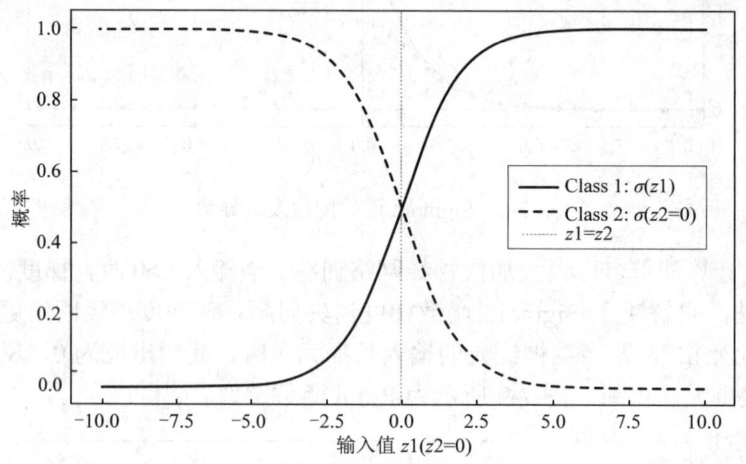

图 7-10 Softmax 函数（二维输入）

2. 激活函数的选择

激活函数是神经网络的重要组成部分，决定了神经元的输出，使网络具备学习复杂模式的能力。在实际应用中，选择合适的激活函数对模型的性能至关重要。

ReLU 函数因其计算高效且能够缓解梯度消失问题，适用于大多数任务，如图像分类、目标检测等。Sigmoid 函数适用于浅层网络，主要用于二分类任务。Softmax 函数是多分类问题中输出层的标准选择，主要用于将输出转换为概率分布。

7.3.3 神经网络的训练过程

神经网络的训练过程本质上是一个优化问题，其目标是找到合适的模型参数，使模型的预测结果尽可能接近真实值。训练的核心方法是反向传播（BP），通过计算误差并调整参数，使神经网络不断优化，从而提升性能。

1. 神经网络训练的基本步骤

神经网络的训练过程通常包含以下几个关键步骤：前向传播、计算损失、反向传播和参数更新。

1）前向传播。输入数据通过神经网络的各层传递，经过加权计算、激活函数处理，最终得到输出值，这称为前向传播。例如，在图像分类任务中，输入是一张图片，输出可能是不同类别的概率分布。

2）计算损失。通过损失函数计算模型的预测值与真实值之间的误差。常见的损失函数包括均方误差（mean square error，MSE）损失、交叉熵误差（cross-entropy error）损失等。均方误差损失函数常用于回归任务，而交叉熵误差损失函数常用于分类任务。

3）反向传播。反向传播的核心目标是通过计算损失函数对神经网络参数的梯度，采用链式法则将误差逐层反传，计算每个参数对损失的影响，进而指导参数更新方向，最终使模型输出逼近真实值。

4）参数更新。通过优化算法（如梯度下降）更新神经网络的参数，使误差逐步减小。训练过程中，模型不断迭代更新参数，使其在数据上表现越来越好。

2. 神经网络训练常用算法

（1）反向传播（BP）算法

反向传播是一种基于梯度下降的优化方法，用于计算并调整神经网络的权重。为了更好地解释反向传播算法，这里引入了计算图。

计算图是神经网络中的数学计算流程的可视化表示，展示了如何将输入转换为输出，并且如何计算梯度进行反向传播。我们以使用 Sigmoid 函数作为激活函数的单层神经网络为例。其前向传播的过程包括 3 步：①计算特征值 $\boldsymbol{x}$ 的线性组合 z；②使用 Sigmoid 激活函数将 z 进行非线性变换，得到 α；③使用交叉熵误差损失函数计算损失值 Loss。公式表示如下：

$$z=\boldsymbol{w}^{\mathrm{T}}\boldsymbol{x}+b \tag{7-16}$$

$$\alpha=\sigma(z)=\frac{1}{1+\mathrm{e}^{-z}} \tag{7-17}$$

$$\mathrm{Loss}=\mathrm{CrossEntropy}(\alpha)=-[y\ln\alpha+(1-y)\ln(1-\alpha)] \tag{7-18}$$

以上过程对应的计算图如下：

x —($z = \boldsymbol{w}^{\mathrm{T}}x + b$)→ z —($\alpha = \sigma(z)$)→ α —($L = \mathrm{CrossEntropy}(\alpha)$)→ Loss

反向传播流程如下。

1）计算损失函数对 α 的梯度：

$$\frac{\partial \mathrm{Loss}}{\partial \alpha}=-\frac{y}{\alpha}+\frac{1-y}{1-\alpha} \tag{7-19}$$

2）计算 α 对 z 的梯度：

$$\frac{\partial \alpha}{\partial z}=\alpha(1-\alpha) \tag{7-20}$$

3）计算 z 对参数 $\boldsymbol{w}$ 和 b 的梯度：

$$\frac{\partial z}{\partial \boldsymbol{w}}=\boldsymbol{x},\quad \frac{\partial z}{\partial b}=1 \tag{7-21}$$

4）最终利用“链式法则”计算权重 $\boldsymbol{w}$ 和 b 的梯度：

$$\frac{\partial \mathrm{Loss}}{\partial \boldsymbol{w}}=\frac{\partial \mathrm{Loss}}{\partial \alpha}\cdot\frac{\partial \alpha}{\partial z}\cdot\frac{\partial z}{\partial \boldsymbol{w}} \tag{7-22}$$

$$\frac{\partial \mathrm{Loss}}{\partial b}=\frac{\partial \mathrm{Loss}}{\partial \alpha}\cdot\frac{\partial \alpha}{\partial z}\cdot\frac{\partial z}{\partial b} \tag{7-23}$$

反向传播的目的是计算梯度，使用梯度下降（gradient descent）法调整参数，使得损失函数最小化。

梯度下降数学表达式为

$$\boldsymbol{w} = \boldsymbol{w} - \eta \frac{\partial \text{Loss}}{\partial \boldsymbol{w}} \tag{7-24}$$

$$b = b - \eta \frac{\partial \text{Loss}}{\partial b} \tag{7-25}$$

式中，η 是学习率；$\frac{\partial \text{Loss}}{\partial \boldsymbol{w}}$、$\frac{\partial \text{Loss}}{\partial b}$ 是损失函数对参数的偏导数。

（2）梯度下降优化算法

常见的梯度下降优化算法分为经典梯度下降算法和自适应优化算法两大类。经典梯度下降算法又可分为以下算法。

1）批量梯度下降（batch gradient descent，BGD）。每次迭代使用整个训练集计算梯度，收敛稳定，但计算量大。

2）随机梯度下降（stochastic gradient descent，SGD）。每次更新使用随机的单个样本计算梯度，计算快但容易振荡。

3）小批量梯度下降（mini-batch gradient descent）。折中方案，每次更新使用一小批（如 16 个、32 个、64 个或 128 个）数据计算梯度，在计算效率和梯度稳定性之间取得较好的平衡。

尽管小批量梯度下降在 BGD 和 SGD 之间取得了较好的平衡，但依然存在对学习率敏感、收敛路径不稳定，可能反复振荡等问题。因此，研究人员提出了自适应优化算法，它可以动态调整学习率或梯度方向。

动量法（momentum）是梯度下降的一种改进算法，通过引入“动量”概念来加速收敛并减少振荡。其核心思想是模拟物理中的动量现象，即参数更新时不仅依赖当前梯度，还会保留一部分之前的梯度方向（保留“惯性”），从而平滑更新路径。

自适应矩估计（adaptive moment estimation，Adam）是一种结合了动量法和自适应学习率的优化算法。它可以根据梯度的大小动态调整不同参数的学习率，实现了快速收敛和稳定性的平衡，是现代深度学习的默认选择。

7.3.4 全连接神经网络

在深度学习中，全连接神经网络（fully connected neural network，FCNN），又称为多层感知机（multilayer perceptron，MLP），是最基本的神经网络结构，也是许多复杂模型的基础。它由多个神经元组成，层与层之间的所有神经元彼此相连，因此称为“全连接”。全连接神经网络一般由输入层（input layer）、隐藏层（hidden layers）和输出层（output layer）组成（图 7-11）。

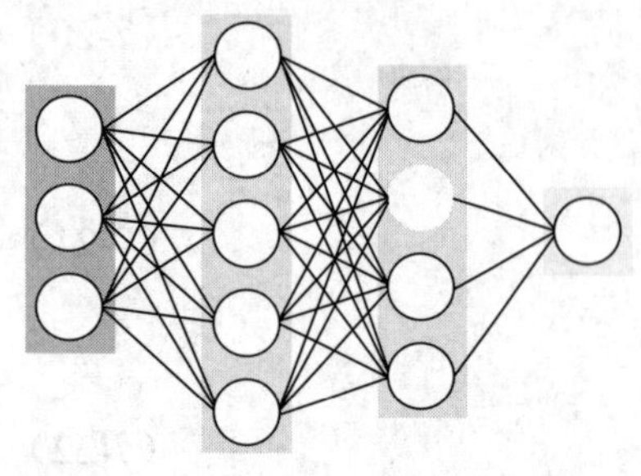

图 7-11 全连接神经网络结构示例图

1. 全连接层的数学表示

在全连接神经网络中，每一层的神经元都与上一层

的所有神经元相连，其数学表达式为

$$\boldsymbol{y}=f(\boldsymbol{WX}+\boldsymbol{b}) \tag{7-26}$$

式中，$\boldsymbol{X}$ 是上一层的输入（维度为 d_{in}）；$\boldsymbol{W}$ 是权重矩阵（大小为 $d_{\text{out}}\times d_{\text{in}}$）；$\boldsymbol{WX}$ 是矩阵乘法，可实现将输入从 d_{in} 维映射到 d_{out} 维的线性变换；$\boldsymbol{b}$ 是偏置矩阵（大小为 d_{out}）；f 是激活函数（如 ReLU），提供非线性变换；$\boldsymbol{y}$ 是输出向量。

2. 全连接神经网络的优缺点

全连接神经网络的优点包括：①简单直观，结构清晰，易于实现和理解；②通用性强，可以用于分类、回归等多种任务；③能够拟合复杂函数，理论上，单隐层的 FCNN 就能逼近任何连续函数（通用逼近定理）。

全连接神经网络的缺点包括：①参数量大，计算成本高，每个神经元都与前一层所有神经元连接，导致参数规模庞大；②容易过拟合，全连接神经网络往往包含大量参数，可能导致模型过拟合和泛化能力下降；③空间信息缺失，处理图像等数据时，需要将数据展平为一维向量，破坏了局部结构（如相邻像素关系），导致局部特征提取效率不高。因此，全连接神经网络通常用于处理低维结构化数据（如表格数据），而在图像、语音等任务中逐渐被更高效的网络（如 CNN）取代。

深度学习作为 AI 的核心技术，依靠神经网络模拟人脑的层次结构，通过激活函数引入非线性能力，并利用反向传播算法不断优化模型参数，实现高效学习。在深度学习的基础架构中，全连接神经网络是最基本的模型之一。它通过全连接层进行特征学习，并可用于简单的图像分类任务。在更复杂的应用中，研究者们已经开发了更高效的网络，如 CNN、RNN 和 Transformer，来更好地处理图像和序列数据。

7.4　AI 大模型在医疗领域的应用

随着 AI 技术的快速发展，AI 大模型在医疗领域的应用正逐渐深入。2024 年 11 月，国家卫生健康委员会办公厅、国家中医药局综合司、国家疾控局综合司联合发布《卫生健康行业人工智能应用场景参考指引》，指出“卫生健康行业人工智能应用场景参考指引全景图”分为“人工智能+医疗服务管理”“人工智能+基层卫生服务”“人工智能+健康产业发展”“人工智能+医学教学科研”四个大类，并进一步细分为 13 个小类，共计 84 个应用场景。这为推动“人工智能+”在医疗领域的创新应用提供了政策框架。2024 年 3 月，全国政府工作报告将“加快发展新质生产力”纳入重点工作，国家发展和改革委员会随后在政策文件中将医疗大模型研发列为医疗机构单位鼓励类产业。

目前，全球范围内医疗大模型研发发展迅速，如 GPT-4 Clinical 在诊断推理、Med-PaLM 在医学问答场景展现潜力。截至 2025 年 3 月 23 日，据不完全统计，全国已有 450 家医疗机构部署上线 DeepSeek。在这些 AI 产品应用中，包含临床医疗服务类应用 404 个，医院管理类应用 29 个，公共卫生管理类应用 4 个，科教研辅类应用 2 个，支撑环境类应用 8 个。

7.4.1　AI 大模型在辅助病历生成中的应用

病历文书是临床医疗全程的核心记录，不仅承载患者病情演变、诊疗过程与医疗决策的全过程信息，也是医保结算、质控考核、医疗科研和教学培训的基础数据源。高质量的病历书写对于提升医疗服务质量、保障患者安全、推动医院数据治理具有重要意义。根据2017年发布的一项针对《病历书写基本规范》实施情况的调查结果显示，在我国，46%的医师接近四成的工作时间用于病历书写。2025年3月，根据微软官网统计，Dragon Copilot（微软于2025年3月3日推出的一款专为医疗领域设计的AI助手）设计的自动化病历生成大模型已被美国150多家医院超过55万名医生使用，在每次与患者接触中为医护人员平均节省了5分钟时间，75%的医疗文书质量得到提升，93%的患者反馈就医体验有所改善。这说明运用自动化技术，特别是AI大模型等新技术能有效减少医护人员在病历文书上的时间。

四川大学华西医院信息中心以自研开发的“华西黉医”大模型为核心，探索了大模型技术在辅助病历生成中的应用效果，首次提出了“数据标注—模型训练—场景孵化”全链条的医疗大模型建设范式，为医疗机构在构建医疗大模型建设中破解“自主可控”困局提供了系统性的解决方案。具体方法是通过多模态数据融合、领域自适应训练及国产化硬件适配策略，构建720亿参数规模的医学大模型，并结合语音识别、知识图谱和强化学习技术开发了辅助病历生成应用系统。

该系统在出院小结生成任务上，将原本每份病历书写时间从21分钟缩短为5分钟，效率提高了76.2%。在对典型复杂病例的回顾性分析中发现，系统在生成“首次病程记录”与“出院记录”时，能够自动识别“现病史—既往史—专科情况—辅助检查—初步诊断”之间的逻辑路径，所使用术语符合临床规范表达，自动生成的初稿准确率达到90%以上，大幅度降低了修改量。

7.4.2 AI大模型在医疗质控中的应用

医疗质量直接关系到人民群众的健康权益和对医疗服务的切身感受。2016年，国家卫生健康委员会出台了《医疗质量管理办法》，为医院管理和医疗质量的持续改进提供了可靠的数据支持。2025年，上海市卫生健康委员会、上海市医疗质量控制管理事务中心以及华东理工大学基于AI大模型联合构建了一个医疗质控应用系统。该系统由三大核心模块组成：数据获取与处理、指令微调与指标自动化计算。具体工作流程如下：首先，数据获取与处理模块负责采集并处理高质量的医学数据，这些数据为指令微调模块提供基础；然后，指令微调模块在多样化数据的支持下，结合精心设计的指令来优化大模型的性能；最后，指标自动化计算模块通过高效的计算方法，实现对关键指标的精确评估。

这个基于大语言模型的医疗质量控制应用系统提升了医疗治疗的自动化水平与准确性，其准确度达到了93.31%。系统采用的标准化数据处理与指令微调方法，解决了医疗大模型中数据低质量和专业性不足问题，通过基于临床指南和专家共识构建了高质量医学数据集，结合增强训练策略，确保了模型能够高效应对复杂的医学任务。这为医疗的自动化与智能化发展以及大语言模型在医疗领域的深度应用提供了可行的技术路线。

7.4.3 AI大模型在辅助诊断中的应用

自动疾病诊断在临床实践中变得越来越有价值。大语言模型（LLM）的出现推动了人工智能领域的范式转变，越来越多的研究证实了LLM在诊断任务中的有效性。自动疾病诊断是临床场景下的一项关键任务，它以临床数据为输入，分析模式，并生成潜在的诊断，几乎无须人为干预。它在医疗保健中的重要性体现在多个方面。首先，它提高了诊断的准确性，支持临床医生的决策，并通过提供更多高质量的诊断服务来解决医疗保健中的不平等问题；其次，自动诊断提高了医疗专业人员的效率，这对于管理老龄化患者和多病患者群体的临床医生来说尤为宝贵。

近年来，人工智能的范式已经从传统的深度学习转向了 LLM。与监督学习不同，LLM 是通过自监督学习在大量未标记数据上进行预训练的生成模型。这些模型通常包含数十亿个参数，擅长语言处理，并能适应各种任务。迄今为止，LLM 在临床场景下展现了卓越的表现，包括问答（QA）、信息检索和临床报告生成等任务。PathChat 是一个经过数十万条指令微调的视觉-语言通用大语言模型，在人体病理学中达到了最先进的表现，是一款专门用于人类病理学的视觉语言 AI 助手；Med-MLLM 是一个基于多模态的大语言模型，经过在包括胸部 X 射线、CT 和临床笔记在内的广泛医疗数据基础上的预训练和微调，在 COVID-19 诊断中展示了显著的准确性。Med-MLLM 框架的结构主要由三部分组成：第一部分，仅用包含图像的数据进行大规模预训练；第二部分仅用包含文本的数据进行大规模预训练；第三部分用图像-文本数据进行预训练，其中包含知识库和预训练目标。

最近，北京邮电大学王光宇研究员联合北京大学第三医院宋纯理教授和宜春市中心人民医院杨简教授，在《自然・医学》（*Nature Medicine*）期刊发表了他们研发的用于疾病辅助诊断的通用医疗诊断大模型 MedFound。这是一款拥有 1760 亿参数的通用医学语言模型，其在来自不同医学文本和真实世界临床记录的大规模语料库上进行了预训练。研究团队进一步对 MedFound 进行了微调，采用基于自引导策略的链式思维方法来学习医生的推理诊断，并引入了一个统一的偏好对齐框架，使其与标准临床实践保持一致。广泛的实验表明，在 8 个医学专科领域内，该医学大语言模型在分布内（常见疾病）、分布外（外部验证）和长尾分布（罕见疾病）场景下优于其他基准大语言模型和专业模型。该研究提出的框架纳入了 8 项临床评估指标，涵盖了诸如病历总结、诊断推理和风险管理等能力。总之，这些研究结果表明，MedFound 模型在临床工作流程中辅助医生进行疾病诊断方面是可行的。

7.4.4 AI 大模型在医学影像中的应用

医学影像是医疗领域的重要组成部分，通过各种成像技术（如 X 射线、CT、MRI 等）为医生提供了关于患者体内的组织与器官结构的详细信息。这些图像在疾病的检测、诊断和治疗监测中起着关键作用。然而，医学影像的分析通常需要专业知识和时间，这可能导致诊断延迟或错误。AI 大模型，包括大语言模型和视觉大模型，正在革新医学影像的分析方式。这些模型可以自动化和优化医学影像的分析过程，提高诊断的准确性和效率。

在图像识别和分割领域。视觉大模型可以用于自动识别和分割医学图像中的关键结构，如肿瘤、血管等，这有助于医生更快速地定位病变区域，提高诊断的准确性。目前一些大模型已经能够准确地分割肺部 CT 影像中的肺结节，帮助医生早期发现肺癌；在疾病诊断领域中，大模型可以通过分析医学影像，辅助医生诊断各种疾病，如糖尿病视网膜病变、乳腺癌等。例如，一些研究已经展示了 AI 大模型在分析眼底影像时，能够准确检测糖尿病视网膜病变的进展，为早期干预提供依据；在多模态分析中，AI 大模型可以整合患者的临床数据和影像数据，进行多模态分析，提供更全面的诊断支持。例如，结合患者的病史、实验室检查结果和影像数据，AI 大模型可以更准确地预测患者的心血管风险。

AI 大模型在医学影像中的应用为医疗领域带来了巨大的潜力。通过自动化和优化医学影像的分析过程，AI 大模型不仅提高了诊断的准确性和效率，还为医生提供了更全面的诊断支持，例如，华佗 GPT-Vision 是一个开源的多模态医疗大模型，专注于医学影像理解。为了应对图片描述文本的噪声问题，华佗 GPT-Vision 提出采用视觉大模型（GPT-4V）参考图片和上下文信息来对图片进行重新描述，使得图文数据更加对齐，提高了模型的性能和准确性。迈瑞医疗的瑞影・AI+结合 DeepSeek 大模型用于医学影像分析。医生作答后，系统将基于 DeepSeek 大模型，从病史信息、影像特征解读、逻辑推演、临床鉴别等多维度生成智能分析，精准评估医生回答情况，帮助医生定位自身薄弱环节，提高诊断准确性。周珏晓在皮肤病领域基于大语言模型开发了一款皮肤病学诊断系统 SkinGPT-4。该系统通过收集大量的皮肤病影像（包括 52929 张公开的和专有的影像）以及临床概念和医生笔记，采用两步训练策略进行模型的训练。使用 SkinGPT-4，用户可以上传自己的皮肤照片进行诊断，系统可以自主评估影像，识别皮肤状况的特征和类别，进行深入分析，并提供交互式治疗建议。

AI 大模型在医疗领域的应用正在迅速扩展，从辅助病历生成、医疗质控、辅助诊断到医学影像分析，AI 大模型技术正在为医疗行业带来革命性的变化。这些技术不仅提高了医疗服务的效率和质量，还为医疗资源的优化配置和医疗决策的智能化提供了新的可能。

7.4.5 国内医疗类大语言模型汇总

自 DeepSeek 大语言模型诞生以来，AI 大模型在医疗场景的应用迫切度提高到了历史新高点，医疗领域已经出现数百个垂直大模型并应用于各个环节。截至 2025 年 5 月 1 日，医疗大模型本年度已发布 133 个，远超 2024 年全年的 94 个、2023 年全年的 61 个。288 个医疗大模型中，九成覆盖了政策指引的应用场景，提及频次最高的为医疗服务环节，占比高达 53%，其中临床专病辅助决策、预问诊、病历辅助生成、医学影像辅助诊断位居前四。表 7-3 汇总了部分国内近年来发布的代表性医疗大模型。

表 7-3 国内部分医疗大模型汇总表

年份	AI 大模型	架构特点	参数规模	应用场景
2023	DoctorGLM[0]	基于 ChatGLM 模型	130 亿	中文问诊大模型
2023	MedGPT[0]	基于 Transformer 架构	1000 亿	医疗诊断、治疗、康复
2023	HealthGPT[0]	异构低秩适应（H-LoRA）、分层视觉感知（HVP）	38 亿	医学影像分析、视觉问答、医学文本理解、个性化治疗方案推荐
2023	浦医 2.0[0]	基于 Transformer 架构	200 亿	医学知识问答、医学语言理解
2023	京医千询	基于京东言犀通用大模型，融合医疗数据	1300 亿级	皮肤诊断、处方审核、医生助手
2023	左医 GPT	基于 Transformer 架构、支持端到端推理和多模态输入	参数未公开	电子病历生成、智能问诊、用药指导
2023	微脉 CareGPT	基于国内开源大模型开发，支持医疗场景下的多模态输入输出	70 亿	健康管理
2023	大医 SenseChat-Medical	支持多模态数据处理，并集成医学知识库与推理决策能力	1000 亿级	导诊、问诊、健康咨询、辅助决策
2024	讯飞星火医疗	基于星火大模型，支持多模态交互与医疗专精任务	700 亿级	语音病历生成、影像分析、科研辅助
2024	百灵医疗	基于自研白灵大模型，具备原生多模态能力	参数未公开	智能问诊、病历结构化和检索、辅助诊断

续表

年份	AI 大模型	架构特点	参数规模	应用场景
2024	华大基因	基于Transformer的多模态大模型架构	1000 亿级	临床诊断、药物研发、健康管理
2024	启元重症模型	基于腾讯混元大模型开发	万亿级	辅助病历生成、预测病情趋势
2024	仲思	基于 Transformer 架构	700 亿	中医诊断、语言理解、逻辑推理
2024	灵医大模型	基于文心一言大模型	百亿级	互联网医疗、病历质控
2025	白泽晓	支持多模态输入，集成光学字符阅读器（optical character reader，OCR）与健康认知计算	参数未公开	体检报告分析、慢病管理
2025	瑞智病理	多模态病理分析模型，覆盖常见癌种与罕见病	参数未公开	病理诊断、病灶识别
2025	叮呗健康	基于元 RAG 和监督微调方法，结合主动健康领域数据库，支持多模态融合	参数未公开	疾病风险预测、多级质控网络、心血管专病管理
2025	WiNGPT 3.0	基于 Transformer 模型，支持多任务学习	60 亿	电子病历质控、临床诊断辅助

◆思政案例

DeepSeek 的自主创新与突破

人工智能领域的大规模模型训练需求，对计算能力提出了极高的要求。近年来，为遏制中国在人工智能等关键领域的进步，美国政府对中国实施了多项针对计算芯片出口的限制和打压政策。自 2022 年以来，美国商务部陆续颁布新规定，对向中国出口高端 GPU 芯片施加限制，如禁止英伟达的 A100、H100 等高性能 GPU 芯片的出口，试图通过限制算力来阻碍中国在人工智能技术上的发展。

位于杭州的深度求索（DeepSeek）公司，在以 Transformer 模型为主干的基础上，采用了一种名为混合专家模型（Mixture of Experts, MoE）的架构。混合专家模型的概念最早可追溯至 1991 年，由人工智能领域的几位先驱人物 Robert A. Jacobs、Michael I. Jordan、Steven J. Nowlan 和 Geoffrey E. Hinton 等共同提出。混合专家模型通过动态选择不同的子模型（专家）来应对不同的输入任务，在训练和推理过程中仅激活与任务相关的专家，而与输入内容无关的专家则处于休眠状态，从而节约计算资源。然而，早期的混合专家模型在实践中面临着一系列严峻的挑战，存在着训练不稳定、收敛困难、专家负载不均衡、通信开销大等问题。DeepSeek 提出了一系列创新性的改进措施，有效解决了早期混合专家模型的诸多痛点，显著提升了模型的性能和效率，成功地将混合专家模型的理论优势转化为了实际应用中的卓越性能。

此外，在模型推理方面，DeepSeek 研发团队提出了一种新的强化学习优化算法——群组相对策略优化（group relative policy optimization，GRPO），简化了强化学习的训练流程，并使得DeepSeek-R1模型在数学和编程等任务上取得了与OpenAI的o1模型相当的准确率。在工程实践方面，研究团队还针对 GPU 硬件特性进行了底层优化，以实现算力的最大化利用。DeepSeek 的这些创新技术，使得在受限的计算资源下仍能实现高性能计算，其发布的 DeepSeek 系列模型在多个基准测试中展现了与更大规模模型相媲美甚至超越的性能，而训练和推理成本则显著降低，为大语言模型领域的发展开辟了新的路径。

DeepSeek 还通过开放源代码和模型权重，促进了人工智能技术的普及。DeepSeek-R1

模型的思维链完全公开，使用户能够观察到模型的推理和思考过程。与此形成对比的是，OpenAI 的 o1 模型仅展示简化后的思考过程，并未向用户公开其真实的思维链。DeepSeek 打破了少数科技巨头在人工智能领域的垄断局面，让更多开发者和用户能够接触并使用高性能的模型。

DeepSeek 的发布在全球范围内引起了巨大反响，国际权威学术期刊《自然》杂志连续发表了多篇关于 DeepSeek 的报道，并以"科学家们纷纷涌向 DeepSeek"等为标题，对 DeepSeek 进行了介绍。DeepSeek 在面临美国技术封锁和算力限制的背景下，凭借自主创新精神，在人工智能领域实现了关键突破。同时，其开源精神打破了人工智能领域巨头的垄断，促进了技术普及，为全球人工智能的发展注入了新活力，展现了中国科技企业在自主创新道路上的信心与实力。

参考文献

曹晓均，夏慧敏，韦晓燕，2021．智慧医院建设探索与实践[J]．中国卫生信息管理杂志，18（2）：159-174．

呙明辉，2015．大学计算机基础[M]．重庆：重庆大学出版社．

胡振生，杨瑞，朱嘉豪，等，2023．大语言模型在医学领域的研究与应用发展[J]．人工智能（4）：10-19．

刘泓泽，刘迷迷，唐圣晟，等，2023．医学人工智能新基建的应用发展研究[J]．中国数字医学，18（8）：1-7．

马傲，葛小玲，2024．人工智能大模型在医疗健康领域应用的研究[J]．中国现代医生，62（33）：89-95．

王哲，李琳，唐圣晟，等，2023．数字健康及其面临的机遇与挑战[J]．数字医学与健康，1（1）：38-43．

谢希仁，2021．计算机网络[M]．8 版．北京：电子工业出版社．

叶辉，王正飞，詹秀菊，2021．医学数据计算机处理与分析[M]．北京：科学出版社．

张弘政，刘迷迷，李琳，等，2022．基于通用数据模型的健康医疗大数据平台数据治理研究[J]．医学信息学杂志，43（6）：1-8．

朱健，于金明，2024．新一代信息技术赋能智慧放疗[J]．中华肿瘤防治杂志，31(6)：319．

Kraljevic Z, Shek A, Bean D, et al, 2021. MedGPT: Medical concept prediction from clinical narratives[J/OL]. arXiv: 2107.03134.

Kurapati S S, Yaghy A, Shukla A G, 2025. Data bias: Ethical considerations for understanding diversity in medical artificial intelligence[J]. AI and Ethics, 5(3): 3399-3405.

Lin T, Zhang W, Li S, et al, 2025. HealthGPT: A medical large vision-language model for unifying comprehension and generation via heterogeneous knowledge adaptation[J/OL]. arXiv: 2502. 09838v3.

Lin Y C, Liu S X, 2024. The integration strategy of information system based on artificial intelligence big data technology in metaverse environment [J]. Cluster Computing, 27(5): 7049-7057 .

Liu F L, Zhu T T, Wu X Y, et al, 2023. A medical multimodal large language model for future pandemics[J]. NPJ Digital Medicine, 6(1): 226.

Liu X H, Liu H, Yang G X, et al, 2025. A generalist medical language model for disease diagnosis assistance[J]. Nature Medicine , 31: 932-942.

Lu M Y, Chen B, Drew F K W, et al, 2022. A multimodal generative AI copilot for human pathology[J]. Nature, 634: 466-473.

Sun L F, Jiang X, Ren H X, et al, 2020. Edge-cloud computing and artificial intelligence in internet of medical things: Architecture, technology and application[J]. IEEE Access, 8: 101079-101092.

Sun Z J, Han D Z, Li D, et al, 2022. A blockchain-based secure storage scheme for medical information[J]. Eurasip Journal on Wireless Communications and Networking, 2022: 40.

Wang X S, Zhang X F, Wang G T, et al, 2024. OpenMEDLab: An open-source platform for multi-modality foundation models in medicine[J]. arXiv: 2402.18028.

Xiong H L, Wang S, Zhu Y T, et al, 2023. DoctorGLM: Fine-tuning your Chinese doctor is not a herculean task[J/OL]. arXiv: 2034.01097.

Zhang H B, Chen J Y, Li H Z, et al, 2023. HuatuoGPT, towards taming language model to be a doctor[J]. Computing Research Repository Findings of the Association for Computational Linguistics: EMNLP: 10859-10885.

Zhou J X, He X N, Sun L Y, et al, 2024. Pre-trained multimodal large language model enhances dermatological diagnosis using skinGPT-4[J]. Nature Communications, 1(15): 1-12.